MED AT

DER BASISKENNTNISTEST MEDIZINISCHE STUDIEN BMS

ÜBUNGSBUCH

3. AUFLAGE

776 ORIGINALGETREUE ÜBUNGSAUFGABEN • MUSTERLÖSUNGEN ZU ALLEN AUFGABEN • AUSFÜHRLICHE ERKLÄRUNGEN ZU LERN- UND MNEMOTECHNIKEN • THEMENSCHWERPUNKTE IM MEDAT • AUFGABEN NACH SCHWIERIGKEITSGRAD SORTIERT • DETAILLIERTE BUCHEMPFEHLUNGEN • HILFE-CHAT • JÄHRLICHE AKTUALISIERUNG

MedGurus

Zuschriften, Lob und Kritik bitte an:

MedGurus® Verlag
Am Bahnhof 1
74670 Forchtenberg
Deutschland

Web: www.medgurus.de
E-Mail: info@medgurus.de
Facebook: www.facebook.com/medgurus
Instagram: www.instagram.com/medgurus.de

Bibliografische Information der Deutschen Nationalbibliothek

Die Deutsche Nationalbibliothek verzeichnet diese Publikation in der Deutschen Nationalbibliografie. Detaillierte bibliografische Daten sind im Internet über http://dnb.dnb.de abrufbar.

1. Auflage März 2014
2. Auflage März 2017
2. Auflage Februar 2018
3. Auflage Februar 2019
3. Aktualisierte Auflage Januar 2020

Umschlaggestaltung: Studio Grau, Berlin
Layout & Satz: Studio Grau, Berlin
Lektorat: Marina Essig, Franziska Egler, Lukas Falk
Druck & Bindung: Schaltungsdienst Lange oHG, Berlin

FSC®
www.fsc.org
MIX
Papier aus verantwortungsvollen Quellen
FSC® C104586

Printed in Germany
ISBN: 978-3-944902-15-9

INHALTSVERZEICHNIS

1 EINLEITUNG 7

2 BIOLOGIE 25

INHALTSVERZEICHNIS

3 CHEMIE 143

4 PHYSIK 195

5 MATHEMATIK 233

6 LÖSUNGEN 259

7 BUCHEMPFEHLUNGEN, E-LEARNING UND SEMINARE 441

8 LITERATURVERZEICHNIS 447

VORWORT

Hinter dem MedGurus® Verlag steht eine Initiative von approbierten Ärzten und Medizinstudenten, die es sich zur Aufgabe gemacht haben Medizininteressierten zu ihrem Studienplatz zu verhelfen. Es ist unser Anliegen Chancengleichheit bei der Vorbereitung auf den Medizinertest herzustellen und keine Selektion durch überteuerte Vorbereitungskurse und -materialien zu betreiben. Wir haben daher in den vergangenen Jahren viel Zeit und Herzblut in die Erstellung von Seminaren, Büchern und unserer E-Learning-Plattform investiert. Inzwischen können wir dieses Vorbereitungsangebot für den TMS, EMS, MedAT und HamNat zu studentisch fairen Preisen anbieten. Wir hoffen, dass wir Dir damit den Weg ins Medizinstudium ebnen können, so wie uns das schon bei einer Vielzahl Medizinstudenten vor Dir erfolgreich gelungen ist.

Das Konzept unserer Buchreihe für den für den MedAT ist simpel:

- Der Leitfaden für den MedAT erklärt Dir anhand von verständlichen Beispielen die Lösungsstrategien zu den einzelnen Untertests des MedAT.
- Mit unseren Übungsbüchern hast Du die Möglichkeit anhand der zahlreichen Übungsaufgaben, zu den jeweiligen Untertests, die beschriebenen Lösungsstrategien einzustudieren.
- Mit unserer MedAT Simulation kannst Du zum Abschluss Deiner Vorbereitung Deine Fähigkeiten realistisch überprüfen.

AKTUELL

Für den Fall, dass es zu kurzfristigen Änderungen im MedAT kommt, garantieren wir Dir, dass Du mithilfe des E-Learnings immer auf dem aktuellen Stand gehalten wirst. Über den nebenstehenden QR-Link gelangst Du direkt zu einer **kostenlosen E-Learning-Lektion**, die über **alle Neuigkeiten im MedAT** informiert. Einfach dem QR-Link folgen, Registrierung abschließen und regelmäßig reinschauen.

Unsere MedAT Buchreihe wird dabei jedes Jahr auf den neuesten Stand gebracht und an die aktuellen Änderungen im MedAT angepasst.

Auf Dein Feedback zu unseren Büchern freuen wir uns. Für konstruktive Kritik haben wir immer ein offenes Ohr und setzen Deine Wünsche, Anregungen und Verbesserungsvorschläge gerne um. Du erreichst uns unter buecher@medgurus.de.

Im Übrigen werden fünf Prozent der Gewinne des MedGurus® Verlages für karitative Zwecke gespendet. Detaillierte Informationen zu unseren geförderten Projekten findest Du auf unserer Homepage www.medgurus.de.

Jetzt wünschen wir Dir viel Spaß bei der Bearbeitung dieses Buches, eisernes Durchhaltevermögen bei der Vorbereitung und nicht zuletzt viel Erfolg im Medizinertest!

Dein Autorenteam
Alexander Hetzel, Constantin Lechner und Anselm Pfeiffer

EINLEITUNG

EINLEITUNG

1. ALLGEMEINES UND AUFBAU

Der BMS (Basiskenntnistest für medizinische Studien) setzt sich aus vier naturwissenschaftlichen Fächern zusammen:

* Biologie
* Chemie
* Physik
* Mathematik

Die Bearbeitungszeit zur Beantwortung der Aufgaben ist knapp bemessen. Du solltest daher am Testtag zügig und konzentriert arbeiten.

AUFBAU DIESES ÜBUNGSBUCHES

Die Fragen in diesem Übungsbuch sind anhand der vier Themengebiete Biologie, Chemie, Physik und Mathematik eingeteilt, die im Basiskenntnistest für medizinische Studien im MedAT abgefragt werden. Dabei sind die Fragen anhand des Stichwortkataloges des VMC Graz sortiert und Schwerpunktthemen explizit markiert. Zudem haben wir Dir in den Lösungen den Schwierigkeitsgrad der Aufgaben angegeben, sodass Du Deine eigene Leistung noch besser einschätzen kannst.

▽ VORSICHT

Themen die von besonderer Bedeutung für den MedAT sind haben wir für Dich markiert. Bei diesen Themen solltest Du Dir besonders viel Zeit bei der Vorbereitung nehmen und etwaige Wissenslücken unbedingt schließen.

AKTUELL

* **HEADS UP**
  Besonders relevante Fragen, das heißt Fragen die schon einmal im MedAT abgeprüft wurden, haben wir Dir in den Lösungen mit ▽ markiert. Auf diese Fragen solltest Du bei Deiner Vorbereitung ein besonderes Augenmerk legen.

2. FRAGESTELLUNG

Das Niveau und die thematischen Schwerpunkte im BMS variieren von Jahr zu Jahr. Generell lässt sich aber festhalten, dass die Fragen auf Oberstufenniveau gestellt werden und häufig Detailwissen abprüfen. Da sich hier kein klarer Trend abzeichnet, empfehlen wir: “hope for the best, prepare for the worst!”

Eine gründliche und frühzeitige Vorbereitung über mindestens fünf oder besser acht Wochen beruhigt das Gewissen und spart Dir auf lange Sicht Lernzeit in den ersten beiden Semestern.

Zu jeder Frage im **BMS** gibt es fünf Auswahlmöglichkeiten **A** bis **E**, von denen nur eine richtig ist. Die Fragen können auf zwei unterschiedliche Arten gestellt werden. Die erste Möglichkeit sind **Einzelaussagen.**

Wie unterscheiden sich Tier- und Pflanzenzellen?

(A) Tierzellen besitzen keine Mitochondrien.
(B) Pflanzenzellen haben keinen Golgi-Apparat und keine Ribosomen.
(C) Tierzellen haben keine Zellwand, keine Vakuole und keine Chloroplasten.
(D) Pflanzenzellen besitzen Geißeln und Plasmide.
(E) Pflanzenzellen speichern ihre Energie in Form von Glykogen.

In diesem Beispiel wäre **Aussage C** richtig.

Die zweite Möglichkeit sind **Kombinationsfragen**, mit ein bis n möglichen Aussagen. Dabei können bis zu acht Aussagen aufgestellt werden, die es zu überprüfen gilt.

Welche Aussage(n) zu Ribosomen trifft/treffen zu?

I. Ribosomen dienen bei der Zellteilung zur Ausbildung der Spindelfasern.
II. Ribosomen kommen nicht in Bakterien vor.
III. An den Ribosomen findet die Transkription statt.
IV. Mithilfe der Ribosomen werden die t-RNA-Moleküle hergestellt.
V. Ribosomen dienen der Proteinbiosynthese.
VI. Ribosomen sind Makromoleküle aus Proteinen und Ribonukleinsäure.
VII. Ribosomen kommen im Zytoplasma, in Mitochondrien und in den Chloroplasten vor.

(A) I, III und VII sind richtig.
(B) II und VI sind richtig.
(C) III, V, VI und VII sind richtig.
(D) V, VI und VII sind richtig.
(E) Alle Aussagen sind richtig.

In diesem Beispiel wäre **Antwort D** zutreffend.

3. LERNEN ZU LERNEN

Dieser Abschnitt soll zur effizienteren Vorbereitung auf den **Basiskenntnistest für Medizinische Studien** dienen, der eine große Stoffmenge aus den Bereichen Biologie, Chemie, Physik und Mathematik abprüft.

Wir messen diesem Kapitel in unserem Leitfaden besondere Bedeutung bei, da man hier nicht nur etwas für die Prüfung, sondern – wie es so schön heißt – fürs Leben lernen kann. Wir haben in den sechs Jahren Medizinstudium viele Lernstrategien ausprobiert, die wir uns teils angelesen, teils intuitiv erschlossen haben. Rückblickend hätten wir uns gewünscht, früher mit dem Thema Kontakt gehabt zu haben. Denn je früher man sich mit dem Thema Lerntechniken beschäftigt, desto mehr Zeit spart man sich langfristig. Langfristig, da man mit einer richtigen Strategie Lerninhalte weitaus effizienter, besser und länger im Gehirn abspeichern kann.

Unser Gedächtnis gliedert sich in drei Teile (3-Speicher-Modell). Das **Ultrakurzzeitgedächtnis** speichert Informationen für ca. 250 Millisekunden. Die Informationen sind i. d. R. sensorischer Natur, wie akustische und optische Reize. Vom sensorischen Speicher gelangt dann die Information weiter in das **Kurzzeitgedächtnis**, das die Inhalte für einige Minuten behält. Hier werden die Informationen selektiert und für die weitere Verarbeitung interpretiert. Der nächste große Schritt ist die Einspeicherung vom Kurzzeitgedächtnis ins **Langzeitgedächtnis**, wo Informationen jahrelang gespeichert werden können. Unser Gehirn arbeitet dabei in höchstem Maße ökonomisch und selektiert irrelevante Informationen aus. Bildlich kann man sich diesen Filterprozess wie den Zugang zu einem OP-Saal vorstellen. Tür um Tür und Schleuse um Schleuse werden die Anforderungen an die Reinheit (Relevanz der Informationen) größer, bis man schließlich in den OP-Saal (Langzeitgedächtnis) gelangt.

Die Gretchenfrage ist also, wie man diese Türen und Schleusen überwindet, um Informationen gezielt im Langzeitgedächtnis ablegen zu können. Dazu ist es notwendig zu verstehen, wie unser Kurzzeitgedächtnis arbeitet und mit welchen Methoden die darüber gewonnen Inhalte tiefer im Gedächtnis verankert werden können.

Das Kurzzeitgedächtnis hat eine **Kapazität von plus/minus sieben Gedächtnisinhalten** oder sogenannten Bits. Ein solcher Gedächtnisinhalt kann eine Zahl, ein Ereignis oder ein Wort etc. sein. So entsprechen die Zahlen 9 5 1 4 vier Bits. Das Kurzzeitgedächtnis könnte also noch weitere ein bis fünf Bits für einige Minuten speichern. Kann man diese Gedächtnisinhalte jedoch zu sogenannten „chunks“ bündeln, zählen sie nur wie ein Bit. Sortiert man die Zahlen zu 1945 um, könnte man damit eine Assoziation zum Ende des Zweiten Weltkriegs herstellen und hätte aus vier Bits ein Bit gemacht.

TIPPS

- **SIEBEN AUF EINEN STREICH!**
  Unser Kurzzeitspeicher nimmt maximal sieben Gedächtnisinhalte plus/minus zwei auf.

- **IN·TER·FE·RENZ**
  Die Bündelung und Assoziation von Informationen mit bereits vorhandenem Wissen erhöht die Aufnahmefähigkeit. Praktisch lässt sich so eine Bündelung z. B. in Form eines Spickzettels oder einer Karteikarte durchführen. Der Löwenanteil für das Vergessen der Informationen im Kurzzeitspeicher geht auf das Konto von sog. Interferenzen. Man kann Interferenzen als Überforderung des Gedächtnisses bezeichnen. Diese werden vorwiegend durch zu große Mengen an Informationen, Ähnlichkeit von Informationen (z. B. spanische und italienische Vokabeln nacheinander lernen) und der Gleichzeitigkeit von Informationen (z. B. WhatsApp und Lernen) bedingt. Dabei merkt man in der Regel nicht, wann diese Interferenzen auftreten, sondern erst dann, wenn man das Gelernte rekapitulieren will.

- **KITKAT**
  Gezielte Pausen zwischen den Lernblöcken erhöhen die Wahrscheinlichkeit, dass die Informationen vom Kurz- ins Langzeitgedächtnis wandern. Eine ideale Lerneinheit sieht also folgendermaßen aus:

  Erste Kurzentspannung – Lernphase – Zweite Kurzentspannung

  Dabei hilft die erste Kurzentspannung, das Gedächtnis zu säubern und die zweite Kurzentspannung die Lerninhalte störungsfrei ins Langzeitgedächtnis zu befördern. Hier ist weniger mehr. Es zahlt sich aus weniger zu lernen und zu pausieren, als viel und ohne System zu lernen.

  Wie kann eine solche Kurzentspannung aussehen? Eine Kurzentspannung lenkt die Aufmerksamkeit von außen nach innen. Man schenkt also nicht mehr der Umgebung, sondern vielmehr sich selbst die Aufmerksamkeit und erleichtert so den Lernprozess. Man kann die im Folgenden genannten Entspannungsübungen auch vor einer Prüfung anwenden, um sicherzustellen, dass das Abrufen und die Anwendung des Gelernten ideal funktionieren.

ÜBUNG VORSTELLUNG EINES GEGENSTANDS

Du brauchst für diese Übung nichts weiter als einen kleinen Gegenstand in deiner Umgebung, wie z. B. einen Apfel, einen Kugelschreiber, ein Buch etc. Im **ersten Schritt** siehst Du Dir den Gegenstand genau an und versuchst Dir davon jedes Detail einzuprägen. Farbe, Form, Kontrast, Oberfläche, Geruch, Gewicht, Temperatur usw. Im **zweiten Schritt** schließt Du jetzt die Augen und versuchst den Gegenstand mental zu rekonstruieren. Dabei kannst Du Dir wieder die oben genannten Fragen zu den Details des Gegenstands stellen. Welche Farbe, Form, Kontrast, Oberfläche, Geruch, Gewicht und Temperatur hatte der Gegenstand? Im **dritten Schritt** öffnest Du die Augen wieder und vergleichst die Vorstellung mit dem realen Objekt. Welche Unterschiede sind festzustellen? Anschließend kannst Du Dir den Gegenstand erneut vorstellen oder in Deiner Vorstellung gewisse Änderungen am Gegenstand vornehmen, wie eine andere Farbe, Form, Oberfläche etc.[1]

Du findest weitere sehr hilfreiche Entspannungstechniken in unserem **MedAT Leitfaden**.

Aber wie schafft man es, den Informationen effizient den Weg vom Kurz- ins Langzeitgedächtnis zu ebnen? Der Satz „Repetitio est mater studiorum" (Die Wiederholung ist die Mutter des Lernens) hat auch heute noch seine Berechtigung. Allerdings kann die reine Wiederholung monoton werden. Vielmehr sollte man die Informationen im Kurzzeitgedächtnis bearbeiten. Es gilt allgemein, je mehr Aufmerksamkeit Du einer Information schenkst, desto besser bleibt sie haften. Verschiedene Techniken können einem z. B. dabei helfen, einen **zu lernenden Text** in die Tiefen seines Gehirns aufzunehmen.

Wer den Text nur durchliest, abschreibt oder Textteile unterstreicht, wird wenig behalten. Wer den Text zusammenfasst, einzelne Passagen mit eigenen Worten herausschreibt und eigene Überschriften vergibt, überflüssige Textteile wie Beispiele herausstreicht, Anmerkungen zum Text formuliert, wie „Das verstehe ich nicht", „Das Beispiel ist mir unklar", wird sich den Text schon besser merken. Diejenigen, die eine Assoziation zu persönlichen Ereignissen suchen, eine fiktive Rezension verfassen, sich eine mögliche Verfilmung überlegen, den Text auf eine **Karteikarte** zusammenfassen oder den **Inhalt visualisieren**, werden den Text sehr gut in Erinnerung behalten. Eine sehr effektive Methode ist es, einen Text vor einer Gruppe vorzutragen bzw. jemandem zu erklären.

Im Speziellen möchten wir den Begriff **Visualisierung** hier noch mal etwas genauer erklären, da er enorm wichtig ist. Zur Aufnahme von Informationen werden einige unserer fünf Sinne stärker bevorzugt als andere. So nehmen wir laut Hofmann & Löhle[2] mit dem Auge 83 Prozent, mit dem Ohr 11 Prozent, mit dem Geruch 3,5 Prozent, mit dem Tastsinn 1,5 Prozent und mit dem Geschmackssinn 0,1 Prozent der Informationen auf. Diese Prozentzahlen sind natürlich bei jedem Menschen etwas anders.

1 Vgl. Hofmann & Löhle, 2012
2 Vgl. Hofmann & Löhle, 2012

Was passiert jedoch, wenn die Sinnesmodalitäten kombiniert werden? Je unterschiedlicher wir uns unseren Lernstoff aneignen, desto vielfältiger sind die Möglichkeiten des Erinnerns und Behaltens. Deshalb steigt die Erinnerungsquote deutlich an, je mehr Sinne am Lernprozess beteiligt sind:

* Nur Hören	20 Prozent
* Nur Sehen	30 Prozent
* Sehen und Hören	50 Prozent
* Sehen, Hören und Diskutieren	70 Prozent
* Sehen, Hören, Diskutieren und selbst Tun	90 Prozent

WARUM SPEICHERN WIR VISUALISIERTE INFORMATIONEN BESSER AB, ALS REINE TEXTINFORMATIONEN?

Unsere beiden Gehirnhälften haben unterschiedliche Spezialisierungen. Vereinfacht kann man sagen, dass die linke Gehirnhälfte das Zentrum des verbalen Verstehens ist und die rechte Gehirnhälfte auf die optische Verarbeitung von Information spezialisiert ist. Wird ein Text nur gelesen, spricht man damit hauptsächlich die linke Hemisphäre an. Wird der Text jedoch geistig in ein Bild umgewandelt, wird zusätzlich das dominante Zentrum der optischen Informationsverarbeitung angesprochen. Damit gibt es eine viel höhere Wahrscheinlichkeit für die Abspeicherung der Information.

Erinnerungsquote nach Sinnen[3]

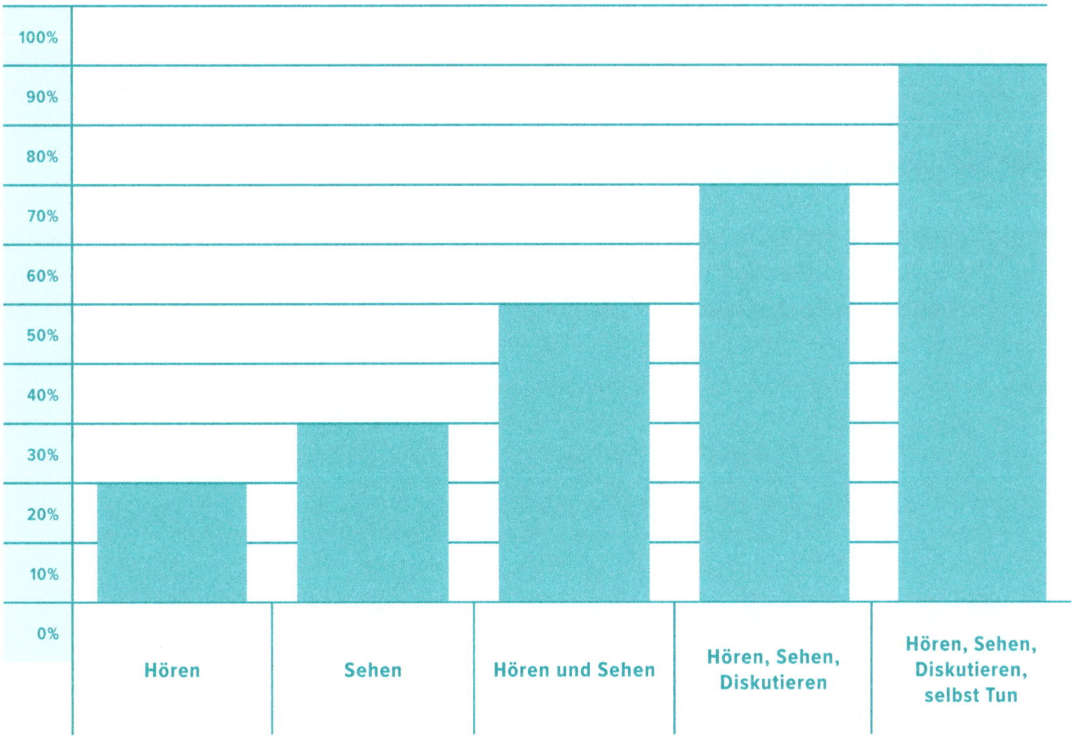

3 Vgl. Hofmann & Löhle, 2012

Im Medizinstudium kommt Detailwissen eine große Bedeutung zu, da dieses Spezialwissen gerne in Form von schwierigen Fragen in den Prüfungen auftaucht. Warum wir noch heute wissen, in welchem Organ sich vornehmlich die Glucose Transporter 1, 2, 3, 4, 5 oder 6 befinden, in welcher Reihenfolge die Gerinnungsfaktoren der in- und extrinsischen Blutgerinnung aufeinanderfolgen oder wie der Plexus brachialis aufgebaut ist, wirst Du Dir denken können. Wir haben diese Informationen visualisiert, um sie nach sechs Jahren immer noch im Gedächtnis zu haben.

Wie visualisiert man effektiv und was ist mit dem Begriff genau gemeint? Visualisierung bezeichnet einerseits die Verbildlichung eines Textes z.B. in Form einer **Skizze** oder eines **Diagramms**. So merkt man sich die oben gezeigten Prozentzahlen leichter, indem man sie grafisch darstellt. Andererseits bezeichnet der Begriff die Verbildlichung vor dem geistigen Auge in abstrahierter Form. Diese Verbildlichung ist eine Mnemotechnik, die sich der sog. Loci-Methode (Loci = Ort) bedient. Dazu kannst Du in folgenden Schritten vorgehen.

Als **ersten Schritt** solltest Du die absolute Richtigkeit der Information genau überprüfen, denn die Informationen werden sich derart tief in die Furchen deines Gedächtnisses graben, dass anschließende Änderungen schwierig sind.

Als **zweiten Schritt** überlegst Du Dir, wie diese Informationen sinnvoll in einem oder mehreren Räumen sortiert werden könnten. Am einfachsten stellst Du Dir dazu Räume vor, die Dir bekannt sind, wie z.B. die Wohnung/das Haus der Eltern/Großeltern etc.

Als **dritten Schritt** wandelst Du nun jede Information, die Du speichern möchtest, in ein Bild um. Dabei muss das Bild einprägsam und unverwechselbar sein. Die Abstrahierung einer Information, z.B. Nervus radialis wird zu „Fahrrad", ist dabei hilfreich.

Im **vierten Schritt** sortierst Du nun diese Einzelbilder in den Raum/die Räume. Es reicht nicht aus, diese Räume einmal zu bauen und dann zu vergessen. Repetitio est mater studiorum. Ein paar Wiederholungen vor dem geistigen Auge schaffen diese Informationen schließlich sicher und unbeschadet vom Kurz- ins Langzeitgedächtnis.

Anfangs mag diese Methode umständlich und zeitaufwendig erscheinen, aber das Gegenteil ist der Fall. Diese Gedächtnisinhalte sind klebriger als Honig, widerspenstiger als Unkraut und haften wie Pech. Genug der Metaphern – Hauptsache die Botschaft ist nun klarer.

Ein Beispiel, um die Visualisierung noch klarer zu machen:
Ein Antiemetikum bezeichnet ein Medikament, das gegen Übelkeit eingenommen werden kann. Es gibt eine Reihe von Wirkstoffen, die dafür eingesetzt werden:

- Prokinetika
- H_1-Antihistaminika
- Setrone
- Anticholinergika
- Neurokinin-1-Rezeptorantagonisten
- Kortikoide

Um mir diese Gruppe von Medikamentenwirkstoffen besser gesammelt merken zu können, transportiere ich sie als ersten Schritt in einen Raum. Ich wähle dazu ein Dixi-Klo, da mir hier die Assoziation mit Übelkeit leicht gelingt. Als zweiten Schritt abstrahiere ich die Begriffe. Da mir die Begriffe geläufig sind, kann ich später auch wieder von den Bildern auf die Begriffe rückschließen.

- Prokinetika → Chinese
- H_1-Antihistaminika → Hisbollah-Kämpfer mit Zigarette (steht für 1)
- Setrone → Thron eines Königs
- Anticholinergika → Coladose
- Neurokinin-1-Rezeptorantagonisten → Neurologin mit Zigarette
- Kortikoide → Patient mit Stammfettsucht (Nebenwirkung des Kortison)

Ich platziere nun dieses Gruselkabinett an Menschen um mein Dixi-Klo herum. Der Chinese steht in der Tür und übergibt sich, während davor eine rauchende Neurologin einem Hisbollah-Kämpfer eine Zigarette anbietet. Wartend sitzt ein ziemlich dicker Mensch auf einem Thron daneben, der eine Cola trinkt. Fertig. Nachdem ich dieses Bild nun einige Male vor meinem geistigen Auge wiederholt habe, wird mir diese Medikamentengruppe wohl nicht mehr so leicht entfliehen. Und Spaß hat es obendrein auch noch gemacht.

Genauere Informationen zu dem Thema Visualisierung findest du unserem **MedAT Leitfaden**. Eine weitere Methode zur Einprägung von Faktenwissen sind **Merksprüche** oder auch **Eselsbrücken**.

Beispiel 1
Gallensteine bekommen i. d. R. PatientInnen mit den fünf F:

- Female
- Fat
- Fourty
- Fertile
- Fair (blond)

Beispiel 2

Die Symptome der akuten Sarkoidose (M. Boeck bzw. Löfgren-Syndrom)

* Hiluslymphknotenvergrößerung
* Arthralgie
* Fieber
* Erythema nodosum

H A F E n – Boeck war Norweger und Löfgren Schwede: „Die Wikinger hatten viel am HAFEn zu tun."

Eselsbrücken nutzen die assoziative Arbeitsweise des Gehirns aus. Dabei werden zwei unabhängige Ideen durch ein Assoziationsglied miteinander verknüpft. Im ersten Beispiel ist ein Reim das Bindeglied (akustische Assoziation) und im zweiten Beispiel wird ein ungewöhnlicher Sachverhalt durch ein Bild erinnert (visuelle Assoziation). Merksprüche gibt es in der Medizin zuhauf. Man sollte sich aber nicht scheuen auch eigene, kreative Eselsbrücken zu basteln.

Als dritten Punkt zur Vertiefung einer Information wollen wir das **Karteikartensystem** herauspicken und es nochmal etwas genauer beleuchten. Viele verwenden Karteikarten, um Vokabeln für Fremdsprachen zu lernen. Aber diese wunderbare Lernmethode eignet sich ebenso gut für das Lernen von Formeln in Physik, von chemischen Reaktionen in Biochemie oder von Krankheitsbildern in der Medizin. Die Liste ließe sich unendlich fortsetzen.

Und warum sind Karteikarten genial? Das Erstellen einer Karteikarte folgt den Gesetzmäßigkeiten des „Chunkings". Eine gute Karteikarte ist so gestaltet, dass die Menge der enthaltenen Information zwar begrenzt ist, diese dann aber zu möglichst vielen Assoziationen anregen, also eine Art Stichwort für andere Gedächtnisinhalte geben.[4] Die Arbeit an einer guten Karteikarte, auf der man sich auf das Wichtigste zu reduzieren versucht, ist also in Bezug auf die Vertiefung eines Lerninhalts eine sehr sinnvolle Tätigkeit. Da, wie wir weiter oben gelernt haben, durch das Ansprechen mehrerer Sinne die Lernerfolgsquote steigt, solltest Du Dir bei der Abfrage die Begriffe am besten laut vorlesen. Damit wird nicht nur der Sinn „Sehen", sondern ebenso der Sinn „Hören" involviert.

1973 stellt **Sebastian Leitner** zu dieser Lernmethode ein praktisches System vor. Dabei erstellt man sechs Trennkarten, die später die Karteikartenbox untergliedern sollen. Die Trennkarten werden mit folgenden Begriffen beschriftet und in der gezeigten Reihenfolge in den Karteikasten sortiert:

* Vorrat
* Neue Lernkarten
* 1. Wiederholung
* 2. Wiederholung
* 3. Wiederholung
* Ablage

4 Vgl. Hofmann & Löhle, 2012

Nachdem man nun mehrere neue Lernkarten erstellt hat, sortiert man diese in **Neue Lernkarten** ein. Die Karten im Fach **Neue Lernkarten** werden täglich wiederholt, die Karten im Fach **1. Wiederholung** jeden zweiten Tag, die Karten im Fach **2. Wiederholung** jeden vierten und die Karten im Fach **3. Wiederholung** jeden siebten Tag. Wird die Lösung einer Karteikarte richtig erkannt, so wird diese hinten in das jeweils nächste Fach gesteckt. War die Lösung nicht bekannt, so wandert sie nicht in das jeweils nächste, sondern wieder zurück ins vordere Fach **Neue Lernkarten.** Je nach Lerntyp können die Zeitintervalle zwischen den Wiederholungen auch weitaus größer gewählt werden.

Eine sehr praktische Alternative zu den geschriebenen Karteikarten ist eine Karteikarten App. Die App „flashcards deluxe" erlaubt beispielsweise die Bebilderung einer jeden Karteikarte und wiederholt die Lerninhalte nach dem Leitner-System. Anstatt eine Karteikartenbox mit sich herumzuschleppen, hat man auf seinem Smartphone oder Tablet-PC den ganzen Lernstoff ständig parat und kann so die Zeit, z. B. in der Bahn, sinnvoll nutzen.

WIE LESE ICH EINEN TEXT EFFEKTIV BZW. WIE VERFOLGE ICH EINE VORLESUNG?

Im Folgenden wollen wir einige der bereits genannten Lernstrategien zusammenfassen und daraus eine praktische Anwendung formen. Als letzten Punkt gehen wir daher auf das Thema **Mit- und Herausschreiben** ein. Wir saßen nun fünf Jahre im Hörsaal und haben Berge von Papier produziert, um die Vorlesungen unserer Professoren besser behalten zu können. Aber nicht nur bei Vorträgen ist es sinnvoll eigene Mitschriften zu verfassen, sondern genauso zweckmäßig ist es, aus Texten Zusammenfassungen zu erstellen. Denn wer das Wesentliche einer Text- oder Verbalinformation mitschreibt, hat eine siebenfach höhere Wahrscheinlichkeit, das Gehörte oder Gelesene im Gedächtnis abzuspeichern.[5]

Folgende **Faustregeln** solltest Du für das Mit- bzw. Herausschreiben beherzigen:

* Du solltest einen Text immer bearbeitet haben, bevor Du ihn weglegst (z. B. Wichtiges unterstreichen, eigene Überschriften ausarbeiten, wichtigste Punkte zusammenfassen).
* Du solltest einen Text maximal 15 Minuten lang lesen. Danach solltest Du die Kernaussage(n) formulieren und aufschreiben.

Die **SQ3R-Methode** ist eine 1946 von Francis P. Robinson entwickelte Methode zur Vertiefung von gelesenen Texten. Dabei steht SQ3R für: Survey, Question, Read, Recite und Review.

Das Lesen wird also in fünf Schritte eingeteilt:

* **Survey:** Hier geht es darum einen Überblick zu gewinnen, indem die wichtigsten Textelemente gelesen werden: Titel, Überschriften, Einleitung etc.
* **Question:** Man stellt sich dabei Fragen, wie z. B. "Welche Information suche/erwarte ich?" Dieser Schritt weckt die Motivation, im Text Antworten auf die Fragen finden zu wollen.
* **Read:** Jetzt wird der Text langsam und aufmerksam nach Abschnitten gelesen. Dabei solltest Du Dir Schlüsselwörter und Zusammenhänge farbig markieren.
* **Recite:** Das Gelesene wird in Erinnerung gerufen. Das sollte am besten nach jedem Abschnitt erfolgen, indem Du Dich fragst, was die Schlüsselworte und die Zusammenhänge waren. Nach mehreren Abschnitten solltest Du die Kernaussagen in eigenen Worten aufschreiben oder am besten farbig in einer **Mindmap** darstellen.
* **Review:** Das Kapitel wird noch einmal durchgeblättert und die Überschriften werden erneut gelesen. Dabei überlegst Du Dir, wie die einzelnen Abschnitte zusammenhängen und wie Du das Gelernte selbst praktisch anwenden könntest.

Diese Methode ist zwar zeitaufwendig, speichert aber dafür effektiv das Gelernte im Gedächtnis ab, da man sich aktiv mit dem Lernstoff auseinandersetzt.

5 Vgl. Hofmann & Löhle, 2012

4. ZUSÄTZLICHE LERNMATERIALIEN

Das Feld der Vorbereitungsbücher ist dicht gesät und die Qual der Wahl groß. Auf der Basis einer Umfrage mit ehemaligen MedAT-TeilnehmerInnen konnten wir einige besonders empfehlenswerte Bücher zur Vorbereitung auf den MedAT selektieren. Die Umfrage ist seit 2015 online und bisher haben mehr als 500 TeilnehmerInnen partizipiert. Es wurde insbesondere gefragt, mit welchen Büchern man sich den Lernstoff angeeignet hat, in wieweit das Inhaltsverzeichnis der Bücher mit dem Lernstoffkatalog übereinstimmt und ob die Bücher empfehlenswert sind. Die Umfrage ist weiterhin online und wir wären dankbar für Deine Meinung zu diesem Thema. Einfach dem QR-Link folgen und abstimmen.

Die bisherige Auswertung hat Gewinner hervorgebracht, die wir uneingeschränkt empfehlen können. Diese literarischen Leckerbissen sollten in Deinem Bücherregal nicht fehlen! Es wurden Noten von 1 (sehr gut) bis 5 (sehr schlecht) vergeben. Die Anzahl N der Bewertungen spiegelt auch die Beliebtheit der Bücher wieder. Die TeilnehmerInnen haben nur Bücher bewertet, die sie auch wirklich kennen.

BIOLOGIE

Zur Vorbereitung auf das Fach Biologie im MedAT wurden 14 relevante Bücher bewertet. Das Buch **Körper des Menschen** vom Thieme Verlag und das Buch **Lindner Biologie** sind die Favoriten. Das zeigt sich sowohl an der Anzahl der Bewertungen, als auch an der Note.

Ein anonymer Rezensent schrieb über das Buch **Körper des Menschen**:

„Kein anderes Biologielehrbuch hat meines Erachtens eine größere Schnittmenge mit der Stichwortliste für Biologie. Zudem ist es kompakt und gut lesbar geschrieben. Teilweise vermutlich (zu) hohes Niveau. Für die Vorbereitung trotzdem super. Fachbegriffe und deutsche Begriffe. Aussagekräftige Abbildungen. Gewohnt durchgängiges Layout des Thieme Verlags."

PLATZ	TITEL	NOTE (MITTELWERT)	ANZAHL DER BEWERTUNGEN (N)
1	Der Körper des Menschen Thieme Verlag ISBN: 978-3-133297-16-5	1,83	N = 275
2	MedAT 2018/19: Das Lernskript für den BMS Urban & Fischer Verlag 978-3-437440-61-8	1,88	N = 44
3	Linder Biologie SII Schroedel Verlag ISBN: 978-3-507109-30-8	2,08	N = 278
4	Campbell Biologie Pearson Studium ISBN: 978-3-868942-59-0	2,09	N = 131
5	Biologie Anatomie Physiologie Urban & Fischer ISBN: 978-3-437268-02-1	2,16	N = 175
6	Kurzlehrbuch Biologie Thieme Verlag ISBN: 978-3-131409-83-6	2,3	N = 135
7	T-Med Skriptum Biologie	2,37	N = 129
8	mediscript Kurzlehrbuch Biologie Urban & Fischer Verlag ISBN: 978-3-437433-22-1	2,39	N = 148
9	Biologie für Mediziner Springer Verlag ISBN: 978-3-662461-77-8	2,42	N = 137
10	IFS Studentenkurse Skriptum Biologie & Chemie	2,52	N = 151
11	Duden Basiswissen Schule Biologie Bibliographisches Institut ISBN: 978-3-411046-13-3	2,52	N = 125
12	Medi-Learn Skriptenreihe 2015/16: Biologie ISBN: 978-3-956580-12-3	2,54	N = 124
13	Kurzlehrbuch Histologie Thieme Verlag ISBN: 978-3-131355-74-4	2,67	N = 121
14	Crashkurs MedAT: Biologie TOKAstudent ISBN: 978-3-950374-43-8	2,68	N = 136

Wir möchten darauf hinweisen, dass wir uns von Skripten kommerzieller Vorbereiter distanzieren wollen und raten daher vom Kauf dieser Kompendien ab. Seit vielen Jahren gibt es hervorragende Bücher bekannter Verlage auf dem Markt, die die Themengebiete nicht nur bestens abdecken, sondern auch didaktisch besser erklären. Meist sind die Skripte kommerzieller Anbieter nur eine billige Abschrift des Originals. Darüber hinaus ändern sich Inhalte durch neue Erkenntnisse rasch. Um nicht auch noch die Richtigkeit des Lernstoffes überprüfen zu müssen, empfehlen wir daher Bücher namhafter Verlage in der neuesten Auflage.

CHEMIE

Zur Vorbereitung auf das Fach Chemie im MedAT wurden neun relevante Bücher bewertet. Die beiden Sieger der Umfrage sind **Chemie: Basiswissen der Chemie** vom Thieme Verlag alias der „Mortimer“ und **Chemie für Mediziner** vom Urban und Fischer Verlag, der unter Medizinstudenten besser unter dem Begriff der „Zeeck“ bekannt ist. Beide Bücher sind ausgezeichnet und von uns im Studium selbst verwendet worden.

Zum „Mortimer“ schreibt ein anonymer Teilnehmer der Umfrage:
„Das Basiswissen kann man mit diesem Buch vertiefen.“

Zum „Zeeck“ schreibt ein anderer Teilnehmer der Umfrage:
„Gute verständliche Erklärungen und Darstellungen. Es ist einfach und verständlich erklärt und die zahlreichen Kasten sind zudem sehr hilfreich.“

PLATZ	TITEL	NOTE (MITTELWERT)	ANZAHL DER BEWERTUNGEN (N)
1	Chemie für Mediziner Urban & Fischer Verlag ISBN: 978-3-437424-44-1	1,89	N = 123
2	Chemie: Das Basiswissen der Chemie Thieme Verlag ISBN: 978-3-134843-12-5	2,02	N = 94
3	mediscript Kurzlehrbuch Chemie Urban & Fischer Verlag ISBN: 978-3-437433-27-6	2,12	N = 100
4	Duden Basiswissen Schule: Chemie Abitur Bibliographisches Institut ISBN: 978-3-411045-94-5	2,31	N = 126
5	Kurzlehrbuch Chemie Thieme Verlag ISBN: 978-3-131355-22-5	2,23	N = 90
6	T-Med Skriptum Chemie	2,33	N = 82
7	Startwissen Chemie Spektrum Akademischer Verlag ISBN: 978-3-827418-09-8	2,42	N = 66
8	Übungsbuch Chemie für Dummies Wiley-VCH Verlag ISBN: 978-3-527706-891	2,49	N = 98
9	Crashkurs Chemie TOKAStudent ISBN: 978-3-950374-42-1	2,78	N = 94

PHYSIK

Die Auswahl an geeigneten Büchern zur Vorbereitung auf den Teil Physik im BMS ist begrenzt und die meisten SchülerInnen lernen mit Ihren Schulbüchern. Sieger in dieser Kategorie ist das Buch **mediscript Kurzlehrbuch Physik**.

Ein anonymer Rezensent kommentierte das Buch wie folgt:

„Alle Themen sind in dem Buch zu finden, es ist halt nicht direkt für den MedAT ausgelegt, weshalb ein paar Themen vielleicht etwas zu wenig beschrieben werden und andere zu viel."

PLATZ	TITEL	NOTE (MITTELWERT)	ANZAHL DER BEWERTUNGEN (N)
1	mediscript Kurzlehrbuch Physik Urban & Fischer ISBN: 978-3-437433-21-4	2,07	N = 99
2	Kurzlehrbuch Physik Thieme Verlag ISBN: 978-3-131464-71-2	2,24	N = 87
3	Abiturtraining Physik STARK Verlag ISBN: 978-3-894491-76-5	2,31	N = 109
4	Crashkurs MedAT: Physik & Mathematik TOKAStudent ISBN: 978-3-950374-44-5	2,70	N = 91

MATHE

Es wurden vier Bücher zur Vorbereitung auf den MedAT auf den Prüfstand gestellt. Erfreulicherweise hat sich in dieser Kategorie unser Buch **Mathe Leitfaden** durchgesetzt.

Ein anonymer Kommentator schreibt über das Buch kurz und knapp:
„Für die Grundlagen gut."

PLATZ	TITEL	NOTE (MITTELWERT)	ANZAHL DER BEWERTUNGEN (N)
1	Mathe Leitfaden für den EMS & TMS MedGurus Verlag ISBN: 978-3-950333-22-0	2,20	N = 104
2	TRAINING Mathematik STARK Verlag ISBN: Reihe	2,26	N = 94
3	Kompaktwissen Mathematik STARK Verlag ISBN: Reihe	2,35	N = 91
4	Basiswissen Schule – Mathematik Abitur Bibliographisches Institut ISBN: 978-3-411717-44-6	2,46	N = 90

5. HILFE-CHAT

Du hast noch Fragen zu den Übungsaufgaben, eine Korrektur zu melden oder einen Verbesserungsvorschlag? Na dann, schieß los! Über unseren Hilfe-Chat stehen wir Dir immer zur Verfügung. Folge einfach dem nebenstehenden QR-Link und poste dort Deine Frage. Wir nehmen uns Deinem Anliegen an, und werden darauf schnell antworten.

6. NEUIGKEITEN ZUM MEDAT

Der MedAT ist ein dynamischer Test, der jährlich angepasst und leider auch immer mal wieder kurzfristig geändert wird. Da wir mit unseren Büchern nicht auf solche kurzfristigen Änderungen reagieren können, haben wir für Dich eine E-Learning-Plattform entwickelt, mit der wir genau das können.

AKTUELL

* **GARANTIERT FRISCHE WARE**
  Wir garantieren Dir, dass Du mithilfe des E-Learnings immer auf dem aktuellen Stand gehalten wirst. Über den nebenstehenden QR-Link gelangst Du direkt zu einer **kostenlosen E-Learning-Lektion**, die über **alle Neuigkeiten im MedAT** informiert. Einfach dem QR-Link folgen, Registrierung abschließen und regelmäßig reinschauen.

BIOLOGIE

BIOLOGIE – 1. CYTOLOGIE

LERNSTOFF

- **Eukaryonten**
- **Zellmembranen**
- **Zytoplasma**
- **Die menschliche Zelle**
  - Allgemeine Charakteristika
  - Zelltypen
  - Zellkern
  - Mitochondrien
  - Endoplasmatisches Retikulum
  - Ribosomen
  - Golgi-Apparat
  - Lysosomen
  - Zentriolen
  - Zytoskelett
- **Zell-Zell-Kontakte (Desmosomen, Hemidesmosomen)**
- **Zilien, Flagellen (Geißeln), Mikrovilli**
- **Stofftransport innerhalb der Zelle**
- **Mitose und Meiose**

EUKARYONTEN

1. Was findet man in keiner eukaryotischen Zelle?

(A) Plastiden
(B) Zellwand
(C) Nucleoid
(D) Ribosomen
(E) Zytoplasma

2. Welche Aussage(n) zu eukaryotischen und prokaryotischen Zellen ist/sind richtig?

I. Zu den prokaryotischen Zellen zählen Bakterien und Archaeen.
II. Die Ribosomen prokaryotischer Zellen sind immer kleiner (Sedimentationskoeffizient 70 S), als bei eukaryotischen Zellen (Sedimentationskoeffizient 80 S).
III. Die Chromosomen von eukaryotischen Zellen sind im Zellkern verpackt.
IV. Die DNA prokaryotischer Zellen ist auf engem Raum angeordnet und wird als Nukleoid/Kernäquivalent bezeichnet.
V. Die DNA bei prokaryotischen Zellen liegt ringförmig vor und ist durch Histone stabilisiert.

(A) I, II, III und IV sind richtig.
(B) I und II sind richtig.
(C) Alle Aussagen sind richtig.
(D) I, III und IV sind richtig.
(E) I, II und III sind richtig.

3. Welche dieser Zellorganellen lassen sich bei tierischen Zellen nicht finden?

(A) Zellmembran
(B) Karyoplasma
(C) Zytoplasma
(D) Kernmembran
(E) Zellwand

ZELLMEMBRAN UND ZYTOPLASMA

4. Welche Aussage zur Zellmembran ist richtig?

I. Die Zellmembran besteht aus einer Lipiddoppelschicht.
II. Durch die Zellmembran findet ein Stoffaustausch statt.
III. Das Fluid-Mosaik-Modell beschreibt den Aufbau der Zellmembran.
IV. Für die erleichterten Stoffaustausch der Zellen, befinden sich spezielle Ionenkanäle und Poren in der Zellmembran.
V. Die nach außen ragenden Glykoproteine und Glykolipide bilden die sog. Glykokalix.

(A) I , II und III sind richtig.
(B) II, III, IV sind richtig.
(C) I, II, III und IV sind richtig.
(D) Alle Aussagen sind richtig.
(E) Nur Aussage III ist richtig.

5. Für welche der folgenden Teilchen ist die Zellmembran permeabel?

I. O_2
II. CO_2
III. Proteine
IV. Aminosäuren
V. Glucose

(A) I und II sind richtig.
(B) I, II und III sind richtig.
(C) I, II und IV sind richtig.
(D) I, II und V sind richtig.
(E) Alle sind richtig.

6. Welche Aussage zum aktiven Transport trifft nicht zu?

(A) Die Energie für den aktiven Transport wird durch die Hydrolyse von ATP bereitgestellt.
(B) Am häufigsten erfolgt aktiver Transport mit geladenen Teilchen.
(C) Ein aktiver Transport kann gegen einen Konzentrationsgradienten erfolgen.
(D) Ein aktiver Transport kann gegen einen elektrischen Gradienten erfolgen.
(E) Ein aktiver Transport passiert ohne Zuführung von Energie von außen in Richtung eines Konzentrations- oder Potentialgefälles.

7. Durch welche der folgenden Charakteristika unterscheiden sich Carrier von Kanalproteinen der Plasmamembran?

(A) Carrier Proteine sind Glykoproteine, wohingegen Kanalproteine Lipoproteine sind.
(B) Carrier Proteine transportieren Moleküle entlang des elektrochemischen Gradienten, Kanalproteine transportieren Moleküle entgegen des elektrochemischen Grandienten.
(C) Carrier können aktiv Stoffe transportieren, wohingegen Kanalproteine das nicht können.
(D) Carrier Proteine werden an frei schwimmenden cytoplasmatischen Ribosomen synthetisiert, Kanalproteine werden im Gegensatz dazu an gebundenen Ribosomen des endoplasmatischen Retikulums hergestellt.
(E) Carrier Proteine binden nicht an die Stoffe, die sie transportieren, Kanalproteine jedoch schon.

8. Welche Aussage(n) zur Biomembran trifft/treffen zu?

I. Die Biomembran besteht bei Eukaryoten aus einer Lipideinzelschicht.
II. Die Lipide der Biomembran weisen einen hydrophoben Kopfteil und einen hydrophilen Schwanzteil auf.
III. Cholesterin, falls in großen Mengen vorhanden, erhöht die Zähflüssigkeit der Membran.
IV. Nach dem Flüssig-Mosaik-Modell können Lipide und integrale Proteine ungehindert in der Lipidmatrix seitlich diffundieren.

(A) Nur IV ist richtig.
(B) III und IV sind richtig.
(C) Alle sind richtig.
(D) II, III und IV sind richtig.
(E) I, II und III sind richtig.

9. Was bildet den größten Bestandteil des Zytoplasmas?

(A) Wasser
(B) Proteine
(C) Lipide
(D) Polysaccharide
(E) RNA

DIE MENSCHLICHE ZELLE

10. Wozu dienen Lysosomen?

(A) Der Transkription von DNA.
(B) Der Energiegewinnung mittels Citratzyklus.
(C) Dem Transport innerhalb der Zelle.
(D) Dem Abbau von Makromolekülen mittels Enzymen.
(E) Der Produktion von wichtigen Enzymen.

11. Welche Aussage über Zellorganellen trifft zu?

(A) Mitochondrien haben eine doppelte Membran.
(B) Am glatten endoplasmatischen Retikulum sind Ribosomen angelagert.
(C) Der Golgi-Apparat dient dem Abbau von Abfallprodukten.
(D) Die Ribosomen dienen der Transkription.
(E) Lysosomen transportieren Glucose.

12. Was versteht man unter „Endozytose"?

(A) Aufnahme von zellfremdem Material durch Abschnürungen der Zellmembran.
(B) Abgabe von zellfremdem Material durch Abschnürungen der Zellmembran.
(C) Der programmierte Zelltod.
(D) Aufnahme von Zellen in einen Zellverbund.
(E) Abgabe von Zellen aus einem Zellverbund.

13. Ein Organell unterscheidet sich von einem Organ dadurch, dass ein Organell

(A) eine Substruktur einer Zelle ist.
(B) nur eine bestimmte Art von Gewebe aufweist.
(C) größer als ein Organ ist.
(D) keine spezielle Funktion hat.
(E) nicht anfärbbar ist.

14. Welche dieser Zellorganellen besitzen zwei Membranen?

I. Chloroplast
II. Zellkern
III. Ribosom
IV. Lysosom
V. Mitochondrium

(A) I, II und V
(B) I, II und III
(C) I und II
(D) I, II, III und IV
(E) Alle Aussagen sind richtig.

15. Was ist kein Bestandteil des Zellkerns?

(A) Zellmembran
(B) Kernporen
(C) Nucleolus
(D) Chromosomen
(E) Zytoplasma

16. Welche Aussage zum Zellkern ist falsch?

(A) Die äußere Kernmembran geht fließend in das raue endoplasmatische Retikulum über.
(B) Die Translation läuft im Zellkern ab.
(C) Reife Erythrozyten der Säugertiere enthalten keinen Zellkern.
(D) Der Stoffaustausch zwischen Kern und Zellplasma erfolgt durch die Kernporen mittels Kernporenkomplex.
(E) Es gibt Zellen mit mehr als einem Zellkern.

17. Welche Aussage(n) über Mitochondrien ist/sind falsch?

I. Mitochondrien besitzen eine eigene DNA.
II. Mitochondrien sind sowohl in eukaryotischen als auch in prokaryotischen Zellen vorhanden.
III. Mitochondrien sind wichtig für die Energiegewinnung der Zelle.
IV. Besonders viele Mitochondrien befinden sich in Muskelzellen, Nervenzellen, Sinneszellen und Eizellen.

(A) I und II sind falsch.
(B) Nur II ist falsch.
(C) Nur IV ist falsch.
(D) Nur V ist falsch.
(E) I, II und IV sind falsch.

18. Welche Aussage über Mitochondrien ist falsch?

(A) Ihre innere Membran ist eingestülpt und bildet die Cristae.
(B) Ihre äußere Membran ist für Makromoleküle relativ permeabel.
(C) In den Mitochondrien wird ATP synthetisiert.
(D) Mitochondrien werden von der Mutter vererbt.
(E) Reife Spermien des Menschen enthalten Mitochondrien.

19. Welche der folgenden Aussagen über mitochondriale Proteine ist richtig?

(A) Alle mitochondrialen Proteine werden im Mitochondrium codiert und synthetisiert.
(B) Manche mitochondrialen Proteine werden im Mitochondrium codiert und synthetisiert. Andere werden aus dem Cytoplasma importiert.
(C) Alle mitochondrialen Proteine werden aus dem Cytoplasma importiert.
(D) Mitochondriale Proteine sind die Produkte anderer mitochondrialer Proteine.
(E) Alle mitochondrialen Proteine sind Enzyme.

20. Welche Aussage(n) zum endoplasmatischen Retikulum trifft/treffen zu?

I. Man unterscheidet zwischen glattem und rauem endoplasmatischen Retikulum.
II. Das glatte endoplasmatische Retikulum spielt eine zentrale Rolle in der Proteinbiosynthese.
III. Das raue endoplasmatische Retikulum ist ein röhrenförmiges Membransystem.
IV. Am endoplasmatischen Retikulum geschieht die Synthese von Lipiden und Steroidhormonen.
V. In Muskelzellen wird das endoplasmatische Retikulum als sarkoplasmatisches Retikulum bezeichnet.

(A) I, II und III sind richtig.
(B) I, II, IV und V sind richtig.
(C) Alle Aussagen sind richtig.
(D) I, III, IV und V sind richtig.
(E) I, IV und V sind richtig.

21. An welchem Zellorganell findet die Lipidsynthese statt?

(A) Glattes endoplasmatisches Retikulum
(B) Raues endoplasmatisches Retikulum
(C) Golgi-Apparat
(D) Lysosom
(E) Mitochondrium

22. Welche Aussage zu Ribosomen ist falsch?

(A) Ribosomen liegen als zwei getrennte Untereinheiten vor, wenn sie nicht während der Translation aktiv sind.
(B) Die große ribosomale Untereinheit hat drei Bindungsstellen, an die eine tRNA binden kann.
(C) Ribosomen können frei im Zytosol vorkommen oder am rauen endoplasmatischen Retikulum anliegen.
(D) Ribosomen bestehen nur aus rRNA.
(E) Ribosomen können wiederholt verwendet werden.

23. Welche Aussage(n) zu den Ribosomen trifft/treffen zu?

I. An den Ribosomen findet die Eiweißsynthese statt.
II. Prokaryoten-Ribosomen gehören zum 80S Typ, Eukaryoten-Ribosomen zum 70S Typ.
III. Den Verbund von Ribosomen auf einer mRNA nennt man Polysom.
IV. Ribosomen bestehen zu 40% aus rRNA und zu 60% aus Proteinen.
V. Prokaryotische Ribosomen befinden sich frei im Cytoplasma oder ans Endoplasmatische Retikulum angelagert.

(A) I, II, III und V sind richtig.
(B) I, IV und V sind richtig.
(C) I, II, III und IV sind richtig.
(D) I und III sind richtig.
(E) Alle Aussagen sind richtig.

24. Welche Funktionen erfüllt der Golgi-Apparat?
(A) ATP-Synthese
(B) Abbau von Fettsäuren
(C) Ca^{2+}-Speicherung bei quergestreifter Muskulatur
(D) Bildung von Zellorganellen
(E) Lipid- und Proteinsynthese

25. Der Golgi-Apparat ...?
(A) kommt nur in Tieren vor.
(B) kommt nur in Prokaryoten vor.
(C) ist ein Anhängsel, das die Zelle in ihrer Umgebung umherbewegt.
(D) ist ein Ort schneller ATP-Synthese.
(E) modifiziert und verpackt Proteine.

26. Welche Aufgabe besitzen Lysosomen?
(A) Aufbau von Lipiden
(B) Aufbau von giftigen Substanzen
(C) H_2O_2-Synthese
(D) Auto- und Heterophagie
(E) Abschnürung von Vesikeln mit Exportproteinen

27. Welche Aussage(n) zu den Lysosomen trifft/treffen zu?
I. Lysosomen dienen dem Transport von Makromolekülen (Transmitter/Hormone), die im Golgi-Apparat synthetisiert wurden.
II. Der pH-Wert im Inneren eines Lysosoms ist basisch.
III. Bei einem Aufbruch eines Lysosoms kommt es zur Selbstverdauung der Zelle.
IV. Der programmierte Zelltod ist eine wichtige Aufgabe der Lysosomen.

(A) Nur IV ist richtig.
(B) II, III und IV sind richtig.
(C) II und IV sind richtig.
(D) Alle Aussagen sind richtig.
(E) I, II und IV sind richtig.

28. Welche Aussage(n) zu Zentriolen ist/sind korrekt?
I. Sie sind beteiligt an der Bildung des Spindelapparats.
II. Sie sind strukturell den Basalkörpern der Zilien und Geißeln ähnlich.
III. Sie kommen in fast allen Eukaryoten, außer Angiospermen und manchen Protisten, vor.
IV. Sie sind zylinderförmig.
V. Sie bestehen bei den meisten Säugetieren aus 27 Mikrotubuli.

(A) I, II, III und IV sind richtig.
(B) I, III und IV und V sind richtig.
(C) Alle Aussagen sind richtig.
(D) II, IV und V sind richtig.
(E) Nur I ist richtig.

29. Welche Aussage(n) zu Zentriolen ist/sind richtig?

I. Ein Zentriol hat eine zylinderförmige Struktur.
II. Sie sind in tierischen und in einigen pflanzlichen Zellen enthalten.
III. Sie bestehen aus 27 Mikrotubuli.
IV. Sie sind wichtig für die Ausbildung des Spindelapparates.
V. Der Basalkörper einer Zilie besitzt einen ähnlichen Aufbau wie ein eukaryotisches Zentriol.

(A) Nur II ist richtig.
(B) I und II sind richtig.
(C) Alle Aussagen sind richtig.
(D) I, II, IV und V sind richtig.
(E) III, IV und V sind richtig.

30. Welche Aussage(n) zu den Aufgaben des Zytoskeletts ist/sind richtig?

I. Es gibt der Zelle Halt, Reißfestigkeit und Form.
II. Es fixiert die Zellorganellen an ihrer Position innerhalb der Zelle.
III. Es ermöglicht die Bewegung von Zellorganellen.
IV. Es ist an der bei vielen Zellen beobachteten Zytoplasmaströmung beteiligt.

(A) I, II und IV sind richtig.
(B) I, II und III sind richtig.
(C) I, III und IV sind richtig.
(D) Alle Aussagen sind richtig.
(E) Keine Aussage ist richtig.

31. Mikrofilamente...

(A) bestehen aus Polysacchariden.
(B) sind die treibende Kraft für Cilien und Geißeln.
(C) bestehen aus Aktin.
(D) helfen mit, die Zellorganellen in ihrer Position zu halten.
(E) helfen bei der Bildung des Spindelapparates mit.

32. Aus welchen Komponenten besteht das Zytoskelett einer eukaryoten Zelle?

I. Aktinfilamenten
II. Intermediärfilamenten
III. Mikrotubuli
IV. Plasmodesmen
V. Connexin

(A) I, II und IV sind richtig.
(B) I, II und V sind richtig.
(C) I, II und III sind richtig.
(D) Keine Antwort ist richtig.
(E) II, III und V sind richtig.

ZELL-ZELL-KONTAKTE

LERNSTOFF

- **Verschließende Verbindungen**
  - Zonula occludens (Tight Junctions)
- **Haftende Verbindungen**
  - Zell-Zell-Verbindungen
    - Desmosomen
  - Zell-Matrix-Kontakte
    - Hemidesmosomen
- **Kommunizierende Verbindungen**
  - Gap Junctions
  - Synapse

33. Was ist keine Form einer Zell-Zell-Verbindung?

(A) Desmosomen
(B) Tight Junctions
(C) Gap Junctions
(D) Hemidesmosomen
(E) Synapsen

34. Welche Aussage zu Desmosomen ist falsch?

(A) Sie verbinden benachbarte Plasmamembranen.
(B) Jedes Desmosom besitzt auf der zytoplasmatischen Seite eine dichte Struktur, die als desmosomale Plaque bezeichnet wird.
(C) Die Keratinfilamente, die in der Plaque verankert sind, sind Teil der Desmosomen.
(D) Desmosomen kommen im Epithelgewebe vor.
(E) Sie erlauben die Bewegung von Stoffen im Interzellularraum.

ZILIEN, FLAGELLEN, MICROVILLI

35. Welche Aussage zu Zilien und Flagellen ist falsch?
(A) Zilien kommen gewöhnlich in großer Zahl vor.
(B) Flagellen zeigen ein propellerartiges Bewegungsmuster.
(C) Zilien und eukaryotische Geißeln haben stets das gleiche Schlagmuster.
(D) Zellen können beides, sowohl Zilien, als auch Geißeln gleichzeitig besitzen.
(E) Zilien sind meist kürzer als Flagellen.

36. Was ist/sind die Aufgabe(n) von Zilien und Flagellen?
I. Herbeistrudeln von Nahrungsteilchen
II. Fortbewegung
III. Transport von Partikeln und Flüssigkeit innerhalb des Organismus
IV. Kontaktaufnahme zu anderen Organismen
V. Fortpflanzung

(A) I und II sind richtig.
(B) I, II und III sind richtig.
(C) I, II, IV und V sind richtig.
(D) I, II, III und IV sind richtig.
(E) Alle sind richtig.

37. Welche Aussage zu den Flagellen ist falsch?
(A) Die Flagellen bestehen vollständig aus Proteinen.
(B) Die Flagellen können in zwei gegenüberliegenden Gruppen an den Zellpolen stehen, was auch als amphitrich bezeichnet wird.
(C) Holotrich bezeichnet zahlreiche Flagellen, die gleichmäßig über die gesamte Zelloberfläche verteilt sind.
(D) Das Bewegungsmuster der Flagellen bei Bakterien ähnelt einem Propeller.
(E) Monotrich bezeichnet das Flagellum bzw. die Flagellen, die an einem oder beiden Polen der Zelle stehen.

38. Welche Aussage(n) über Desmosomen und ihre Funktion ist/sind richtig?
I. Sie bilden eine Verbindung zwischen zwei Zellen.
II. Die zelleigenen Aktinfilamente werden mit denjenigen anderer Zellen verbunden.
III. Der Interzellularraum ist dort, wo sich Desmosomen befinden, leicht verbreitert.
IV. Zwischen den Desmosomen befindet sich eine Kittsubstanz aus Glykoproteinen.
V. Desmosomen und Gap Junctions haben die gleiche Aufgabe.

(A) I, II, III und V sind richtig.
(B) II, III und IV sind richtig.
(C) I, III und IV sind richtig.
(D) I, II und IV sind richtig.
(E) Alle Aussagen sind richtig.

39. Welche Aussage beschreibt die Aufgabe von Hemidesmosomen?

(A) Sie dienen der Befestigung von Zellen auf der Basallamina.
(B) Sie dienen zur Verankerung von zwei Zellen.
(C) Sie dienen dem Kontakt zwischen dem Zellkern und dem Zytoplasma.
(D) Sie dienen zur Bindung intrazellulärer Strukturen untereinander.
(E) Sie verbinden das Cytoplasma benachbarter Zellen durch Zell-Zell-Kanäle direkt miteinander.

STOFFTRANSPORT IN DER ZELLE

40. Wie erfolgt der Stofftransport innerhalb der Zelle?

I. Durch Plasmaströmung
II. Durch Diffusion
III. Durch gerichteten Vesikeltransport
IV. Über das endoplasmatische Retikulum

(A) I und III sind richtig.
(B) Alle Antworten sind richtig.
(C) I, II und III sind richtig.
(D) II und IV sind richtig.
(E) II, III und IV sind richtig.

MITOSE UND MEIOSE

VORSICHT

Mitose und **Meiose** sind alte Bekannte im MedAT und werden jedes Jahr abgefragt.

41. Welche Aussage(n) zur Mitose ist/sind richtig?

I. Bei der Mitose entstehen aus einer Zelle zwei identische Tochterzellen.
II. Bei jeder Mitose entstehen 4 Tochterzellen.
III. Die Mitose durchläuft verschiedene Stadien.
IV. Die Prophase I ist kein Stadium der Mitose.
V. Die Metaphase I ist ein Stadium der Mitose.

(A) I, II, IV und V sind richtig.
(B) I und III sind richtig.
(C) IV, und V sind richtig.
(D) I, III und IV sind richtig.
(E) Keine Aussage ist richtig.

42. Was geschieht nicht während der Prophase?

(A) Das Zentrosom teilt sich.
(B) Die Chromatinfäden werden zu Chromosomen spiralisiert.
(C) Die Chromosomen ordnen sich in der Äquatorialebene an.
(D) Zentrosome gehen zu den Polen der Zelle.
(E) Zentrosome bilden Spindelfasern.

43. Was geschieht nicht während der Telophase?

(A) Neue Kernmembranen werden gebildet.
(B) Die Spindelfasern lösen sich auf.
(C) Neue Kernkörperchen entstehen.
(D) Die Spindelfasern trennen die beiden Chromatiden eines Chromosoms..
(E) Die Chromosomen dekondensieren.

44. Welche Aussage zur Robertson-Translokation, wie sie das unten stehende Karyogramm zeigt, trifft zu?

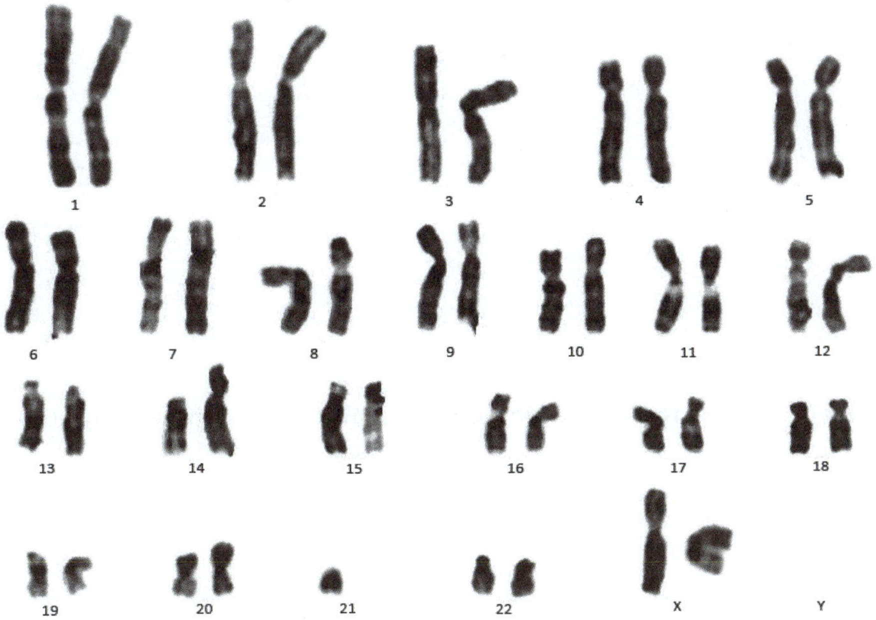

Abbildung Eigene Darstellung auf Grundlage von Wikimedia Commons „Mapa Genético o Cardiograma"

(A) Bei der gezeigten Robertson-Translokation ist ein Chromosom 21 mit einem Chromosom 13 fusioniert.
(B) Personen mit einer balancierten Robertson-Translokation haben ein erhöhtes Risiko Nachkommen mit Trisomie 21 zu bekommen.
(C) Das Risiko für Nachkommen mit einer autosomalen Monosomie ist nicht erhöht.
(D) Bei der dargestellten Robertson-Translokation kommt es zur Verlagerung eines Chromosomenabschnitts auf ein homologes Chromosom.
(E) Die dargestellte Translokation ist mit hoher Wahrscheinlichkeit unbalanciert.

45. Welches Paar gehört zusammen?
(A) G1-Phase – Jedes Chromosom besteht aus einer Chromatide.
(B) G2-Phase – DNA Replikation
(C) S-Phase – Überprüfung der Replikation auf Fehler
(D) M-Phase – Zellwachstum
(E) G0-Phase – Zellteilung

46. Welche Aussage(n) zur G2-Phase ist/sind richtig?

I. Die DNA wird identisch repliziert.
II. Unter bestimmten Voraussetzungen kann die Zelle in die G0-Phase eintreten.
III. Es findet Proteinbiosynthese und RNA-Synthese statt.
IV. In Vorbereitung der Mitose besteht jedes Chromosom aus zwei Chromatiden.
V. Die G2-Phase ist ein Sicherheitspuffer zur Überprüfung der DNA-Replikation.

(A) III, IV und V sind richtig.
(B) Nur V ist richtig.
(C) Nur IV ist richtig.
(D) I, IV und V sind richtig.
(E) I, II, IV und V sind richtig.

47. In welcher Phase der Mitose werden die Schwesterchromatiden getrennt?

(A) Telophase
(B) Anaphase
(C) Metaphase
(D) Prophase
(E) Prometaphase

48. In welcher Phase des Zellzyklus findet die DNA-Replikation statt?

(A) S-Phase
(B) G1-Phase
(C) G2-Phase
(D) M-Phase
(E) G0-Phase

49. Welche Aussage zur Meiose ist falsch?

(A) Bei der Meiose erhält man 4 Tochterzellen.
(B) In der Meiose kann es, im Gegensatz zur Mitose, zu einem Crossing-over kommen.
(C) Bei der Meiose kann das genetische Material rekombiniert werden.
(D) Die Meiose besteht immer aus zwei Teilungsschritten.
(E) Bei der Meiose II kommt es zur Trennung der homologen Chromosomen.

2. GENETIK ALLGEMEIN

LERNSTOFF

- Mendelsche Regeln
- Zellteilung
- Chromosomentheorie der Vererbung
  - Grundlagen: Gene, Chromosomen, Genom
  - Gen-Kopplung und Crossing-over
- Nicht-chromosomale Vererbung der Mitochondrien
- Das Genom bei Eukaryoten
- Mutationen und deren Auslöser
  - Spontane vs. induzierte Mutationen (Mutagene)
  - Gen-Mutationen: Substitution, Deletion, Duplikation, Insertion bzw. Addition
  - Chromosomen-Mutationen: Deletion, Duplikation, Inversion, Translokation, Insertion
  - Genom-Mutationen: Polyploidie, Aneuploidie

GENE, CHROMOSOMEN UND GENOM

50. Welche der folgenden Wortdefinitionen aus der Genetik ist falsch?

(A) Homozygotie bezeichnet reinerbige Individuen, die in Bezug auf ein Merkmal nur ein Allel aufweisen.

(B) Ein dihybrider Erbgang bezeichnet einen Erbgang, bei dem zwei verschiedene Merkmale vererbt werden.

(C) Heterozygotie bezeichnet einen Zustand, bei dem nur ein Allel eines Gens im sonst zweifach vorhandenen (diploiden) Chromosomensatz vorkommt.

(D) Rezessiv bedeutet, dass die Ausprägung eines Merkmals eines Lebewesens durch ein anderes Merkmal überdeckt werden kann.

(E) Als Parentalgeneration wird in der Genetik die Ausgangsgruppe einer Abstammungslinie bezeichnet.

51. In einer menschlichen Zelle befinden sich 22 Autosomen und 1 Y-Chromosom. Um welche Zelle handelt es sich?

(A) Somazelle einer Frau
(B) Somazelle eines Mannes
(C) Eizelle
(D) Spermium
(E) Kann nicht genau differenziert werden.

52. Wie viele Chromosomen enthält ein menschliches männliches Spermium?

(A) 46
(B) 22
(C) 23
(D) 47
(E) 21

53. Welche Aussage zum eukaryotischen Genom ist falsch?

(A) Die X-ähnliche Form der Chromosomen tritt nur in einem kurzen Abschnitt während der Mitose, nämlich in der Metaphase, auf.
(B) Nur ca. 1,5 % der menschlichen DNA codiert für Proteine.
(C) Die RNA-Synthese erfolgt in 3' → 5' Richtung.
(D) Die Gesamtheit der in einem Individuum vorkommenden Chromosomen wird als Karyotyp bezeichnet.
(E) Das Genom des Menschen weist ca. 20 000 – 25 000 Gene auf.

54. Welche Aussage zum eukaryotischen Genom im Vergleich zum prokaryotischen Genom ist falsch?

(A) Eukaryotische Genome enthalten eine niedrigere Gendichte (Anteil kodierender DNA), als Genome der Prokaryoten.
(B) Die Genexpression bei Eukaryoten und Prokaryoten durchläuft die gleichen Zwischenschritte.
(C) Bei den Eukaryoten besteht kein Zusammenhang zwischen der Größe des Genoms und der Komplexität eines Organismus.
(D) Die eukaryotische DNA befindet sich im Zellkern.
(E) Transkription und Translation sind bei den Eukaryoten räumlich getrennt.

55. Welche Aussage zum menschlichen Genom ist falsch?

(A) Das Genom ist in den Chromosomen lokalisiert.
(B) Alle somatischen Zellen haben bis auf wenige Ausnahmen einen diploiden Chromosomensatz.
(C) Alle Gameten haben einen haploiden Chromosomensatz.
(D) Bei dem Karyotyp 46, XX handelt es sich um eine Frau mit gesundem Chromosomensatz.
(E) Das humane Genom wurde vollständig im Jahr 1990 entschlüsselt.

MENDELSCHE REGELN UND VERERBUNG

LERNSTOFF

- Die drei Mendelschen Regeln
- Autosomal-dominanter Erbgang
- Autosomal-rezessiver Erbgang
- Kodominante Vererbung
- Intermediäre Vererbung
- Geschlechtsgebundener (gonosomaler) Erbgang
- X-chromosomal dominanter Erbgang
- X-chromosomal rezessiver Erbgang

VORSICHT

Du solltest Dich mit allen drei **Mendelschen Regeln** gut auskennen. Dieses Themengebiet wird sehr gerne abgefragt.

56. Eine Blume mit weißen, runden Blättern (Genotyp wwRR) wird mit einer Blume mit blauen, ovalen Blättern gekreuzt (Genotyp BBoo). Die Farbe Blau verhält sich im Erbgang dominant zur Farbe Weiß, die Form rund verhält sich dominant zu oval. Welche Aussage gilt bezüglich der Vererbung?

(A) Alle Blumen der F2-Generation haben dieselbe Form.
(B) Laut der ersten Mendelschen Regel haben 25% der Blumen der nächsten Generation weiße Blätter.
(C) Laut der zweiten Mendelschen Regel werden die Merkmale unabhängig voneinander vererbt.
(D) Alle Blumen der F1-Generation haben dieselbe Farbe.
(E) Laut der dritten Mendelschen Regel haben 50% der Blumen der F1-Generation die dominanten Merkmale.

57. Welche Aussage(n) trifft/treffen für eine autosomal-rezessiv vererbte Erkrankung zu?

I. Männer sind schwerer betroffen als Frauen.
II. Die Kinder eines Paares, das jeweils heterozygot für die Erkrankung ist, werden zu 50% erkranken.
III. Die Kinder eines Paares, das jeweils heterozygot für die Erkrankung ist, werden zu 50% auch heterozygot für die Erkrankung.
IV. Heterozygote Träger des krankmachenden Allels nennt man auch Carrier.
V. Ist einer der Eltern homozygot für die Erkrankung, erkranken immer alle Kinder.

(A) Aussagen I und III sind richtig.
(B) Aussagen III und IV sind richtig.
(C) Aussagen III, IV und V sind richtig.
(D) Aussagen I und II sind richtig.
(E) Nur Aussage IV ist richtig.

58. Welche Aussage zu den Mendelschen Regeln ist falsch?

(A) Beim intermediären Erbgang ist die F1-Generation optisch gleich.
(B) Beim dominant-rezessiven Erbgang setzt sich ein Merkmal, das dominante, durch.
(C) Kreuzt man zwei Rassen, die sich in zwei Merkmalen unterscheiden, so werden diese unabhängig von einander vererbt.
(D) Kreuzt man die F1-Tochtergeneration des intermediären Erbgangs, so spaltet sich die F2-Generation in einem bestimmten Zahlenverhältnis auf.
(E) Kreuzt man zwei heterozygote Erbsenpflanzen, die sich in einem Merkmal genotypisch unterscheiden, entstehen in der Tochtergeneration phänotypisch uniforme Nachkommen.

59. Was besagt die erste Mendelsche Regel?

I. Werden zwei Eltern, die sich in einem Merkmal homozygot unterscheiden, miteinander verpaart, dann sind die Nachkommen der ersten Generation bezogen auf das Merkmal gleich.
II. Werden zwei Individuen miteinander gekreuzt, die beide gleichartig heterozygot sind, dann spaltet sich die zweite Filialgeneration sowohl im Genotyp als auch im Phänotyp auf.
III. Bei intermediärer Vererbung weist je ein Viertel der Nachkommen eine der beiden reinerbigen Varianten und die Hälfte der Individuen die Mischform der 1. Generation auf.
IV. Werden zwei Eltern, die sich in zwei Merkmalen reinerbig unterscheiden, miteinander gepaart, werden beide Merkmale unabhängig vererbt. Ab der F2-Generation treten neue, reinerbige Kombinationen auf.
V. Kreuzt man reinerbig rotblühende (dominant) mit reinerbig weißblühenden (rezessiv) Individuen, zeigen alle Nachkommen der F1-Generation rote Blühten.

(A) Nur I ist richtig.
(B) I und V sind richtig.
(C) II und III sind richtig.
(D) Nur IV ist richtig.
(E) Nur IV und V sind richtig.

60. Welche dieser Aussagen ist falsch?

(A) Der Phänotyp ist das äußere Erscheinungsbild eines Organismus.
(B) Der Genotyp ist die gesamte genetische Ausstattung eines Organismus.
(C) Der Begriff Allel bezeichnet eine mögliche Zustandsform eines Gens.
(D) Ein dominantes Allel muss reinerbig vorliegen, um im Phänotyp sichtbar zu werden.
(E) Ein dihybrider Erbgang betrachtet zwei Merkmale (z. B. Farbe und Form).

61. Welcher Anteil an Nachkommen, deren Elterngeneration die Genotypen AaBb x AaBb aufweisen, wird den Genotyp aabb tragen?

(A) $\frac{1}{4}$
(B) $\frac{1}{8}$
(C) $\frac{1}{16}$
(D) $\frac{1}{32}$
(E) $\frac{1}{64}$

62. Wie bezeichnet man den Zustand, bei dem nur ein Allel eines Gens in einem sonst diploiden Chromosomensatz vorkommt?

(A) Heterozygotie
(B) Hemizygotie
(C) Homozygotie
(D) Monozygotie
(E) Aplozygotie

63. Welche der im Folgenden genannten Erbkrankheiten sind typische Beispiele für einen X-chromosomalen Erbgang?

I. Rot-Grün-Blindheit
II. Zystische Fibrose
III. Marfan-Syndrom
IV. Turner-Syndrom
V. Bluterkrankheit

(A) I und IV sind richtig.
(B) Nur I ist richitg.
(C) I und V sind richitg.
(D) Alle sind richtig.
(E) Nur IV ist richtig.

64. Ein Kind hat die Blutgruppe 0. Welche Genotypen können die Eltern aufweisen?

(A) AB x 0
(B) 0 x A
(C) A x AB
(D) B x AB
(E) AB x AB

65. Die Dominanz eines Allels hat bei einem Individuum am ehesten Einfluss auf ...

(A) den Genotyp.
(B) das Genom.
(C) den Phänotyp.
(D) den Idiotyp.
(E) die Heterozygotie.

66. Welche Aussage/n trifft/treffen am ehesten zu?

I. Es gibt rezessive, erbliche Erkrankungen, die homozygot eine schwere Erkrankung hervorrufen, aber heterozygot einen Selektionsvorteil bieten.
II. Es gibt rezessiv erbliche Erkrankungen, die heterozygot eine schwere Erkrankung hervorrufen, aber homozygot einen Selektionsvorteil bieten.
III. Chorea Huntington ist ein Beispiel für eine autosomal rezessiv vererbte Erkrankung.

(A) Nur I trifft zu.
(B) Nur II trifft zu.
(C) Keine Aussage trifft zu.
(D) Alle Aussagen treffen zu.
(E) Aussage II und III treffen zu.

67. Welche der folgenden Aussagen ist falsch?

(A) Als dominant wird ein Allel bezeichnet, welches sich im Phänotyp eines Individuums durchsetzt.
(B) Durch intermediäre Erbgänge entstehen Mischformen der Elterngeneration.
(C) Als F2-Generation versteht man in der Genetik die Nachkommen der zu betrachtenden Elterngeneration.
(D) Ein vererbtes Merkmal, welches sich in den Nachkommen nicht durchsetzt, ist rezessiv.
(E) In seinen Regeln postulierte Mendel grundlegende Gesetze der Vererbung.

68. Welche Aussage/n zu autosomal dominanter Vererbung treffen zu?

I. Statistisch erkranken 50% der Nachkommen eines Menschen, der heterozygoter Anlageträger der krankheitsauslösenden Mutation ist.
II. Ist der Partner des oben genannten Menschen ebenfalls heterozygot für diese Mutation, erkranken alle Nachkommen.
III. Ist der oben genannte Mensch homozygot für diese Mutation und sein Partner trägt die Mutation nicht, sinkt das Risiko einer Erkrankung der Nachkommen im Vergleich zu Aussage II.
IV. Ist der oben genannte Mensch homozygot für diese Mutation und sein Partner heterozygot, verändert sich das Risiko einer Erkrankung der Nachkommen nicht im Vergleich zu Aussage III.

(A) Nur Aussage I trifft zu.
(B) Aussage I und II treffen zu.
(C) Aussage II und IV treffen zu.
(D) Aussage II und III treffen zu.
(E) Aussage I und IV treffen zu.

69. Kodominanz...

(A) kann nur bei einem haploiden Chromosomensatz auftreten.
(B) bezeichnet den Zustand, bei dem ein Allel sich gegenüber dem anderen phänotypisch durchsetzt.
(C) kann nur bei Homozygotie für ein Allel auftreten.
(D) bezeichnet den Zustand, bei dem zwei Allele die sich beide gleichermaßen vollständig auf den Phänotyp auswirken.
(E) kommt vor, wenn zwei Allele sich phänotypisch als eine Mischform darstellen.

70. Eine weiße Blume (Genotyp: ww) wird mit einer roten Blume (Genotyp: rr) gekreuzt. Bei einem intermediären Erbgang...

(A) sind laut der 1. Mendel-Regel 50% der Blumen in der F1-Generation rosa (Genotyp: wr).
(B) setzen sich bei einem Nachkommen mit dem Genotyp wr die Allele für weiße und rote Farbe beide vollständig durch.
(C) ist nach Kreuzung der F1-Generation laut 2. Mendel-Regel ein Viertel der F2-Generation weiß.
(D) ist nach Kreuzung der F1-Generation laut 2. Mendel-Regel ein Viertel der F2-Generation rosa.
(E) unterscheidet sich der Genotyp der F1-Generation von einem rezessiven Erbgang.

71. Viele Erbkrankheiten werden autosomal-rezessiv vererbt. Eine Ausnahme bildet...

(A) Mukoviszidose
(B) Marfan-Syndrom
(C) Lippen-Kiefer-Gaumen-Spalte
(D) Thalassämie
(E) Phenylketonurie

72. Das Fehlen der für Blutgruppen kodierende Allele A und B resultiert in...

(A) dem Anknüpfen von Kohlenhydraten an die Erythrozytenoberfläche.
(B) der Blutgruppe AB.
(C) der Bildung von Rhesus-Antikörpern.
(D) dem Fehlen einer Blutgruppe.
(E) der Blutgruppe 0.

73. Welche Aussage/n zur Vererbung der Blutgruppen-Allele trifft/treffen zu?

I. A verhält sich dominant zu B und kodominant zu 0.
II. B verhält sich kodominant zu A und dominant zu 0.
III. 0 verhält sich rezessiv zu A und B.
IV. B verhält sich rezessiv zu 0 und kodominant zu A.
V. A verhält sich dominant zu 0 und kodominant zu B.

(A) Aussage I und II treffen zu.
(B) Aussage II, III, und V treffen zu.
(C) Aussage III, IV und V treffen zu.
(D) Aussage II und III treffen zu.
(E) Aussage I, II und IV treffen zu.

74. Welche der folgenden Elternpaare kann kein Kind mit der Blutgruppe A zur Welt bringen?

(A) Mutter mit dem Genotyp 00 & Vater mit dem Genotyp A0.
(B) Mutter mit dem Genotyp AB & Vater mit dem Genotyp AA.
(C) Mutter mit dem Genotyp A0 & Vater mit dem Genotyp BB.
(D) Mutter mit dem Genotyp B0 & Vater mit dem Genotyp A0.
(E) Mutter mit dem Genotyp 00 & Vater mit dem Genotyp AB.

75. Welche der folgenden Aussagen trifft/treffen zu?

I. Die Wahrscheinlichkeit für Eltern mit den Genotypen A0 und B0 ein Kind der Blutgruppe 0 zu zeugen ist 25%.
II. Ein Kind der Blutgruppe B kann eine Mutter der Blutgruppe 0 haben.
III. Bei der Blutgruppe AB setzen sich phänotypisch A und B gleichermaßen durch.
IV. Die Hälfte der Kinder eines Elternpaares mit den Genotypen AB und B0 haben die Blutgruppe B.

(A) Nur Aussage I trifft zu.
(B) Aussage I, II und III treffen zu.
(C) Aussage III und IV treffen zu.
(D) Aussage I, III und IV treffen zu.
(E) Alle Aussagen treffen zu.

GEN-KOPPLUNG UND CROSSING-OVER

76. Was trifft auf Genkopplung zu?

(A) Laut der 3. Mendelschen Regel können Gene nicht gekoppelt vererbt werden.
(B) Gene können gekoppelt vererbt werden, wenn sie für das gleiche Merkmal kodieren.
(C) Gene werden immer gekoppelt vererbt.
(D) Genkopplung ist eine Form der Mutation.
(E) Gene können gekoppelt vererbt werden, wenn sie sich räumlich nah sind.

77. Was trifft nicht auf Crossing-over zu?

(A) Es geschieht normalerweise während der Mitose.
(B) Es handelt sich um einen Austausch genetischer Informationen.
(C) Es geschieht zwischen zwei homologen Chromosomen.
(D) Es ist eine Form der Rekombination.
(E) Fehlerhaftes Crossing-over kann zu Mutationen führen.

78. Welche Aussage zur Gen-Kopplung ist richtig?

(A) Die Vererbung folgt den Mendelschen Regeln.
(B) Zwei oder mehr Gene können gemeinsam vererbt werden.
(C) Zur Gen-Kopplung kommt es, weil gemeinsam vererbte Gene auf verschiedenen Chromosomen liegen.
(D) Gen-Kopplung tritt auf, da die Anzahl der Gene die Anzahl der homologen Chromosomenpaare bei weitem unterschreitet.
(E) Die Gene eines Chromosoms können nicht wieder entkoppelt werden.

79. Welche Aussage zur Gen-Kopplung ist falsch?

(A) Gen-Kopplung tritt während der Mitose auf.
(B) Die Rekombinationswahrscheinlichkeit verhält sich proportional zur Entfernung der Gene zueinander.
(C) Die Wahrscheinlichkeit der Gen-Kopplung kann mittels einer Kopplungsanalyse berechnet werden.
(D) Durch Crossing-over können Gene, die nahe bei einander liegen, auch wieder entkoppelt werden.
(E) Gen-Kopplung tritt bei Tieren und Pflanzen auf.

80. Welche Aussage zum Crossing-over ist falsch?

(A) Das Crossing-over kann während der Meiose auftreten.
(B) Der wechselseitige Austausch von Teilstücken zwischen den Chromatiden führt zu einer Rekombination von Genen.
(C) Je weiter zwei Gene voneinander entfernt sind, desto wahrscheinlicher werden sie durch ein Crossing-over entkoppelt bzw. ausgetauscht.
(D) Das Crossing-over findet während der Zellteilung in der Telophase I statt.
(E) Das Crossing-over findet im Karyoplasma statt.

81. Welche Aussage zum Crossing-over ist richtig?

(A) Das Crossing-over findet bei Prokaryonten statt.
(B) Beim Crossing-over kommt es i. d. R. zur Deletion des ausgetauschten Chromosomenbereichs.
(C) Durch das Crossing-over werden an die nachfolgende Generation Chromosomen weitergegeben, die eine Mischung aus väterlichen und mütterlichen Abschnitten darstellen.
(D) Das Crossing-over findet in der Äquationsteilung, also der Meiose II, statt.
(E) Die Überkreuzungen (Chiasmata), der Chromosomen können nur mit dem Elektronenmikroskop gesehen werden.

NICHT-CHROMOSOMALE VERERBUNG DER MITOCHONDRIEN

82. Welche(s) Zellorganell(en) besitzt/besitzen ein eigenes Genom?

I. Mitochondrien
II. Endoplasmatisches Retikulum
III. Chloroplast
IV. Golgi-Apparat

(A) I und II sind richtig.
(B) I, III und IV sind richtig.
(C) I und IV sind richtig.
(D) I und III sind richtig.
(E) Nur I ist richtig.

83. Welche Aussage zur nicht-chromosomalen Vererbung ist falsch?

I. Mitochondrien und Plastiden besitzen ein eigenes Genom.
II. Zellorganellen mit eigenem Genom vererben dieses unabhängig von den Chromosomen in eukaryotischen Zellen.
III. Die DNA der Mitochondrien wird durch die paternale (Spermien) und maternale (Eizelle) Linie vererbt.
IV. Die nichtchromosomale Vererbung funktioniert nach den Mendelschen Regeln.
V. Organellen mit eigenem Genom werden als semiautonom bezeichnet.

(A) I und II sind falsch.
(B) I, III und IV sind falsch.
(C) I und IV sind falsch.
(D) III und IV sind falsch.
(E) Nur I ist falsch.

MUTATIONEN UND DEREN AUSLÖSER

LERNSTOFF

- **Spontane Muationionen und induzierte Mutationen (Mutagene)**
  - Genmutation
  - Substitution
  - Deletion
  - Duplikation
  - Insertion bzw. Addition
- **Chromosomenmutation**
  - Deletion (Verlust eines Chromosomenstücks)
  - Duplikation (Wiederholung eines Abschnitts auf dem gleichen Chromosom)
  - Inversion (umgekehrter Einbau eines Chromosomensegments)
  - Translokation (Austausch von Segmenten zwischen zwei nicht homologen Chromosomen)
  - Insertion (Ein Chromosom besitzt ein zusätzliches Teilstück)
- **Genommutation**
  - Polyploidie
  - Aneuploidie
    - Monosomie X (Turner-Syndrom)
    - Trisomie 13 (Pätau-Syndrom)
    - Trisomie 18 (Edwards-Syndrom)
    - Trisomie 21 (Down-Syndrom)
    - Klinefelter-Syndrom (XXY)

84. Welche Mutationen können auftreten?

I. Strichmutationen
II. Punktmutationen
III. Genommutationen
IV. Monosomie
V. Deletionen in der Chromosomenstruktur

(A) II, III und IV sind richtig.
(B) II, III, IV und V sind richtig.
(C) I, III und V sind richtig.
(D) I, II und V sind richtig.
(E) Alle sind richtig.

85. Was gilt nicht als Auslöser von Mutationen?

(A) UV-Strahlung
(B) Nitrosamine
(C) Röntgenstrahlung
(D) Infrarotstrahlung
(E) Chemische Substanzen, wie z. B. Asbest, Benzol, Acrylamid

86. Was ist Triploidie?

(A) Ein dreifach vorliegendes Chromosom
(B) Ein einfacher Chromosomensatz
(C) Ein dreifacher Chromosomensatz
(D) Ein doppelter Chromosomensatz
(E) Das dritte Chromosomenpaar fehlt

87. Was ist Trisomie?

(A) Ein dreifacher Chromosomensatz
(B) Ein Chromosom liegt einzeln vor.
(C) Ein Chromosom liegt dreimal vor.
(D) Ein einfacher Chromosomensatz
(E) Ein Chromosom fehlt.

88. Welche der folgenden Aussagen trifft nicht zu?

(A) Chromosomenmutationen sind in Chromosomenpräparaten lichtmikroskopisch sichtbar.
(B) Eine Deletion bedeutet, dass ein Abschnitt eines Chromosoms doppelt vorhanden ist, da ein auseinandergebrochenes Teilstück in die Schwesterchromatide eingegliedert wurde.
(C) Das Cri-du-chat-Syndrom, bei dem es zur Deletion auf dem Chromosom 5 kommt, bezeichnet eine Chromosomenmutation.
(D) Eine Insertion verschiebt das Leseraster nur dann, wenn nicht drei oder ein Vielfaches von drei Nukleotiden in eine DNA-Sequenz eingebaut wurden.
(E) Eine Genduplikation kann während des Crossing-over auftreten.

89. Welche Aussage zur Gen-Mutation ist falsch?

(A) Genmutationen werden häufig phänotypisch in Form von Proteinen exprimiert, die sich von den normalen (Wildtyp-)Proteinen unterscheiden.
(B) Den Austausch einer Aminosäure nennt man Punktmutation.
(C) Eine Genmutation liegt bereits vor, wenn sich in der DNA nur eine Base ändert.
(D) Durch die Mutation einer Base kann die neue Sequenz für ein Stopp der Translation codieren.
(E) Durch den Austausch einer Base kann es zur missense-Mutation kommen, die für eine andere Aminosäure codiert.

90. Bei welcher dieser Mutationen bzw. Abweichungen von der nachfolgenden Gensequenz (CCA ATG TGA C) handelt es sich um eine Punktmutation, bei der das Leseraster nicht verschoben wird (Substitution)?

(A) CCA TGT GAC
(B) CCC CCA TGT G
(C) CCA ATG GAC
(D) AAA ATG TGA C
(E) CAA TGT GAC

91. Wobei handelt es sich um eine Frameshift-Mutation?

DIE KUH MAG EIS AUF DEM HEU

(A) DIE KUH MAK EIS AUF DEM HEU
(B) DIE KUU MAG EIS AUF HEU
(C) DIE KUM AGE ISA UFD EMH EU
(D) DIE KUH MAG EIS MIT DEM HEU
(E) KUH MAG EIS MIT DEM HEU

92. Wobei handelt es sich nicht um eine Genmutation?

(A) Substitution
(B) Insertion
(C) Deletion
(D) Stille Mutation
(E) Trisomie

93. Was versteht man unter einer sogenannten Substitution?

(A) Basenaustausch
(B) Einschub einer Base
(C) Verlust einer Base
(D) Stille Mutation
(E) Nonsense-Mutation

94. Welche Mutation führt bei der Translation zum Austausch einer Aminosäure gegen eine andere?

(A) Nonsense-Mutation
(B) Nullmutation
(C) Missense-Mutation
(D) Frameshift-Mutation
(E) Stille Mutation

95. Der Leserahmen oder reading frame eines Gens wird durch welche Mutation nicht verschoben?

(A) Duplikation eines Nukleotids
(B) Insertion eines Nukleotids
(C) Deletion eines Nukleotids
(D) Austausch eines Nukleotids, z. B. bei einer Missense-Mutation
(E) Insertion von zwei Nukleotiden

96. Was beinhaltet eine Aneuploidie?

(A) Eine anormale Chromosomenzahl
(B) Eine normale Chromosomenzahl
(C) Ein einfacher Chromosomensatz
(D) Ein mehrfacher Chromosomensatz
(E) Ein zweifacher Chromosomensatz

97. Welche Aussage zu Genommutationen beim Menschen ist falsch?
(A) Bei Genommutationen verändert sich die Zahl der Chromosomen.
(B) Bei einem zusätzlichen Chromosom spricht man von Trisomie.
(C) Bei Genommutationen können 47 Chromosomen auftreten.
(D) Genommutationen können nicht erblich bedingt sein.
(E) Bei einem fehlenden Chromosom an einer Stelle spricht man von Monosomie.

98. Wie viele Chromosomen weist ein Individuum mit Trisomie 18 (Edwards-Syndrom) auf?
(A) 23
(B) 22
(C) 46
(D) 47
(E) 48

99. Bei welcher dieser Mutationen bzw. Abweichungen von der nachstehenden Gensequenz (GGTACCACTGATCTA) handelt es sich um eine Deletion?
(A) GGTACCACTGGATCTA
(B) GGTAGCACTGGATCTA
(C) GGTACCACTGATCTAA
(D) GGTACACTGATCTA
(E) GGGGGTACCACTGAT

100. Welche Mutation führt zu einem Stoppcodon, welches einen vorzeitigen Abbruch der Polypeptidkette und meistens den vollständigen Funktionsverlust hervorruft?
(A) Missense-Mutation
(B) Nonsense-Mutation
(C) Spleiß-Mutation
(D) Frameshift-Mutation
(E) Duplikation

3. GENETIK AUF MOLEKULARER EBENE

LERNSTOFF

- **DNA**
  - Aufbau
  - Replikation
  - Reparatur
- **RNA und Splicing**
- **Vom Gen zum Merkmal**
  - Genetischer Code
  - Aufbau eukaryotischer Gene
- **Proteinbiosynthese: Transkription und Translation**

DNA AUFBAU, REPLIKATION, REPARATUR

VORSICHT

Mach Dich gut mit dem **Aufbau der DNA** vertraut!

101. Was kann keine Base der DNA sein?

(A) Adenin
(B) Guanin
(C) Thymin
(D) Cytosin
(E) Uracil

102. Guanin liegt in einer DNA zu 21% vor. Zu wieviel % besteht die DNA aus Adenin?

(A) 21%
(B) 79%
(C) 50%
(D) 29%
(E) 0%

103. Welche zwischenmolekulare Kräfte bzw. chemische Bindungen stabilisieren die DNA nicht?

(A) Wasserstoffbrückenbindungen
(B) Phosphodiesterbindungen
(C) N-Glykosidische Bindungen
(D) Van-der-Waals-Kräfte
(E) Ionenbindung

104. Adenin liegt zu 25% in der DNA vor. Zu wie viel % besteht die DNA aus Thymin?

(A) 50%
(B) 0%
(C) 20%
(D) 25%
(E) 100%

105. Welche Aussage zum Aufbau der DNA ist falsch?

(A) Jedes Nukleotid besteht aus drei Bestandteilen.
(B) Ein Nukleosid setzt sich aus einer Base und einem Zucker zusammen.
(C) Als Zucker findet man eine Desoxyribose in der DNA.
(D) Guanin und Adenin sind in einer DNA gepaart.
(E) Die Basen sind untereinander durch Wasserstoffbrückenbindungen verbunden.

106. Was ist kein Unterschied zwischen dem Aufbau von DNA und RNA?

(A) Die Ribose der RNA ist der DNA identisch bis auf die Hydroxygruppe an der 2'-Position im Pentose-Ring.
(B) Die Base Thymin wird in der RNA durch Uracil ersetzt.
(C) Im Gegensatz zur DNA werden die Basen der RNA über eine N-glykosidische Bindung an das C 1'-Atom des Zuckers gehängt.
(D) Die RNA kann, im Gegensatz zur DNA, auch als Einzelstrang vorliegen.
(E) Die RNA kann keine Helix als Raumstruktur ausbilden.

107. Welche der folgenden Elemente ist kein Bestandteil der DNA?

(A) Kohlenstoff
(B) Wasserstoff
(C) Phosphor
(D) Schwefel
(E) Sauerstoff

108. Guanin liegt zu 13% in der DNA vor. Wie viel % der DNA macht Thymin aus?

(A) 13%
(B) 37%
(C) 74%
(D) 87%
(E) 50%

109. Welche Aussage(n) zur DNA und RNA trifft/treffen zu?

I. Die Replikation der DNA findet im Zellkern statt.
II. Für die Replikation der DNA ist eine DNA-Polymerase notwendig.
III. Die mRNA wird außerhalb des Zellkerns translatiert.
IV. Die Vorläufer-mRNA wird vor Austritt in das Zytoplasma noch weiter prozessiert.
V. Die Translation findet im Karyoplasma statt.

(A) I, II, III und V sind richtig.
(B) I, II, III IV und V sind richtig.
(C) Nur V ist richtig.
(D) I, II, III und IV sind richtig.
(E) I, III und V sind richtig.

110. Was macht die Helikase bei der Replikation?

(A) Sie markiert den Startpunkt der Replikation.
(B) Sie entwindet die Doppelhelix.
(C) Sie synthetisiert ein Stück RNA.
(D) Sie entfernt den Primer.
(E) Sie verknüpft die beiden gebildeten Stränge.

111. Welche Aussage(n) zur Replikation ist/sind richtig?

I. Enzyme, wie Polymerasen, Primasen oder Ligasen, spielen eine wichtige Rolle bei der Verdopplung der DNA.
II. Die DNA-Ligase schließt die Bindung vom 3'-Ende des neuen zum 5'-Ende des alten DNA-Stückes.
III. Die Replikation läuft nach dem Prinzip der semikonservativen Replikation ab.
IV. Die Replikation muss geschehen, bevor sich die Zelle durch Meiose oder Mitose teilt.
V. In der Elongationsphase synthetisiert die DNA-Polymerase die komplementären Stränge zu den Einzelsträngen.

(A) Nur I ist richtig.
(B) I und II sind richtig.
(C) I, II, III und V sind richtig.
(D) Alle Aussagen sind richtig.
(E) II, III und IV sind richtig.

112. Welche Funktion hat die Telomerase?

(A) Das Enzym katalysiert die DNA Replikation am Ende eines Chromosoms.
(B) Die Telomerase beschleunigt die Transkription.
(C) Die Telomerase verlangsamt die Transkription.
(D) Die Telomerase stellt die Endstücke eines Chromosoms wieder her.
(E) Das Enzym verbindet die Okazaki Fragmente des Folgestrangs.

113. Was ist der hauptsächliche Unterschied zwischen dem Leit- und Folgestrang bei der DNA-Replikation?

(A) Der Replikationsursprung liegt am jeweiligen 3'-Ende der alten DNA.
(B) Die DNA-Polymerase kann nur am 3'-Ende neue Nukleotide am wachsenden Strang hinzufügen.
(C) Die DNA-Polymerase arbeitet wechselnd am Leit- und am Folgestrang.
(D) Am Folgestrang ist eine kontinuierliche Replikation nicht möglich, da er in die „falsche Richtung" verläuft.
(E) Die DNA-Polymerase synthetisiert erst den Leit-, dann den Folgestrang.

RNA UND SPLICING

114. Was kann keine Base der RNA sein?

(A) Adenin
(B) Thymin
(C) Guanin
(D) Cytosin
(E) Uracil

115. Was passiert beim Spleißen?

(A) Beim Spleißen werden die Introns aus der RNA entfernt.
(B) Beim Spleißen erfolgt eine Polyadenylierung am 5'-Ende.
(C) Beim Spleißen entsteht aus mRNA die tRNA.
(D) Beim Spleißen hilft die DNA-Polymerase durch Anheftung weiterer Nukleotide bei der DNA-Verlängerung.
(E) Beim Spleißen entsteht im Cytoplasma aus der präRNA die reife mRNA.

116. Welche Aussage(n) zum Spleißen trifft bzw. treffen zu?

I. Bakterien spleißen die mRNA vor der Translation.
II. Alternatives Spleißen belegt die „Ein-Gen-ein-Enzym-Hypothese“.
III. Die Informationsdichte der DNA wird durch alternatives Spleißen erhöht.
IV. Beim Spleißen werden angrenzende Exons zu fertiger mRNA verknüpft.
V. Mutationen, die Sequenzen betreffen, die für das Spleißen wichtig sind, können Krankheiten verursachen.

(A) Nur II und III sind richtig.
(B) Nur III und V sind richtig.
(C) Alle Aussagen sind richtig.
(D) Keine Aussage ist richtig.
(E) II, III und V sind richtig.

GENETISCHER CODE

VORSICHT

Schau Dir **Stoppcodons** und ihre Häufigkeit genau an!

117. Welche Aussage zum genetischen Code ist falsch?

(A) Bei der Translation können 20 bis 21 Aminosäuren in das wachsende Protein eingebaut werden.
(B) Der genetische Code der RNA ist aus einem Vier-Buchstaben-Code aus den Basen A, U, C und G aufgebaut.
(C) Jede Aminosäure kann durch mehrere Basentripletts codiert werden.
(D) Ein Buchstabentriplett wird auch als Codon bezeichnen (z. B. AUG, GGC, etc.)
(E) Jedes Gen weist ein Start- und ein Stoppcodon auf.

118. Das Anticodon der Threonin tRNA hat das Basentriplett 3’-ACG-5’. Welches der folgenden Basentripletts einer mRNA kodiert für Threonin?

(A) 5’-TGC-3’
(B) 5’-UGC-3’
(C) 5’-TCG-3’
(D) 5’-AUG-3’
(E) 5’-UGA-3’

119. Ein einzelsträngiges RNA-Virus hat einen Basenanteil von 23% Guanin, wie hoch ist sein Cysteinanteil?

(A) 23%
(B) 27%
(C) 77%
(D) 54%
(E) Kann mit diesen Angaben nicht berechnet werden.

120. Welche der folgenden mRNA-Sequenzen passt zu der gegebenen DNA-Sequenz?

DNA 3' - CCA GTA AAC GGA CTT CTT - 5'
mRNA 5' - ... - 3'

(A) 5'- GGU CAU UUG CCU GAA GAA - 3'
(B) 5'- GGU CAU UUG CCU GTT GTT - 3'
(C) 5'- GGT CAT TTG CCT GAA GAA - 3'
(D) 5'- GGU CTA UUG GGT GAA GAA - 3'
(E) 5'- GGT CTT TTG CCT GAA GAA - 3'

121. Der genetische Code ist?

I. Eindeutig
II. Degeneriert
III. Universell
IV. Ohne Komma und nicht überlappend

(A) Nur I und II sind richtig.
(B) Alle Antworten sind richtig.
(C) Keine Antwort ist richtig.
(D) Nur IV ist richtig.
(E) I, II und III sind richtig.

122. Welche Aussage(n) über den genetischen Code trifft/treffen zu?

I. Die drei Stoppcodons sind UAG, UGA und UAA.
II. Das Startcodon lautet AUG.
III. AUG entspricht der Aminosäure Methionin.
IV. Es gibt 64 mögliche Codon-Tripletts.

(A) Nur I ist richtig.
(B) I, III und IV sind richtig.
(C) Alle Aussagen sind richtig.
(D) Nur IV ist richtig.
(E) II und IV sind richtig.

AUFBAU EUKARYOTISCHER GENE

123. Was ist kein Bestandteil eines prokaryotischen Gens?

I. Promotor
II. Enhancer
III. Intron
IV. Exon
V. Operon

(A) Nur II ist richtig.
(B) Nur III ist richtig.
(C) II und III sind richtig.
(D) Alle sind richtig.
(E) I, II und V sind richtig.

124. Was haben eukaryotische Gene, was prokaryotischen Genen fehlt?

(A) Exons
(B) Introns
(C) Promotor
(D) Enhancer
(E) Eukaryotische und prokaryotische Gene unterscheiden sich nicht im Aufbau.

PROTEINBIOSYNTHESE

125. Woraus bestehen Proteine?

(A) Aminosäuren
(B) Fettsäuren
(C) Nukleotide
(D) Kohlenhydrate
(E) Saccharide

126. Wo findet in der Zelle die Proteinbiosynthese statt?

(A) Im Zellkern
(B) In den Peroxisomen
(C) In den Lysosomen
(D) An den Ribosomen
(E) Im Golgi-Apparat

127. Was ist/sind kein(e) Schritt(e) der Transkription?

I. Hybridisierung
II. Initiation
III. Desoxygenierung
IV. Elongation
V. Termination

(A) I und III sind richtig.
(B) I und II sind richtig.
(C) III und V sind richtig.
(D) I und V sind richtig.
(E) Nur III ist richtig.

128. Welche Aussage zur Transkription ist richtig?

(A) Sie erfordert Ribosomen.
(B) Die Transkription erfordert tRNAs.
(C) Sie erfolgt nur in Eukaryoten.
(D) Sie erzeugt nur mRNAs.
(E) Sie erzeugt RNA, die vom 5' – zum 3' – Ende verlängert wird.

129. Welche Aussage(n) über die Genexpression von Prokaryoten und Eukaryoten ist/sind richtig?

I. Bei Prokaryoten gibt es keine räumliche Trennung von Transkription und Translation.
II. Die Translation bei Eukaryoten findet im Cytoplasma statt.
III. Bei Prokaryoten findet keine Modifikation der mRNA nach der Transkription und vor der Translation statt.
IV. Bei Eukaryoten werden Introns herausgespleißt.
V. Nicht codierende Abschnitte zwischen codierenden Sequenzen nennt man bei Eukaryoten Exons.

(A) I, II, III und IV sind richtig.
(B) I, III, IV und V sind richtig.
(C) I, III und IV sind richtig.
(D) I, II, III und V sind richtig.
(E) Alle Aussagen sind richtig.

130. Welche Aussage beschreibt die Transkription richtig?

(A) Die Transkription beschreibt die Synthese von Aminosäuren aus mRNA.
(B) Die Transkription bezeichnet die Synthese von mRNA anhand einer DNA-Vorlage.
(C) Die Transkription verläuft semi-konservativ.
(D) Die Transkription spielt sich am endoplasmatischen Retikulum ab.
(E) Die Transkription dient der DNA Vermehrung.

131. Welche Aussage zur Translation und Transkription ist falsch?

(A) Bei der Translation wirken tRNAs mit.
(B) Bei der Translation wirken rRNAs mit.
(C) Bei der Transkription werden RNAs erzeugt.
(D) Die mRNA wird an Ribosomen erzeugt.
(E) Die DNA codiert mRNA, tRNA und rRNA.

132. Ein Anticodon ist komplementär zu?

(A) dem codogenen Strang
(B) dem Codon
(C) dem Intron
(D) der tRNA
(E) dem Protein

133. Wo findet die Translation statt?

(A) Im Zellkern
(B) Im Mitochondrium
(C) Im Golgi-Apparat
(D) An den Ribosomen
(E) An der Zellmembran

134. Wie lauten die codogenen Basentripletts der DNA zu folgendem mRNA Ausschnitt?

Codogener Strang	**3' ... ... 5'**
mRNA	**5' ... UGC GGC UAC ... 3**

(A) 3' ... GTA TTA GCA ... 5'
(B) 3' ... CAT AAT CGA ... 5'
(C) 3' ... ACG CCG ATG ... 5
(D) 3' ... GTA GCC GCA ... 5'
(E) 5' ... ACG CCG ATG ... 3'

4. FORTPFLANZUNG UND ENTWICKLUNG DES MENSCHEN

LERNSTOFF

* Der weibliche Zyklus
* Oogenese und die Eizelle
* Spermien und Spermatogenese
* Befruchtung bis Einnistung: Zygote, Morula, Blastozyste, Einnistung, Keimblätter
* Embryonal- und Fetalentwicklung
* Aufbau und Funktion der Plazenta

DER WEIBLICHE ZYKLUS

VORSICHT

Jahr für Jahr hat das Thema **weiblicher Zyklus** im MedAT Hochkonjunktur. Sei also vorbereitet!

135. Welche Aussage über die Menstruation trifft zu?

(A) Die Menstruation findet definitionsgemäß am Ende des Menstruationszyklus statt.
(B) Der Eisprung findet am 20. Zyklustag statt.
(C) Es gehen während der Menstruation normalerweise 200 ml Blut verloren.
(D) Es wird während der Menstruation Gebärmutterschleimhaut abgestoßen.
(E) Der Menstruationszyklus dauert normalerweise 33 Tage.

136. Welche Aussage(n) zum Eierstock der Frau trifft/treffen zu?

I. Die Eierstöcke werden auch Ovarien genannt.
II. Im Eierstock werden Eizellen ausgebildet, die während der Geschlechtsreife monatlich ausgestoßen werden.
III. Das Ovar produziert Östrogene und Gestagene.
IV. Die Ovarien liegen i. d. R. paarig vor.

(A) I, II, und IV sind richtig.
(B) I, III und IV sind richtig.
(C) II und IV sind richtig.
(D) Alle Aussagen sind richtig.
(E) II und III sind richtig.

137. Welche der folgenden Aussagen ist/sind richtig?

I. Geschlechtsverkehr kann ausschließlich zum Zeitpunkt des Eisprungs und in den 24 darauf folgenden Stunden zu einer Schwangerschaft führen.
II. Eine Eizelle bleibt nach dem Eisprung ca. 24 Stunden befruchtungsfähig.
III. Der Eisprung findet bei jeder Frau exakt am 14. Zyklustag statt.
IV. Der erste Zyklustag entspricht dem ersten Tag der Regelblutung.
V. Die Regelblutung findet am Ende eines jeden Zyklus statt.

(A) Alle Aussagen sind richtig.
(B) Keine Aussage ist richtig.
(C) I, II, III und IV sind richtig.
(D) II und IV sind richtig.
(E) I und II sind richtig.

138. Welche Aussage zum weiblichen Zyklus ist richtig?

(A) Der Menstruationszyklus wird ausschließlich durch in den Ovarien gebildeten Hormonen gesteuert.
(B) Während der Menstruationsphase erreicht der Östrogenspiegel seinen Tiefpunkt.
(C) Der Progesteronspiegel ist während der Menstruationsphase besonders hoch.
(D) Der FSH-Spiegel ist in der zweiten Zyklushälfte deutlich höher als in der ersten.
(E) Der Gelbkörper entwickelt sich in der Proliferationsphase.

139. Welche der folgenden Aussagen zum weiblichen Zyklus ist falsch?

(A) Aufgrund des steigenden Progesteronspiegels in der Sekretionsphase kommt es zur Schleimhautabstoßung.
(B) Sowohl in der Menstruations- als auch in der Follikelphase herrschen niedrige Progesteronspiegel.
(C) In der Proliferationsphase wird die Gebärmutterschleimhaut aufgebaut.
(D) In der zweiten Zyklushälfte ist die Basaltemperatur etwa 0,5 Grad höher als in der ersten Zyklushälfte.
(E) Während des Eisprungs ist das Zervikalsekret besonders flüssig.

140. Welche der folgenden Aussagen ist richtig?

(A) Die Ovulation findet zu Beginn eines jeden Zyklus statt.
(B) In jedem Zyklus reifen zunächst mehrere Follikel heran, wovon jedoch nur einer zum sprungreifen Follikel wird.
(C) In jedem Zyklus entstehen insgesamt zwei sprungreife Follikel (jeweils einer in jedem der beiden Ovarien).
(D) Das Wachstum der Follikel wird in erster Linie durch das luteinisierende Hormon (LH) gefördert.
(E) Die Eizelle wird aus dem Ovar direkt in den Uterus entlassen.

141. Welche der folgenden Aussagen zum weiblichen Zyklus ist/sind richtig?

I. Der Gelbkörper produziert ausschließlich Progesteron.
II. hCG wird ausschließlich von der Plazenta gebildet.
III. hCG ist ab dem ersten Tag der Schwangerschaft nachweisbar.
IV. Die höchsten Progesteronspiegel liegen normalerweise um den 14. Zyklustag herum vor.
V. Östradiol wird von der Adenohypophyse ausgeschüttet.

(A) Keine Aussage ist richtig.
(B) Alle Aussagen sind richtig.
(C) II, III und V sind richtig.
(D) Nur III ist richtig.
(E) III und IV sind richtig.

142. Welche der folgenden Aussagen zu Progesteron ist falsch?

(A) Progesteron ist ein Vertreter der Gestagene.
(B) Es wird vom Gelbkörper gebildet.
(C) Auch die Plazenta bildet Progesteron.
(D) Progesteron ist wichtig zur Aufrechterhaltung der Schwangerschaft.
(E) Progesteron fördert den Eisprung.

143. Welche der folgenden Aussagen ist falsch?

(A) Der Gelbkörper entsteht nach dem Eisprung aus dem übrig gebliebenen Follikel.
(B) Er bildet sich unter dem Einfluss des luteinisierenden Hormons.
(C) Der Gelbkörper produziert Hormone.
(D) Bei den vom Gelbkörper produzierten Hormonen handelt es sich in erster Linie um LH (luteinisierendes Hormon).
(E) hCG ist nötig zur Aufrechterhaltung des Gelbkörpers, falls eine Befruchtung stattgefunden hat.

144. Welche der folgenden Aussagen zu FSH ist/sind richtig?

I. FSH fördert die Follikelreifung.
II. FSH wird im Eierstock gebildet.
III. FSH spielt nur bei Frauen eine Rolle.
IV. FSH ist das entscheidende Hormon für die Entwicklung des Gelbkörpers.
V. FSH hat gemeinsam mit LH ca. in der Zyklusmitte einen Peak.

(A) I, II und III sind richtig.
(B) I, IV, und V sind richtig.
(C) I, II und V sind richtig.
(D) I und V sind richtig.
(E) Keine Aussage ist richtig.

145. Welche der folgenden Aussagen zu Östrogenen ist falsch?

(A) Östrogene werden ausschließlich von den Follikeln in den Ovarien produziert.
(B) Östrogene fördern die Entwicklung der weiblichen Geschlechtsorgane.
(C) Östrogene gehören zu den Steroidhormonen.
(D) LH (das luteinisierende Hormon) hat einen Einfluss auf die Östrogenbildung.
(E) Auch Männer produzieren in geringen Mengen Östrogene.

146. Was wird mit einem gängigen Urin-Schwangerschaftstest aus dem Drogeriemarkt nachgewiesen?

(A) Östrogen
(B) Humanes Choriongonadotropin (hCG)
(C) Follikelstimulierendes Hormon (FSH)
(D) Thyreotropin (TSH)
(E) Luteinisierendes Hormon (LH)

OOGENESE UND DIE EIZELLE

147. Welche Aussage zur Eizelle ist falsch?

(A) Das Zytoplasma der Eizelle ist reich an Nährstoffen.
(B) Bei den meisten Tierarten sind die Eizellen viel größer als die Spermien.
(C) Zweieiige Zwillinge entwickeln sich, wenn zwei separate Eizellen von zwei separaten Spermien befruchtet werden.
(D) Die Anzahl der Eizellen einer Frau erreicht zum Zeitpunkt der Pubertät ihr Maximum.
(E) Die Eizellen entstehen im Ovar.

148. Wie viele Eizellen produziert eine Frau während der gesamten Zeit der Geschlechtsreife?

(A) Keine
(B) Ca. 1000
(C) Ca. 10 000
(D) Ca. 100 000
(E) Ca. 1000 000

SPERMIEN UND SPERMATOGENESE

VORSICHT

Du solltest wissen, wie ein Spermium aufgebaut ist.

149. Wo befindet sich der Zellkern beim Spermium?

(A) Im Kopfteil
(B) Im Mittelstück
(C) Ein Spermium besitzt keinen Zellkern.
(D) Im Schwanzstück
(E) Im Akrosom

150. Was ist kein Bestandteil eines Spermatozoon (= Spermium)?

(A) Zwei Zentriolen
(B) Akrosom
(C) Mitochondrien
(D) Ribosomen
(E) Zellkern

151. Wo erfolgt die Lagerung und Ausreifung der Samenzellen beim Mann?

(A) Nebenhoden
(B) Hoden
(C) Prostata
(D) Samenleiter
(E) Bulbourethraldrüse bzw. Cowpersche Drüse

BEFRUCHTUNG UND EMBRYONALENTWICKLUNG

VORSICHT

Dieser Themenkomplex wird sehr gerne abgefragt. Sei also vorbereitet. Du solltest unter anderem wissen, wie sich die weiblichen Hormone in der Schwangerschaft grob verhalten. Wann passiert was in einer Schwangerschaft? Wann nistet sich die befruchtete Eizelle ein? Wann entwickeln sich die Organe?

152. Welche Aussage(n) zur Schwangerschaft trifft/treffen zu?

I. Die Schwangerschaft dauert normalerweise 35 Wochen.
II. Ab der 9. Woche spricht man von einem Embryo.
III. Die Nabelschnur verbindet das ungeborene Kind mit der Plazenta.
IV. Die Plazenta verhindert, dass mütterliches und kindliches Blut Nährstoffe austauschen.

(A) Nur Aussage I ist richtig.
(B) Nur Aussage III ist richtig.
(C) Aussagen III und IV sind richtig.
(D) Aussagen II, III und IV sind richtig.
(E) Alle Aussagen sind richtig.

153. Welche Aussage/n trifft/treffen zu?

I. Die einnistungsfähige befruchtete Eizelle wird auch Embryoblast genannt.
II. Eine Morula entsteht 96 Stunden nach der Befruchtung.
III. Die Befruchtung der Eizelle durch ein Spermium findet im Uterus statt.
IV. Die Tochterzellen einer Zygote sind Blastomere.
V. Der Trophoblast ist Bestandteil der Blastomere.

(A) Aussagen I und II sind korrekt.
(B) Nur Aussage II ist korrekt.
(C) Aussagen III und V sind korrekt.
(D) Aussagen II und IV sind korrekt.
(E) Alle Aussagen sind korrekt.

154. Welche der folgenden Zellen ist/sind totipotent?

I. Stammzelle
II. Blastozyste
III. Blastomere
IV. Embryoblast

(A) Nur I ist totipotent.
(B) Nur III ist totipotent.
(C) II und III sind totipotent.
(D) Nur IV ist totipotent.
(E) Alle sind totipotent.

155. Wie heißt das innere embryonale Keimblatt?

(A) Intusderm
(B) Mesoderm
(C) Ektoderm
(D) Intraderm
(E) Endoderm

156. Wo findet in der Regel die Befruchtung der Eizelle statt?

(A) Im Eileiter
(B) Im Ovarium
(C) In der Gebärmutter
(D) Im Ureter
(E) Im Gebärmutterhals

157. Welcher dieser Begriffe beschreibt kein Entwicklungsstadium der befruchteten Eizelle?

(A) Zygote
(B) Morula
(C) Blastozyste
(D) Keimscheibe
(E) Eizelle

158. Wie nennt man eine befruchtete Eizelle?

(A) Oozyte
(B) Zygote
(C) Morula
(D) Blastozyste
(E) Keimblatt

159. Wie nennt man das Stadium der Embryogenese 4–5 Tage nach der Befruchtung?

(A) Oozyte
(B) Morula
(C) Blastozyste
(D) Keimblatt
(E) Zygote

160. Wann findet die Einnistung der Blastozyste in die Uterusschleimhaut statt?

(A) Am Tag der Befruchtung
(B) Am Tag nach der Befruchtung
(C) 6–8 Tage nach der Befruchtung
(D) 10–12 Tage nach der Befruchtung
(E) 14 Tage nach der Befruchtung

161. Welche Aussage über die Keimblätter ist falsch?

(A) Das Mesoderm ist das mittlere Keimblatt.
(B) Das Endoderm ist das innere Keimblatt.
(C) Das Ektoderm ist das äußere Keimblatt.
(D) Die Umformung der zweiblättrigen in eine dreiblättrige Keimscheibe findet in der dritten Woche nach der Befruchtung statt.
(E) Nervengewebe wird vom Entoderm gebildet.

162. Wann ist der menschliche Embryo/Fetus besonders empfindlich gegenüber dem Auftreten von Fehlbildungen durch Strahlungsbelastung oder chemische Belastung?

(A) Zum Zeitpunkt der Geburt
(B) Während der ersten drei Monate
(C) Während der letzten drei Monate
(D) Als Zygote
(E) In den letzten Stadien der Organbildung

163. Wie bezeichnet man die Außenschicht der drei Keimblätter?

(A) Ektoderm
(B) Entoderm
(C) Mesoderm
(D) Trophoblast
(E) Dezidua

164. Das Mesoderm ist eines der drei primären Keimblätter des Embryos. Welche der folgenden Gewebe/Organe entwickeln sich daraus?

(A) Herz-Kreislaufsystem, Bauchspeicheldrüse und Lungen
(B) Haut, Nieren und Nervensystem
(C) Kardiovaskuläres System, Muskeln, Knochen und Niere
(D) Entoderm und Ektoderm
(E) Kardiovaskuläres System, Haut, Nervensystem und Zähne

165. Welche Aussage ist falsch?

(A) Das Mesoderm bildet das Muskelgewebe.
(B) Das Entoderm bildet Leber, Galle und Pankreas.
(C) Das Ektoderm bildet das Nervengewebe.
(D) Die Knochen sind aus dem Entoderm entstanden.
(E) Das Herz ist aus dem Mesoderm entstanden.

166. Welche der folgenden Aussagen zur Imprägnation ist/sind falsch?

I. Bei der Eizelle angekommen, muss das Spermium zunächst die Corona radiata durchdringen.
II. Anschließend muss es die Zona pellucida passieren.
III. Für das Durchdringen der Zona pellucida sind Enzyme aus dem Akrosom, welches sich im Spermienkopf befindet, notwendig.
IV. Unter Akrosomenreaktion versteht man das Verschmelzen der Akrosomenmembran mit der Zellmembran des Spermiums.

(A) Alle Aussagen sind falsch.
(B) Keine Aussage ist falsch.
(C) I und II sind falsch.
(D) III und IV sind falsch.
(E) I und III sind falsch.

167. Welche der folgenden Aussagen zur Präimplantationsphase ist richtig?

(A) Die Zygote beginnt nach etwa zehn Minuten mit den Furchungsteilungen.
(B) Die befruchtete Eizelle wird als Blastomer bezeichnet.
(C) Die Furchungsteilungen erfolgen im Uterus.
(D) Etwa drei Tage nach der Befruchtung ist das Morulastadium erreicht.
(E) In der Morula lassen sich zwei verschiedene Zellarten unterscheiden.

168. Welche der folgenden Aussagen zur Implantation ist/sind falsch?

I. Am vierten Tag nach der Befruchtung heftet sich die Eizelle an der Uteruswand an.
II. Zwei Tage nach der Befruchtung löst sich die Zona pellucida auf.
III. Die Implantation erfolgt im Morulastadium.
IV. Die Implantation ist am siebten Tag nach der Befruchtung abgeschlossen.
V. Aus der inneren Zellmasse der Blastozyste entwickelt sich die Plazenta.

(A) Alle Aussagen sind falsch.
(B) Keine Aussage ist falsch.
(C) I, III, IV und V sind falsch.
(D) I, III und IV sind falsch.
(E) Nur III ist falsch.

169. Welche der folgenden Aussagen zur Embryonalentwicklung trifft/treffen zu?

I. Die untere Extremität ist der oberen in der Entwicklung immer etwas voraus.
II. In der 4. Entwicklungswoche beginnt der Embryo Fruchtwasser zu schlucken.
III. Bereits in der 4. Entwicklungswoche können erste Kontraktionen der Herzanlage erfolgen.
IV. In der 6. Entwicklungswoche sind die Anlagen von Ohr und Auge bereits erkennbar.
V. Die Ausbildung der Fingerstrahlen beginnt in der 4. Entwicklungswoche.

(A) Alle Aussagen sind richtig.
(B) Keine Aussage ist richtig.
(C) I, III und IV sind richtig.
(D) I, II und III sind richtig.
(E) III und IV sind richtig.

170. Welche der folgenden Aussagen zur Embryonalentwicklung ist falsch?

(A) In der 8. Entwicklungswoche hat der Embryo bereits eindeutig menschliche Formmerkmale.
(B) Am Ende der 8. Entwicklungswoche kann man das Geschlecht des Kindes erkennen.
(C) Am Ende der 8. Entwicklungswoche sind Zehen und Finger erkennbar.
(D) In der 8. Entwicklungswoche kann das Kind willkürlich Bewegungen durchführen.
(E) Am Ende der 8. Woche ist das Kind bis zu 3 cm groß.

171. Welche der folgenden Aussagen zur Konzeption ist/sind richtig?

I. Die Eizelle vollendet ihre zweite Reifeteilung erst nach der Imprägnation.
II. Nach Eindringen des Spermiums kommt es über die Zonareaktion zum Polyspermieblock.
III. Ein Spermium verfügt in der Regel über einen diploiden Chromosomensatz.
IV. Die Kapazitation bezeichnet das Auflösen der Zona pellucida mittels Enzymen.
V. Ca. eine Stunde nach dem Geschlechtsverkehr können Spermien bei der Eizelle angelangt sein und diese sofort befruchten.

(A) I und II sind richtig.
(B) II und V sind richtig.
(C) Alle Aussagen sind richtig.
(D) IV und V sind richtig.
(E) I, IV und V sind richtig.

172. Welche der folgenden Aussagen ist falsch?

(A) Die Konzeption findet in der Regel in der Ampulla der Tuba uterina statt.
(B) Als Kapazitation bezeichnet man einen Reifungsprozess, den die Spermien durchlaufen müssen, bevor es zur Befruchtung kommen kann.
(C) Die Zona pellucida besteht ausschließlich aus Follikelepithelzellen.
(D) Die Vorkernverschmelzung wird Syngamie genannt.
(E) Die Zygote weist einen diploiden Chromosomensatz auf.

173. Welche Aussage bezüglich der Keimblätter ist richtig?

(A) In der 2. Entwicklungswoche sind drei Keimblätter vorhanden.
(B) Die Haut entwickelt sich aus dem Entoderm.
(C) Das Bindegewebe geht aus dem Mesoderm hervor.
(D) Das mittlere Keimblatt wird auch Ektoderm genannt.
(E) Die Organogenese findet größtenteils in der Fetalperiode statt.

174. Welche der folgenden Aussage(n) ist/sind falsch?

I. Als Embryo bezeichnet man das ungeborene Kind bis zur 12. Entwicklungswoche.
II. Vom Zwei- bis zum Achtzellstadium spricht man von einer Zygote.
III. Unter Konzeption versteht man die Reifung der Eizelle.
IV. Das Gestationsalter bezeichnet das Alter des ungeborenen Kindes, gerechnet ab dem Eisprung.
V. Rechnet man mit dem Konzeptionsalter, so dauert eine Schwangerschaft durchschnittlich 40 Wochen.

(A) Nur V ist falsch.
(B) I, II und III sind falsch.
(C) Alle Aussagen sind falsch.
(D) Keine Aussage ist falsch.
(E) II, III, IV und V sind falsch.

175. Welche der folgenden Aussagen ist/sind richtig?

I. Das erste Trimenon ist hauptsächlich durch das starke Wachstum des Feten gekennzeichnet.
II. Unter der Konzeption versteht man die Vereinigung des Spermiums mit der Eizelle.
III. Die Organe werden gegen Ende des zweiten Trimenons angelegt.
IV. Ein Frühgeborenes ist etwa ab der 16. Schwangerschaftswoche lebensfähig.
V. Die Befruchtung findet normalerweise im Cavum uteri statt.

(A) Alle Aussagen sind richtig.
(B) Keine Aussage ist richtig.
(C) Nur II ist richtig.
(D) II und IV sind richtig.
(E) II, IV und V sind richtig.

176. Bringe den Weg, den ein Spermium im Körper einer Frau bis zur Befruchtung der Eizelle zurücklegt, in die richtige Reihenfolge.

I. Tuba uterina (Eileiter)
II. Vagina (Scheide)
III. Uterus (Gebärmutter)
IV. Zervix uteri (Gebärmutterhals)

(A) II – III – IV – I
(B) II – IV – III – I
(C) I – II – III – IV
(D) II – I – III – IV
(E) IV – III – II – I

AUFBAU UND FUNKTION DER PLAZENTA

VORSICHT

Der Aufbau der **Plazenta** und der **Nabelschnur** sind wichtige Themen.

177. Welche Aussage zur Plazenta ist falsch?

(A) Die Plazenta wiegt im Durchschnitt ca. 500 Gramm.
(B) Die Plazenta ist mit dem Kind durch die Nabelschnur verbunden.
(C) Die Plazenta wird bei der Geburt ausgestoßen.
(D) Durch die Plazenta wird das Kind im Mutterleib mit Sauerstoff und Nährstoffen versorgt.
(E) Die Plazenta kann Antikörper vom IgM Typ durch Pinozytose übertragen.

178. Welche Aussage zur Plazenta ist falsch?

(A) Die Plazenta wiegt in der Regel ca. 500–600 g.
(B) Sie hat einen Durchmesser von ca. 15–20 cm.
(C) Die Plazenta wird nach der Geburt des Kindes geboren.
(D) Die Plazenta ist ca. 2–3 cm dick.
(E) Die Plazenta sitzt immer an der Uterusvorderwand.

179. Was ist/sind die Aufgabe(n) der Plazenta?

I. Versorgung des ungeborenen Kindes mit Wasser, Sauerstoff, Vitaminen und Nährstoffen.
II. Entsorgung von Kohlenstoffdioxid und anderen Abfallprodukten.
III. Weitergabe mütterlicher Antikörper an das Kind.
IV. Filtrierung sämtlicher Giftstoffe aus dem mütterlichen Blut.
V. Produktion von Hormonen.

(A) I, II und IV sind richtig.
(B) I, II, III und V sind richtig.
(C) Alle Aussagen sind richtig.
(D) I und II sind richtig.
(E) I, II und III sind richtig.

180. Welche Aussage zum Gelbkörper (Corpus luteum) ist richtig?

(A) Er produziert ADH.
(B) Er produziert FSH.
(C) Er schüttet LH aus.
(D) Er ist ein Teil der Plazenta.
(E) Er ist eine vorübergehende endokrine Drüse.

181. Welche Aussage zur Plazenta ist richtig?
(A) Die Plazenta wird fast ausschließlich aus der Uterusschleimhaut gebildet.
(B) Das Chorion stellt den mütterlichen Anteil der Plazenta dar.
(C) Die Zotten der Plazenta enthalten mütterliche Blutgefäße und werden von kindlichem Blut umspült.
(D) Der mütterliche Anteil der Plazenta entwickelt sich aus der Dezidua.
(E) Die Plazenta wiegt in der Regel etwa halb so viel wie das Kind.

182. Welche Aussage zur Plazenta ist richtig?
(A) Aus dem Trophoblasten entwickelt sich ein Teil der Plazenta.
(B) Die Plazentaschranke schützt das Kind bei einer Rhesus-Inkompatibilität vor dem Übertritt von D-Antikörpern vom Typ G.
(C) Die Plazenta sitzt i. d. R. dem Muttermund auf.
(D) Die Plazentaschranke einer Mutter mit Blutgruppe 0, die mit einem Feten der Blutgruppe A schwanger ist, schützt nicht vor dem Übertritt von Anti-A-Antikörpern.
(E) Die Nabelschnur verfügt i. d. R. über vier Gefäße, zwei Nabelarterien und zwei Nabelvenen.

183. Welche der folgenden Aussagen zur Funktion der Plazenta ist/sind falsch?
I. Der Gasaustausch zwischen mütterlichem und kindlichem Blut erfolgt in der Plazenta über Diffusion.
II. Über die Plazenta können mütterliche Antikörper ins kindliche Blut übertreten, was dem Kind eine gewisse Schutzfunktion gegenüber Infektionen bietet.
III. In der Plazenta werden verschiedene Hormone produziert.
IV. Die Plazenta dient unter anderem der Ernährung des Kindes.
V. Bestimmte Medikamente können über die Plazenta in den kindlichen Blutkreislauf übertreten.

(A) Alle Aussagen sind falsch.
(B) Keine Aussage ist falsch.
(C) Nur I ist falsch.
(D) Nur III ist falsch.
(E) Nur V ist falsch.

184. Welche der folgenden Hormone werden unter anderem von der Plazenta produziert?
I. hCG
II. Cortisol
III. Testosteron
IV. Progesteron
V. Östrogene

(A) Nur I, IV und V sind richtig.
(B) Alle sind richtig.
(C) Nur I ist richtig.
(D) Nur I und V sind richtig.
(E) Keines ist richtig.

5. EVOLUTION

LERNSTOFF

- Chemische Evolution und das Miller-Urey-Experiment
- Biogenese und Protobionten (Vorläuferzellen)
- Endosymbiontentheorie
- Grundeigenschaften des Lebens
- Darwins Evolutionstheorie
- Artbegriff und Artenbildung
- Evolutionsfaktoren
  - Selektion, Mutation, Rekombination, Gendrift, Isolation
- Genetische Rekombination
- Die Entwicklung des Menschen

CHEMISCHE EVOLUTION

VORSICHT

Mache Dich bevor Du die Fragen kreuzt mit dem **Miller-Urey-Experiment** vertraut.

185. Was war kein Produkt des sogenannten Miller-Experimentes, mit welchem Miller zeigte, wie aus anorganischen Stoffen organische zu Beginn der Erdevolution entstanden?

(A) Teer
(B) Carbonsäuren
(C) Aminosäuren
(D) Nukleotide
(E) Zellen

186. Was entstand in der chemischen Evolution?

I. Sauerstoff
II. Nucleinsäuren
III. Glucose
IV. Aminosäuren
V. Erste Organismen

(A) II, IV und V sind richtig.
(B) I, II, III und IV sind richtig.
(C) II, III und IV sind richtig.
(D) Alle Antworten sind richtig.
(E) Keine Antwort ist richtig.

187. Welche Aussage zur chemischen Evolution ist richtig?

(A) Im Miller-Urey-Experiment konnte gezeigt werden, dass aus anorganischen Stoffen (Ammoniak, Wasserstoff, Wasser, Methan) durch Energiezufuhr komplexe organische Stoffe wie Aminosäuren entstehen können.
(B) Durch die sehr extremen Temperaturen der Ursuppe konnten stabile erste Lebewesen entstehen.
(C) Es konnte gezeigt werden, dass sich neben der auf DNA und RNA beruhenden Lebensformen noch mehrere weitere Lebensformen auf der Erde durchgesetzt haben.
(D) Es wird davon ausgegangen, dass sich die ersten organischen Systeme auf dem Land entwickelten.
(E) Proteine, Lipide und Nukleotide und andere organische Moleküle waren bereits von Beginn an vor vier Milliarden Jahren auf der Erde vorhanden.

BIOGENESE UND PROTOBIONTEN VORLÄUFERZELLEN

188. Welche Aussage(n) zu Protobionten ist/sind richtig?

I. Sie bestehen aus einer Nukleotidmembran, abiotisch gebildeten Proteinen und Nukleinsäuren.
II. Sie sind zur Selbstvermehrung fähig.
III. Sie sind zur Selbstorganisation fähig.
IV. Sie können ihr inneres Milieu aufrechterhalten.

(A) Alle Aussagen sind richtig.
(B) I, II und IV sind richtig.
(C) II, III und IV sind richtig.
(D) I und II sind richtig.
(E) Keine Aussage ist richtig.

189. Ordnen Sie die Ereignisse der biologischen Evolution in zeitlicher Reihenfolge (frühestes Ereignis zuerst).

I. Entstehung der Wirbellosen
II. Erste Fische
III. Säugetiere
IV. Entstehung von Algen
V. Dinosaurier

(A) IV – II – I – V – III
(B) I – IV – II – V – III
(C) IV – I – II – V – III
(D) IV – I – II – III – V
(E) III – V – II – I – IV

ENDOSYMBIONTENTHEORIE

190. Welche Aussagen bezüglich der Endosymbiontentheorie treffen zu?

I. Sie besagt, dass Prokaryoten aus einer Symbiose von Eukaryoten entstanden sind.
II. Sie besagt, dass Eukaryoten aus einer Symbiose von Prokaryoten entstanden sind.
III. Als Beispiele gelten Mitochondrien und Ribosomen.
IV. Die phagozytierten Zellen dienten der Energieproduktion innerhalb der Zelle.
V. Als beweisend gilt unter anderem die DNA.

(A) Aussagen I und IV sind richtig.
(B) Aussagen II und III sind richtig.
(C) Aussagen II, IV und V sind richtig.
(D) Aussagen IV und V sind richtig.
(E) Aussagen II, III und IV sind richtig.

191. Welche Zellorganellen sollen laut der Endosymbiontentheorie in eine eukaryotische Zelle eingewandert sein?

(A) Plastiden und Mitochondrien
(B) Mitochondrien und Ribosomen
(C) Ribosomen und Plastiden
(D) Nur Mitochondrien
(E) Nur Ribosomen

192. Welche Eigenschaft(en) deuten auf die Richtigkeit der Endosymbiontentheorie hin?

I. Mitochondrien und Plastiden verfügen über einen eigenen Zellkern.
II. Mitochondrien verfügen über eine eigene ringförmige DNA, die keine Histone aufweist.
III. Mitochondrien und Plastiden können sich selbstständig durch Teilung vermehren.
IV. Mitochondrien und Plastiden besitzen eine Doppelmembran.
V. Chloroplasten haben ihre eigenen Ribosomen.

(A) Alle Aussagen sind richtig.
(B) II, III und IV sind richtig.
(C) II und III sind richtig.
(D) II, III, IV und V sind richtig.
(E) IV und V sind richtig.

193. Welche Fakten sprechen für die Endosymbiontentheorie?

I. Bestimmte Zellorganellen der eukaryontischen Zelle haben eine Doppelmembran.
II. Die eingeschleusten Prokaryonten bilden den eukaryontischen Zellkern.
III. Mitochondrien und Eukaryonten haben eine eigene DNA.
IV. Alle eukaryontischen Zellorganellen weisen Merkmale ihrer prokaryontischen Abstammung auf.
V. Mitochondrien weisen Ähnlichkeiten zu aeroben Bakterien auf.

(A) I, II und III sind richtig.
(B) II, III und V sind richtig.
(C) I, IV und V sind richtig.
(D) III, IV und V sind richtig.
(E) I, III und V sind richtig.

GRUNDEIGENSCHAFTEN DES LEBENS

194. Was ist keine Grundeigenschaft des Lebens?

(A) Evolution
(B) Wachstum
(C) Stoffwechsel
(D) Reaktion auf Reize aus der Umwelt
(E) Krankheit

195. Warum sind Viren nicht „lebendig“?

I. Sie können sich nicht selbstständig vermehren.
II. Sie haben keine eigene Evolution.
III. Sie haben keinen eigenen Stoffwechsel.
IV. Sie sind unbeweglich.
V. Sie können nicht sterben.

(A) I und IV sind richtig.
(B) Alle Aussagen sind richtig.
(C) I, II und V sind richtig.
(D) I, III und IV sind richtig.
(E) Nur I ist richtig.

DARWINS EVOLUTIONSTHEORIE

VORSICHT

Mach Dich mit **Darwin's Evolutionstheorie** vertraut.

196. Was ist keine Grundlage der Selektionstheorie nach Darwin?

(A) Überproduktion von Nachkommen
(B) Variation/genetische Variabilität
(C) Konkurrenz
(D) Intelligenz
(E) Vererbung

197. Was ist keine „treibende Kraft“ der Evolution?

(A) Mutation
(B) Selektion
(C) Isolation
(D) Zufall
(E) Raum

198. Wie lautet der Name des Buches, das Darwins Evolutionstheorie postulierte?

(A) On the Origin of Species
(B) Traité des plantes usuelles
(C) The Genetial Theory of Natural Selection
(D) Zoological Philosophy
(E) Adaption and Natural Selection

199. Welche Aussage(n) über Darwins Evolutionstheorie ist/sind richtig?

I. Es überleben die am besten angepassten Individuen.
II. Es erfolgt ein ständiger Wettbewerb um lebenswichtige Ressourcen.
III. Die biologische Evolution kann durch eine bessere Anpassung aller Organismen an ihre Umwelt und damit verbunden einer allmählichen Zunahme von Komplexität (Höherentwicklung und Bauplan-Transformationen) erklärt werden.
IV. Organismen können Eigenschaften an ihre Nachkommen vererben, die sie während ihres Lebens erworben haben.
V. Zufälliges Auftreten von neuen Merkmalen lässt sich durch Rekombination und Mutation erklären.

(A) I, II, III und V sind richtig.
(B) III, IV und V sind richtig.
(C) Nur III ist richtig.
(D) IV und V sind richtig.
(E) Alle Aussagen sind richtig.

200. Was versteht man unter biologischer Fitness?

I. Überleben der Stärksten
II. Fitness ist ein Maß für die Anpassung eines Individuums oder eines Genotyps an seine Umwelt.
III. Fitness misst die Summe der Anpassungen anhand der Anzahl fortpflanzungsfähiger Nachkommen.
IV. Fitness drückt das Vermögen aus, im Alltag leistungsfähig zu sein und Belastungen eher standzuhalten.

(A) I und IV sind richtig.
(B) II, III, und IV sind richtig.
(C) Alle Aussagen sind richtig.
(D) II und III sind richtig.
(E) Nur II ist richtig.

ARTBEGRIFF UND ARTENBILDUNG

201. Welchen Artbegriff beschreibt folgende Definition: „Gesamtheit der Organismen, die in allen wesentlichen Merkmalen übereinstimmen"?

(A) Biologischer Artbegriff
(B) Morphologischer Artbegriff
(C) Ökologischer Artbegriff
(D) Genealogischer Artbegriff
(E) Diese Definition beschreibt keinen Artbegriff.

202. Nach dem biologischen Artkonzept ist eine Art definiert als eine Gruppe von natürlichen Populationen, deren Mitglieder...

(A) sich von Natur aus kreuzen oder dies könnten und von anderen solchen Gruppen reproduktiv isoliert sind.
(B) sich von Natur aus kreuzen oder dies könnten und von anderen solchen Gruppen reproduktiv nicht isoliert sind.
(C) sich tatsächlich kreuzen und von anderen solchen Gruppen reproduktiv isoliert sind.
(D) sich tatsächlich kreuzen und von anderen solchen Gruppen reproduktiv nicht isoliert sind.
(E) sich nicht kreuzen oder dies könnten und von anderen solchen Gruppen nicht reproduktiv isoliert sind.

203. Welchen Artbegriff beschreibt folgende Definition: „Organismen, die sich untereinander kreuzen und fruchtbare Nachkommen produzieren“?

(A) Biologischer Artbegriff
(B) Morphologischer Artbegriff
(C) Ökologischer Artbegriff
(D) Genealogischer Artbegriff
(E) Diese Definition beschreibt keinen Artbegriff.

EVOLUTIONSFAKTOREN

LERNSTOFF

* Selektion
* Mutation
* Rekombination
* Gendrift

204. Was ist kein Evolutionsfaktor?

(A) Gendrift
(B) Mutation
(C) Selektion
(D) Parthenogenese (Jungfernzeugung)
(E) Rekombination

205. Welchen Evolutionsfaktor können unter anderem Inselbildung und Kontinentaldrift beschreiben?

(A) Gendrift
(B) Mutation
(C) Genshift
(D) Isolation
(E) Selektion

206. Auf welchen Evolutionsfaktor trifft die folgende Definition zu: „Der Evolutionsfaktor ereignet sich aufgrund einer zufallsbedingten Änderung der Allelfrequenz in einem Genpool und ist bei kleinen Populationen wirksamer als bei großen"?

(A) Isolation
(B) Mutation
(C) Selektion
(D) Gendrift
(E) Keine der oben genannten ist richtig.

207. Welche Aussage zum Evolutionsfaktor „Rekombination" ist falsch?

(A) Rekombination ist nicht wirksam zwischen eineiigen Zwillingen.
(B) Die Rekombination bei Eukaryoten betrifft nicht das gesamte Genom, sondern nur Teile davon.
(C) Die Rekombination findet während der Meiose statt.
(D) Die Rekombination beschreibt den Austausch von Allelen.
(E) Rekombination führt zu einer größeren genetischen Variabilität.

208. Was besagt die Bergmann'sche Regel?

(A) In einem warmen Klima ist die Körpergröße gleichwarmer Tiere größer als in einem kälteren Klima.
(B) In einem kalten Klima ist die Körpergröße gleichwarmer Tiere kleiner als in einem wärmeren Klima.
(C) In einem warmen Klima ist die Körpergröße wechselwarmer Tiere größer als in einem kälteren Klima.
(D) In einem kalten Klima ist die Körpergröße gleichwarmer Tiere größer als in einem wärmeren Klima.
(E) In einem kalten Klima ist die Körpergröße wechselwarmer Tiere größer als in einem wärmeren Klima.

209. Elefanten mit langen Stoßzähnen können ihre Jungen besser gegen Feinde verteidigen als Elefanten mit kurzen Stoßzähnen. Allerdings sind sie bei Wilderern begehrter und werden häufiger gejagt. Dieser Gegensatz ist ein Beispiel für...?

(A) eine Anpassung.
(B) einen genetischen Drift.
(C) einen Kompromiss.
(D) eine natürliche Selektion.
(E) einen Genshift.

210. Was versteht man unter Gendrift?

(A) Ein Fehler der DNA durch Wegdriften bestimmter Gene bei der Replikation.
(B) Natürliche Selektion vorteilhafter Gene.
(C) Zufällige Änderung der Allelhäufigkeit in einer Population.
(D) Quantitative Erweiterung des Genshifts.
(E) Genmutationen, die in einer Population gehäuft auftreten.

211. Wie wird in Populationen die genetische Variabilität aufrechterhalten?

I. Polymorphismus
II. Neutrale Mutationen
III. Sexuelle Rekombination
IV. Heterozygotenvorteil
V. Neue Allele

(A) I, II, III und V sind richtig.
(B) II, III, IV und V sind richtig.
(C) I, III und V sind richtig.
(D) I, III, IV und V sind richtig.
(E) Alle sind richtig.

212. Welche Aussage zu Gendrift und Genshift ist richtig?

I. Durch Gendrift und Genshift verändert sich die Zusammensetzung des Genpools.
II. Gendrift und Genshift können zum Aussterben einer Population führen.
III. Gendrift bzw. Genshift und natürliche Selektion sind Evolutionsfaktoren und können gleichzeitig wirken.
IV. Gendrift ist zufällig und unabhängig von der genetischen Fitness.

(A) Nur III ist richtig.
(B) I, II und III sind richtig.
(C) Alle Aussagen sind richtig.
(D) III und IV sind richtig.
(E) III, IV und V sind richtig.

213. Welche Aussage zu Mutationen ist falsch?

(A) Mutationen können spontan, also ohne äußere Einflüsse, auftreten.
(B) Mutationen können sowohl positive als auch negative Folgen haben.
(C) Keimbahnmutationen betreffen Eizellen oder Spermien sowie deren Vorläufer.
(D) Neutrale Mutationen können den Phänotyp verändern.
(E) Mutagene sind Substanzen oder Stoffe, die Mutationen unterbrechen.

214. Was ist kein Auslöser von Mutationen?

(A) Temperaturschocks
(B) Kurzwelliges UV-Licht
(C) Mutagene Chemikalien
(D) Radioaktive Strahlung
(E) Ultraschall

215. Was ist eine geeignete Einheit, um genetische Variabilität zu erreichen?

(A) Eine Zelle
(B) Eine Population
(C) Ein Ökosystem
(D) Ein Individuum
(E) Eine Lebensgemeinschaft

216. Wodurch kommt es nicht zu einer genetischen Rekombination?

(A) Crossing-over
(B) Mutation
(C) Aussterben
(D) Duplikation
(E) Gendrift

217. Durch welche Vorgänge erfolgt eine genetische Rekombination?

I. Zufallsverteilung der Schwesterchromatiden auf die Tochterzellen bei der Meiose
II. Durch Fehler bei der Mitose
III. Durch Klonen
IV. Durch zufälliges Zusammentreffen der Keimzellen bei der Befruchtung
V. Durch Umwelteinflüsse

(A) III und V sind richtig.
(B) I und V sind richtig.
(C) II und IV sind richtig.
(D) I und IV sind richtig.
(E) Alle Antworten sind richtig.

DIE ENTWICKLUNG DES MENSCHEN

218. Welche Bedeutung hat die Bezeichnung „Homo sapiens“ in der biologischen Systematik?

I. „Homo sapiens“ bedeutet einsichtsfähiger/weiser Mensch.
II. Der „Homo sapiens“ gehört zur Familie der Menschenaffen und ist vermutlich ein direkter Nachfahre des „Homo ergaster“.
III. „Homo“ ist die Art, „sapiens“ die Gattung.
IV. „Homo sapiens“ bezeichnet den modernen Menschen.

(A) I, II und IV sind richtig.
(B) I, III und IV sind richtig.
(C) Alle Aussagen sind richtig.
(D) I und IV sind richtig.
(E) Nur IV ist richtig.

219. Welcher Klasse gehört der Mensch an?

(A) Landlebewesen
(B) Säugetier
(C) Raubtier
(D) Primat
(E) Chordatiere

220. Wie lautet die korrekte Systematik für den Menschen?

(A) Reich: Tiere, Stamm: Chordatiere, Klasse: Säugetiere, Ordnung: Primaten, Familie: Menschenaffen, Gattung: Menschen, Art: sapiens;
(B) Reich: Tiere, Stamm: Säugetiere, Klasse: Landlebewesen, Ordnung: Primaten, Familie: Menschenaffen, Gattung: Menschen, Art: sapiens;
(C) Reich: Tiere, Stamm: Säugetiere, Klasse: Primaten, Ordnung: Menschenaffen, Familie: Chordatiere, Gattung: Menschen, Art: sapiens;
(D) Reich: Tiere, Stamm: Chordatiere, Klasse: Landlebewesen, Ordnung: Menschenaffen, Familie: Primaten, Gattung: Menschen, Art: sapiens;
(E) Reich: Tiere, Stamm: Chordatiere, Klasse: Primaten, Ordnung: Menschenaffen, Familie: Säugetiere, Gattung: Menschen, Art: sapiens;

221. Der Homo habilis war bereits zur zweckorientierten Werkzeugherstellung fähig und gilt als der erste Jäger und Sammler. Zur gleichen Zeit, also vor fast zwei Millionen Jahren, entwickelte sich bereits die nächste Generation des Menschen. Welcher ist der „Nachfolger" des Homo habilis?

(A) Homo sapiens
(B) Homo sapiens sapiens
(C) Homo erectus
(D) Australopithecus
(E) Es gab keine weiteren Nachfolger des Homo habilis.

ÖKOLOGISCHE ASPEKTE

LERNSTOFF

* Grundeigenschaften des Lebens
* Wechselbeziehungen zwischen Organismus und Umwelt
* Biotische und abiotische Faktoren
* Lebensraum, Population und ökologische Nischen
* Biologisches Gleichgewicht
* Energiefluss in Ökosystemen
* Nahrungsbeziehungen

WECHSELBEZIEHUNGEN ZWISCHEN ORGANISMUS UND UMWELT

222. Wie nennt man eine Wechselbeziehung zwischen zwei Organismen?

(A) Antagose
(B) Metaphose
(C) Symbiose
(D) Semiökologie
(E) Dibiose

223. Welche Aussage(n) zur Allen'schen Regel ist/sind zutreffend?

I. Je wärmer das Klima, desto kleiner die Körperanhänge.
II. Je kälter das Klima, desto kleiner die Körperanhänge.
III. Je wärmer das Klima, desto größer die Körperanhänge.
IV. Der Wüstenluchs weist kleinere Ohren auf als der Luchs der Tundren.

(A) Nur I ist richtig.
(B) Nur II ist richtig.
(C) Nur III ist richtig.
(D) II und III sind richtig.
(E) II, III und IV sind richtig.

BIOTISCHE UND ABIOTISCHE FAKTOREN

224. Was ist kein abiotischer Umweltfaktor?

(A) Temperatur
(B) Parasitismus
(C) Wärme
(D) Wind
(E) Wasser

225. Was ist kein biotischer Umweltfaktor?

(A) pH-Wert
(B) Beute
(C) Sexualpartner
(D) Konkurrenz
(E) Raubtiere

226. Welcher ist kein Wachstumsfaktor für Pflanzen?

I. Licht
II. Temperatur
III. pH-Wert
IV. Wasser

(A) Alle Aussagen sind richtig.
(B) Keine Aussage ist richtig.
(C) I, II, III und IV sind richtig.
(D) Nur I, II, und IV sind richtig.
(E) Nur I ist richtig.

LEBENSRAUM, POPULATION UND ÖKOLOGISCHE NISCHE

227. Welche(r) Faktor(en) begrenzt/begrenzen die Populationsdichte?

I. Aufbrauchen von Ressourcen
II. Ende der Umweltkapazität
III. Sozialer Stress
IV. Parasiten

(A) Nur I ist richtig.
(B) II und III sind richtig.
(C) Alle Antworten sind richtig.
(D) III und IV sind richtig.
(E) II und IV sind richtig.

228. Eine Gruppe von Individuen der gleichen Art, die aufgrund ihrer Entstehungsprozesse miteinander verbunden sind, eine Fortpflanzungsgemeinschaft bilden und zur gleichen Zeit in einem einheitlichen Areal zu finden sind, bezeichnet man als ...?

(A) Habitat
(B) Spezies
(C) Art
(D) Population
(E) Phytozoenose

229. Welche Aussage(n) zum Konkurrenzausschlussprinzip ist/sind richtig?

I. Zwei Arten mit denselben ökologischen Ansprüchen können nicht im gleichen Biotop nebeneinander existieren.
II. Zwei Arten mit unterschiedlichen ökologischen Ansprüchen können nicht im gleichen Biotop nebeneinander existieren.
III. Generell können Arten, die sich ähnlich sind, nur nebeneinander existieren.

(A) Nur III ist richtig.
(B) Alle Aussagen sind richtig.
(C) Nur I ist richtig.
(D) Nur II und III sind richtig.
(E) Keine Aussage ist richtig.

230. Welche Aussage(n) zum Toleranzbereich eines Organismus trifft/treffen zu?

I. Jeder Organismus kann Schwankungen von gewissen Umweltfaktoren in bestimmten Grenzen ertragen, dies nennt man Toleranzbereich.
II. Der Toleranzbereich der Intensität eines Umweltfaktors (z. B. Temperatur) eines Lebewesens wird durch das Maximum und das Minimum begrenzt.
III. Der Toleranzbereich setzt sich aus hormonellen und anderen chemischen Umweltfaktoren zusammen.
IV. Die ökologische Potenz, welche die Intensität der Fortpflanzung, Bewegungsaktivitäten und Entwicklung beschreibt, umfasst den Toleranzbereich abzüglich des Pessimums.
V. Im Toleranzbereich gibt es weder Pessimum noch Optimum.

(A) Nur II ist richtig.
(B) II, III und IV sind richtig.
(C) I, II und IV sind richtig.
(D) Alle Aussagen sind richtig.
(E) III und IV sind richtig.

231. Bei welcher/welchen Aussage(n) handelt es sich um Regeln von Lotka und Volterra?

I. Die Individuenzahlen der Räuber- und der Beutepopulationen schwanken jeweils um einen Mittelwert und bleiben relativ konstant.
II. Wird durch einen Außenfaktor die Sterblichkeit der Beute und der Räuber gleichermaßen erhöht, pflanzt sich danach die Beute schneller fort als die Räuber.
III. Die Individuenzahlen der Räuber- und Beutepopulationen schwanken durch Jahreszeiten bedingt um einen Mittelwert und bleiben relativ konstant.
IV. Wird durch einen Außenfaktor die Sterblichkeit der Beute und der Räuber gleichermaßen erhöht, pflanzen sich danach die Räuber schneller fort.
V. Die Populationskurven der Räuber und der Beute schwanken um einen Mittelwert, sind aber gegenseitig phasenverschoben.

(A) Nur II ist richtig.
(B) Nur III ist richtig.
(C) I, II und V sind richtig.
(D) III und IV sind richtig.
(E) Alle Antworten sind richtig.

232. Welche Nahrungskette bezüglich der Nahrungsbeziehungen im Ökosystem See ist/sind richtig?

Man könnte die einzelnen Glieder wie folgt benennen:
Produzent → Konsument 1. Ordnung → Konsument 2. Ordnung → Konsument 3. Ordnung → Destruent

I. Zooplankton → Phytoplankton → Friedfische → Raubfische
II. Phytoplankton → Zooplankton → Friedfische → Raubfische
III. Phytoplankton → Zooplankton → Raubfische → Friedfische

(A) Nur I ist richtig.
(B) I und III sind richtig.
(C) Nur II ist richtig.
(D) Nur III ist richtig.
(E) Die Nahrungsbeziehungen im See sind hochkomplex und können nicht generalisiert werden.

233. Welche Aussage(n) bezüglich der Winterstagnation des Sees ist/sind richtig?

I. Da sich keine geschlossenen Eisdecken bilden, kommt es im Ökosystem See zur Winterstagnation.
II. Die Eisdecke verhindert die Durchmischung des Wassers.
III. Die Eisdecke nimmt keinen Einfluss auf die Durchmischung des Wassers.
IV. Die Eisdecke begünstigt die Durchmischung des Wassers.
V. Wenn sich geschlossene Eisdecken bilden, kommt es im Ökosystem See zur Winterstagnation.

(A) Nur I ist richtig.
(B) Nur V ist richtig.
(C) Nur II ist richtig.
(D) II und V sind richtig.
(E) Nur IV ist richtig.

234. Durch welche Formel lässt sich die Wachstumsrate einer Population am besten beschreiben? r = Wachstumsrate; b = Geburtenrate; d = Sterberate

(A) $r = d - b$

(B) $r = b - d$

(C) $r = d * b$

(D) $r = d + b$

(E) $r = \frac{d * 2}{b}$

235. Welcher Parameter für die direkte Klassifizierung der Gewässergüte ist nicht relevant?

(A) pH-Wert
(B) mikrobielle Belastung
(C) Sauerstoffgehalt
(D) Temperatur
(E) Fischbestand

236. Welche der folgenden Schichten des Seewassers kommt im See nicht vor?

I. Zehrschicht
II. Freiwasserschicht
III. Kompensationsschicht
IV. Nährschicht

(A) Nur I kommt nicht vor.
(B) Nur II kommt nicht vor.
(C) Nur III kommt nicht vor.
(D) Nur IV kommt nicht vor.
(E) Alle Wasserschichten kommen vor.

BIOLOGISCHES GLEICHGEWICHT UND ENERGIEFLUSS IN ÖKOSYSTEMEN

237. Welcher der folgenden chemischen Verbindungen führt bei umweltschädlichen Waschmitteln zum Wachstum von Wasserpflanzen in Flüssen?

(A) Sulphur
(B) Seife
(C) Karbon
(D) Nitrat
(E) Phosphat

238. Welche Rolle spielen die Destruenten im Materiekreislauf des Ökosystems?

I. Abgestorbene Biomasse wird von den Destruenten abgebaut (remineralisiert).
II. Abgestorbene Biomasse wird von den Destruenten für den Aufbau neuer Biomasse bereitgestellt.
III. Abgestorbene Biomasse wird von den Destruenten an die Konsumenten weitergeleitet.

(A) Nur I ist richtig.
(B) Nur II ist richtig.
(C) Nur III ist richtig.
(D) I und II sind richtig.
(E) II und III sind richtig.

239. Wo findet der umfangreichste Austausch von Wasser mit der Atmosphäre statt?

(A) Im schneereichen Gebirge
(B) Auf der Meeresoberfläche
(C) Auf weitem Grasland und der Tundra
(D) Über Bächen und Seen
(E) Auf großen Waldflächen und Regenwäldern

240. Warum ist es wichtig, dass die natürlichen Ökosysteme aufrechterhalten werden?

(A) Es ist unwichtig, da der Mensch auch ohne die Leistungen des Ökosystems leben kann.
(B) Es ist wichtig, da die meisten Ökosysteme nicht auf eine andere Weise ersetzbar wären.
(C) Es ist wichtig, da es nur in den Industrieländern die nötige Forschung und Möglichkeiten gibt, natürliche Ökosysteme zu ersetzen.
(D) Es ist wichtig, da Regierungen ohne Besteuerung von Ökosystemen nicht funktionieren.
(E) Es ist wichtig, da technologischer Ersatz wertvolles Land verbraucht.

6. DER KÖRPER DES MENSCHEN – GRUNDLAGEN

LERNSTOFF

- **Definition von Gewebe:**
  - Epithelgewebe
  - Binde- und Stützgewebe
  - Muskelgewebe
  - Nervengewebe
- **Organsysteme**
  - Verdauungssystem, Ernährung
  - Herz- und Kreislauf
    - Gestalt und Lage
    - Aufbau
    - Erregungsleitungssystem
    - Herzkranzgefäße
    - Systole und Diastole
    - Blutdruck
    - Herzzeitvolumen
  - Gefäßsystem
    - Blutgefäße (Arterien, Venen, Kapillaren) und Lymphgefäße
    - Großer und kleiner Kreislauf
    - Arterielles und venöses System
  - Atmungssystem
    - Äußere und innere Atmung
    - Luftleitende Atmungsorgane
    - Lungen
      - Äußerer Aufbau der Lunge
      - Innerer Aufbau der Lunge: Alveolen, Lungengefäße
    - Ventilation der Lunge: Lungen- und Atemvolumen, Atemfrequenz
    - Gasaustausch und Blut-Luftschranke
  - Nervensystem
    - Aufbau Nervenzelle
    - ZNS: Einteilung und Aufbau
    - PNS

- Sinnesorgane
  - Rezeptoren und Sinneszellen
  - Auge
  - Ohr
  - Geschmackssinn
  - Geruchssinn
  - Gleichgewichtssinn
- Blut
  - Blutzellen: Erythrozyten, Leukozyten, Thrombozyten
  - Blutbildung- und abbau
  - Venöser und arterieller Kreislauf
  - Blutgruppensysteme: AB0-System, Rhesus-System, Minor- und Major-Reaktionen
  - Blutplasma
- Lymphe und lymphatische Gewebe
- Hormonsystem
- Immunsystem
  - Unspezifische Immunabwehr
  - Spezifische Immunabwehr
    - T-Lymphozyten
    - B-Lymphozyten
    - Antikörper und genetische Grundlagen der Antikörper
- Niere und ableitende Harnwege
- Haut
- Geschlechtsorgane
  - Männliche innere und äußere Geschlechtsorgane
  - Weibliche innere und äußere Geschlechtsorgane

DEFINITION VON GEWEBE

LERNSTOFF

* Epithelgewebe
* Binde- und Stützgewebe
* Muskelgewebe
* Nervengewebe
    * Aufbau von Nervenzellen

VORSICHT

Zur Beantwortung der Fragen solltest Du wissen, wie sich die **vier Gewebearten** unterscheiden.

241. Welches dieser Epithelarten gibt es nicht?

(A) Einschichtig kubisches Epithel
(B) Mehrschichtig verhorntes Plattenepithel
(C) Einschichtiges Plattenepithel
(D) Urothel
(E) Mehrreihig verhorntes Flimmerepithel

242. Welche Arten von Muskelgewebe unterscheidet man?

I. Glatte Muskulatur
II. Quergestreifte Muskulatur
III. Mimische Muskulatur
IV. Atemmuskulatur
V. Herzmuskulatur

(A) I, II und V sind richtig.
(B) I und II sind richtig.
(C) II, III, IV und V sind richtig.
(D) I, II, III und V sind richtig.
(E) Alle sind richtig.

243. Welche Funktion hat das Binde- und Stützgewebe?

I. Bindefunktion
II. Stoffwechselfunktion
III. Kontrolle des Wasserhaushalts
IV. Wundheilung
V. Abwehr

(A) I und II sind richtig.
(B) IV und V sind richtig.
(C) Nur III ist richtig.
(D) III und V sind richtig.
(E) Alle Antworten sind richtig.

244. Was gehört zum Binde- und Stützgewebe?

I. Knochen
II. Knorpel
III. Fettgewebe
IV. Blut

(A) Nur I ist richtig
(B) Nur II ist richtig.
(C) I, II und III sind richtig.
(D) II und III sind richtig.
(E) Alle sind richtig.

245. Welche Aussage(n) zu Epithelgewebe ist/sind richtig?

I. Epithelgewebe enthält keine Blutgefäße.
II. Epithelzellen besitzen einen Haftkomplex.
III. Das Urothel ist ein Typ von Epithel, der in den Harnwegen vorkommt.
IV. Man kann grob zwischen Oberflächenepithelien und Drüsenepithelien unterscheiden.
V. Epithelzellen haben die gemeinsame Eigenschaft der Polarität und es lassen sich eine apikale und eine basale Seite der Zellen unterscheiden.

(A) Nur I ist richtig.
(B) Alle sind richtig.
(C) I und III sind richtig.
(D) I und IV sind richtig.
(E) I, II und V sind richtig.

246. Was sind Funktionen des Epithelgewebes?

I. Sekretion
II. Resorption
III. Sinnesfunktion
IV. Transportfunktion
V. Schutzfunktion

(A) Nur I ist richtig.
(B) II und III sind richtig.
(C) II und IV sind richtig.
(D) II und V sind richtig.
(E) Alle Aussagen sind richtig.

247. Welche Art von Sekretion gibt es nicht?

(A) apokrin
(B) holokrin
(C) merokrin
(D) ekkrin
(E) serokrin

248. Welche Aussage(n) zum Muskelgewebe trifft/treffen nicht zu?

I. Muskelgewebe entsteht aus dem Mesenchym.
II. Die Herzmuskulatur zählt man zur Skelettmuskulatur.
III. Man unterscheidet zwischen glatter und längsgestreifer Muskulatur.
IV. Im Muskelgewebe wird das Zytoplasma als Sarkoplasma bezeichnet.

(A) I, und III sind falsch.
(B) II und III sind falsch.
(C) II, III und IV sind falsch.
(D) I, II und III sind falsch.
(E) III und IV sind falsch.

249. Anhand welcher vier Grundtypen erfolgt die Einteilung von Gewebe?

(A) Epithel-, Haut-, Nerven- und Organgewebe
(B) Epithel-, Binde-/Stütz-, Nerven- und Muskelgewebe
(C) Muskel-, Knochen-, Haut- und Nervengewebe
(D) Organ-, Gehirn-, Skelett- und Epithelgewebe
(E) Binde-/Stütz-, Drüsen-, Muskel-, und Nervengewebe

250. Zu welcher Art von Epithelgewebe zählt die Epidermis des Menschen?

(A) Mehrschichtig verhorntes Plattenepithel
(B) Mehrschichtig prismatisches Epithel
(C) Einfaches Plattenepithel
(D) Mehrreihig prismatisches Epithel
(E) Mehrschichtig kubisches Epithel

251. Was ist keine Aufgabe des Epithelgewebes?
(A) Schutzfunktion gegen äußere Einflüsse
(B) Sekretion von Hormonen durch endokrine Drüsen
(C) Stützfunktion und Stoffwechselfunktion
(D) Reizaufnahme in den Sinneszellen der Sinnesepithelien
(E) Resorption von Stoffen

252. Was zählt nicht zum Binde- und Stützgewebe?
(A) Embryonales Bindegewebe
(B) Haut
(C) Knorpel
(D) Knochen
(E) Fettgewebe

253. Wo befindet sich kein mehrschichtig unverhorntes Plattenepithel?
(A) Vagina
(B) Mundhöhle
(C) Epidermis
(D) Analkanal
(E) Speiseröhre

254. Wo befindet sich kein einschichtig hochprismatisches Epithel?
(A) Magenschleimhaut
(B) Darmschleimhaut
(C) Eileiter
(D) Speiseröhre
(E) Gallenblase

255. Wie wird der rote Muskelfarbstoff bezeichnet?
(A) Myoglobin
(B) Erythrozyt
(C) Hämoglobin
(D) Motorische Einheit
(E) Axon

VERDAUUNGSSYSTEM, ERNÄHRUNG

LERNSTOFF

- **Stoffwechsel**
- **Energiebedarf**
- **Nahrungsstoffe**
  - Eiweiße
  - Fette
  - Kohlenhydrate
  - Vitamine
  - Mineralstoffe
  - Ballaststoffe
- **Verdauungsorgane**
  - Mundhöhle
  - Zunge
  - Zähne
  - Rachen
  - Schluckakt
  - Speiseröhre
  - Magen
    - Funktion
    - Form und Lage
    - Schleimhaut und Muskelschicht
  - Dünndarm
    - Funktion
    - Form und Lage
    - Dünndarmmotorik
    - Dünndarmschleimhaut
    - Darmassoziiertes lymphatisches Gewebe
  - Dickdarm
    - Funktion
    - Form und Lage
    - Dickdarmschleimhaut
    - Dickdarmmotorik
  - Analverschluss
  - Bauchfellverhältnisse und Mesenterien der Bauchorgane
  - Bauchspeicheldrüse
    - Funktion
    - Form und Lage
  - Leber
    - Funktion
    - Form und Lage
  - Übersicht über Verdauungsvorgänge
    - Fettverdauung
    - Kohlenhydratverdauung
    - Proteinverdauung

VORSICHT

Du solltest Dir im Speziellen anschauen, wo welche **Nährstoffe** vom **Darm** aufgenommen werden.

256. Pepsinogen ist die Vorstufe des Enzyms Pepsin. Wo wird es gebildet?
(A) In der Leber
(B) Im Magen
(C) Im Dünndarm
(D) Im Pankreas
(E) Im Dickdarm

257. Der Wurmfortsatz des Blinddarms wird auch Appendix genannt. Wo findet man ihn?
(A) Im Bereich des Bauchnabels
(B) Im rechten Oberbauch
(C) Im linken Oberbauch
(D) Im rechten Unterbauch
(E) Im linken Unterbauch

258. Welches dieser Organe zählen nicht zu den Organen der Brusthöhle?
(A) Herz
(B) Lungen
(C) Magen
(D) Luftröhre
(E) Speiseröhre

259. Welche Aufgabe hat die Gallenblase?
(A) Sie produziert Gallenflüssigkeit.
(B) Sie produziert Insulin.
(C) Sie speichert Gallenflüssigkeit.
(D) Sie speichert Insulin.
(E) Sie bildet Magensäure.

260. Welcher Darmabschnitt folgt direkt nach dem Magen?
(A) Krummdarm
(B) Zwölffingerdarm
(C) Leerdarm
(D) Dickdarm
(E) Blinddarm

261. Was ist keine Funktion der menschlichen Leber?

(A) Abbau und Ausscheidung von Stoffen
(B) Produktion lebenswichtiger Eiweißstoffe
(C) Verwertung von Nahrungsbestandteilen
(D) Bildung von Gallenflüssigkeit
(E) Speicherung von Gallenflüssigkeit

262. Welche Aussage(n) zur Aufgabe der Leber ist/sind richtig?

I. Bildung der Galle
II. Abbau von Hämoglobin
III. Abbau von Hormonen
IV. Speicherung von Glucose in Form von Glykogen
V. Synthese von Cholesterin und Gallensäure

(A) II und III sind richtig.
(B) Keine Aussage ist richtig.
(C) II, III und V sind richtig.
(D) Alle Aussagen sind richtig.
(E) IV und V sind richtig.

263. Durch welches Organ fließt die Nahrung (Speisebrei) bei der Verdauung nicht?

(A) Zwölffingerdarm
(B) Krummdarm
(C) Dickdarm
(D) Magen
(E) Leber

264. Welche Aussage(n) über die Leber ist/sind richtig?

I. Die Leber ist ein Stoffwechselorgan.
II. Die Leber wird vor allem über die Pfortader mit Nährstoffen versorgt.
III. Die Leber kann ihre Produkte z. B. Glykogen direkt in die Blutbahn abgeben.
IV. Die Leber produziert Gallenflüssigkeit.
V. Die Leber spielt eine große Rolle bei der Entgiftung von körpereigenen und körperfremden Stoffen.

(A) I, II, IV und V sind richtig.
(B) I, III und V sind richtig.
(C) IV und V sind richtig.
(D) I, II und IV sind richtig.
(E) Alle Aussagen sind richtig.

265. Was ist kein Abschnitt des Verdauungstraktes beim Menschen?

(A) Zwölffingerdarm
(B) Leerdarm
(C) Krummdarm
(D) Wurmdarm
(E) Blinddarm

266. Was gehört zu den essenziellen Nahrungsbestandteilen?

I. die Vitamine
II. die Mineralstoffe
III. Zink, Selen, Kupfer
IV. Chrom, Eisen, Fluor
V. die essenziellen Fettsäuren (Linolsäure und Linolensäure)
VI. die essenziellen Aminosäuren (Valin, Leucin, Isoleucin, Phenylalanin, Tryptophan, Methionin, Threonin und Lysin)

(A) II, III, IV und VI sind richtig.
(B) V und VI sind richtig.
(C) Alle sind richtig.
(D) I, V und VI sind richtig.
(E) I, II, V und VI sind richtig.

267. Welche Aussage(n) zum Dünndarm sind richtig?

I. Der Dünndarm gliedert sich in drei Teile: Zwölffingerdarm, Leerdarm, Krummdarm
II. Der venöse Abfluss des Dünndarms geschieht vollständig über die Pfortader in die Leber.
III. Der Zwölffingerdarm spielt eine entscheidende Rolle in der Neutralisierung des sauren Magenmilieus.
IV. Genau wie im Dickdarm wird die resorbierende Oberfläche des Dünndarms durch Falten, Zotten und Krypten um ein vielfaches vergrößert.

(A) I, II und III sind richtig.
(B) Nur I ist richtig.
(C) I, II und IV sind richtig.
(D) Alle sind richtig.
(E) I, III und IV sind richtig.

HERZ- UND GEFÄSSSYSTEM

LERNSTOFF

- Herz
  - Gestalt und Lage
  - Aufbau
  - Binnenräume und Klappen des Herzens
    - Herzwand
    - Erregungsleitungssystem
  - Herzkranzgefäße
  - Systole und Diastole
  - Blutdruck
  - Herzzeitvolumen
- Gefäßsystem
  - Blutgefäße
    - Arterien, Venen, Kapillaren
  - Lymphgefäße
  - Großer und kleiner Kreislauf
  - Arterielles System
  - Venöses System

VORSICHT

Mach Dich mit Normalwerten vertraut! Wie hoch ist der **normotone Blutdruck**? Zudem werden häufig Fragen zum Aufbau des Herzens und der Blutgefäße gestellt.

268. Wieviel beträgt der diastolische Blutdruck bei einem gesunden Erwachsenen in Ruhe am ehesten?

(A) 80 mmHg
(B) 100 mmHg
(C) 120 mmHg
(D) 140 mmHg
(E) 160 mmHg

269. Wie wird die anatomischen Struktur bezeichnet, die der primäre Taktgeber des Herzens ist?

(A) Sinusknoten
(B) Tawara-Schenkel
(C) His-Knoten
(D) Großhirn
(E) AV-Knoten

270. Welche dieser Herzklappen existiert nicht?

(A) Pulmonalklappe
(B) Aortenklappe
(C) Ventralklappe
(D) Mitralklappe
(E) Trikuspidalklappe

271. Welche Aussage(n) zum Herzen trifft/treffen zu?

I. Während der Systole befördert das rechte Herz sauerstoffarmes (venöses) Blut durch Kontraktion des rechten Ventrikels in den Lungenkreislauf.
II. Während der Diastole werden die Ventrikel erneut mit Blut befüllt und die Taschenklappen verhindern, dass Blut aus den großen Arterien zurück in die Kammern fließt.
III. Das linke und rechte Herz pumpt pro Zeit die gleiche Menge Blut.
IV. Das pro Minute gepumpte Volumen (Herzzeitminutenvolumen) kann von etwa 5 l/min in Ruhe auf etwa 25 l/min bei körperlicher Anstrengung ansteigen.

(A) Nur IV ist richtig.
(B) Alle Aussagen sind richtig.
(C) II, III und IV sind richtig.
(D) III und IV sind richtig.
(E) I, II und III sind richtig.

272. Welche Aussage zum Thema Herz ist falsch?

(A) Das Herz besitzt zwei Ventrikel.
(B) Das Herz besitzt ein Atrium.
(C) Venen führen das Blut zum Herzen.
(D) Arterien führen das Blut vom Herzen weg.
(E) Zwischen den Vorhöfen und den Kammern befinden sich Herzklappen.

273. Welche Aussage zum Herz ist falsch?

(A) Das Herz hat sein eigenes Erregungsleitungs- und –bildungssystem.
(B) Der Sinusknoten ist der Hauptschrittmacher des Herzens.
(C) Das Herz versorgt sich selbst über die Herzkranzgefäße.
(D) Bei einem Herzinfarkt kommt es zu einer Minderdurchblutung des Herzmuskelgewebes.
(E) Das Herz führt ausschließlich venöses Blut.

274. Welche Aussage(n) über das Herz ist/sind falsch?

I. Das Herz wird über Herzkranzgefäße mit Sauerstoff und Nährstoffen versorgt.
II. Das Herz hat sein eigenes Erregungsleitungssystem.
III. Der AV-Knoten befindet sich zwischen den Vorhöfen und den Hauptkammern des Herzens.
IV. Das Herz besteht aus zwei Vorhöfen und zwei Kammern.
V. Die Lungenvenen führen sauerstoffarmes Blut zum Herzen.

(A) I und V sind falsch.
(B) II und V sind falsch.
(C) Nur III ist falsch.
(D) III und V sind falsch.
(E) Nur V ist falsch.

275. Welche Aussage zum Herzkreislaufsystem ist falsch?

(A) Die Aorta ist das größte Gefäß des Menschen.
(B) Die Hauptschlagader beginnt in der linken Herzkammer und pumpt sauerstoffreiches Blut.
(C) Die rechte Herzkammer liegt direkt unter dem Brustbein.
(D) Die vier Klappen des Herzens verhindern einen Rückstrom des Blutes in die falsche Richtung und liegen in der sog. Herzklappenebene.
(E) Jede Herzhälfte hat eine Schiffsklappe und eine Taschenklappe.

276. Welche Aussage(n) über Venen und Arterien ist/sind richtig?

I. Arterien führen das Blut vom Herzen weg.
II. Venen führen das Blut zum Herzen hin.
III. Arterien führen ausschließlich sauerstoffreiches Blut.
IV. Venen führen ausschließlich sauerstoffarmes Blut.
V. Die Aorta entspringt der linken Herzkammer.

(A) I, II, III und IV sind richtig.
(B) III, IV und V sind richtig.
(C) Alle Aussagen sind richtig.
(D) I, II und V sind richtig.
(E) Nur V ist richtig.

277. Eine irreversible Ausdehnung eines Gefäßes wird bezeichnet als?

(A) Thrombus
(B) Embolus
(C) Aneurysma
(D) Ischämie
(E) Windkessel

278. Wie nennt man die kleinsten Blutgefäße des menschlichen Körpers?

(A) Aorten
(B) Venen
(C) Arteriolen
(D) Venolen
(E) Kapillaren

279. In welchem Bereich liegt der normale systolische und diastolische Blutdruck?

(A) 140/80 mmHg
(B) 90/60 mmHg
(C) 120/80 mmHg
(D) 60/40 mmHg
(E) 160/100 mmHg

ATMUNGSSYSTEM

LERNSTOFF

- **Äußere und innere Atmung**
- **Luftleitende Atmungsorgane**
  - Nasenhöhle und Nasennebenhöhle
  - Rachen
  - Kehlkopf
  - Luftröhre und Bronchialbaum
    - Luftröhre
    - Hautbronchien
    - Lappenbronchien
    - Segmentbronchien
- **Lungen**
  - Lungenfell
  - Äußerer Aufbau der Lunge
  - Innerer Aufbau der Lunge
    - Alveolen
    - Lungengefäße
- **Belüftung der Lunge (Ventilation)**
  - Lungen- und Atemvolumen
  - Atemfrequenz
- **Gasaustausch und Blut-Luftschranke**
  - Überblick

VORSICHT

Mach Dich v. a. mit dem **Aufbau der Lunge** vertraut. Was ist ein Lungenlappen und wieviele gibt es davon?

280. Wo liegt das Atemzentrum, das Inspiration und Exspiration steuert?

(A) Hirnstamm
(B) Kleinhirn
(C) Rückenmark
(D) Thalamus
(E) Großhirn

281. Was grenzt die Organe der Bauchhöhle zum Brustkorb hin ab?

(A) Das Rippenfell
(B) Die Leber
(C) Das Zwerchfell
(D) Das Lungenfell
(E) Die Rippen

282. Welche Aussage über das Zwerchfell ist nicht richtig?

(A) Es hat diverse Durchtrittslöcher.
(B) Es wird vom Nervus phrenicus innerviert.
(C) Wegen der Leber steht es rechts etwas höher als links.
(D) Es ist ein Muskel.
(E) Bei der Einatmung wölbt es sich nach oben.

283. Welche Aussage(n) über den Atemtrakt trifft/treffen zu?

I. Die Trachea teilt sich in zwei linke und drei rechte Hauptbronchien.
II. Der Rachenraum zählt zu den unteren Atemwegen.
III. In den Alveolen findet der Gasaustausch statt.
IV. Bronchiolen haben einen geringeren Durchmesser als Bronchien.
V. Der Großteil des Atemtraktes ist mit Plattenepithel ausgekleidet.

(A) Aussagen I und II sind richtig.
(B) Aussagen III und IV sind richtig.
(C) Nur Aussage III ist richtig.
(D) Aussagen IV und V sind richtig.
(E) Aussagen II und V sind richtig.

284. Welche Aussage(n) zur Lunge trifft/treffen zu?

I. Beim Menschen besteht die Lunge aus zwei Lungenflügeln, die links in zwei und rechts in drei Lungenlappen unterteilt ist.
II. Die Inspiration erfolgt durch Kontraktion der muskulären Septen des Lungengerüsts, die vom autonomen Nervensystem gesteuert werden.
III. Durch die Dehnung des Brustkorbs wird das Volumen größer und es entsteht ein Unterdruck, der durch die einströmende Luft ausgeglichen wird.
IV. Die Lungenflügel liegen in der Brusthöhle.

(A) Alle Aussagen sind richtig.
(B) I und IV sind richtig.
(C) I, II und III sind richtig.
(D) II und IV sind richtig.
(E) I, III und IV sind richtig.

285. Welche Aussage(n) zum Aufbau der Atmungsorgane ist/sind richtig?

I. Zu den unteren Atemwegen zählt man die Luftröhre und die Lungen.
II. Die Luftröhre teilt sich in zwei Hauptbronchien auf.
III. Die Lungen sind für die „äußere Atmung“ verantwortlich.
IV. In den Bronchien geschieht der Austausch zwischen Kohlenstoffdioxid und Sauerstoff.
V. Das Zwerchfell ist ein wichtiger Muskel für die Einatmung.
VI. Das Ausatmen erfolgt aktiv.

(A) I, II, III und VI sind richtig.
(B) II, IV und V sind richtig.
(C) I, II und V sind richtig.
(D) II, III und VI sind richtig.
(E) I, II, III und V sind richtig.

286. Wo findet bei der Atmung der Gasaustausch beim Menschen statt?

(A) In den Bronchien
(B) In der Luftröhre
(C) In den Bronchiolen
(D) In den Alveolen
(E) In den Lappenbronchien

NERVENSYSTEM

LERNSTOFF

- **Gliederung**
  - Afferenzen und Efferenzen
  - Zentrales und peripheres Nervensystem
- **ZNS**
  - Einteilung und Aufbau
    - Großhirn
    - Hirnnerven
    - Zwischenhirn
    - Mittelhirn
    - Brücke
    - Kleinhirn
    - Verlängertes Mark
    - Rückenmark
      - Spiralnerven
  - Hirn- und Rückenmarkshäute
  - Gehirn- und Rückenmarksflüssigkeit
- **PNS**
  - Peripherer Nerv
  - Ganglien
  - Spinalnerven

VORSICHT

Du solltest wissen, wo das **Atemzentrum** liegt und von wo zentral der **Blutdruck** reguliert wird.

287. Was gehört nicht zu den Aufgaben des Sympathikus?

(A) Gefäßkonstriktion
(B) Bronchodilatation
(C) Schweißsekretion
(D) Pupillenengstellung
(E) Herzfrequenzsteigerung

288. Was gehört nicht zu den Aufgaben des Parasympathikus?

(A) Darmaktivitätssteigerung
(B) Verminderte Speichelsekretion
(C) Herzfrequenzsenkung
(D) Vermehrte Sekretion des Pankreas
(E) Anregung der Glykogenbildung

289. Wie nennt man die Verbindung zwischen Nervenzellen?

(A) Axone
(B) Synapsen
(C) Motorische Endplatte
(D) Axonhügel
(E) Myelinisierung

290. Welche anatomische Struktur ist bei einer Meningitis hauptsächlich betroffen?

(A) Gehirnhäute
(B) Milz
(C) Leber und Gallenblase
(D) Dünndarm
(E) Lungen

291. Welche Aussage(n) zum Rückenmark trifft/treffen zu?

I. Beim Erwachsenen endet das Rückenmark auf Höhe des ersten bis zweiten Lendenwirbelkörpers (L1-L2).
II. Das Rückenmark ist im Gegensatz zum Gehirn nicht von der Zerebrospinalflüssigkeit umgeben.
III. Die weiße Substanz hat im Rückenmarksquerschnitt die Form eines Schmetterlings.
IV. Der Mensch besitzt meist 31 paarig angelegte Spinalnerven.
V. Das erste Spinalnervenpaar tritt direkt unterhalb des Hinterhaupts aus.

(A) Alle Aussagen sind richtig.
(B) I, IV und V sind richtig.
(C) I, III, IV und V sind richtig.
(D) Nur III ist richtig.
(E) III, IV und V sind richtig.

292. Was ist eine Funktion des Parasympathikus?

(A) Verminderte Peristaltik
(B) Vermehrte Schweißproduktion
(C) Erweiterung der Herzkranzgefäße
(D) Verengung der Pupillen
(E) Erweiterung der Bronchien

293. Welche Aussage(n) zu Sympathikus und Parasympathikus ist/sind richtig?

I. In den Leistungsphasen des Körpers nimmt der Parasympathikus Einfluss, in den Erholungsphasen der Sympathikus.
II. Sympathikus und Parasympathikus sind Antagonisten.
III. Die Zellkörper der ersten Neurone des peripheren Sympathikus (sympathische Wurzelzellen) sind im Brust- und Lendenmark des Rückenmarks lokalisiert.
IV. Die vegetativen Zentren des Parasympathikus liegen im Bereich des Hirnstamms und im sakralen Rückenmark.

(A) I und II sind richtig.
(B) II, III und IV sind richtig.
(C) III und V sind richtig.
(D) Nur I ist richtig.
(E) Nur II ist richtig.

294. Welchen Teil des Gehirns gibt es beim Menschen nicht?

(A) Großhirnrinde (Cortex)
(B) Kleinhirn (Cerebellum)
(C) Intermediärhirn (Encephalon intermediares)
(D) Zwischenhirn (Diencephalon)
(E) Mittelhirn (Mesencephalon)

295. Welche Aussage(n) zu den Ranvier'schen Schnürringen trifft/treffen zu?

I. An dieser Stelle des Axons befindet sich keine Markscheide.
II. Sie sind wichtig für die saltatorische Erregungsleitung.
III. Das Aktionspotential „springt" von Schnürring zu Schnürring.

(A) Nur I ist richtig.
(B) Nur II ist richtig.
(C) Nur III ist richtig.
(D) II und III sind richtig.
(E) Alle Aussagen sind richtig.

296. Welche Funktionen haben Gliazellen?

I. Gegenseitige elektrische Isolation der Nervenzellen
II. Stützgerüst der Nervenzellen
III. Schutz der Axone
IV. Stoff- und Flüssigkeitstransport

(A) Nur I ist richtig.
(B) Nur II ist richtig.
(C) II, III und IV sind richtig.
(D) I und II sind richtig.
(E) Alle sind richtig.

297. Welche Art von Gedächtnis gibt es beim Menschen nicht?

(A) Ultrakurzzeitgedächtnis
(B) Endokrines Gedächtnis
(C) Kurzzeitgedächtnis
(D) Sensorisches Gedächtnis
(E) Langzeitgedächtnis

298. Was bezeichnet man als „enterisches Nervensystem"?

(A) Eingeweidenervensystem
(B) Hormonelles Nervensystem
(C) Nervensystem der Gliedmaßen
(D) Die Summe aus Zentralnervensystem und Peripherem Nervensystem
(E) Die Summe aus vegetativem und animalischem Nervensystem

299. Welche Aussage(n) zu Afferenzen bzw. Efferenzen ist/sind richtig?

I. Afferente Bahnen leiten Nervenerregungen von den Organen zum Zentralnervensystem.
II. Efferente Bahnen leiten Erregungen vom Zentralnervensystem zu den Organen.
III. Afferenzen und Efferenzen sind periphere Bahnen und gehören somit zum Peripheren Nervensystem.

(A) Nur I ist richtig.
(B) Nur II ist richtig.
(C) Nur III ist richtig.
(D) I und II sind richtig.
(E) I, II und III sind richtig.

300. Was ist keine Funktion des Parasympathikus?

(A) Erhöhung der Herzfrequenz
(B) Verengung der Pupillen
(C) Anregung der Verdauung
(D) Vermehrte Speichelproduktion
(E) Vermehrte Drüsensekretion

301. Wofür ist das Kleinhirn nicht zuständig?
(A) Muskelspannungen
(B) Prozedurales Gedächtnis
(C) Gleichgewicht
(D) Atmung
(E) Gelenkstellungen

302. Welche Art von Nervenzelle existiert nicht?
(A) oligopolare Nervenzelle
(B) multipolare Nervenzelle
(C) bipolare Nervenzelle
(D) unipolare Nervenzelle
(E) Purkinje-Nervenzelle

303. Welche dieser Komponenten gehört nicht zum Aufbau einer Nervenzelle (Neuron)?
(A) Axon
(B) Soma
(C) Dendrit
(D) Axonhügel
(E) Spongiosa

304. Welche Aussage(n) über das zentrale Nervensystem ist/sind richtig?
I. Es besteht aus Gehirn und Rückenmark.
II. Es steuert die Koordination sämtlicher motorischer Eigenleistungen des Gesamtorganismus.
III. Das Gehirn besteht aus zwei Hemisphären.
IV. Es integriert alle sensiblen Reize, die zugeleitet werden.
V. Es steuert unsere Organfunktionen unwillkürlich.

(A) I, II III und V sind richtig.
(B) Alle Aussagen sind richtig.
(C) I und III sind richtig.
(D) II, III, IV und V sind richtig.
(E) I, III IV und V sind richtig.

305. Wie nennt man die Schaltstelle zwischen Nervenzelle und Muskelfaser?
(A) neuroendokrine Synapse
(B) neurorenale Synapse
(C) neuromuskuläre Synapse
(D) neurokardiale Synapse
(E) neuromarginale Synapse

306. Welche Aussage(n) zu Acetylcholin trifft/treffen zu?

I. Die Acetylcholinesterase hydrolysiert den Neurotransmitter Acetylcholin in Essigsäure und Cholin.
II. Das Pfeilgift Curare, ein Antagonist des Acetylcholins, führt zu einer schlaffen Muskellähmung.
III. Physostigmin, ein Acetylcholinesterasehemmer, führt zu einer verkürzten Wirkung des Acetylcholins am Rezeptor.
IV. Acetylcholin ist ein Neurotransmitter des vegetativen Nervensystems.

(A) I, II und IV sind richtig.
(B) II und III sind richtig.
(C) Nur IV ist richtig.
(D) I und III sind richtig.
(E) II und IV sind richtig.

307. Welche Aussage(n) zur Regelung der Hormonsekretion der Nebenniere (NN) ist/sind richtig?

I. Cortison stimuliert die ACTH Sekretion und den Wachstum des funktionalen Gewebes der Nebenniere.
II. Cortison hemmt die Freisetzung von CRH (Corticotropin releasing Hormon) aus dem Hypothalamus und die Sekretion des ACTH (Adrenocorticotropes Hormon) aus der Hypophyse.
III. Die ACTH Sekretion wird durch Stress (Arbeit, Krankheit, Verletzung, Operation) getriggert.
IV. ACTH wird von der Nebenniere sezerniert und stimuliert die Cortisonsekretion.

(A) Alle Aussagen sind richtig.
(B) I und IV sind richtig.
(C) II und III sind richtig.
(D) I und III sind richtig.
(E) I, II und III sind richtig.

308. Wo liegt das Atemzentrum?

(A) Pons
(B) Zwischenhirn
(C) Großhirn
(D) Nachhirn
(E) PNS

SINNESORGANE

LERNSTOFF

- Rezeptoren und Sinneszellen
- Auge
- Ohr
- Geschmackssinn
- Geruchtssinn
- Gleichgewichtssinn

VORSICHT

Der **Gleichgewichtssinn** wurde mehrfach im **MedAT** abgefragt. Präge Dir vor allem ein, wo der Gleichgewichtssinn anatomisch liegt und wie die Akkomodation des Auges funktioniert.

309. Welche Aussage/n über das Ohr ist/sind richtig?

I. Das Trommelfell liegt zwischen Mittelohr und Innenohr.
II. Das Mittelohr dient der Schallverstärkung.
III. Der Steigbügel befindet sich im Innenohr.
IV. Die Hörschnecke dient der Gleichgewichtswahrnehmung.
V. Die Ohrtrompete verbindet das Mittelohr mit dem Nasenrachenraum.

(A) Nur Aussage I ist richtig.
(B) Aussagen I und IV sind richtig.
(C) Aussagen II und V sind richtig.
(D) Aussagen II und III sind richtig.
(E) Nur Aussage V ist richtig.

310. Welche Aussage/n über das Auge trifft/treffen zu?

I. Zapfen werden für das Farbensehen benötigt.
II. Die Lederhaut liegt zum Schutz direkt vor der Linse.
III. Zwei Drittel der Brechkraft entstehen durch den Ziliarkörper.
IV. Die Pupillenweite wird von der Iris reguliert.
V. Die Augenfarbe wird durch die Retina bestimmt.

(A) Nur Aussage I ist richtig.
(B) Aussagen II und III sind richtig.
(C) Aussagen IV und V sind richtig.
(D) Aussagen I und IV sind richtig.
(E) Aussagen II, IV und V sind richtig.

311. Was versteht man unter dem Begriff Adaptation des Auges?

(A) Die Anpassung an die im Gesichtsfeld vorherrschenden Leuchtdichten.
(B) Eine dynamische Anpassung der Brechkraft des Auges.
(C) Die Unterscheidbarkeit feiner Strukturen, also z. B. den kleinsten noch wahrnehmbaren Abstand zweier punktförmiger Objekte.
(D) Ein Abbildungsfehler, der weit entfernte Objekte unschärfer erscheinen lässt, als nahe gelegene Objekte.
(E) Die evolutionären Anpassungen, die zu einer auffälligen Ähnlichkeit von Pflanzen und Tieren führte.

312. Welche Aussage zum Gehör ist falsch?

(A) Ein junger Mensch kann Schallwellen in etwa im Bereich zwischen 20 und etwa 20 000 Hertz hören.
(B) Hören bedeutet Schallwellen wahrzunehmen.
(C) Richtungshören ist auch mit nur einem Ohr möglich.
(D) Von der Gehörschnecke geht der Hörnerv gemeinsam mit den Nervenbündeln des Gleichgewichtsorganes in Richtung Gehirn.
(E) Über das Trommelfell werden die akustischen Schwingungen im Gehörgang in mechanische Schwingungen der Gehörknöchelchen umgewandelt.

313. Welche Aussage(n) zu den Sinnesorgangen des Menschen trifft/treffen zu?

I. Der Mensch hat 5 Sinnesorgane: Haut, Auge, Ohr, Nase und Mund.
II. Das Auge ist das größte Sinnesorgan des Menschen.
III. Ein Sinnesorgan besitzt die Eigenschaft, spezifische Informationen in Form von Reizen aus der Umwelt in elektrische Impulse umzuwandeln.
IV. Die Sinnesorgane unterscheiden sich im Hinblick auf die Komplexität ihres Aufbaus enorm, da chemische Reize andere Verarbeitungsprozesse erfordern als z. B. akustische Reize.
V. Die Sinnesorgane des Menschen haben einzig und allein die Aufgabe, Umweltreize aufzunehmen.

(A) Nur I sind richtig.
(B) I, II und III sind richtig.
(C) Alle Aussagen sind richtig.
(D) I, III und IV sind richtig.
(E) III und IV sind richtig.

314. Was ist kein Bestandteil des menschlichen Auges?

(A) Glaskörper
(B) Linse
(C) Netzhaut
(D) Knochenhaut
(E) Aderhaut

315. Welche Struktur existiert nicht im menschlichen Auge?

(A) Aderhaut
(B) Lederhaut
(C) Netzhaut
(D) Spinngewebshaut
(E) Bindehaut

316. Wozu dienen die Stäbchen im menschlichen Auge?

(A) Zum Scharfsehen
(B) Zur Akkomodation
(C) Zum Erkennen von Hell und Dunkel
(D) Zum Farbsehen
(E) Zum Erkennen von Gesichtern

317. Welche Aussage(n) zu den Zapfen des menschlichen Auges trifft/treffen zu?

I. Zapfen sind die Farbrezeptoren des Auges und kommen in drei Typen vor: Blau-, Grün-, Rotrezeptor.
II. Zapfen sind v. a. seitlich des Punktes des schärfsten Sehens auf der Netzhaut angeordnet.
III. Zapfen dienen durch ihre hohe Lichtempfindlichkeit dem Nacht- und Dämmerungssehen.
IV. Auf der Netzhaut befinden sich mehr Zapfen als Stäbchen.

(A) Nur I ist richtig.
(B) Alle Aussagen sind richtig.
(C) I, II und IV sind richtig.
(D) I, III und IV sind richtig.
(E) Nur II ist richtig.

318. Welche der folgenden Reihenfolgen anatomischer Strukturen von außen nach innen trifft für das Ohr zu?

(A) Eustachische Röhre – Trommelfell – Gehörknöchelchen – Gehörschnecke – Hörnerv – Hörsinneszellen – Temporallappen
(B) Ohrmuschel – Äußerer Gehörgang – Trommelfell – Innerer Gehörgang – Gehörschnecke – Hammer, Amboss, Steigbügel – Hörnerv – Temporallappen
(C) Äußerer Gehörgang – Hammer, Amboss, Steigbügel – Trommelfell – Hörsinneszellen – Gehörschnecke – Hörnerv – Frontallappen
(D) Temporallappen – Hörnerv – Hörsinneszellen – Gehörschnecke – Trommelfell – Hammer, Amboss, Steigbügel – Äußerer Gehörgang – Ohrmuschel
(E) Ohrmuschel – Äußerer Gehörgang – Trommelfell – Hammer, Amboss, Steigbügel – Gehörschnecke – Hörsinneszellen – Hörnerv – Temporallappen

319. Wo im Körper befindet sich das Gleichgewichtsorgan bzw. der Vestibularapparat?

(A) Kleinhirn
(B) Tastsinn der Haut
(C) Rückenmark
(D) Innenohr
(E) Mittelohr

320. Welche Aussage(n) zur Zunge trifft/treffen zu?

I. Im vorderen und seitlichen Bereich der Zunge wird der Geschmack bitter am stärksten wahrgenommen.
II. Im hinteren Bereich der Zunge wird der Geschmack salzig am stärksten wahrgenommen.
III. Es gelten aktuell fünf Geschmackqualitäten als allgemein wissenschaftlich anerkannt: süß, sauer, salzig, bitter und umami.
IV. Neben der Wahrnehmung von Geschmack (im weiteren Sinne) durch Geschmacksrezeptoren, wird ein großer Teil durch flüchtige Aromastoffe hervorgerufen, die das Riechepithel stimulieren.
V. Die Konzentration, die zur Überschreitung der Wahrnehmungsschwelle nötig ist, ist bei bitteren Substanzen am niedrigsten.

(A) Nur IV und V sind richtig.
(B) Alle Aussagen sind richtig.
(C) III, IV und V sind richtig.
(D) I, III, IV und V sind richtig.
(E) II, III und IV sind richtig.

321. Welche Aussage(n) zur Nase trifft/treffen zu?

I. Primär erfüllt die Nase die Funktion der Lufterwärmung, -anfeuchtung, -filtration und der Geruchswahrnehmung.
II. Die Riechschleimhaut erstreckt sich vom Eingang der Nase (Nasenlöcher) bis zum Übergang in den Schlund (Choanen).
III. Beim Menschen gibt es ca. 400 unterschiedliche Rezeptoren auf den einzelnen Sinneszellen, die jeweils nur auf einen Duftstoff ansprechen.
IV. Der Hirnnerv, der die Wahrnehmungen der Riechrezeptoren ins Gehirn weiterleitet wird als Nervus opticus bezeichnet.
V. Pheromone sind Duftstoffe, die bewusst oder unbewusst Verhaltensweisen anderer Individuen beeinflussen.

(A) I, III und V sind richtig.
(B) Nur I ist richtig.
(C) I, II, III und V sind richtig.
(D) Alle Aussagen sind richtig.
(E) III, IV und V sind richtig.

BLUT

LERNSTOFF

- **Blutzellen**
  - Erythrozyten
  - Leukozyten
    - Granulozyten
    - Lymphozyten
    - Monozyten
  - Thrombozyten
- **Venöser und arterieller Kreislauf**
- **Blutgruppensysteme**
  - AB0-System
  - Rhesus-System
  - Minor- und Major-Reaktionen
- **Blutplasma**
- **Abbau des Blutes**

VORSICHT

Schau Dir **Blutgruppen (Kodominanz der Vererbung)** und **Abbau des Blutes** an.

322. Was trifft nicht auf Erythrozyten zu?

(A) Ihre Lebensdauer beträgt etwa 120 Tage.
(B) Sie transportieren Sauerstoff im Blut.
(C) Sie werden beim Erwachsenen in der Leber gebildet.
(D) Sie werden unter anderem in der Milz abgebaut.
(E) Sie enthalten keine Mitochondrien.

323. Ein Patient blutet aus einer Schnittwunde unaufhörlich. Welcher Blutwert wird bei einer Laborkontrolle am ehesten verändert sein?

(A) Lymphozyten
(B) Leukozyten
(C) Erythrozyten
(D) Granulozyten
(E) Thrombozyten

324. Welche dieser Zellen hat keinen Zellkern?

(A) Muskelzelle
(B) Nervenzelle
(C) Erythrozyt
(D) Leukozyt
(E) Herzmuskelzelle

325. Welche dieser Zellen hat keinen Zellkern?

(A) Eizelle
(B) Spermienzelle
(C) Thrombozyt
(D) Knochenzelle
(E) Leberzelle

326. Welche Aussage(n) über Blutgruppen beim Menschen ist/sind richtig?

I. Blutgruppe A besitzt Antigene A und Antikörper gegen Antigen B.
II. Blutgruppe B besitzt Antigene B und Antikörper gegen Antigen A.
III. Blutgruppe 0 besitzt keine Antigene.
IV. Blutgruppe 0 besitzt Antikörper gegen die Antigene A und B.
V. Blutgruppe AB besitz keine Antigene.

(A) I, II, III und IV sind richtig.
(B) III und IV sind richtig.
(C) Nur V ist richtig.
(D) Alle Aussagen sind richtig.
(E) I, II und V sind richtig.

327. Welche Blutgruppe besitzt Antigene A und Antikörper gegen B?

(A) Blutgruppe A
(B) Blutgruppe B
(C) Blutgruppe 0
(D) Blutgruppe AB
(E) Kommt bei keiner Blutgruppe vor.

328. Welche Aussage zu roten Blutkörperchen ist falsch?

(A) Sie enthalten keinen Zellkern.
(B) Sie werden im roten Knochenmark gebildet.
(C) Sie enthalten Hämoglobin.
(D) Sie haben eine Lebensdauer von etwa einem Jahr.
(E) Sie werden in Milz und Leber abgebaut.

329. Welche Aussage über weiße Blutkörperchen (Leukozyten) ist falsch?

(A) Sie sind Bestandteil des Immunsystems.
(B) Sie spielen eine wichtige Rolle bei der Abwehr von Krankheitserregern.
(C) Sie stammen alle von einer Vorläuferzelle ab.
(D) Die Granulozyten sind die kleinste Gruppe der weißen Blutkörperchen.
(E) Lymphozyten zählt man zu den weißen Blutkörperchen.

330. Welche Aussage zum Blutplasma ist falsch?

(A) Das Plasma macht in etwa 56% des menschlichen Blutes aus.
(B) Der Proteingehalt des Blutplasmas ist notwendig zur Aufrechterhaltung des kolloidosmotischen Drucks.
(C) Das Fibrinogen bildet bei der Blutgerinnung ein Fasernetz.
(D) Das Blutplasma ist das von Gerinnungsfaktoren bereinigte Blutserum.
(E) Das Blutplasma erfüllt unterschiedliche Transportfunktionen.

331. Welche Blutgruppe besitzt Antikörper gegen A und B und Antigene A und B?

(A) Blutgruppe A
(B) Blutgruppe AB
(C) Blutgruppe 0
(D) Kommt bei keiner Blutgruppe vor.
(E) Blutgruppe B

332. Was ist der Hauptbestandteil von Blutplasma?

(A) Mineralien
(B) Proteine
(C) Wasser
(D) Fett
(E) Zucker

333. Welche Aussage über Blutplättchen (Thrombozyten) ist falsch?

(A) Sie werden in der Milz gebildet.
(B) Sie sind Bruchstücke von Knochenmarks-Riesenzellen.
(C) Sie haben eine Lebensdauer von nur wenigen Tagen.
(D) Ihre Bedeutung liegt in der Blutstillung und Blutgerinnung.
(E) Sie sind farblos und scheiben- bis spindelförmig.

334. In welchen(m) Organ(en) findet der Abbau der roten Blutkörperchen in einem Erwachsenen statt?

(A) Knochenmark
(B) Darm
(C) Bauchspeicheldrüse
(D) Leber und Milz
(E) Niere

335. Wie lange ist ca. die Lebensdauer eines Erythrozyten?

(A) 10 Tage
(B) 50 Tage
(C) 150 Tage
(D) 120 Tage
(E) 70 Tage

336. Welche der folgenden Aussagen zu Bilirubin ist richtig?

(A) Bilirubin ist ein Abbauprodukt der Lymphozyten.
(B) Bilirubin ist ein Alterpigment.
(C) Bilirubin wird von den Pigmentzellen der Haut produziert.
(D) Bilirubin wird von den Talgdrüsen der Haut produziert.
(E) Bilirubin ist ein gelbes Abbauprodukt der Erythrozyten.

LYMPHE UND LYMPHATISCHE GEWEBE

LERNSTOFF

* Primäre und sekundäre lymphatische Organe
* Thymus
* Lymphknoten
* Milz
* Mandeln
* Darmassoziiertes lymphatisches System

VORSICHT

Du solltest wissen, wo die **Milz** anatomisch liegt.

337. Welche Aussage zum lymphatischen System ist falsch?

(A) Entlang der Lymphgefäße befinden sich die Lymphknoten.
(B) Die Lymphknoten enthalten Lymphozyten, eine spezielle Art von weißen Blutkörperchen.
(C) Lymphe ist ein Bestandteil den Immunsystems.
(D) Lymphe enthält neben Wasser, Mikro- und Makromolekülen auch Erythrozyten.
(E) Das Lymphsystem transportiert unter anderem Nähr- und Abfallstoffe.

338. Welche Aussage(n) zum Lymphsystem trifft/treffen zu?

I. Die Lymphe entsteht aus extrakapillärer Flüssigkeit, die bei der Passage des Blutes durch die Blutkapillaren in den Zellzwischenraum austritt.
II. Die täglich produzierte Lymphe beträgt zwischen 2–3 Litern.
III. Das Lymphsystem spielt neben der Körperabwehr eine wichtige Rolle bei der Drainage von überschüssiger Gewebsflüssigkeit.
IV. Die Lymphe ist eine milchig, trübe Flüssigkeit.

(A) Nur I ist richtig.
(B) I, III und IV sind richtig.
(C) Alle Aussagen sind richtig.
(D) Nur IV ist richtig.
(E) III und IV sind richtig.

339. Welche Aussage zum Lymphgefäßsystem ist falsch?

(A) Die Lymphe transportiert die im Darm resorbierten Fette.
(B) Die gesamte Lymphe mündet im Venenwinkel in die obere Hohlvene.
(C) Lymphangien können die Lymphe aktiv im Lymphgefäßsystem transportieren.
(D) Beim Lymphgefäßsystem handelt es sich um einen Kreislauf.
(E) Lymphknoten sind die „Filterstationen" des Lymphgefäßssystmens.

340. Die Milz ist ein Organ des lymphatischen Systems. Wo liegt die Milz anatomisch?

(A) Linker Unterbauch
(B) Ca. in Höhe der 10 Rippe rechts
(C) Links unterhalb des Zwerchfells und oberhalb der linken Niere
(D) Rechter Oberbauch
(E) Rechter Unterbauch

IMMUNSYSTEM

LERNSTOFF

- **Unspezifische Immunabwehr**
- **Spezifische Immunabwehr**
  - T-Lymphozyten
  - B-Lymphozyten
  - Antikörper und genetische Grundlagen der Antikörper

VORSICHT

Du solltest wissen, was der Unterschied zwischen der **unspezifischen** und **spezifischen Immunabwehr** ist und welche Zellen in den Systemen eine Rolle spielen.

341. Was enthält ein passiver Impfstoff gegen Tetanus?

(A) Abgeschwächte Tetanus-Erreger
(B) Tetanus-Antikörper
(C) Tetanus-resistente Immunzellen
(D) Tetanus-ähnliche Erreger
(E) Speziell gezüchtete Tetanus-Erreger

342. Welche Zellen werden mit der Produktion von Antikörpern assoziiert?

(A) Immunglobuline
(B) T-Lymphozyten
(C) Killerzellen
(D) B-Lymphozyten
(E) Makrophagen

343. Welche Aussage über Antikörper ist nicht richtig?

(A) IgA befindet sich hauptsächlich frei im Speichel.
(B) IgE befindet sich immer membrangebunden an einer Zelle.
(C) IgD bilden den größten Anteil an allen Antikörpern.
(D) IgM zeigen eine akute Infektion an.
(E) IgG richten sich vor allem gegen Viren und Bakterien.

344. Welche Aussage zu T-Lymphozyten ist richtig?

(A) Die Reifung von T-Lymphozyten findet im roten Knochenmark statt.
(B) Die Reifung von T-Lymphozyten erfolgt in der Milz.
(C) Ein T-Lymphozyt wird durch die Koppelung mit einem Antigenrezeptor einer antigenpräsentierenden Zelle und einem Corezeptor aktiviert.
(D) T-Lymphozyten zählen zum angeborenen Immunsystem.
(E) T-Lymphozten können sich selbst durch die Phagozytose frei herum schwimmender Antigene aktivieren.

345. Welche Aussage zu Antikörpern ist falsch?

(A) Antikörper sind Proteine aus der Familie der Immunglobuline.
(B) Antikörper bestehen aus vier Polypeptidketten.
(C) IgG findet man vor allem frei im Blutplasma.
(D) Beim Menschen gibt es sieben Klassen von Immunglobulinmolekülen.
(E) Die beiden Antigenbindungsstellen eines Antikörpers sind identisch, sodass der Antikörper bivalent, also „zweibindend“ ist.

346. Welche Aussage(n) zur Immunisierung trifft/treffen zu?

I. Bei der passiven Immunisierung werden Antikörper und Zellen der adaptierten Immunantwort (B- und T-Zellen) übertragen.
II. Ein Nachteil der passiven Immunisierung ist, dass der Impfschutz erst Tage bis Wochen nach der Impfung vorhanden ist.
III. Eine passive Immunisierung hält in der Regel über Jahre an.
IV. Die passive Immunisierung stimuliert die Bildung von Antikörpern.
V. Eine aktive Impfung und eine passive Impfung können auch gleichzeitig verabreicht werden.

(A) Alle Aussagen sind richtig.
(B) II, III und V sind richtig.
(C) Nur V ist richtig.
(D) Nur III ist richtig.
(E) Keine Aussage ist richtig.

347. Welche der im Folgenden genannten Zellen gehören zur unspezifischen Immunantwort?

I. Plasmazellen
II. Makrophagen
III. B-Lymphozyten
IV. Granulozyten
V. Gedächtniszellen

(A) Nur II ist richtig.
(B) II und IV sind richtig.
(C) Alle sind richtig.
(D) I, III und V sind richtig.
(E) III und IV sind richtig.

348. Wie töten Phagozyten schädliche Bakterien?

(A) Durch Endozytose
(B) Durch die Produktion von Antikörpern
(C) Durch Komplementfaktoren
(D) Durch das Anlegen von Gedächtniszellen
(E) Durch den Säureschutzmantel der Haut

349. Welche der Aussagen zum angeborenen und erworbenen Immunsystem trifft/treffen zu?

I. Das angeborene Immunsystem hat eine niedrigere Spezifität als das erworbene.
II. Das angeborene Immunsystem bildet Gedächtniszellen.
III. Eine Zweitreaktion auf den gleichen Erreger verläuft i. d. R. schneller als beim Erstkontakt.
IV. Das angeborene Immunsystem besteht unter anderem aus Makrophagen, Granulozyten und Natürlichen Killerzellen.

(A) Alle Aussagen sind richtig.
(B) I und II sind richtig.
(C) I, III und IV sind richtig.
(D) Keine Aussage ist richtig.
(E) II, III und IV sind richtig.

350. Welche Prozesse führen zur Variabilität von menschlichen Antikörpern?

I. Somatische Rekombination bzw. V(D)J-Rekombination
II. Junktionale Diversifikation
III. Rekombination der C-Domäne der H-Ketten
IV. Somatische Hypermutation
V. Kombination verschiedener leichter und schwerer Ketten

(A) Alle Antworten sind richtig.
(B) I, II und V sind richtig.
(C) II, III und V sind richtig.
(D) I, II, IV und V sind richtig.
(E) Nur V ist richtig.

351. Welche Aussage(n) zu Antikörpern trifft/treffen zu?

I. Aktuell unterscheidet man 5 Klassen von Antikörpern.
II. Ein Antiköper besteht aus zwei identischen schweren H-Ketten und zwei identischen leichten L-Ketten.
III. Nur Plasmazellen und T-Lymphozyten können Antikörper synthetisieren und sezernieren.
IV. Die schweren und leichten Ketten werden untereinander durch Disulfid- und Peptidbindungen verbunden.
V. Die variable Region der leichten und schweren Kette bilden die Antigenbindungsstelle.

(A) Nur III ist richtig.
(B) Nur I ist richtig.
(C) I, II, IV und V sind richtig
(D) Alle Aussagen sind richtig.
(E) I, II und V sind richtig.

352. Welche Aussage(n) zur Variabilität der Antikörper trifft/treffen zu?

I. Die V(D)J-Rekombination ist der einzige Prozess bei dem Erbinformation (DNA) in somatischen, proliferierenden Zellen planmäßig verändert wird.
II. Die V(D)J-Rekombination betrifft sowohl die schwere, als auch die leichte Kette der Antikörper.
III. Die Genabschnitte der variablen Region der leichten Kette setzen sich aus V-, D- und J-Segmenten zusammen.
IV. Die Genabschnitte der variablen Region der schweren Kette setzen sich aus V- und D-Segmenten zusammen.
V. Zusätzliche Variabilität der Antikörper entsteht durch die Kombination verschiedener schwerer und leichter Ketten miteinander.

(A) I, II und III sind richtig.
(B) Nur V ist richtig.
(C) Alle Aussagen sind richtig.
(D) II und V sind richtig.
(E) II, III und IV sind richtig.

353. Welche Aussage zu Antikörpern trifft/treffen zu?

I. Antikörper richten sich nur gegen körperfremde Antigene.
II. Sie bilden mit Antigenen Immunkomplexe, die von Fresszellen identifiziert und phagozytiert werden.
III. Sie gehören zur Klasse der Gamma-Globuline.
IV. Sie werden von T-Lymphozyten produziert.
V. Sie sind Teil der adaptierten Immunantwort und werden der humoralen spezifischen Abwehr zugerechnet.

(A) Nur II ist richtig.
(B) II, III und V sind richtig.
(C) III, IV und V sind richtig.
(D) Alle Aussagen sind richtig.
(E) II, III, IV und V sind richtig.

354. Welche Aussage(n) zu Makrophagen trifft/treffen zu?

I. Sie werden zu den antigenpräsentierenden Zellen gezählt.
II. Bei einer Blutuntersuchung eines gesunden Menschen machen sie den größten Anteil an den weißen Blutkörperchen aus.
III. Monozyten sind die Vorläuferzellen der Makrophagen.
IV. Sie werden in der Milz gebildet.
V. Sie werden zum adaptieren Immunsystem gezählt.
VI. Sie dienen der Beseitigung von Mikroorganismen durch Phagozytose.

(A) I, III und VI sind richtig.
(B) Alle Aussagen sind richtig.
(C) II, III und IV sind richtig.
(D) I, III, IV und VI sind richtig.
(E) VI ist richtig.

355. Welche der folgenden anatomischen Strukturen ist kein Bestandteil des Immunsystems?

(A) Milz
(B) Leber
(C) Rachenmandeln
(D) Blinddarm
(E) Thymus

HORMONSYSTEM

LERNSTOFF

* **Hormone**
  * Definition
  * Wirkungsmechanismus von Hormonen
  * Hauptbildungsorte von Hormonen
  * Steuerung der Hormonsekretion
* **Hypothalamus-Hypophysen-Rückkopplungssystem**
* **Hypophyse**
  * Neurohypophyse
  * Adenohypophyse
* **Zirbeldrüse**
* **Schilddrüse**
  * C-Zellen der Schilddrüse
  * Nebenschilddrüse
* **Nebennieren**
  * Nebennierenrinde
  * Nebennierenmark
* **Inselorgan der Bauchspeicheldrüse**
* **Geschlechtsorgane**
  * Hoden
  * Eierstöcke
* **Andere hormonbildende Gewebe und Zellen**

356. Welches Hormon kann auch als entzündungshemmendes Medikament eingesetzt werden?

(A) Insulin
(B) Thyroxin
(C) Adrenalin
(D) Glukokortikoide
(E) Östrogen

357. Welche Aussage(n) zum Regelkreis Schilddrüsenhormone trifft/treffen zu?

I. Der TSH releasing factor (TRH) wird vom Hypothalamus sezerniert und stimuliert die Hypophyse zu Freisetzung des Thyreoidea-stimulierenden Hormons (TSH).
II. TSH stimuliert die Hormonbildung und die Iodaufnahme in der Schilddrüse.
III. Freies Thyroxin (FT4) fördert die Sekretion von TRH und hemmt die Sekretion von TSH.
IV. Ein erniedrigter TSH Blutwert bei gleichzeitig erhöhten Schilddrüsenhormonen kann für eine Schilddrüsenüberfunktion sprechen.

(A) Nur I ist richtig.
(B) I, II und III sind richtig.
(C) Alle Aussagen sind richtig.
(D) I, II und IV sind richtig.
(E) Nur IV ist richtig.

358. In welchem der folgenden Organe kommt es beim Typ-1 Diabetes mellitus zur Zerstörung der Betazellen?

(A) Leber
(B) Herz
(C) Blase
(D) Pankreas
(E) Gehirn

359. Welche dieser Drüsen ist eine rein exokrine Drüse?

(A) Zirbeldrüse
(B) Hypophyse
(C) Schilddrüse
(D) Bauchspeicheldrüse
(E) Schweißdrüse

360. Welche dieser Drüsen ist keine endokrine Drüse?

(A) Speicheldrüse
(B) Hoden
(C) Thymus
(D) Nebenniere
(E) Ovar

361. Von welchen Zellen wird das Hormon Insulin gebildet?

(A) T-Zellen
(B) Hauptzellen
(C) Beta-Zellen
(D) Nebenzellen
(E) Graue Zellen

362. Welche der folgenden Aussagen zu Testosteron ist falsch?

(A) Testosteron wird in den Hoden gebildet.
(B) Testosteron fördert den Muskelaufbau.
(C) Testosteron wird in den Eierstöcken gebildet.
(D) Testosteron bewirkt die Ausbildung eines männlichen Phänotyps.
(E) Testosteron fördert das Wachstum der Kopfbehaarung.

363. Welche der folgenden Aussagen beschreibt keine Wirkung von Insulin?

(A) Insulin senkt den Blutzucker.
(B) Insulin fördert die Gluconeogenese.
(C) Insulin fördert die Glykogensynthese.
(D) Insulin fördert die Aufnahme von Zucker in die Muskelzellen.
(E) Insulin hemmt den Abbau von Fettgewebe.

364. Was ist keine exokrine Drüse?

I. Speicheldrüse
II. Schilddrüse
III. Hypophyse
IV. Schweißdrüse
V. Tränendrüse

(A) II und III sind falsch.
(B) II und V sind falsch.
(C) Nur I ist falsch.
(D) Nur IV ist falsch.
(E) I und III sind falsch.

365. Welche dieser Drüsen ist eine endokrine Drüse?

(A) Schweißdrüse
(B) Tränendrüse
(C) Talgdrüse
(D) Schleimdrüse
(E) Thymusdrüse

NIERE UND ABLEITENDE HARNWEGE

LERNSTOFF

- **Nieren**
  - Aufgaben der Nieren
  - Übersicht über Bau und Funktion
  - Form und Lage
- **Ableitende Harnwege**
  - Nierenbecken
  - Harnleiter
  - Harnblase
  - Harnröhre

366. Welche Antwort beschreibt den Weg des in der Niere gebildeten Harns korrekt?

(A) Nierenbecken – Henleschleife – Harnblase – Harnleiter – Harnröhre
(B) Tubulussystem – Nierenbecken – Harnröhre – Harnblase – Harnleiter
(C) Henleschleife – Nierenkörperchen – Harnleiter – Harnblase – Sammelrohr
(D) Nierenbecken – Tubulussystem – Sammelrohr – Harnleiter – Harnblase
(E) Nierenkörperchen – Nierenbecken – Harnleiter – Harnblase – Harnröhre

367. Welche Aufgabe hat das Nierenkanälchen?

(A) Es filtert den Sekundärharn.
(B) Es konzentriert den Primärharn.
(C) Es sorgt für die Durchblutung der Niere.
(D) Es reinigt die Niere von Giftstoffen.
(E) Es leitet den Harn in die Harnblase.

368. Welche Aussage(n) zur Niere ist/sind richtig?

I. Die Niere ist ein paarig angelegtes Organ.
II. Die Niere scheidet Endprodukte des menschlichen Stoffwechsels aus.
III. Die Niere spielt eine entscheidende Rolle bei der Bildung von roten Blutkörperchen.
IV. Pro Tag durchfließen in etwa 1800 Liter Blut die Nieren.
V. Die Niere hat keinen Einfluss auf die Blutdruckregulation.
VI. Der Sekundärharn gelangt aus dem Nierenbecken direkt in die Harnröhre.

(A) Alle Aussagen sind richtig.
(B) Nur die Aussagen I, II III, und IV sind richtig.
(C) Nur die Aussagen I, II, IV und VI sind richtig.
(D) Nur die Aussagen I, II, III, IV und VI sind richtig.
(E) Nur die Aussagen I, II, III, IV und V sind richtig.

369. Wo befindet sich der Glomerulus?

(A) Im Nierenmark
(B) In der Nierenrinde
(C) Im Sammelrohr
(D) Im Nierenbecken
(E) Im Ureter

370. Welche der folgenden Aussagen ist falsch?

(A) Die Blase ist ein muskuläres Hohlorgan.
(B) Der Urinzufluss der Blase erfolgt über die Harnleiter.
(C) Über die Harnröhre erfolgt der Abfluss des Urins aus der Blase.
(D) Der Harn wird in der Blase aktiv weiter konzentriert.
(E) Die Innenwand der Blase ist mit Urothel ausgekleidet.

371. Welche Aussage(n) zur Niere ist/sind richtig?

I. Sie besteht aus ca. 1,2 Millionen Nephronen.
II. Ein Nephron besteht aus Nierenkörperchen und Nierenkanälchen.
III. Es werden täglich ca. 180 l Sekundärharn produziert.
IV. Es werden täglich ca. 1,5 l Primärharn gebildet.
V. Die Ausscheidung des Urins geschieht über die Harnröhre.

(A) I, II und V sind richtig.
(B) Alle Aussagen sind richtig.
(C) I, III, IV und V sind richtig.
(D) III, IV und V sind richtig.
(E) I und II sind richtig.

372. Woraus besteht ein Nierenkörperchen?

(A) Aus Bowman-Kapsel und Nephron
(B) Aus Nierenkanälchen und Henle-Schleife
(C) Aus Henle-Schleife und Nephron
(D) Aus Glomerulus und Bowman-Kapsel
(E) Aus Henle-Schleife und Glomerulus

GESCHLECHTSORGANE

LERNSTOFF

- **Männliche Geschlechtsorgane**
  - Innere Geschlechtsorgane
    - Hoden
    - Nebenhoden
    - Samenleiter
    - Bläschendrüse
    - Vorsteherdrüse
    - Cowper-Drüsen
  - Äußere Geschlechtsorgane
    - Penis
    - Hodensack
- **Weibliche Geschlechtsorgane**
  - Innere Geschlechtsorgane
    - Eierstöcke
    - Eileiter
    - Gebärmutter
    - Scheide
  - Äußere Geschlechtsorgane
    - Große und kleine Schamlippen
    - Klitoris
    - Scheidenvorhof
    - Vorhofdrüsen
    - Brustdrüsen

373. Wo werden beim Mann die Spermien gespeichert?

(A) In der Cowperschen Drüse
(B) In der Bartholinischen Drüse
(C) Im Nebenhoden
(D) In der Prostata
(E) Im Samenleiter

374. Wo findet die Spermatogenese, also die Bildung der Samenzellen, beim Mann statt?

(A) Nebenhoden
(B) Samenleiter
(C) Hoden
(D) Prostata
(E) Bläschendrüse

375. Welche Aussage zu den männlichen Geschlechtsorganen ist falsch?

(A) Samenbläschen, Prostata und Bulbourethraldrüsen produzieren Samenflüssigkeiten.
(B) Spermien reifen im Nebenhoden.
(C) Die Geschlechtsorgane des Mannes zählen zu den sekundären Geschlechtsmerkmalen.
(D) Die Spermatogenese findet im Hoden statt.
(E) Die Hoden liegen beim Mann außerhalb der Bauchhöhle.

376. Welche Aussage zum männlichen Geschlechtsorgan ist falsch?

(A) Der Samenleiter dient dem Spermientransport vom Nebenhodengang zur Harnröhre.
(B) Die Prostata ist von einer derben Kapsel umgeben und lässt sich histologisch dreiteilen.
(C) Die Prostata bildet ein saures Sekret mit einem pH-Wert von ca. 6,4.
(D) Die Schwellkörper des männlichen Glieds erigieren sich durch unwillkürliche muskuläre Kontraktion.
(E) Nur ein ganz blasennaher Abschnitt ist beim Mann ausschließlich Harnröhre, der Rest ist gleichzeitig Harn- und Geschlechtsweg.

377. Was zählt man nicht zum inneren männlichen Genital?

(A) Samenleiter
(B) Prostata
(C) Nebenhoden
(D) Hoden
(E) Harnsamenröhre

HAUT

LERNSTOFF

- **Hautschichten**
  - Epidermis
  - Dermis
  - Subcutis
- **Aufgaben der Haut**
- **Hautanhangsgebilde**
  - Hautdrüsen
  - Haare
  - Nägel

VORSICHT

Schau Dir auch an, wie der **Wärmehaushalt im Körper** reguliert wird.

378. Was ist keine Funktion der menschlichen Haut?

(A) Isolation
(B) Schutz vor Bakterien
(C) Druckempfindung
(D) Sauerstoffaufnahme
(E) Vibrationsempfindung

379. Was ist das schwerste menschliche Organ?

(A) Gehirn
(B) Leber
(C) Haut
(D) Darm
(E) Lungen

380. Was ist kein Hautanhangsgebilde?

(A) Haare
(B) Nägel
(C) Brustdrüsen
(D) Talgdrüse
(E) Kältekörperchen

381. Welche Zellart hat den größten Anteil an allen Zellen in der Haut?
(A) Fibroblasten
(B) Keratinozyten
(C) Dendritische Zellen
(D) Pigmentzellen
(E) Fibrozyten

382. Welche Aussage zu den Schweißdrüsen ist nicht richtig?
(A) Es gibt apokrine Schweißdrüsen (Duftdrüsen).
(B) Es gibt ekkrine Schweißdrüsen.
(C) Ekkrine Schweißdrüsen kommen am ganzen Körper vor.
(D) Apokrine Schweißdrüsen kommen am ganzen Körper vor.
(E) Alle Schweißdrüsen werden über den Sympathikus innerviert.

383. Welche der folgenden Aussagen ist nicht richtig?
(A) Haare bestehen im Wesentlichen aus Keratin.
(B) Schleimhäute sind immer unbehaart.
(C) Die menschlichen Haare wachsen circa 1 cm im Monat.
(D) Eine Haarwurzel hat eine Lebensdauer von in etwa 1–2 Jahren.
(E) Lanugobehaarung ist bei erwachsenen Menschen nicht physiologisch.

384. Welche Aussage(n) zur Haut ist/sind zutreffend?
I. Die äußere Haut gliedert sich in drei wesentliche Schichten: Epidermis (Oberhaut), Dermis (Lederhaut) und Subcutis (Unterhaut).
II. Die Epidermis weist ein mehrschichtiges unverhornendes Plattenepithel auf.
III. Die Epidermis enthält ein kapillarisiertes Blutgefäßsystem und Nerven.
IV. Die Talg- und Schweißdrüsen befinden sich in der Dermis (Lederhaut).
V. Die Oberfläche der Haut wird auch im gesunden Zustand von Bakterien und Pilzen besiedelt.

(A) Alle Aussagen sind richtig.
(B) I, II, IV und V sind richtig.
(C) I, IV und V sind richtig.
(D) III, IV und V sind richtig.
(E) I, III, IV und V sind richtig.

CHEMIE

CHEMIE

–

1. ATOMBAU

LERNSTOFF

- Elementarteilchen
  - Proton
  - Neutron
  - Elektron
- Atommodell nach Bohr (Atomkern und Elektronenhülle)
- Quantenmechanisches Atommodell
  - Quantenzahlen
  - Atomorbitale
  - Elektronenkonfiguration

VORSICHT

Das **Atommodell** und das Verständnis der **Elementarteilchen** sind Grundvoraussetzung.

1. Geben Sie die Elektronenkonfiguration für $_{46}Pd^{+}$ an:
Ordnungszahlen: $_{18}Ar$, $_{45}Rh$, $_{10}Ne$, $_{36}Kr$.

(A) $[Ar]5s^2 4d^8$

(B) $1s^2 2s^2 2p^6 3s^2 3p^6 4s^2 3d^{10} 4p^6 5s^2 4d^8$

(C) [Rh]

(D) $[Ne]3s^2 3p^6 4s^2 3d^{10} 4p^6 5s^2 4d^8$

(E) $[Kr]5s^2 4d^9$

2. Welche Orbitale sind bei $_{17}$Chlor nicht besetzt?
(A) 3d-Orbital
(B) 1s-Orbital
(C) 3p-Orbital
(D) 3s-Orbital
(E) 2p-Orbital

3. Welche Aussage ist richtig? Der Nukleus eines Atoms ...

(A) setzt sich nur aus Neutronen zusammen.
(B) setzt sich aus Protonen und Elektronen zusammen.
(C) ist immer neutral geladen.
(D) setzt sich aus Neutronen und Protonen zusammen.
(E) setzt sich aus Neutronen, Protonen und Elektronen zusammen.

4. Welche der folgenden Elektronenkonfigurationen stellt ein Atom in seinem elementaren Zustand dar?

(A) $1s^2 2s^4 2p^6$

(B) $1s^2 2s^2 2p^4$

(C) $1s^2 2s^1 2p^6$

(D) $1s^2 2s^2 3p^6$

(E) $1s^2 2s^2 2p^8$

5. Wie viele f-Orbitale existieren für eine beliebige Hauptquantenzahl?

(A) 5
(B) 6
(C) 7
(D) 8
(E) 9

6. Was kann mit dem Bohr'schen Schalenmodell nicht erklärt werden?

(A) Molekülgeometrie
(B) Absorptions- und Emissionslinien
(C) Atomdurchmesser
(D) Periodizität der Elemente
(E) Elektronegativität

2. PERIODENSYSTEM

LERNSTOFF

- Ordnungszahlen, Gruppen, Perioden
- Isotope
- Atommasse
- Elektronegativität

VORSICHT

Was wäre Chemie ohne das **Periodensystem**? Wird jedes Jahr abgefragt.

7. Welche Aussage zur Anordnung der Elemente im Periodensystem trifft zu?

(A) Von links nach rechts nimmt die Atomgröße zu.
(B) Von rechts nach links nimmt die Massenzahl ab.
(C) Von oben nach unten nimmt die Elektronegativität zu.
(D) Das Periodensystem ist nach Massenzahlen der Elemente geordnet.
(E) Sauerstoff hat die höchste Elektronegativität.

8. Welches Atom hat dieselbe Anzahl an Valenzelektronen wie Schwefel?

(A) Silicium
(B) Kohlenstoff
(C) Phosphor
(D) Sauerstoff
(E) Fluor

9. Welche der folgenden Sortierungen nach Ordnungszahl der Elemente ist richtig?

(A) Lithium (Li), Kohlenstoff (C), Phosphor (P), Fluor (F)
(B) Kohlenstoff (C), Wasserstoff (H), Lithium (Li), Aluminium (Al)
(C) Wasserstoff (H), Aluminium (Al), Natrium (Na), Eisen (Fe)
(D) Lithium (Li), Fluor (F), Natrium (Na), Eisen (Fe)
(E) Wasserstoff (H), Eisen (Fe), Phosphor (P), Kohlenstoff (C)

10. Welche der folgenden Isotope ist instabil?

(A) $^{12}_{6}C$

(B) $^{3}_{1}H$

(C) $^{4}_{2}He$

(D) $^{14}_{7}N$

(E) $^{20}_{10}Ne$

11. ^{12}C ist das am häufigsten vorkommende Kohlenstoffnuklid. ^{14}C ist ein radioaktives Kohlenstoffnuklid, welches zur Altersbestimmung von organischen Materialien benutzt wird. Welche der folgenden Aussagen ist richtig?

(A) ^{12}C und ^{14}C sind Isotope.

(B) ^{14}C besitzt eine um zwei erhöhte Protonenzahl relativ zu ^{12}C.

(C) ^{14}C hat die Ordnungszahl 14.

(D) Die Elektronenzahl bei ^{12}C beträgt 12.

(E) Je höher die ^{14}C-Konzentration in einer Probe ist, umso älter ist diese.

12. Wie sind die Elemente im Periodensystem angeordnet?

(A) Die Elemente sind mit steigender molarer Masse angeordnet.
(B) Die Elemente sind mit sinkender Ordnungszahl angeordnet.
(C) Die Elemente sind mit steigender Kernladungszahl angeordnet.
(D) Die Elemente sind mit steigender Elektronenaufnahmefähigkeit angeordnet.
(E) Die Elemente sind mit steigender Radioaktivität angeordnet.

13. Wie viele Elektronen, Neutronen, Protonen hat das Atom $^{23}_{11}Na$?

(A) 11 Elektronen, 23 Neutronen, 12 Protonen
(B) 11 Elektronen, 12 Neutronen, 11 Protonen
(C) 23 Elektronen, 11 Neutronen, 23 Protonen
(D) 12 Elektronen, 11 Neutronen, 12 Protonen
(E) 23 Elektronen, 11 Neutronen, 11 Protonen

14. Was haben Isotope nicht gemeinsam?

(A) Anzahl der Protonen
(B) Anzahl der Elektronen
(C) Kernladungszahl
(D) Massenzahl
(E) Grundlegende chemische Eigenschaften

15. Welche Aussage zu Wasserstoff ist falsch?

(A) Wasserstoff ist das erste Element im Periodensystem.
(B) Es gibt drei natürliche Isotope von Wasserstoff.
(C) Wasserstoff hat die Ordnungszahl 1.
(D) Wasserstoff hat kein Proton im Atomkern.
(E) Wasserstoff hat ein Elektron in der Elektronenhülle.

16. Was ist die Molekülmasse von Propanol in $\frac{g}{mol}$?

$C = 12\frac{g}{mol}$; $O = 16\frac{g}{mol}$; $H = 1\frac{g}{mol}$

(A) 59
(B) 60
(C) 61
(D) 62
(E) 63

17. Was ist die Neutronenanzahl von $^{198}_{79}Au$?

(A) 120
(B) 121
(C) 198
(D) 119
(E) 79

18. Durch welche Masse unterscheiden sich $^{40}_{20}Ca$ und $^{127}_{53}I$?

(A) 87 u
(B) 77 u
(C) 33 u
(D) 20 u
(E) 74 u

19. Welcher Bindungstyp liegt gemäß Elektronegativität (EN) in der Verbindung S_2Br_2 vor?

Es gilt:
EN(S) = 2,65 und EN(Br) = 3,24

(A) Ionisch, mit der sich periodisch wiederholenden Einheit SBr
(B) Ionisch, mit der sich periodisch wiederholenden Einheit S_2Br_2
(C) Kovalent, erhöhte Elektronendichte an Br
(D) Kovalent, negativ polarisierte Bindung bezüglich S
(E) Kovalent, keinerlei Polarisierung

20. Eine heute noch oft verwendete Elektronegativitäts-Skala wurde von Pauling aufgestellt. Für die relative Skala wurde die Elektronegativität von Fluor auf einen Wert von 3,98 festgelegt. Weshalb wurde Fluor als Referenzatom ausgewählt?

(A) Es liegt als F_2 vor und ist relativ inert.
(B) Mit diesem Element wurden die ersten Elektronegativitätsmessungen durchgeführt.
(C) Es ist das Element mit der höchsten Elektronegativität.
(D) Es ist das Element mit der niedrigsten Elektronegativität.
(E) Es existieren besonders viele Verbindungen vom Typ X-F, wobei X ein beliebiges Element darstellt.

21. Welche Aussage über das Periodensystem trifft zu?

(A) Die Masse nimmt von oben nach unten und von rechts nach links zu.
(B) Der Atomradius nimmt von unten nach oben zu, von links nach rechts ab.
(C) Die Elektronegativität nimmt von oben nach unten ab, von links nach rechts zu.
(D) Der Metallcharakter nimmt von unten nach oben zu, von links nach rechts ab.
(E) Edelgase sind inert und finden sich in der 7. Hauptgruppe.

22. Welche der folgenden Eigenschaften haben die Elemente O (Sauerstoff) und S (Schwefel) nicht gemeinsam?

(A) Gleiche Hauptgruppe
(B) 6 Valenzelektronen
(C) Verhalten sich wie Nichtmetalle
(D) Hohe Elektronegativität (>1.9)
(E) Gleiche Periode

23. Welches der folgenden Elemente ist unter Normalbedingungen kein Metall?

(A) Al (Aluminium)
(B) Ca (Calcium)
(C) P (Phosphor)
(D) Mg (Magnesium)
(E) Na (Natrium)

24. Welche Hauptgruppe bezeichnet man als Halogene?

(A) 1. Hauptgruppe
(B) 3. Hauptgruppe
(C) Chalkogene
(D) 7. Hauptgruppe
(E) 8. Hauptgruppe

25. Welche Aussage zu allgemeinen Trends im Periodensystem der Elemente ist nicht korrekt?

(A) Innerhalb einer Periode nimmt die Elektronegativität mit steigender Ordnungszahl zu.

(B) Innerhalb einer Gruppe nimmt der Atomradius mit steigender Ordnungszahl zu.

(C) Allgemein stellen die ersten Ionisierungsenergien der Alkalimetalle jeweils das Minimum und die der Edelgase jeweils das Maximum der Periode dar.

(D) Innerhalb einer Gruppe nimmt die erste Ionisierungsenergie mit sinkender Ordnungszahl ab.

(E) Die zweite Ionisierungsenergie eines Elements ist in der Regel höher als die erste.

26. Aus welchem Grund liegen die Alkalimetalle oft in der Oxidationszahl +I, die Elemente der 2. Hauptgruppe dagegen häufig in der Oxidationszahl +II vor?

(A) Auf diese Weise werden jeweils genügend Elektronen zum Füllen der äußeren Schale aufgenommen.

(B) Sie streben jeweils die Elektronenkonfiguration eines Übergangsmetalls an.

(C) Die 2. Ionisierungsenergie ist in der 2. Hauptgruppe deutlich höher.

(D) Sie streben jeweils eine Elektronenkonfiguration mit abgeschlossener Schale an.

(E) Die Elektronenaffinitäten der Elemente der 1. Hauptgruppe sind im Gegensatz zu denen der 2. Hauptgruppe positiv.

3. MIKROKOSMOS

LERNSTOFF

- **Heisenberg'sche Unschärferelation**
- **Elektromagnetische Wellen**
  - Welle-Teilchen-Dualismus
  - Wellenlängen elektromagnetischer Strahlung bzw. Spektrum
    - Gamma-Strahlung
    - Röntgen-Strahlung
    - UV-Strahlung
    - Sichtbares Licht
    - Infrarotstrahlung
    - Mikrowellen
    - Rundfunk

27. Was besagt die Unschärferelation (x = Ort, p = Impuls, h = Planck'sches Wirkungsquantum)?

(A) $\Delta x * \Delta p > h$
(B) $\Delta x * \Delta p = h$
(C) $\Delta x * \Delta p < h$
(D) $\Delta x * \Delta p \propto h$
(E) Keine Antwort ist richtig.

28. Welche Aussage beschreibt die Unschärferelation am besten?

(A) Man kann nicht gleichzeitig Ort und Zeit eines Teilchens bestimmen.
(B) Man kann nicht gleichzeitig Impuls und Zeit eines Teilchens bestimmen.
(C) Man kann nicht gleichzeitig Ort und Impuls eines Teilchens bestimmen.
(D) Man kann nicht gleichzeitig Ort, Zeit und Impuls eines Teilchens bestimmen.
(E) Keine Antwort ist richtig.

29. Welche der genannten Strahlungen gehört / gehören nicht zu den elektromagnetischen Strahlungen?

I. Wärmestrahlung
II. Licht
III. Röntgenstrahlung
IV. Gammastrahlung
V. Schallwellen

(A) I und IV
(B) II und IV
(C) I und V
(D) III und V
(E) Nur V

30. Wodurch können elektromagnetische Strahlen entstehen?

I. Bewegungen von Elektronen in elektrischen Leitern, z. B. bei Antennen
II. Zerfall von Atomkernen
III. Bremsstrahlung, z. B. in der Röntgenröhre

(A) Nur I ist richtig.
(B) Nur II ist richtig.
(C) Nur III ist richtig.
(D) Keine Aussage ist richtig.
(E) Alle Aussagen sind richtig.

31. Wann ist es sinnvoll das Wellenmodell des Lichtes zu benutzen?

I. Bei der Deutung der Lichtbrechung nach dem Prinzip von Huygens.
II. Bei der Deutung des Schirmbildes beim Doppelspaltversuch.
III. Bei der Beschreibung der Einteilchen-Interferenz bei sehr schwacher Intensität des Photonenstrahls.
IV. Bei der Deutung des Herauslösens von Elektronen aus einer Metalloberfläche beim Photoeffekt.

(A) I, II und III sind richtig.
(B) I und II sind richtig.
(C) II, III und IV sind richtig.
(D) I, II und IV sind richtig.
(E) Keine Aussage ist richtig.

32. Wann ist die Verwendung des Wellenmodells für Elektronen sinnvoll?

I. Bei der Deutung des Interferenzmusters bei der Elektronenbeugungsröhre.
II. Bei der Beschreibung der Einteilchen-Interferenz bei sehr schwacher Intensität des Elektronenstrahls.
III. Beschreibung des Herauslösens von Elektronen aus einer Metalloberfläche beim Photoeffekt oder z. B. die Ablenkung der Elektronen in einem Magnetfeld.
IV. Bei der Deutung des Schirmbildes beim Doppelspaltversuch.

(A) I und IV sind richtig.
(B) I und II sind richtig.
(C) II und III sind richtig.
(D) III und IV sind richtig.
(E) Keine Antwort ist richtig.

4. GASGESETZE

LERNSTOFF

- **Ideales Gas bzw. allgemeine Gasgleichung**
  - Normalbedingungen
  - Avogadro Gesetz
  - Gesetz von Gay-Lussac
  - Gesetz von Boyle-Mariotte
- **Absolute Temperatur**
  - Absoluter Nullpunkt
  - Kelvin- vs. Celsius-Skala

VORSICHT

Die **Gasgesetze** sind häufig Prüfungsthema.

33. Welche Aussage/n zum Gay-Lussac-Gesetz über ideale Gase ist/sind richtig?

I. Je größer das Volumen bei konstantem Druck, desto höher die Temperatur.
II. Je höher der Druck bei konstanter Temperatur, desto kleiner das Volumen.
III. Je höher die Temperatur bei konstantem Volumen, desto kleiner der Druck.

(A) I und II sind richtig.
(B) Nur I ist richtig.
(C) I und III sind richtig.
(D) Alle sind richtig.
(E) Nur II ist richtig.

34. Welche Aussage beschreibt das Boyle-Mariotte-Gesetz?

(A) Je höher die Temperatur bei konstantem Druck, desto größer das Volumen.
(B) Je kleiner das Volumen bei konstanter Temperatur, desto höher der Druck.
(C) Je niedriger die Temperatur bei konstantem Volumen, desto kleiner der Druck.
(D) Je höher das Volumen bei konstantem Druck, desto niedriger die Temperatur.
(E) Je niedriger die Temperatur bei konstantem Volumen, desto höher der Druck.

35. Wofür steht die Variable „n“ bei der idealen Gasgleichung: $p * V = n * R * T$?

(A) Volumen in Liter
(B) Gaskonstante
(C) Druck in bar
(D) Stoffmenge in mol
(E) Temperatur in Kelvin

5. AGGREGATZUSTÄNDE

LERNSTOFF

- **Die drei klassischen Aggregatzustände: fest, flüssig, gasförmig**
- **Änderung des Aggregatzustands:**
  - Schmelzen/Erstarren
  - Verdampfen und Sublimation
  - Kondensation und Resublimation
- **Reine Stoffe und Stoffgemische**
  - Unterscheidungsmerkmale
  - Homogen und heterogen
- **Hydrophil und hydrophob**

36. Bei welcher Verbindung kann mit dem stärksten Temperaturanstieg gerechnet werden, wenn der Druck erhöht wird?

(A) H_2CO_3

(B) Fe

(C) H_2

(D) NaCl

(E) Ag

37. Eine Reaktion eines idealen Gases läuft bei drei unterschiedlichen konstant gehaltenen Drücken getrennt voneinander ab. Alle anderen Reaktionsbedingungen sind identisch. Welches Diagramm spiegelt am besten das Verhalten des Gases wider?

(A)

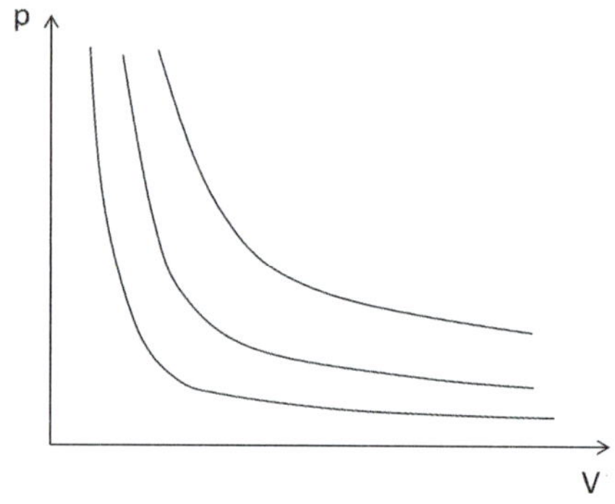

(D)

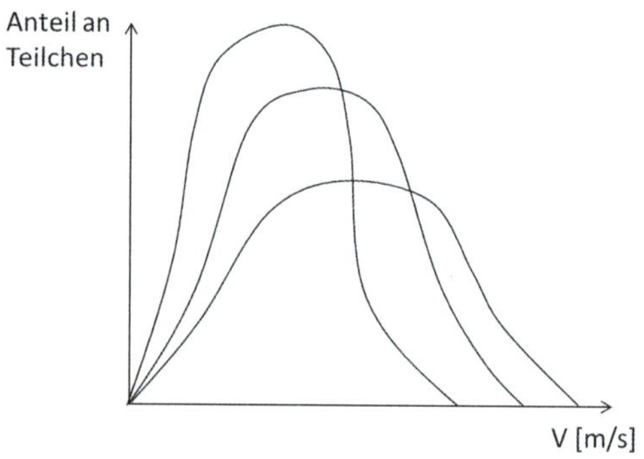

(B)

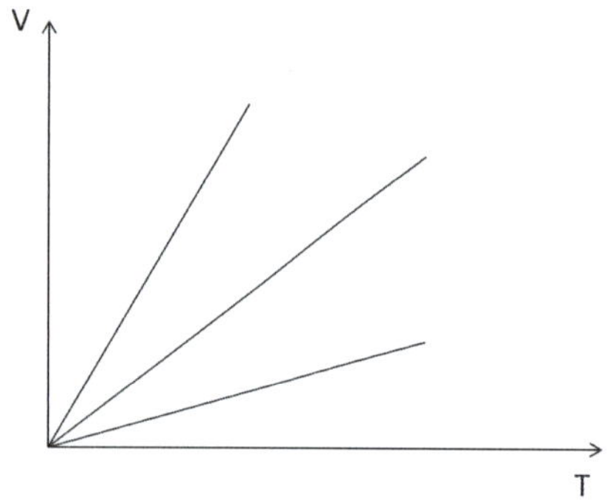

(E)

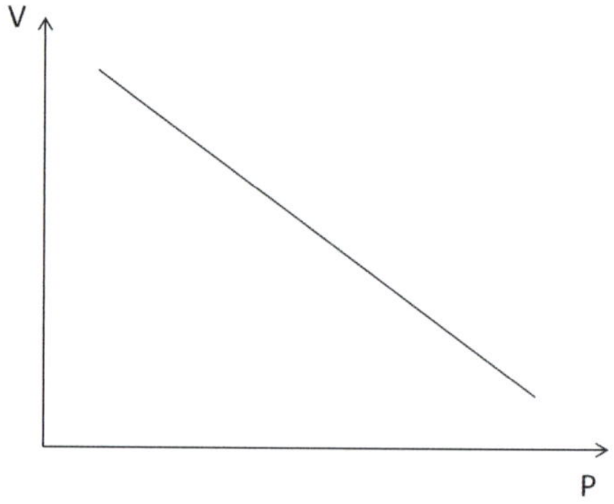

(C)

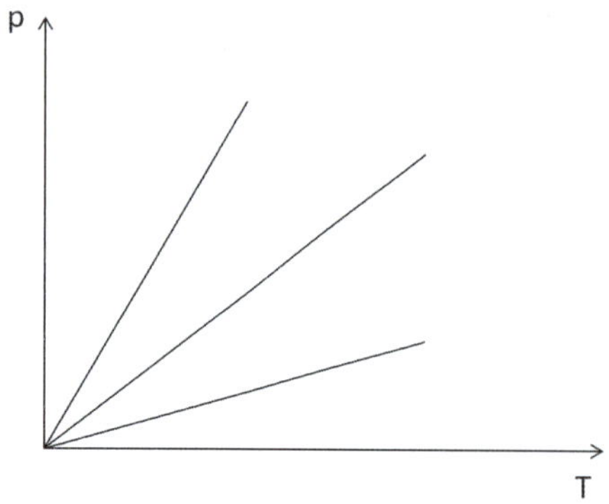

38. Trockeneis (gefrorenes Kohlenstoffdioxid) tritt bei einer Temperatur von über –78,5°C vom festen direkt in den gasförmigen Zustand über. Wie wird dieser Vorgang bezeichnet?

(A) Kondensieren
(B) Schmelzen
(C) Verdampfen
(D) Resublimieren
(E) Sublimieren

39. Wie wird der Phasenübergang von der gasförmigen in die feste Phase bezeichnet?

(A) Desublimation
(B) Sublimation
(C) Kondensation
(D) Resublimation
(E) Stagnation

40. Wie müssen Druck und Temperatur am ehesten verändert werden, um die Erstarrung einer flüssigen Phase zu erreichen?

(A) Temperaturerhöhung und Druckerhöhung
(B) Temperaturerhöhung und Druckerniedrigung
(C) Temperaturerniedrigung und Druckerhöhung
(D) Temperaturerniedrigung und Druckerniedrigung
(E) Druckerniedrigung bei gleicher Temperatur

41. Bei welcher Temperatur kommt es klassisch betrachtet zum absoluten Stillstand von Teilchen?

(A) 273 Kelvin
(B) 0.01 °Celsius
(C) 1 Kelvin
(D) 0 Kelvin
(E) –100 °Celsius

42. Welche der folgenden Aussagen über die Dichteanomalie des Wassers trifft zu?

(A) Unter Normaldruck hat Wasser seine größte Dichte von 1000 Gramm pro Kubikmeter bei ca. 4°C.
(B) Kühlt man Wasser von 4°C auf 2°C ab, so steigt dessen Dichte.
(C) Wasser ist der einzige Stoff, der eine Anomalie aufweist.
(D) Die Anomalie des Wassers tritt im Bereich zwischen 4°C und 100°C auf.
(E) Unterhalb einer bestimmten Temperatur verringert sich bei Temperaturabnahme die Dichte von Wasser.

43. Wasser zeigt ein Dichtemaximum von ca. 1,0 $\frac{g}{cm^3}$ bei einer Temperatur von 3,98°C auf. Auf welche Ursache ist diese Dichteanomalie zurückzuführen?

(A) Durch Wasserstoffbrücken bilden sich Cluster aus, welche bei 3,98°C das geringste Volumen einnehmen.
(B) Durch das Erreichen eines optimalen Bindungswinkels bei der Temperatur von 3,98°C nähern sich die Moleküle an.
(C) Durch ein Minimum der O-H-Bindungslänge bei 3,98°C verringern sich die Molekülabstände.
(D) Bei der Temperatur von 3,98°C entspricht die Anordnung der Moleküle einem dichteren Kristallgitter als dem, welches es im festen Zustand einnimmt.
(E) Durch die Entstehung von Charge-Transfer-Übergängen bei einer Temperatur von 3,98°C verringern sich die Molekülabstände.

44. Wie viel Liter Wasserdampf entstehen ungefähr bei der Verbrennung von 22,4 l Propan unter Standardbedingungen? Die Reaktion muss zunächst ausgeglichen werden.

$\_\ C_3H_8\ (g) + \_\ O_2\ (g) \rightarrow \_\ CO_2\ (g) + \_\ H_2O\ (g)$

(A) 22,4 l
(B) 89,6 l
(C) 44,8 l
(D) 179,3 l
(E) 67,4 l

45. Bei welcher der folgenden Maßnahmen erwartet man bei einem idealen Gas den größten Volumenzuwachs bei konstanter Temperatur?

(A) Druckerhöhung
(B) Verkleinerung des Gasraumes
(C) Senkung des Drucks
(D) Reaktion mit Wasser
(E) Abführen von Gas

46. Tenside bilden den Hauptbestandteil in Seifen und anderen waschaktiven Substanzen. Welche Bedingung muss erfüllt sein, damit die Wirkungsweise der Tenside gegeben ist?

(A) Die Oberflächenspannung muss auf die Hälfte des Ausgangswertes reduziert werden.
(B) Die Tensidmoleküle müssen amphoter vorliegen.
(C) Die Tensidmoleküle müssen anionisch vorliegen.
(D) Die Tensidmoleküle müssen kationisch vorliegen.
(E) Die kritische Micellenkonzentration muss überschritten werden.

6. CHEMISCHE BINDUNGEN

LERNSTOFF

- Primärbindungen
  - Valenzelektronen
  - Elektronegativität
    - Ionenbindung
      - Kationen
      - Anionen
      - Atom- und Ionenradien
      - Salze
    - Atombindung
      - Schreibweise und Definition
      - Moleküle
      - C-C-Einfachbindungen
      - Mehrfachbindungen
      - Die polarisierte Atombindung
    - Metallbindung
- Sekundärbindungen
  - Dipol-Dipol-Bindung
  - Wasserstoffbrückenbindung
  - Van-der-Waals-Kräfte

47. Welche Bindungsart findet man intramolekular in Butanol?

(A) Wasserstoffbrücken
(B) Ionenbindung
(C) Kovalente Bindung
(D) Van-der-Waals-Kräfte
(E) Koordinative Bindung

48. Welche Aussage über Ionenbindungen ist richtig?

(A) Ionenbindungen bilden sich bevorzugt zwischen Elementen annähernd gleicher Elektronegativität aus.
(B) Die Ionenbindung wird auch als Atombindung bezeichnet.
(C) Die Ionenbindung kommt primär durch gemeinsame Elektronenpaare der Bindungspartner zustande.
(D) Zwischen Alkalimetallen und Halogenen bilden sich bevorzugt Ionenbindungen aus.
(E) Ionenbindungen bilden sich bevorzugt zwischen Elementen aus, die im Periodensystem nebeneinander stehen.

49. Welche chemischen Eigenschaften treffen in der Regel auf Salze zu?

(A) Bei Raumtemperatur fest, unlöslich in Wasser, hoher Schmelzpunkt, gute Leitfähigkeit des Feststoffs.
(B) Bei Raumtemperatur fest, löslich in Wasser, niedriger Schmelzpunkt, in Lösung gute Leitfähigkeit.
(C) Bei Raumtemperatur fest, löslich in Wasser, hohe Dichte, sehr giftig.
(D) Bei Raumtemperatur gasförmig, unlöslich in Wasser, niedrige Reaktionsfreudigkeit.
(E) Bei Raumtemperatur fest, hoher Schmelzpunkt, bilden Ionenbindungen aus.

50. Welche der folgenden Verbindungen bildet keine Ionenbindung aus?

(A) Kaliumiodid (KI)

(B) Schwefeldioxid (SO_2)

(C) Natriumchlorid (NaCl)

(D) Magnesiumoxid (MgO)

(E) Natriumnitrat ($NaNO_3$)

51. Welche Aussage trifft auf die ionische Bindung zu?

(A) Die Differenz der Elektronegativitäten muss gering sein.
(B) Je größer die Ladung der beteiligten Ionen, umso höher liegt der Schmelzpunkt.
(C) Der Anionenradius muss größer sein als der Kationenradius.
(D) Alle Salze sind leicht wasserlöslich.
(E) Die ionische Bindung zählt zu den gerichteten Bindungen.

52. Für welche Verbindungen ist die Oktettregel nicht erfüllt?

(A) NH_3

(B) CCl_4

(C) Al_3O_2

(D) H_3PO_4

(E) Al_2O_3

53. Bei der Reaktion von K_2CO_3 und SO_2 gibt es Ionenbindungen, die in wässriger Lösung als gelöste Ionen vorliegen. Zwischen welchen Atomen bzw. Verbindungen liegen kovalente Bindungen vor?

(A) K und S

(B) K^+ und CO_3^{2-}

(C) C und O

(D) K und K

(E) In den Verbindungen liegen ausschließlich Molekülbindungen vor.

54. Welche Reihung vom Übergang kovalenter zu ionischer Bindung trifft zu?

(A) $H_2 > CH_4 > HCl > H_2O > NaCl$

(B) $CH_4 > H_2 > H_2O > HCl > NaCl$

(C) $HCl > NaCl > H_2 > H_2O > CH_4$

(D) $NaCl < H_2 < HCl < CH_4 < H_2O$

(E) $NaCl > HCl > H_2O > H_2 > CH_4$

55. Welche Zuordnung von gezeigtem System und Bindungstyp ist korrekt?

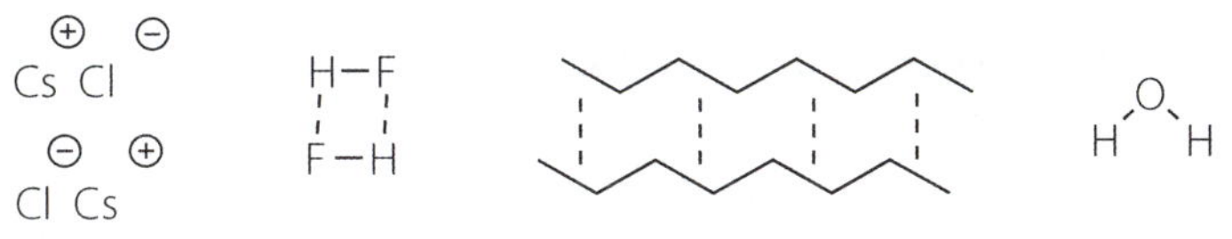

a b c d

(A) b → kovalente Bindung, d → Wasserstoffbrückenbindung, a → Ionenbindung, c → Van-der-Waals-Bindung

(B) c → Van-der-Waals-Bindung, a → Ionenbindung, d → Wasserstoffbrückenbindung, b → kovalente Bindung

(C) a → Ionenbindung, b → Wasserstoffbrückenbindung, d → kovalente Bindung, c → Van-der-Waals-Bindung

(D) a → kovalente Bindung, b → Ionenbindung, c → Wasserstoffbrückenbindung, d → Van-der-Waals-Bindung

(E) a → Ionenbindung, d → Wasserstoffbrückenbindung, c → Van-der-Waals-Bindung, b → kovalente Bindung

56. Was trifft auf Metalle zu?
(A) Die beweglichen Elektronen im Elektronengas sind der Grund für die Leitfähigkeit.
(B) Mit steigender Temperatur steigt die Festigkeit des Metalls.
(C) Metalle sind wie Salze, gut in Wasser löslich.
(D) Häufig findet man Metallbindungen zwischen Metallen und Nicht-Metallen.
(E) Metalle schmelzen meist bei Raumtemperatur.

57. Welche der folgenden Aussagen zu Atombindungen trifft zu?
(A) Atombindungen lösen sich bei Siedetemperatur.
(B) Atombindungen können nur von Alkalimetallen ausgebildet werden.
(C) Atombindungen bilden sich zwischen Elementen aus, die sich stark in ihrer Elektronegativität unterscheiden.
(D) Verbindungen mit Atombindungen lösen sich in Wasser unter Bildung von Ionen.
(E) Atombindungen können von Nicht-Metallen ausgebildet werden.

58. Welche der genannten Bindungsarten bildet sich zwischen den Elementen Wasserstoff und Chlor bei deren Reaktion aus?
(A) Wasserstoffbrückenbindung
(B) Metallische Bindung
(C) Polare kovalente Bindung
(D) Ionische Bindung
(E) Unpolare kovalente Bindung

59. Welche Aussage über die Auswirkung von Van-der-Waals-Wechselwirkungen stimmt nicht?
(A) Mit zunehmendem Atomradius bei gleicher Elektronenzahl nimmt die Stärke der Wechselwirkung zu.
(B) Mit abnehmender Elektronenzahl bei gleichem Atomradius nimmt die Stärke der Wechselwirkung ab.
(C) Sie resultieren aus der temporär asymmetrischen Elektronenverteilung in der Atomhülle.
(D) Sie tragen vor allem bei polaren Molekülen den Hauptbeitrag zu den intermolekularen Wechselwirkungen bei.
(E) Sie sind für die steigenden Siedepunkte der Edelgase von Helium (–269°C) nach Xenon (–107°C) maßgeblich verantwortlich.

60. Welche Aussage über inter- und intramolekulare Bindungen ist falsch?
(A) Intramolekulare Bindungen bestimmen die Geometrie eines Moleküls mit.
(B) Intermolekulare Bindungen sind immer stärker als intramolekulare Bindungen.
(C) Der Siedepunkt kann von intermolekularen Bindungen abhängen.
(D) Polare Moleküle haben auch polare intramolekulare Bindungen.
(E) In Wasser sind intermolekulare Bindungen präsent.

61. Welche ist im Allgemeinen die schwächste der im Folgenden genannten Wechselwirkungen?

(A) Van-der-Waals-Kräfte
(B) Metallische Bindung
(C) Ionische Bindung
(D) Kovalente Bindung
(E) Wasserstoffbrückenbindung

62. Welche nicht-kovalente Wechselwirkung tritt zwischen polaren Verbindungen und Wasser am häufigsten auf?

(A) Wasserstoffbrücken
(B) Etherbindung
(C) Hydrophober Effekt
(D) Gitterstrukturen
(E) Van-der-Waals-Kräfte

63. Welche Wechselwirkungen dominieren stets zwischen hydrophilen Verbindungen?

(A) Van-der-Waals-Wechselwirkungen
(B) Ionische Wechselwirkungen
(C) Agostische Wechselwirkungen
(D) Aurophile Wechselwirkungen
(E) Dipol-Dipol-Wechselwirkungen

64. Welche Aussage trifft zu?

(A) Den hohen Siedepunkt des Wassers (z. B. im Vergleich zu H_2S) kann man durch Van-der-Waals-Kräfte zwischen den einzelnen Molekülen erklären.
(B) Eine polarisierte Atombindung unter 0,5 Elektronegativitätsdifferenz kann als ionisch bezeichnet werden.
(C) Ammoniak nimmt im Raum eine tetraedrische Form ein.
(D) Alle Elektronen in einem Molekül sind immer fix den jeweiligen Atomen zugeordnet.
(E) 2-Methyl-Butanal hat fünfzehn Wasserstoffatome.

65. Wo sind Wasserstoffbrückenbindungen maßgeblich beteiligt?

(A) Basenpaarung in der DNA
(B) In metallorganischen Komplexen
(C) In Polyethylen
(D) In Petrolether
(E) Innerhalb der Lipiddoppelschicht

66. Welche Aussage zu Wasser ist nicht richtig?

(A) H_2O bildet aufgrund der freien Elektronenpaare eine gewinkelte Molekülform aus.

(B) Wassermoleküle bilden untereinander Wasserstoffbrücken aus.

(C) Wasser hat bei ca. 4°C die höchste Dichte.

(D) Aufgrund der Struktur können selbst unpolare Stoffe gelöst werden.

(E) Die Wasserstoffbrücken erklären z. B. den hohen Siedepunkt von Wasser.

7. ELEMENTE UND MOLEKÜLE

LERNSTOFF

- Wasserstoff
- Sauerstoff
- Stickstoff
- Kohlenstoff
- Oxide und Kohlensäure
- Halogene
  - Fluor
  - Chlor
  - Brom
  - Iod

67. Sauerstoff ist ein starkes Oxidationsmittel. Mit welchem der folgenden Elemente bildet Sauerstoff am unwahrscheinlichsten ein Oxid?

(A) Argon
(B) Wasserstoff
(C) Calcium
(D) Eisen
(E) Blei

68. Welche molare Masse besitzt das Element Kohlenstoff?

Hinweis:
Die molare Masse von Kohlenstoffdioxid beträgt ca. 44 $\frac{g}{mol}$, Kohlenstoffmonoxid hat eine molare Masse von 28 $\frac{g}{mol}$.

(A) Kohlenstoff hat eine molare Masse von ca. 16 $\frac{g}{mol}$.

(B) Kohlenstoff hat eine molare Masse von ca. 12 $\frac{g}{mol}$.

(C) Kohlenstoff hat eine molare Masse von ca. 8 $\frac{g}{mol}$.

(D) Kohlenstoff hat eine molare Masse von ca. 22 $\frac{g}{mol}$.

(E) Kohlenstoff hat eine molare Masse von ca. 26 $\frac{g}{mol}$.

8. ORGANISCHE CHEMIE

LERNSTOFF

- Organische Verbindungen
  - Funktionelle Gruppen
    - Alkohole, Amine, Ether
    - Alkene, Ketone, Imine
    - Aldehyde, Carbonsäuren, Amide, Ester
  - Kohlenwasserstoffe
    - Alkohole
    - Alkane, Alkene, Alkine
    - Aromaten
    - Aldehyde und Ketone
    - Carbonsäuren und Carbonsäurederivate

VORSICHT

Fragen zur **Organischen Chemie** werden jedes Jahr abgeprüft.

69. Welche Summenformel stimmt mit der jeweiligen Bezeichnung überein?

(A) H_3PO_4 – Phosphorsäure
(B) H_3SO_4 – Schwefelsäure
(C) HNO_3 – Nitrat
(D) NH_4^+ – Ammoniak
(E) H_3CO_2 – Kohlensäure

70. Um welche funktionelle Gruppe handelt es sich bei der Abbildung?

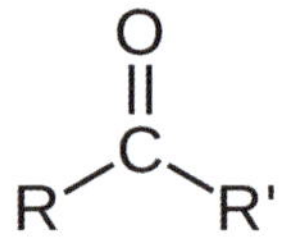

Es gilt:
R und R' stellen Reste dar.

(A) Ester
(B) Säureamid
(C) Carbonyl
(D) Carboxyl
(E) Säureanhydrid

71. Welche der folgenden Aussagen zu Alkenen trifft nicht zu?
(A) Es kommen Strukturisomere vor.
(B) Es kommt cis/trans-Isomerie vor.
(C) Elektrophile Addition ist ein typischer Reaktionsmechanismus.
(D) Es kommt an beliebiger Position mindestens eine Kohlenstoff-Kohlenstoff-Doppelbindung im Molekül vor.
(E) Die Summenformel lautet: C_nH_{2n-2}

72. Welche funktionellen Gruppen findet man in 3-Hydroxypent-1-en?
(A) Ester
(B) Alkohol
(C) Säuregruppe
(D) Alkin
(E) Aminogruppe

73. Welche Aussage über chirale organische Verbindungen trifft zu?
(A) Sie sind chiral, wenn alle Bindungen π-Bindungen sind.
(B) D- und L-Glucose sind Beispiele für chirale organische Verbindungen.
(C) Sie sind chiral, wenn das zentrale Kohlenstoffatom sp2 hybridisiert ist.
(D) Sie sind chiral, wenn das zentrale Kohlenstoffatom drei verschiedene Substituenten besitzt.
(E) Die Atome in einem Molekül besitzen eine Drehspiegelachse.

74. Welche Verbindungsklasse könnte folgende Summenformel haben: C_5H_{10}?
(A) Nur Cycloalkane
(B) Nur Alkine
(C) Nur Alkene
(D) Nur Alkane
(E) Alkene und Cycloalkane

75. Um welche funktionelle Gruppe handelt es sich bei $R–NH_2$?
(A) Amin
(B) Carbonsäure
(C) Ether
(D) Alkohol
(E) Thiol

76. Um welche funktionelle Gruppe handelt es sich bei R–OH?
(A) Thiol
(B) Alkohol
(C) Aldehyd
(D) Keton
(E) Nitril

77. Um welche Klasse organischer Verbindungen handelt es sich bei nachfolgendem Molekül?

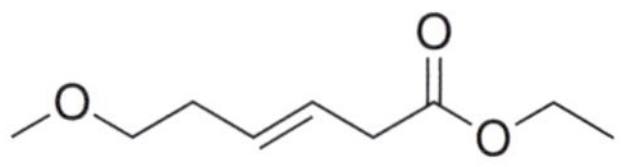

(A) Keton
(B) Aldehyd
(C) Alkin
(D) Ester
(E) Alkohol

78. Wie lautet der korrekte Name der unten abgebildeten Verbindung nach IUPAC-Nomenklatur?

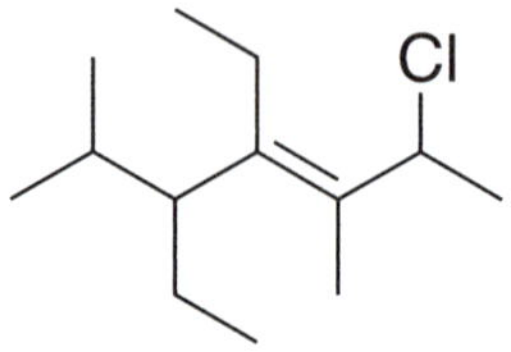

(A) 2,5-Dimethyl-3,4-diethyl-6-chlorhept-4-en
(B) 2-Chlor-4,5-diethyl-3,6-dimethylheptan
(C) 2,5-Dimethyl-3,4-diethyl-6-chlorheptan
(D) 2-Chlor-4,5-diethyl-3,6-dimethylhept-3-en
(E) 6-Chlor-3,4-diethyl-2,5-dimethylhept-4-en

79. Wie lautet die Benennung nach IUPAC für folgendes Molekül?

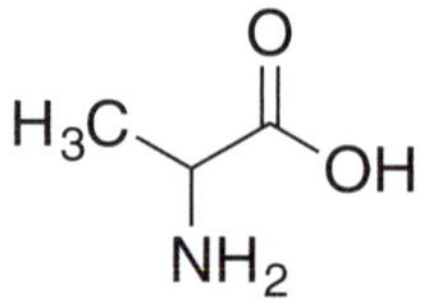

(A) 3-Methyl-2-Aminopropansäure
(B) 2-Aminobutansäure
(C) Hydroxy-2-Aminoketon
(D) 3-Aminopropansäure
(E) 2-Aminopropansäure

80. Glycerin (siehe Abb.) dient als Ausgangsstoff für viele Fette. Welche der genannten Klassifikationen trifft auf diesen Alkohol zu?

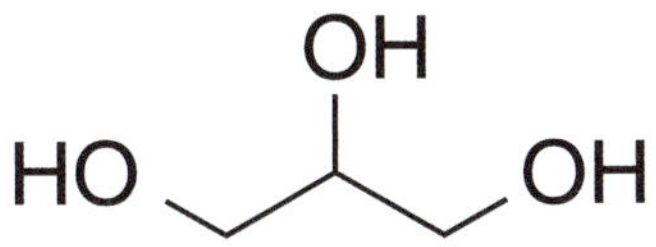

(A) Alkohol erster Ordnung
(B) Alkohol zweiter Ordnung
(C) Alkohol dritter Ordnung
(D) sekundärer und tertiärer Alkohol
(E) tertiärer Alkohol

81. Die Verseifung ...

(A) ist gekennzeichnet durch die hydrolytische Spaltung einer Esterbindung mit H_2O.
(B) findet bei einem niedrigen pH-Wert durch hydrolytische Spaltung statt.
(C) ist ein Vorgang zur Herstellung von Alkalisalzen.
(D) funktioniert mit fast allen sauren Verbindungen.
(E) lässt Salze und einen zweiwertigen Alkohol entstehen.

82. Welche Aussage zu folgendem Molekül (Pyridin) ist nicht korrekt?

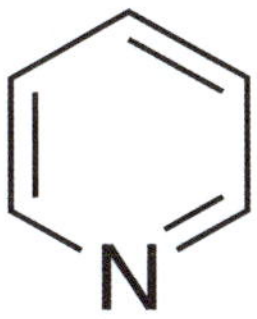

(A) Es handelt sich um einen Aromaten nach den Hückel-Kriterien.
(B) Es handelt sich um ein konjugiertes cyclisches π-Elektronen-System.
(C) Es handelt sich um ein planares System von (4n+2) π-Elektronen.
(D) Es handelt sich um keinen Aromaten, da ein C-Atom des hypothetischen Benzol-Moleküls durch Stickstoff substituiert wurde.
(E) Es handelt sich um einen Heteroaromaten, da ein C-Atom des hypothetischen Benzol-Moleküls durch Stickstoff substituiert wurde.

9. NATURSTOFFE

LERNSTOFF

- **Fette**
  - Fette (Triacylglycerole)
  - Wachse (Fettsäureester langkettiger Alkohole)
  - Phospholipide (Phosphoglyceride und Sphingolipide)
  - Sterole und Steroide
  - Weitere Stoffklassen (z. B. Glykolipide)
- **Kohlenhydrate**
  - Definition
  - Monosaccharide
    - Nomenklatur und Stereochemie
    - Eigenschaften und Reaktionen
    - Bildung cyclischer Halbacetale
    - Sesselform-Schreibweise der Pyranosen
  - Disaccharide
    - Definition und Beispiele
  - Polysaccharide
    - Cellulose
    - Stärke
    - Glykogen
- **Proteine**
  - Einfache Aminosäuren
    - Struktur
    - Stereochemie
  - Peptide
    - Peptidbindungen und Primärstruktur
    - Sekundärstruktur von Peptiden
    - Kräfte, die die Raumstruktur von Peptiden und Proteinen stabilisieren
    - Tertiär und Quartärstruktur
  - Vitamine
    - Definition
    - Lipophile (Vit. E, D, K, A) und hydrophile Vitamine (B1, B2, B9, B12 etc.)
- **Nukleinsäuren**
  - Definition: Nukleotide, Nukleoside
  - Pyrimidine
    - Cytosin
    - Thymin
  - Purine
    - Adenen
    - Guanin
  - DNA vs. RNA

VORSICHT

Vitamine und ihre Fettlöslichkeit werden gerne abgefragt.

83. Welche Aussage zu Fetten ist nicht richtig?

(A) Fettähnliche Verbindungen nennt man Lipoide.
(B) Mit steigender Anzahl von Doppelbindungen steigt die Schmelztemperatur.
(C) Natürliche Fette sind Mischungen verschiedener Glyceride.
(D) Die Eigenschaften von Lipiden wird durch den Fettsäureanteil bestimmt.
(E) Fette sind Ester des dreiwertigen Alkohols Glycerin.

84. Welche Aussage über Fette ist zutreffend?

(A) In Triglyceriden findet man Esterbindungen.
(B) Körperfett besteht zu 90% aus Cholesterin.
(C) Fette sind im Allgemeinen gut wasserlöslich.
(D) Die einzelnen Fettsäuren sind über eine Etherbindung mit Glycerin verbunden.
(E) Zwei Fettsäuren bilden mit einem Glycerin ein Triglycerid.

85. Welche Fettsäure ist hier dargestellt?

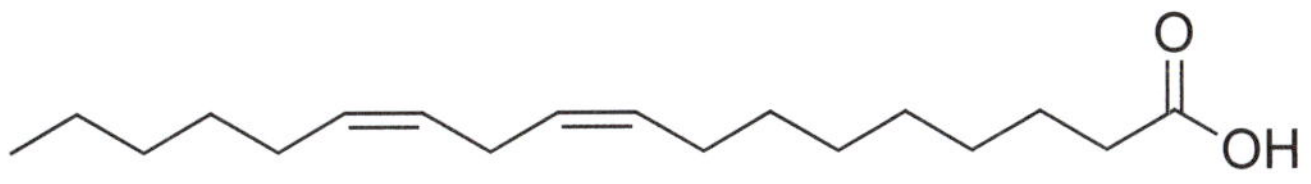

(A) Ölsäure
(B) Linolsäure
(C) Linolensäure
(D) Stearinsäure
(E) Palmitinsäure

86. Wie lautet die allgemeine Formel von Monosacchariden?

(A) Es gibt keine allgemeine Formel für Monosaccharide.
(B) $C_n(H_2O)_m$ mit $n \geq m$
(C) $C_n(OH)_m$ mit $n = m$
(D) $C_n(H_2O)_m$ mit $n \leq m$
(E) $C_n(H_2O)_m$ mit $n = m$

87. Welches dieser Kohlenhydrate ist kein Monosaccharid?

(A) Saccharose
(B) Arabinose
(C) Desoxyribose
(D) Ribose
(E) Fructose

88. Welcher ist der Rest R der α-Aminosäure Glycin?

(A) CH_2CH_3
(B) NH_2
(C) H
(D) CH_3
(E) Cl

89. Welche Aussage über Proteine ist korrekt?

(A) Sie werden aus 30 verschiedenen Aminosäuren aufgebaut.
(B) Ihre Primärstruktur wird als Alpha-Helix oder Beta-Faltblatt bezeichnet.
(C) Sie sind Baustoffe, Komponenten der Zellmembran und Bestandteil von Enzymen.
(D) Sie sind der Energiehauptlieferant der Zellen.
(E) Die Aminosäuresequenz bezeichnet man auch als Quartärstruktur.

90. In welchem Grad der Protonierung liegt eine Aminosäure im Allgemeinen am isoelektrischen Punkt vor?

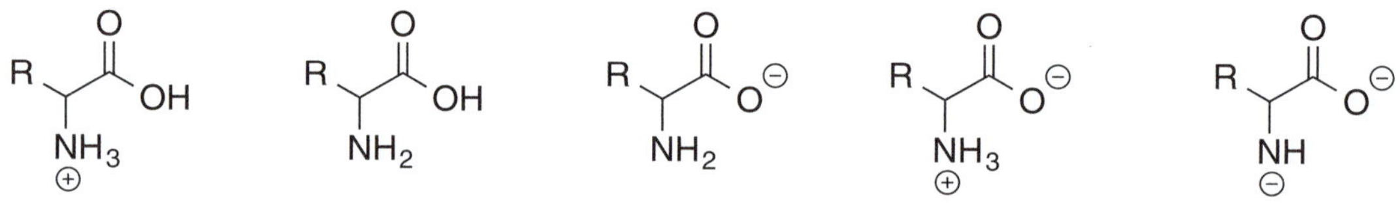

A B C D E

(A) A
(B) B
(C) C
(D) D
(E) E

91. Welche Aussage über die Lipiddoppelschicht in Zellmembranen stimmt nicht?

(A) Sie kann mit dem Flüssig-Mosaik-Modell beschrieben werden.
(B) Sie setzt sich aus amphiphilen Molekülen zusammen.
(C) Innerhalb der Doppelschicht dominieren hydrophobe Wechselwirkungen und Van-der-Waals-Wechselwirkungen.
(D) Außerhalb der Doppelschicht dominieren Dipol-Dipol-Wechselwirkungen.
(E) Sie kann mit dem Schlüssel-Schloss-Prinzip beschrieben werden.

92. Wobei handelt es sich um keine Beschreibung der Sekundärstruktur von Proteinen?

(A) Alpha-Helix
(B) Beta-Faltblatt
(C) Beta-Turns und Loops
(D) Random Coil
(E) Alpha-Falte

93. Welche Aussage über Proteine ist zutreffend?

(A) Proteine sind aus langkettigen, apolaren Molekülen aufgebaut.
(B) Proteine haben den höchsten Energiegehalt für unseren Körper.
(C) Temperaturen bis 60°C beeinträchtigen die Funktionalität nicht.
(D) Peptidbindungen verbinden die einzelnen Bausteine der Proteine.
(E) Proteine haben im Menschen so gut wie keine Stütz- und Strukturfunktion.

94. Welche Aussage über Vitamine ist falsch?

(A) Vitamin D kann mit Hilfe von Sonnenlicht vom Menschen selbst synthetisiert werden.
(B) Vitamin A, D, E und K zählen zu den fettlöslichen Vitaminen.
(C) Vitamin C nennt man auch Ascorbinsäure.
(D) Vitamin B12 nennt man auch Folsäure.
(E) Vitamine der B-Gruppe zählt man zu den wasserlöslichen Vitaminen.

95. Welche Aussage über Vitamin C ist falsch?

(A) Vitamin C ist auch bekannt als Ascorbinsäure.
(B) Vitamin C-Mangel ist die Ursache von Pellagra.
(C) Vitamin C ist ein wasserlösliches Vitamin.
(D) Vitamin C ist ein Antioxidationsmittel.
(E) Vitamin C ist in Zitrusfrüchten vorhanden.

96. Wie nennt man die Zusammensetzung von Nukleobase und Pentose?

(A) Nucleoside
(B) Nucleotide
(C) Nucleinsäure
(D) Desoxyribonucleinsäure
(E) Ribonucleinsäure

10. CHEMISCHE REAKTION

LERNSTOFF

- Definition
- Chemische Symbole und Formelschreibweise
- Stöchiometrie

97. Welche der folgenden Aussagen trifft nicht zu?

(A) Die Verhältnisformel setzt sich aus den Elementsymbolen und deren Indizes zusammen.
(B) Die Verhältnisformel gibt nur das Verhältnis wieder.
(C) Die Summenformel gibt die Anzahl der Atome der chemischen Elemente an.
(D) Die Strukturformel gibt auch Auskunft über die Art der Bindung.
(E) Bei der Strukturformel steht ein Strich für ein Elektron.

98. Welche Summenformel hat Calciumsulfat?

(A) $CaHSO_4$

(B) $CaSO_4$

(C) CaS

(D) $CaSO_3$

(E) CaS_2

99. Welche Summenformel für Buten-2-ol ist richtig?

(A) C_3H_7OH

(B) C_4H_8OH

(C) C_4H_9OH

(D) C_4H_8O

(E) C_3H_8O

100. Welche alternative Bezeichnung für Hydrogennitrat ist richtig?

(A) Summenformel HNO_2

(B) Salpetrige Säure

(C) Ammoniak

(D) Stickstoffwasser

(E) Salpetersäure

101. Welche der folgenden Verbindungen ist ein Salz?

(A) NH_3

(B) C_2H_5OH

(C) $CaCO_3$

(D) CO_2

(E) H_2O

102. Welche Summenformel für Ammoniumphosphat ist richtig?

(A) $(NH_3)_3PO_4$

(B) $N(PO_3)_2$

(C) $(NH_4)_3PO_3$

(D) $(NH_4)_3PO_4$

(E) NH_4P_{O4}

103. Gleichen Sie stöchiometrisch aus: a Al + b O2 → w Al_xO_y

(A) a = 2, b = 2, w = 2, x = 2, y = 3
(B) a = 4, b = 3, w = 2, x = 3, y = 2
(C) a = 2, b = 3, w = 2, x = 2, y = 3
(D) a = 4, b = 3, w = 2, x = 2, y = 3
(E) a = 4, b = 3, w = 3, x = 2, y = 3

104. Salpetersäure reagiert mit Calciumhydroxid zu Calciumnitrat und Wasser. Wie lautet die Reaktionsgleichung?

(A) $2\ HNO_3 + Ca(OH)_2 \rightarrow Ca(NO_3)_2 + 2\ H_2O$

(B) $4\ HNO_3 + Ca_2(OH)_3 \rightarrow Ca(NO_3)_4 + 3\ H_2O$

(C) $3\ HNO_3 + Ca_2(OH)_2 \rightarrow Ca_2(NO_3)_2 + 4\ H_2O$

(D) $2\ HNO_3 + CaOH \rightarrow CaNO_3 + 2\ H_2O$

(E) $2\ HNO_3 + Ca_2(OH)_3 \rightarrow Ca_2(NO_3)_3 + 2\ H_2O$

105. Magnesium und Sauerstoff reagieren zu Magnesiumoxid. Wie viel Mol Magnesiumoxid entstehen dabei, wenn dafür 2 Mol Magnesium eingesetzt werden?

(A) 1
(B) 3
(C) 2
(D) ½
(E) 4

106. Welches stöchiometrische Verhältnis passt zu folgender Gleichung?

$$a\ C_6H_6O + b\ H_2O_2 \longrightarrow c\ H_2O + d\ CO_2$$

(A) a = 1, b = 16, c = 17, d = 8
(B) a = 2, b = 28, c = 34, d = 11
(C) a = 1, b = 14, c = 17, d = 6
(D) a = 1, b = 14, c = 15, d = 8
(E) a = 1, b = 16, c = 18, d = 6

107. Ergänzen Sie die Parameter, um die Reaktionsgleichung stöchiometrisch auszugleichen!

$$Ca_xBr_y + Fe(II)Cl_z \rightarrow CaCl_a + Fe(II)_bBr_c$$

(A) x = 1, y = 1, z = 2, a = 1, b = 1, c = 2
(B) x = 1, y = 2, z = 2, a = 1, b = 1, c = 2
(C) x = 1, y = 2, z = 1, a = 2, b = 2, c = 1
(D) x = 1, y = 2, z = 2, a = 2, b = 1, c = 2
(E) x = 1, y = 1, z = 1, a = 2, b = 1, c = 2

108. Welches stöchiometrische Verhältnis passt zu folgender Gleichung?

$$Cu + H^+ + NO_3^- \longrightarrow Cu^{2+} + NO + H_2O$$

(A) a = 3, b = 8, c = 2, d = 3, e = 2, f = 4
(B) a = 3, b = 4, c = 2, d = 2, e = 4, f = 3
(C) a = 6, b = 8, c = 2, d = 6, e = 2, f = 2
(D) a = 2, b = 4, c = 2, d = 3, e = 2, f = 3
(E) a = 6, b = 16, c = 4, d = 6, e = 4, f = 4

11. CHEMISCHES GLEICHGEWICHT

LERNSTOFF

- **Massenwirkungsgesetz**
- **Energetik chemischer Reaktionen**
  - Exotherm/endotherm
  - Reaktionsgeschwindigkeit
  - Aktivierungsenergie und Katalysatoren

109. Welche Aussage zu folgender Abbildung trifft nicht zu?

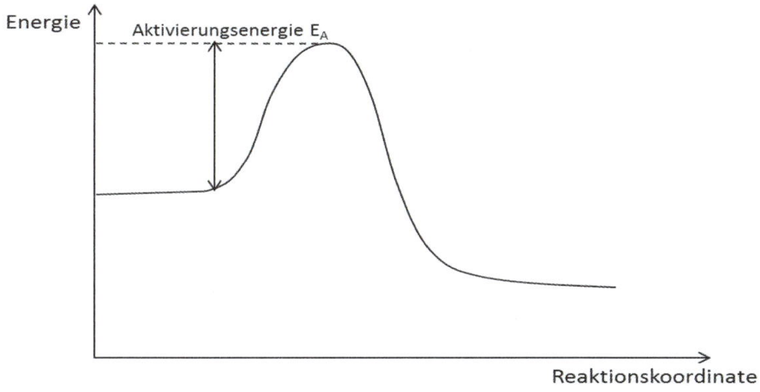

(A) Der Betrag von E wird durch einen Katalysator vermindert.
(B) Gezeigt wird der Reaktionsverlauf einer exothermen Reaktion.
(C) Die mit E bezeichnete Energiedifferenz entspricht dem Betrag der Aktivierungsenergie.
(D) Die Energiedifferenz zwischen Reaktionsbeginn und -ende entspricht der Reaktionsentropie.
(E) In Summe wird bei dieser Reaktion Energie freigesetzt.

110. Welche Aussage zu einer endothermen Reaktion trifft nicht zu?
(A) Die Enthalpiedifferenz ΔH ist negativ.
(B) Um die Reaktion nicht zu unterbrechen, muss ständig Energie von außen zugeführt werden.
(C) Die Produkte der Reaktion haben mehr Energie als die Edukte.
(D) Die Verbrennungsreaktion von Stickstoff mit Sauerstoff läuft endotherm ab.
(E) Endotherme Reaktionen finden häufig bei hoher Temperatur statt.

111. Eine Reaktion läuft exergon und endotherm ab. Durch eine drastische Verkleinerung des Reaktionsraumes ändert sich die Entropie erheblich. Die Temperatur bleibt aber regulierbar. Welche Aussage zur freien Enthalpie ΔG ist richtig?

(A) Eine endotherme Reaktion kann nur exergonisch ablaufen, wenn die Entropie zunimmt.
(B) Durch Erwärmen läuft die Reaktion trotz Entropieänderung endotherm ab.
(C) Die Temperatur spielt keine Rolle für ΔG.
(D) Da sowohl ΔH und ΔS positiv sind, ist $\Delta G = 0$
(E) Prozesse in der Natur streben eine positive Entropie und damit ein positives ΔG an.

112. Fügt man einer exothermen Reaktion Wärme zu, ...

(A) kann der Katalysator aufgrund der höheren Energiezufuhr effizienter arbeiten.
(B) kann eine Änderung der Gleichgewichtskonstante beobachtet werden.
(C) kann über das Massenwirkungsgesetz gezeigt werden, dass die Gleichgewichtskonstante temperaturunabhängig ist.
(D) kann die Reaktion schneller ablaufen.
(E) kann sich dadurch ΔG (freie Reaktionsenthalpie) ins Negative verschieben.

113. Welche Aussage trifft zu, wenn bei einer Reaktion $\Delta G = 0$ ist?

(A) Die Reaktion befindet sich im Gleichgewicht.
(B) Die Reaktion ist abgelaufen.
(C) Es handelt sich um eine endergone Reaktion, die nicht freiwillig abläuft.
(D) Es handelt sich um eine exergone Reaktion, die freiwillig abläuft.
(E) Die Reaktionsgeschwindigkeit ist sehr langsam.

114. Welche Aussage zum chemischen Gleichgewicht ist korrekt?

(A) Es laufen keine Hin- und Rückreaktionen ab.
(B) Die Gibbs-Energie (G) ist maximal.
(C) Der Wert der Gleichgewichtkonstanten ist temperaturabhängig.
(D) Das chemische Gleichgewicht wird auch als eingeschlafene Reaktion bezeichnet.
(E) Keine der Aussagen ist korrekt.

115. Welche Aussage über eine Reaktion mit $\Delta H > 0$ und $\Delta S > 0$ trifft zu?

(A) Sie läuft nur bei niedriger Temperatur spontan ab.
(B) Sie läuft immer spontan ab.
(C) Sie läuft nur bei niedrigem Druck spontan ab.
(D) Sie läuft nur bei erhöhter Temperatur spontan ab.
(E) Sie läuft bei jeder Temperatur spontan ab.

116. Welche der folgenden Aussagen trifft nicht zu?

(A) Bei einer exothermen Reaktion wird Energie abgegeben.
(B) Die Reaktionsenthalpie einer exothermen Reaktion ist positiv.
(C) Eine typische exotherme Reaktion ist die Verbrennung.
(D) Eine exotherme Reaktion läuft nach kurzer Zufuhr eines bestimmten Energiebetrags ohne weitere Energiezufuhr selbständig ab.
(E) Die Produkte befinden sich in einem stabilen Zustand.

117. Stickstoffgas und Wasserstoffgas reagieren unter hohem Druck und Einsatz von Katalysatoren zu Ammoniak. Welches Massenwirkungsgesetz trifft zu?

(A) $K = \frac{(c(NH_3))}{(c(N_2) * c(H_2))}$

(B) $K = \frac{(2 * c(NH_3))}{(c(N_2) * 3 * c(H_2))}$

(C) $K = \frac{c(NH_3)}{(c(NO_2) * c(H_2))}$

(D) $K = \frac{(c(NH_3)^2)}{(c(N_2) * c(H_2O)^3)}$

(E) $K = \frac{(c(NH_3)^2)}{(c(N_2) * c(H_2)^3)}$

118. Was beschreibt das Massenwirkungsgesetz am besten?

(A) Ein dynamischer Zustand, bei dem die Konzentrationen aller Reaktionspartner untereinander in einem bestimmten Verhältnis stehen.
(B) Die Summe der Massen der beteiligten Teilchen einer Reaktion bleibt nicht in allen Prozessen erhalten.
(C) Die Summe der Masse der Edukte ist gleich der Summe der Masse der Produkte.
(D) Der Quotient aus Reaktionsprodukt und Ausgangsstoff für die betrachtete Reaktion hat einen variablen Wert.
(E) Übt man auf ein chemisches System im Gleichgewicht einen Zwang aus, so reagiert es so, dass die Wirkung des Zwanges minimal wird.

119. Welche der folgenden Aussagen beschreibt den Nenner des Quotienten der Gleichgewichtskonstante (K)?

(A) Produkt der Konzentration der Edukte der Rückreaktion
(B) Produkt der Konzentration der Edukte der Hinreaktion
(C) Summe der Konzentration der Edukte der Rückreaktion
(D) Summe der Konzentration der Edukte der Hinreaktion
(E) Keine der Aussagen ist richtig.

120. Welche Aussage zur Gleichgewichtsreaktion trifft nicht zu?

(A) Die Erhöhung der Konzentration eines der Edukte kann die Hinreaktion verstärken.
(B) Der Gleichgewichtszustand ist erreicht, wenn die Konzentrationen der Edukte und der Produkte annähernd gleich groß sind.
(C) Der Gleichgewichtszustand ist erreicht, wenn die Konzentrationen der Edukte und der Produkte annähernd konstant sind.
(D) Eine Druckerhöhung beeinflusst die Geschwindigkeit des Erreichens des Gleichgewichtszustandes besonders bei Gasreaktionen.
(E) Ein Katalysator begünstigt sowohl Hin-, als auch Rückreaktion.

121. Welche Aussage zu den Einflussfaktoren auf die Geschwindigkeit einer chemischen Reaktion trifft nicht zu?

(A) Die Konzentration der Edukte beeinflusst die Reaktionsgeschwindigkeit.
(B) Die Temperatur beeinflusst die Reaktionsgeschwindigkeit.
(C) Die Anwesenheit von Katalysatoren beeinflusst die Reaktionsgeschwindigkeit.
(D) Die Menge der Edukte im Verhältnis zu der Menge der Produkte beeinflusst die Reaktionsgeschwindigkeit.
(E) Eine Reaktion nullter Ordnung ist abhängig von der Konzentration der Reaktanten.

122. Welche Aussage über Enzyme ist richtig?

(A) Enzyme haben kaum katalytische Funktionen.
(B) Ein Katalysator erzeugt mehr Produkt aus den Substraten.
(C) Das Reaktionsgleichgewicht stellt sich mithilfe des Enzyms schneller ein.
(D) Mithilfe eines Enzyms kann eine endergone Reaktion bevorzugt ablaufen.
(E) Durch ein Enzym wird bei einer exothermen Reaktion mehr Wärme abgegeben als ohne Enzym.

123. Wie wirkt sich die Anwesenheit eines Katalysators auf eine chemische Reaktion aus?

(A) Die Aktivierungsenergie Ea wird erhöht.
(B) Die Aktivierungsenergie Ea bleibt gleich.
(C) Die Hin- und Rückreaktion werden gleichermaßen beschleunigt.
(D) Der Katalysator wird bei einer chemischen Reaktion verbraucht.
(E) Der Katalysator verändert die Thermodynamik einer chemischen Reaktion.

124. Welche der folgenden Aussagen zu Eigenschaften von Katalysator trifft nicht zu?

(A) Ein Katalysator erhöht die Reaktionsgeschwindigkeit.
(B) Enzyme sind ein Beispiel für biologische Katalysatoren.
(C) Ein Katalysator wird während der Reaktion nicht verbraucht.
(D) Ein Katalysator verringert die Entropie einer Reaktion.
(E) Ein Katalysator verändert nicht den Gleichgewichtszustand einer Reaktion.

12. SÄURE UND BASE

LERNSTOFF

- **Säure-Base-Konzepte**
  - Definition nach Brönsted
  - Definition nach Lewis
- **Autoprotolyse des Wassers**
- **pH-Wert**
  - Berechnung des pH-Werts
- **Säure-Base-Gleichgewicht**
- **Säurestärke KS und pKS – Werte wichtiger Säuren**
  - Starke Säuren
    - Salzsäure
    - Salpetersäure
    - Schwefelsäure
  - Schwache Säuren
- **Mehrprotonige Säuren**
- **Salze**

VORSICHT

Der gesamte Themenbereich **Säure und Base** ist extrem wichtig und wird jedes Jahr abgeprüft.

PH-WERT

125. 250 ml Kalilauge mit dem pH-Wert 12 werden mit destilliertem Wasser auf ein Volumen von 25 l aufgefüllt. Wie hoch ist der pH-Wert nach der Verdünnung?

(A) 11
(B) 13
(C) 9
(D) 11,8
(E) 10

126. Welche der folgenden wässrigen Lösungen hat den höchsten pH-Wert?

(A) 0,1 M NaCl
(B) 0,1 M HCl
(C) 0,1 M CH_3OH
(D) 0,1 M NH_3
(E) 0,1 M KOH

127. Wie hoch ist die Protonenkonzentration einer Lösung, hergestellt durch Verdünnung von 50 ml 0,1 molarer Kochsalzlösung in 0,5 l Wasser?

(A) 1,0 M
(B) 0,05 M
(C) 0,01 M
(D) 0,005 M
(E) 0,001 M

128. Welchen pOH Wert hat eine Lösung, bestehend aus zwei Litern destilliertem Wasser und 19,6 g Schwefelsäure (starke Säure)? Die molare Masse von H_2SO_4 ist 98 $\frac{g}{mol}$.

(A) 2
(B) 12
(C) 14
(D) 13
(E) 7

129. Welche der folgenden Lösungen ergibt, gemischt mit dem gleichen Volumen 0,05 M $Ba(OH)_2$, einen pH-Wert von 7?

(A) 0,1 M HCl
(B) 0,05 M NaOH
(C) 0,2 M CH_3OH
(D) 0,1 M NH_3
(E) 0,05 M KCl

130. Welchen pH-Wert hat eine Lösung, bestehend aus einem Liter destilliertem Wasser und 10 g Perchlorsäure (Starke Säure; die molare Masse von $HClO_4$ ist 100 $\frac{g}{mol}$)?

(A) 10
(B) 2
(C) 14
(D) 1
(E) 7

131. 200 ml H_2SO_4 werden zu einer Insulinlösung zur Denaturierung hinzugegeben. Der pH-Wert beträgt 3. Wie hoch ist die Stoffmenge der H^+-Ionen in Mol in dieser Lösung? Das Volumen der Insulinlösung ist dabei vernachlässigbar.

(A) 10^{-3} Mol

(B) 10^{-4} Mol

(C) $2 * 10^{-3}$ Mol

(D) $2 * 10^{-4}$ Mol

(E) $2 * 10^{-5}$ Mol

132. Berechne den pH-Wert für eine 0,001 molare HPO_4^{2-} Lösung! pKb = 6,8

(A) 3
(B) 11
(C) 4,9
(D) 8,1
(E) 9,1

SÄUREN/BASEN NACH BRÖNSTED

133. Welche Aussage zur Säure-Base-Theorie nach Brönsted ist nicht richtig?

(A) Säuren können Protonen abgeben.
(B) Basen können Wasserstoffkationen aufnehmen.
(C) H_2O kann eine Brönsted-Säure sein.
(D) Ampholyten sind besonders starke Säuren.
(E) Eine Säure wird durch Abgeben eines Wasserstoffions zur konjugierten Base.

134. Um welchen Spezialfall der Säure/Base-Reaktion handelt es sich hierbei?

$$NaOH_{(aq)} + HBr_{(aq)} \longrightarrow NaBr_{(aq)} + H_2O_{(l)}$$

(A) Neutralisationsreaktion
(B) Eliminierungsreaktion
(C) Fällungsreaktion
(D) Komproportionierungsreaktion
(E) Isomerisierungsreaktion

135. Ein Liter einer 0,1-molaren Lösung von HCl soll mit KOH neutralisiert werden. Wie viel Gramm Kalium werden hierfür benötigt?

ELEMENT	MOLMASSE IN G/MOL	ELEMENT	MOLMASSE IN G/MOL
H	1	O	16
K	39	Cl	35

(A) 5,6 g
(B) 4 g
(C) 3,6 g
(D) 3,9 g
(E) 4,6 g

136. Gleiche molare Mengen Natronlauge und Salzsäure werden gemischt. Welche der folgenden Aussagen trifft nicht zu?

(A) Es kommt zu einer Neutralisationsreaktion.
(B) Nach Eindampfen der Lösung erhält man festes Kochsalz.
(C) Es entstehen die Produkte NaCl und H_2O.
(D) Der Protonendonator NaOH überträgt ein Proton an den Protonenakzeptor HCl.
(E) Der pH-Wert der Mischung beträgt ca. 7.

137. Welche Aussage über Säuren und Basen nach Brönsted ist richtig?

(A) Säuren sind Protonenakzeptoren.
(B) Chlorid ist die korrespondierende Base der Säure $HClO_4$ (Perchlorsäure).
(C) Zweibasige Säuren können zwei Protonen aufnehmen.
(D) Ammonium ist die korrespondierende Säure der Base Ammoniak NH_3.
(E) Dreibasige Säuren sind i. d. R. stärker als einbasige.

138. Zu 100 ml 0,1 molarer Salpetersäure, HNO_3, werden 400 ml destilliertes Wasser hinzugegeben. Welche Stoffmengenkonzentration hat die Lösung am Ende?

(A) 0,1 mol/l
(B) 0,02 mol/l
(C) 0,01 mol/l
(D) 0,025 mol/l
(E) 0,05 mol/l

139. Welche Stoffmengenkonzentration hat 20%ige Phosphorsäure in mol/l? Angenommen 1 Liter Wasser entspricht 1 kg.

Molare Massen:
$H = 1\,\frac{g}{mol}$, $P = 31\,\frac{g}{mol}$, $O = 16\,\frac{g}{mol}$

(A) 2,78
(B) 0,5
(C) 1,5
(D) 1,96
(E) 2,04

140. Welche Verbindung ist ein Salz der Phosphorsäure?

(A) H_3PO_4
(B) NaH_2PO_4
(C) H_3PO_4
(D) PO_3^{3-}
(E) NaOH

141. Wie viel Mol CO_2 entstehen bei der Verbrennung von 47 Gramm Glucose?

Molare Massen:
$C = 12\,\frac{g}{mol}$, $H = 1\,\frac{g}{mol}$, $O = 16\,\frac{g}{mol}$

(A) 1,56 Mol
(B) 6 Mol
(C) 0,6 Mol
(D) 0,26 Mol
(E) 11,56 Mol

142. Welche Aussage zur Lösung von Chlorwasserstoffgas (HCl) in Wasser trifft zu?
(A) Chlorwasserstoffgas ist aufgrund der hohen Polarität der Bindung gut wasserlöslich.
(B) Die hergestellte Lösung stellt keine Gefahr für Haut und Schleimhäute dar.
(C) Die kinetische Energie der Teilchen nimmt bei diesem Prozess zu.
(D) Der Entropiewert ist stark negativ.
(E) Dieser Vorgang ist temperaturunabhängig und damit endergon.

143. Welche Aussage trifft nicht zu?

(A) HI und I^- sind ein korrespondierendes/konjugiertes Säure-Basepaar.
(B) Natrium findet in Puffern häufig eine Anwendung zur Bindung der Salze.
(C) Bei der Dissoziation einer Säure kann eine Base entstehen.
(D) Die korrespondierende Base zu Schwefelsäure ist Hydrogensulfid.
(E) Schwefelsäure ist eine stärkere Säure als schwefelige Säure.

144. Welche Eigenschaft definiert eine Lewis-Base?

(A) Die Fähigkeit ein H^+ Ion zu erhalten.
(B) Die Fähigkeit in Wasser ein OH^- Ion abzugeben.
(C) Die Fähigkeit Elektronenpaare zur Verfügung zu stellen.
(D) Die Reaktionseigenschaften mit einer starken Säure.
(E) Die Möglichkeit Elektronenpaare anzulagern.

145. Welche Aussage zur Kohlensäure stimmt?

(A) H_2CO_2 wird enzymatisch in CO_2 und H_2 gespalten.
(B) Kohlensäure ist eine starke Säure.
(C) Die Oxidationszahl des Kohlenstoffs beträgt +III
(D) Kohlensäure ist relativ instabil.
(E) Der Kohlenstoff ist mit sämtlichen Sauerstoffen über Doppelbindungen verbunden.

146. Welche Aussage beschreibt die Säure/Basen-Definition nach Brönsted und Lowry am besten?

(A) Ein Protonendonator überträgt ein Proton an einen Protonenakzeptor.
(B) Dissoziation in positiv geladene Wasserstoffionen und negativ geladene Anionen in einer wässrigen Lösung.
(C) Eine Säure wird auch Elektronenpaarakzeptor genannt.
(D) Eine Base wird auch als Elektronenpaardonator bezeichnet.
(E) Keine der Aussagen ist richtig.

147. Welches dieser Teilchen ist die konjugierte Base von Wasser?

(A) H_2O
(B) H^-
(C) Wasser hat keine konjugierte Base.
(D) H_3O^+
(E) OH^-

148. Welche Aussage zu Kohlensäure trifft nicht zu?

(A) Kohlensäure hat die chemische Formel H_2CO_3.
(B) Nach Brönsted ist Kohlensäure ein Protonendonator.
(C) Kohlensäure ist eine schwache Säure.
(D) Die Salze der Kohlensäure sind die Carbonate.
(E) Kohlensäure ist eine einprotonige Säure.

AUTOPROTOLYSE DES WASSERS

149. Was sagt das Ionenprodukt des Wassers aus?

(A) H_2O liegt vor allem in Form von H_3O^+ und OH^- vor.

(B) $[H_3O^+] = [H_2O] = [OH^-]$

(C) Die Autoprotolyse des Wassers ist keine Gleichgewichtsreaktion.

(D) Die Einheit des Ionenprodukts ist $\frac{mol^2}{l^2}$.

(E) Mit zunehmender Temperatur steigt ausschließlich die Geschwindigkeit der Hinreaktion.

SÄURESTÄRKE

150. Welcher Wert zeigt die größte Säurestärke an?

(A) $pK_S = 3$

(B) $pH = 4$

(C) $K_S = 10$

(D) $pH = 13$

(E) $pK_S = 1000$

151. Chlorwasserstoff (HCl) hat einen pK_s-Wert von –6. Was sagt das aus?

(A) HCl ist eine starke Base.

(B) HCl ist eine starke Säure.

(C) HCl lässt sich schlecht in Wasser lösen.

(D) HCl ist hochgiftig.

(E) HCl hat einen Siedepunkt von –6°C.

152. Ordnen Sie die Verbindungen nach ihrer Säurestärke, beginnend mit der schwächsten!

(A) $H_2O < OH^- < H_2CO_3 < HNO_3 < HCl$

(B) $OH^- < H_2O < HNO_3 < H_2CO_3 < HCl$

(C) $OH^- < H_2O < H_2CO_3 < HCl < HNO_3$

(D) $OH^- < H_2O < H_2CO_3 < HNO_3 < HCl$

(E) $HCl < HNO_3 < H_2CO_3 < OH^- < H_2O$

153. Welches Dissoziationsgleichgewicht trifft für H_3PO_3 zu?

(A) $K = [H_2PO_3]^{-} * \frac{[H_3O^+]}{[H_3PO_3]}$

(B) $K = [H_2PO_4] * \frac{[H_3O^+]}{[H_3PO_4]}$

(C) $K = [HPO_3^{2-}] * \frac{[H_3O^+]}{[H_2PO_4]}$

(D) $K = [SO_3^{2-}] * \frac{[H_3O^+]}{[HSO_3^{-2}]}$

(E) Alle Dissoziationsgleichgewichte treffen zu.

154. Eine 0,05 molare Hydrogensulfatlösung dissoziiert vollständig zu Sulfat und Protonen. Der pH-Wert beträgt 2. Wie groß ist der pK_S-Wert für Hydrogensulfat?

(A) 3
(B) 2
(C) 1,70
(D) 2,5
(E) 4

HÄUFIG VERWENDETE SÄUREN, BASEN, SALZE

155. Ordne die Stoffe nach ihrem pK_s-Wert und beginne mit der stärksten Säure.

I. Perchlorsäure
II. Salzsäure
III. Schwefelsäure
IV. Wasser
V. Ammoniak
VI. Ameisensäure

(A) I, II, III, IV, V, VI
(B) II, III, IV, V, I, VI
(C) II, III, I, IV, V, VI
(D) II, I, III, VI, IV, V
(E) I, II, III, VI, IV, V

156. 8 Gramm Perchlorsäure $HClO_4$ ($M = 100\,\frac{g}{mol}$) werden in 4 Liter Wasser gelöst. Wie hoch ist die Massenkonzentration in $\frac{g}{l}$?

(A) 16
(B) 2
(C) 4
(D) 50
(E) 10

157. Welche der Säuren werden zu den Mineralsäuren gezählt?

I. Salpetersäure
II. Salzsäure
III. Schwefelsäure
IV. Citronensäure
V. Ameisensäure
VI. Phosphorsäure

(A) II und III
(B) I, II und IV
(C) II und V
(D) I, II, III und VI
(E) I, II, III und V

13. OXIDATION UND REDUKTION

LERNSTOFF

- Definitionen Oxidation und Reduktion
- Redox-Potenzial zwischen Redoxpaaren
- Aufstellen von Redoxgleichungen
  - Oxidationsstufen
- Galvanisches Element

158. Welche Aussage zu Redoxreaktionen trifft nicht zu?

(A) Die Oxidationszahl des Reduktionsmittels steigt.
(B) Bei einer Reduktion werden Elektronen aufgenommen.
(C) Wird ein Stoff reduziert, sinkt die Oxidationszahl.
(D) Das Oxidationsmittel wird oxidiert.
(E) Bei einer Redoxreaktion laufen immer Oxidation und Reduktion ab.

159. Welches der folgenden Stoffe kann Fe^{2+} am ehesten zu Fe^{3+} oxidieren?

(A) O_2
(B) Au^+
(C) Au
(D) H^+
(E) Ca

160. Butanal reagiert mit Permanganat MnO_4^- zu Butansäure und Mn^{2+}. Ergänzen Sie die fehlenden Parameter in fett:

$$\mathbf{a}\,MnO_4^- + \mathbf{b}\,CH_3(CH_2)_2CHO + \mathbf{c}\,H_2O + \mathbf{d}\,H^+ \rightarrow \mathbf{w}\,Mn^{2+} + \mathbf{x}\,CH_3(CH_2)_2COOH + \mathbf{y}\,H_2O + \mathbf{z}\,H^+$$

(A) a = 1, b = 2, c = 0, d = 2, w = 1, x = 2, y = 1, z = 0
(B) a = 2, b = 4, c = 2, d = 0, w = 2, x = 4, y = 0, z = 4
(C) a = 5, b = 2, c = 0, d = 8, w = 5, x = 2, y = 4, z = 0
(D) a = 2, b = 5, c = 0, d = 6, w = 2, x = 5, y = 3, z = 0
(E) a = 1, b = 4, c = 3, d = 0, w = 1, x = 4, y = 0, z = 6

161. Bei welcher Reaktion wird die größte Anzahl an Elektronen übertragen?

(A) $CO_2 + H_2O$

(B) Zn(II) und O_2

(C) $CaCO_3 + H_2O$

(D) HCl + NaOH

(E) $NH_3 + HNO_3$

162. In einer Redoxreaktion ...

(A) besteht immer ein Säure-Base-Gleichgewicht.
(B) werden immer Protonen ausgetauscht.
(C) gibt das Oxidationsmittel Elektronen ab.
(D) findet immer ein Elektronenaustausch statt.
(E) ist das Redoxpotential gleich der Potenz aus Oxidations- und Reduktionspotential.

163. Welcher Reaktionspartner ist in den folgenden Reaktionen das Reduktionsmittel?

$2\ Fe + O \rightarrow FeO$

$Fe_2O_3 + 3\ CO \rightarrow 3\ CO_2 + 2\ Fe$

$PbO_2 + MnSO_4 \rightarrow PbSO_4 + MnO_2$

(A) O, C, Mn
(B) O, Fe, Mn
(C) O, C, Pb
(D) Fe, C, Mn
(E) Fe, C, Pb

164. Welche Oxidationsstufe besitzt der Kohlenstoff in dieser Verbindung?

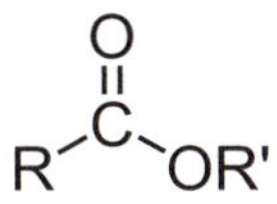

(A) +II
(B) +III
(C) +IV
(D) –I
(E) –II

165. In welcher Verbindung hat der Kohlenstoff die höchste Oxidationsstufe?

(A) CO_2

(B) C_2H_4

(C) CH_4

(D) HCOOH

(E) C_5H_{10}

166. Welche Aussage ist nicht richtig? Aus der Oxidation eines Alkans ...

(A) kann ein primärer Alkohol entstehen.
(B) kann immer auch ein Polymer entstehen.
(C) kann eine Verbindung entstehen, bei der ein Kohlenstoffatom die Oxidationszahl 0 hat.
(D) kann ein tertiärer Alkohol entstehen.
(E) kann eine Carbonsäure entstehen.

167. Welche Oxidationszahlen sind jeweils den markierten (*) Kohlenstoffatomen zuzuordnen?

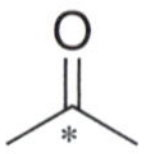
1

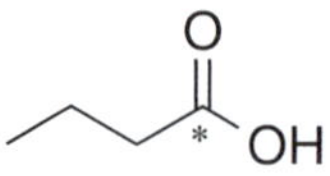
2

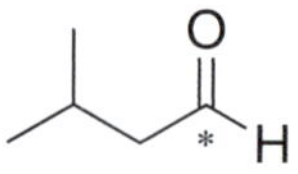
3

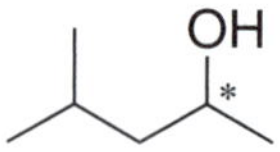
4

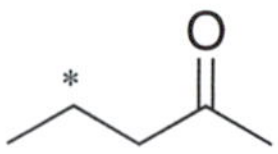
5

(A)	1: +II	2: +III	3: +I	4: 0	5: –II
(B)	1: 0	2: +IV	3: +I	4: –II	5: –III
(C)	1: –I	2: +I	3: –I	4: +II	5: –IV
(D)	1: –II	2: –III	3: –I	4: 0	5: +II
(E)	1: 0	2: –IV	3: +I	4: +II	5: +III

168. Wie lauten die Oxidationszahlen der folgenden drei Verbindungen?

I. $KMnO_4$
II. NH_4^-
III. O_2

(A)	I: –1, +7, –2;	II: –4, +1;	III: –2, –2;
(B)	I: +1, +7, –2;	II: –3, +1;	III: 0, 0;
(C)	I: +3, –5, –2;	II: –4, +1;	III: 0, 0;
(D)	I: +3, –5, –2;	II: –3, +1;	III: +1, –1;
(E)	I: –1, +7, –8;	II: –4, +4;	III: –2, +2;

169. Welche Aussage zur Bestimmung der Oxidationszahl trifft nicht zu?

(A) Atome im molekularen Zustand haben immer die Oxidationszahl 0.
(B) Bei einatomigen Ionen entspricht die Oxidationszahl der Ionenladung.
(C) Wasserstoffatome bekommen die Oxidationszahl +2.
(D) Bei Oxidationszahlen wird das + oder − als Vorzeichen vorangestellt.
(E) Bindende Elektronenpaare werden gedanklich dem elektronegativeren Bindungspartner zugewiesen.

170. Bei einem galvanischen Element mit einer Kupfer- und Silberelektrode trifft welche Aussage nicht zu?

(A) Die Silberelektrode ist die Anode.
(B) An der Kupferelektrode findet die Oxidation statt.
(C) Die Kupferelektrode ist der Minuspol der galvanischen Zelle.
(D) Der Elektronenfluss erfolgt vom Kupfer zum Silber.
(E) Kupfer wird oxidiert, Silber reduziert.

171. In einer galvanischen Zelle wird elektrische Energie gewonnen, indem der Ionenfluss und der Elektronenfluss einer Redoxreaktion getrennt werden. Das Daniell-Element besteht aus einer Zink-, einer Kupferelektrode und den entsprechenden Sulfatsalzlösungen. Welches Ion muss zum Ladungsausgleich über die Ionenbrücke (bzw. semipermeable Membran) in welche Richtung wandern?

(A) Zn^{2+} zur Anode

(B) Cu^{2+} zur Kathode

(C) SO_4^{2-} zur Anode

(D) SO_4^{2-} zur Kathode

(E) Keine Antwort ist richtig.

172. In eine 0,1-molare Kupfersulfat-Lösung wird eine Zinkelektrode und eine Platinelektrode eingetaucht. Welche Beobachtung ist zu erwarten?

(A) Die Platinelektrode wird rot, die Zinkelektrode bleibt silbern.
(B) Die Zinkelektrode wird rot, an der Platinelektrode ist eine starke Gasentwicklung zu beobachten.
(C) Die Zinkelektrode wird rot, die Platinelektrode bleibt silbern.
(D) Die Platinelektrode wird rot, an der Zinkelektrode ist eine starke Gasentwicklung zu beobachten.
(E) Die Zinkelektrode sowie die Platinelektrode bleiben silbern.

173. Was ist kein Bestandteil eines galvanischen Elements?

(A) Reduktionsmittel
(B) Oxidationsmittel
(C) Salzbrücke
(D) Isolationselement
(E) Säure

PHYSIK

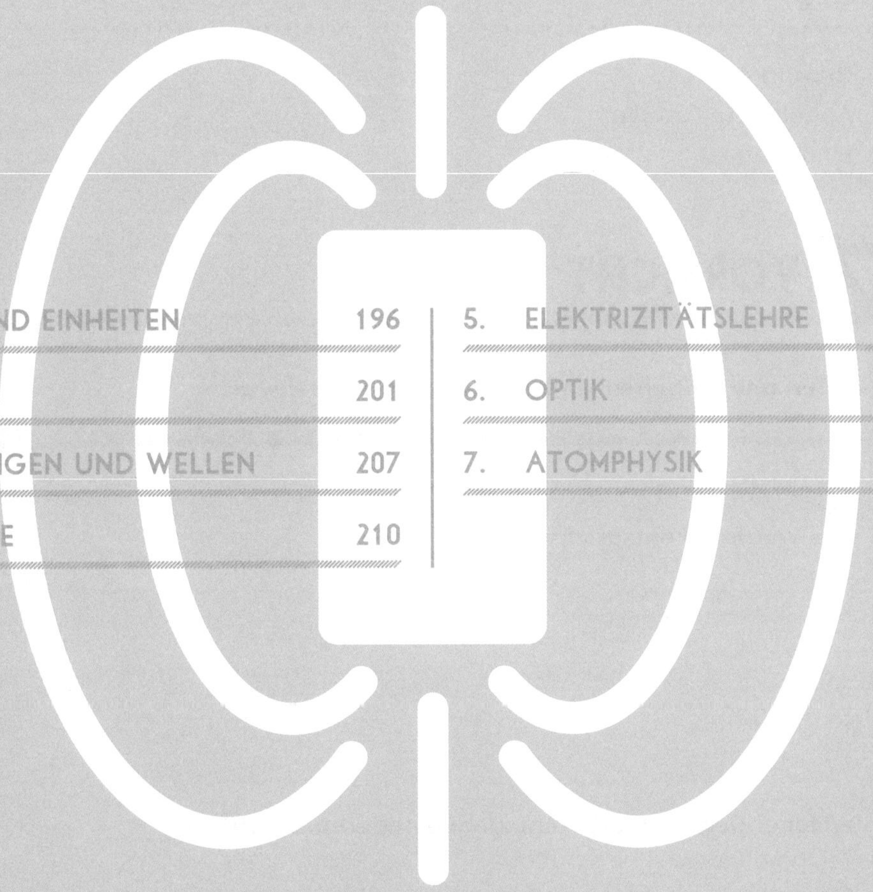

PHYSIK

–

1. GRÖSSEN UND EINHEITEN

LERNSTOFF

- Grundgrößen
- Abgeleitete Größen
- Einheiten

VORSICHT

Größen und Einheiten sind Basiswissen in der Physik.

1. Wie viel Joule entspricht 1 kWh?

(A) 3,6 kJ
(B) 1000 J
(C) 3,6 GJ
(D) 3,6 MJ
(E) 36 000 000 J

2. Welcher Begriff passt nicht zu den anderen Begriffen?

(A) Temperatur
(B) Gewicht
(C) Zeit
(D) Kraft
(E) Sekunde

3. In welchem Zusammenhang stehen Newton und Joule?

(A) 1 kJ = 1 N
(B) 1 J = 1 N
(C) 1 Nm = 1 J
(D) Beides sind Einheiten der Kraft.
(E) Newton und Joule stehen in keinem Zusammenhang.

4. Welche Einheit besitzt die elektrische Feldkonstante ε_0?

(A) $\frac{s^2}{m}$

(B) $\frac{As}{V}$

(C) $\frac{V}{m}$

(D) keine

(E) $\frac{As}{Vm}$

5. Was entspricht einem Newton?

(A) $1 \frac{kg * m}{s}$

(B) $1 \frac{s^2 * m}{kg}$

(C) $1 \frac{kg * m^2}{s^2}$

(D) $1 \frac{kg * m}{s^2}$

(E) $1 \frac{kg * m}{\sqrt{s}}$

6. Aus den sieben SI-Basisgrößen lassen sich alle anderen physikalischen Größen ableiten. Welche Basisgröße fehlt in der folgenden Liste? Lichtstärke, elektrische Stromstärke, Länge, Masse, Zeit, Stoffmenge.

(A) Kraft
(B) Spannung
(C) (absolute) Temperatur
(D) Druck
(E) Winkel

7. In welchem Zusammenhang stehen die Einheiten Kalorie [cal] und Joule [J]?

(A) 1 J = 0,239 cal
(B) 10^2 cal = 1 N
(C) 1 cal = 0,19 kJ
(D) 1 J = 4,24 cal
(E) Kalorie und Joule stehen in keinem Zusammenhang.

8. Gebe zwei verschiedene Einheiten des physikalischen Drucks an:

(A) bar und Nm

(B) $\frac{N}{m^2}$ und Pascal

(C) Pascal und $\frac{bar}{kg}$

(D) $\frac{N}{m}$ und bar

(E) Keine der Antworten ist richtig.

9. Welche Aussage(n) über Stoffmenge ist/sind richtig?

I. 1 Mol entspricht $6{,}022 * 10^{23}$ Teilchen.
II. Die Stoffmenge ist keine SI-Basisgröße.
III. 1 Mol Eisen besitzt mehr Teilchen als 1 Mol Styropor.
Die Molare Masse von Wasser beträgt $18 \frac{g}{mol}$.
6 g Wasser entsprechen damit einer Stoffmenge von 3 Mol.
IV. 1 g molekularer Wasserstoff entspricht etwa 1 Mol.

(A) I und IV sind richtig.
(B) I, II und IV sind richtig.
(C) II ist richtig.
(D) II und IV sind richtig.
(E) I ist richtig.

10. Wie lautet die Formel der kinetischen Energie?

(A) $E_{kin} = \frac{1}{2} m * v^2$

(B) $E_{kin} = m * v^2$

(C) $E_{kin} = m * g * h$

(D) $E_{kin} = \frac{1}{2} m^2 * v$

(E) Keine der genannten Antworten ist richtig.

11. Wie lässt sich die Einheit Joule [J] anders schreiben?

(A) $[J] = \frac{kg * m}{s^2}$

(B) $[J] = \frac{kg * m^2}{s}$

(C) $[J] = \frac{kg * m^3}{s^2}$

(D) $[J] = \frac{kg * m^2}{s^2}$

(E) Keine der genannten Antworten ist richtig.

12. Welche der folgenden Größen ist keine SI-Basisgröße?

(A) Stoffmenge
(B) Temperatur
(C) Lichtstärke
(D) Stromstärke
(E) Kraft

13. Welche der folgenden Aussagen ist richtig?

(A) Energie = Masse / Volumen
(B) Arbeit = Kraft * Zeit
(C) Leistung = Arbeit / Zeit
(D) Kraft = Masse / Weg
(E) Druck = Kraft / Volumen

14. Wie viele Sekunden hat ein Tag?

(A) 8640 Sekunden
(B) 86 400 Sekunden
(C) 72 600 Sekunden
(D) 51 200 Sekunden
(E) 24 800 Sekunden

15. Welche Beziehung gilt für die elektrische Arbeit?

(A) elektrische Arbeit = Spannung * Ladung
(B) elektrische Arbeit = Spannung * elektrische Leistung
(C) elektrische Arbeit = Kapazität / Widerstand
(D) elektrische Arbeit = Stromstärke * elektrische Feldstärke
(E) elektrische Arbeit = Spannung / Widerstand

16. Welche der folgenden Größen ist eine SI-Basisgröße?

(A) Energie
(B) Druck
(C) Spannung
(D) Stromstärke
(E) Kraft

17. Welche der folgenden Aussagen ist richtig?

(A) Druck = Kraft * Fläche
(B) elektrische Leistung = Spannung / Stromstärke
(C) Energie = Arbeit * Zeit
(D) Arbeit = Kraft * Weg
(E) Beschleunigung = Weg / Zeit

18. Wann kann ein Arbeitnehmer mit einer 40-Stunden-Woche am Freitag Feierabend machen, wenn er von Montag bis Donnerstag im Durchschnitt 32 400 Sekunden pro Tag gearbeitet hat, am Freitag um 7:30 Uhr bei der Arbeit erscheint, eine Frühstückspause von 15 Minuten einhalten muss und pünktlich ins Wochenende starten möchte?

(A) 10:45 Uhr
(B) 11:45 Uhr
(C) 12:30 Uhr
(D) 11:15 Uhr
(E) 13 Uhr

**19. Für die Fallzeit beim freien Fall gilt die Beziehung $T = \sqrt{\frac{2s}{g}}$.
Welche Dimension hat der Ortsvektor g?**

(A) $[g] = \frac{m}{s}$

(B) $[g] = \frac{m}{s^2}$

(C) $[g] = \frac{m}{s^3}$

(D) $[g] = \frac{m^2}{s}$

(E) $[g] = \frac{m^2}{s^2}$

20. Ein Auto fährt 108 $\frac{km}{h}$ auf der Autobahn.

Wie viele Meter pro Sekunde $\left(\frac{m}{s}\right)$ legt es zurück?

(A) $15\frac{m}{s}$

(B) $25\frac{m}{s}$

(C) $30\frac{m}{s}$

(D) $35\frac{m}{s}$

(E) $20\frac{m}{s}$

2. MECHANIK

LERNSTOFF

- Grundgrößen der Mechanik
- Grundgesetze der Mechanik
- Erhaltungssätze der Mechanik
- Translation
- Rotation
- Arbeit, Energie, Impuls, Leistung
- Gravitation
- Reibung
- Dichte
- Auftrieb
- Gesetz von Bernoulli

21. Nachdem ein 100 kg schwerer Skifahrer die fantastische Aussicht von der Startrampe einer Piste genossen hat, fährt er im Schuss die Piste hinab. Dabei überwindet er zunächst einen Höhenunterschied von 100 Meter. Anschließend verläuft die Piste einen kleinen Abschnitt bergauf (Höhenunterschied 10 m), bevor die Piste ins Tal hinabführt. Mit welcher Geschwindigkeit passiert der Skifahrer die Zwischenhöhe?

Annahmen:
Reibung sei vernachlässigbar, $g = 10\,\frac{m}{s}$.

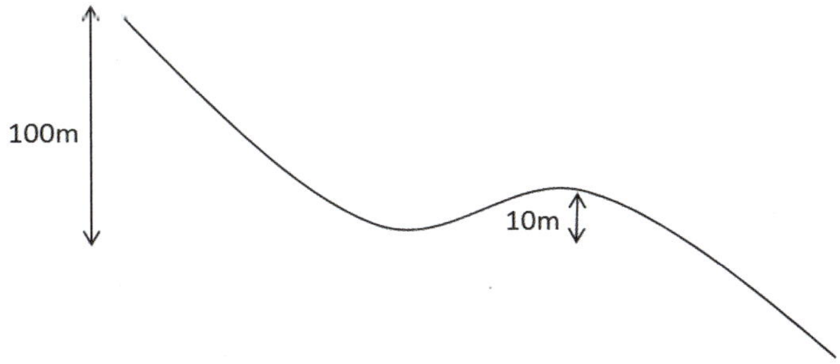

(A) Er passiert die Zwischenhöhe mit ca. $42\,\frac{m}{s}$.

(B) Er passiert die Zwischenhöhe mit ca. $21\,\frac{m}{s}$.

(C) Er passiert die Zwischenhöhe mit ca. $15\,\frac{m}{s}$.

(D) Er passiert die Zwischenhöhe mit ca. $59\,\frac{m}{s}$.

(E) Er passiert die Zwischenhöhe mit ca. $87\,\frac{m}{s}$.

22. Ein 1000 kg schweres Auto fährt aus dem Stand mit einer gleichmäßigen Beschleunigung an. Nach 10 Sekunden hat es eine Geschwindigkeit von 108 $\frac{km}{h}$ erreicht. Welche Antriebskraft ist dafür nötig?

(A) F = 1500 N
(B) F = 3600 N
(C) F = 1800 N
(D) F = 2000 N
(E) F = 3000 N

23. Welche der Kräfte F1 bis F5 kommen potentiell als Gravitationskraft zwischen den Objekten m1 und m2 infrage?

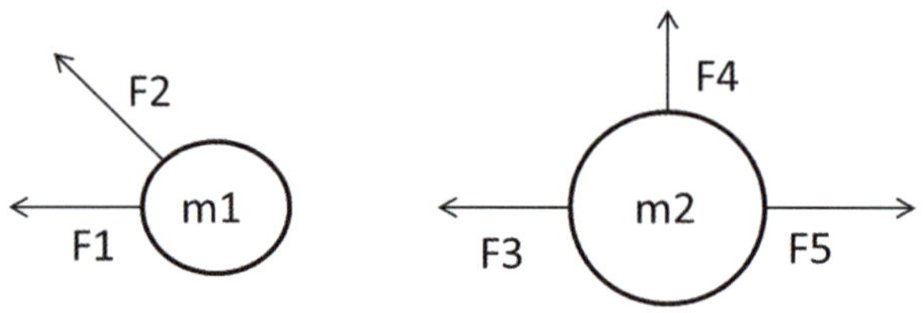

(A) nur F3
(B) nur F2, F4
(C) nur F1, F4, F5
(D) nur F1, F5
(E) nur F1, F3, F5

24. Ein senkrechtes, zylinderförmiges Abflussrohr wird durch eine Einschubvorrichtung abgedichtet, sodass sich Flüssigkeit mit dem Volumen v oberhalb der Vorrichtung im Rohr staut. Angenommen, dieselbe Menge an Flüssigkeit würde durch ein ebenfalls senkrechtes Rohr mit doppeltem Durchmesser fließen, das mit einer baugleichen Einschubvorrichtung abgedichtet wird. Wie hoch ist der Druck auf die Einschubvorrichtung im zweiten Rohr im Vergleich zum ersten Rohr?

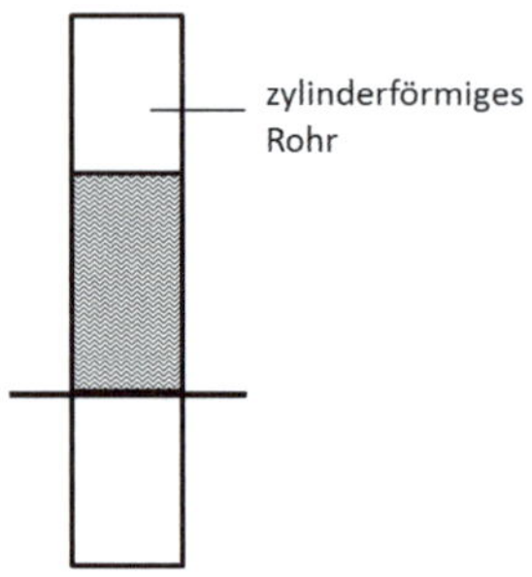

(A) Der Druck im zweiten Rohr ist ¼-mal so groß wie im ersten Rohr.
(B) Der Druck im zweiten Rohr ist viermal so groß wie im ersten Rohr.
(C) Der Druck im zweiten Rohr ist doppelt so groß wie im ersten Rohr.
(D) Der Druck im zweiten Rohr ist halb so groß wie im ersten Rohr.
(E) Der Druck ist in beiden Rohren gleich.

25. Ein Spielzeugauto der Masse m_1 fährt mit der Geschwindigkeit v_1 zentral auf ein stehendes Spielzeugauto der Masse $m_2 = \frac{1}{2} m_1$ auf. Mit welcher Geschwindigkeit v_2 bewegt sich das stehende Spielzeugauto nach dem Stoß fort, wenn es sich um einen elastischen Stoß handelt und das Auto mit Masse m_1 nach dem Stoß steht?

(A) $V_2 = \frac{1}{2} V_1$

(B) $V_2 = 2V_1$

(C) $V_2 = V_1$

(D) $V_2 = 0$

(E) Keine der Antworten ist richtig.

26. Ein Holzklotz liegt auf einer schiefen Ebene mit dem Neigungswinkel α. Nun wird durch langsames Anstellen der Rampe der Neigungswinkel schrittweise minimal erhöht. Ab wann beginnt der Klotz voraussichtlich zu rutschen?

(A) Wenn die Gewichtskraft die Haftreibungskraft übersteigt.
(B) Wenn die Normalkraft die Haftreibungskraft übersteigt.
(C) Wenn Normalkraft und Gewichtskraft gleich groß sind.
(D) Wenn die Hangabtriebskraft die Haftreibungskraft übersteigt.
(E) Alle Antworten sind falsch.

27. Welche Aussagen über Gravitation sind korrekt?

I. Die Gravitation beschreibt die gegenseitige Anziehung von Massen.
II. Die Gezeiten (Ebbe und Flut) sind der Anziehungskraft des Mondes und der Sonne geschuldet.
III. Der Legende nach kam Isaac Newton die Idee der Gravitation als er in der Sauna schwitzte.
IV. Zwischen zwei Körpern, die die gleiche Masse besitzen, ist die Gravitation gleich null.

(A) I und II sind richtig.
(B) I und III sind richtig.
(C) I, III und IV sind richtig.
(D) II und IV sind richtig.
(E) Alle sind richtig.

28. Eisen besitzt die Dichte $\rho = 7{,}874 \frac{g}{cm^3}$. Welche Masse besitzt ein Eisenbarren mit Volumen $V = 0{,}05\ m^3$?

(A) 195,3 kg
(B) 393,7 kg
(C) 512,1 kg
(D) 671,27 kg
(E) Alle Antworten sind falsch.

29. Welches Prinzip basiert auf der „goldenen Regel der Mechanik"?

(A) Flaschenzug
(B) Freischnitt
(C) Fachwerk-Bauweise
(D) Koordinatentransformation
(E) Waage

30. Was besagt das dritte newtonsche Gesetz?

(A) Die Raumzeit ist gekrümmt.
(B) Kraft ist das Produkt aus Masse und Beschleunigung.
(C) Kräfte treten immer paarweise auf.
(D) Körper verharren in ihrem Bewegungszustand oder in ihrer Ruhelage, solange keine äußere Kraft sie zur Änderung ihres Bewegungszustands zwingt.
(E) Die Gravitationskraft steigt mit Zunahme der Masse an.

31. Die drei Kräfte F_1 = (100 N, –55 N, 75 N), F_2 = (25 N, –35 N, 80 N) und F_3 = (–60 N, 75 N, –35 N) greifen an einem Massepunkt an. Wie lautet die resultierende Kraft F_{res}?

(A) F_{res} = (65 N, 60 N, 85 N)
(B) F_{res} = (65 N, –15 N, 85 N)
(C) F_{res} = (65 N, 55 N, 35 N)
(D) F_{res} = (65 N, –15 N, 125 N)
(E) F_{res} = (65 N, –15 N, 120 N)

32. Ein Sportwagen startet mit einer konstanten Beschleunigung von 5 $\frac{m}{s^2}$ an einer Ampel. Welchen Weg hat er in sechs Sekunden zurückgelegt?

(A) 30 Meter
(B) 60 Meter
(C) 100 Meter
(D) 90 Meter
(E) 150 Meter

33. Der Legende nach wurde die griechische Sagengestalt Sisyphos wegen Verrat an den Göttern zu einer ungewöhnlichen Strafe verurteilt. Er musste einen schweren Felsbrocken einen Berg hinaufschleppen. Welche Hubarbeit musste Sisyphos verrichten, wenn der Felsbrocken 100 kg schwer und ein Höhenunterschied von 400 Metern zu überwinden war?

(A) 96,8 kJ
(B) 246,8 kJ
(C) 306,4 kJ
(D) 392,4 kJ
(E) 540,8 MJ

34. Die Mindestgeschwindigkeit, die ein Passagierflugzeug beim Start erreichen muss, beträgt $80\frac{m}{s^2}$. Wie lange muss die Startbahn mindestens sein, wenn das Flugzeug aus dem Stand konstant mit $8\frac{m}{s^2}$ beschleunigt?

(A) Die Landebahn muss mindestens 400 Meter lang sein.
(B) Die Landebahn muss mindestens 600 Meter lang sein.
(C) Die Landebahn muss mindestens 800 Meter lang sein.
(D) Die Landebahn muss mindestens 1000 Meter lang sein.
(E) Die Landebahn muss mindestens 1200 Meter lang sein.

35. Zwei Pferde (Leistung = 500 Watt je Pferd) ziehen eine Kutsche mit einer konstanten Kraft von 500 N über eine halbe Stunde. Welchen Weg legen sie dabei zurück?

(A) 1800 Meter
(B) 2200 Meter
(C) 5400 Meter
(D) 2700 Meter
(E) 3600 Meter

36. Auf einen sich auf einer schiefen Ebene (Neigungswinkel α) befindenden Klotz (siehe Bild) wirken die Gewichtskraft G und die Normalkraft N.

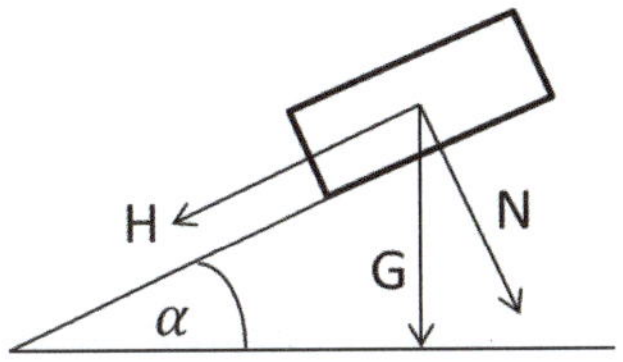

Wie groß ist die Hangabtriebskraft H?

(A) $H = G * \sin(\alpha)$

(B) $H = G * \cos(\alpha)$

(C) $H = \frac{G}{\cos(\alpha)}$

(D) $H = \frac{G}{\sin(\alpha)}$

(E) $H = N * \cos(\alpha)$

37. Bei einem physikalischen Experiment wird ein Kieselstein senkrecht von einer Brücke fallen gelassen. Aus welcher Höhe wird der Kieselstein fallen gelassen, wenn die Fallzeit fünf Sekunden beträgt und für die Erdbeschleunigung $10\frac{m}{s^2}$ angenommen wird?

(A) 75 Meter
(B) 100 Meter
(C) 125 Meter
(D) 50 Meter
(E) 150 Meter

38. Ein Krankenwagen erhält an einer roten Ampel einen Notruf zu einem Einsatzort. Sofort beschleunigt er gleichmäßig mit 2,5 $\frac{m}{s^2}$. Nach welcher Zeit hat er eine Geschwindigkeit von 72 $\frac{km}{h}$ erreicht?

(A) Nach 8 Sekunden hat er die Geschwindigkeit von 72 $\frac{km}{h}$ erreicht.

(B) Nach 6 Sekunden hat er die Geschwindigkeit von 72 $\frac{km}{h}$ erreicht.

(C) Nach 5 Sekunden hat er die Geschwindigkeit von 72 $\frac{km}{h}$ erreicht.

(D) Nach 11 Sekunden hat er die Geschwindigkeit von 72 $\frac{km}{h}$ erreicht.

(E) Nach 16 Sekunden hat er die Geschwindigkeit von 72 $\frac{km}{h}$ erreicht.

39. In einem Aufzug in einem Krankenhaus steht die Angabe „Traglast maximal 400 kg". Welche Hubarbeit verrichtet der Aufzug, wenn sich drei Personen mit einem Durchschnittsgewicht von 80 kg im Aufzug befinden und diese vom ersten in den vierten Stock fahren (Höhenunterschied pro Stockwerk: 5 Meter)?

Es gilt:
Für die Erdbeschleunigung soll $g = 10\ \frac{m}{s^2}$ angenommen werden.

(A) 2400 J
(B) 24 kJ
(C) 2,4 MJ
(D) 135 000 J
(E) 36 kJ

40. Bei einem Krankentransport wird ein Patient auf einer Trage in einen Krankenwagen geschoben und dort mit einer Sicherheitsvorrichtung an der Trage und an der Wagenwand fixiert. Inklusive der Trage wiegt der Patient 150 kg. Welche Trägheitskraft wirkt auf den Patienten (und die Trage), wenn der Krankenwagen mit 5 $\frac{m}{s^2}$ anfährt?

(A) 250 N
(B) 500 N
(C) 750 N
(D) 125 N
(E) 75 N

3. SCHWINGUNGEN UND WELLEN

LERNSTOFF

* Pendel
* Harmonische Schwingung
* Gedämpfte Schwingung
* Elementarwelle
* Harmonische Welle
* Überlagerung von Wellen
* Stehende Welle
* Polarisation

41. Welche Aussage hinsichtlich stehender Wellen ist falsch?

(A) Die Auslenkung der stehenden Welle ist an bestimmten Punkten immer null.
(B) Sie kann als Überlagerung zweier gegenläufiger Wellen aufgefasst werden, die die gleiche Frequenz und die gleiche Amplitude besitzen.
(C) Für die Erzeugung einer stehenden Welle benötigt man zwei verschiedene Erreger.
(D) Stehende Wellen spielen bei Musikinstrumenten eine wichtige Rolle.
(E) Stehende Wellen können durch Reflexion an einem Hindernis entstehen.

42. Die Polarisation ist eine wichtige Eigenschaft von Wellen. Was sagt sie aus?

(A) Sie gibt an, in welche Richtung die Schwingung der Welle vollzogen wird.
(B) Sie besagt, dass alle Wellen sich unabhängig von ihrer Frequenz und ihrer Amplitude gleich verhalten.
(C) Sie besagt, dass Wellen sich durch äußere Einwirkungen, wie Kräfte oder magnetische Felder, nicht beeinflussen lassen.
(D) Die Polarisation liefert eine Unterteilung der Wellen in die Klassen Kurzwellen und Langwellen.
(E) Alle Antworten sind falsch.

43. Beim mathematischen Pendel der Länge l beträgt die Periodendauer:

(A) $T_0 = 2\pi\sqrt{\frac{l}{g}}$

(B) $T_0 = 4\pi^2\sqrt{\frac{l}{g}}$

(C) $T_0 = 2\pi\sqrt{\frac{l^2}{g}}$

(D) $T_0 = \pi\sqrt{\frac{l^2}{g}}$

(E) Alle Antworten sind falsch.

44. Welche Wellenlänge besitzt das sichtbare Licht?

(A) unter 100 nm
(B) 145 nm bis 260 nm
(C) 260 nm bis 380 nm
(D) 380 nm bis 780 nm
(E) Alle Antworten sind falsch.

45. Welche Ausbreitungsgeschwindigkeit besitzt Licht?

(A) $3000 \frac{m}{s}$

(B) $1000 \frac{km}{s}$ bis $3000 \frac{km}{s}$

(C) $300\,000 \frac{km}{s}$

(D) $30 \frac{km}{s}$

(E) Die Ausbreitungsgeschwindigkeit von Licht ist unbekannt.

46. Welche Strahlung bzw. welche Wellen besitzen die größte Frequenz?

(A) Mikrowellen
(B) Radiowellen
(C) Infrarotstrahlen
(D) UV-Strahlen
(E) Niederfrequenzwellen

47. Welche Formel beschreibt die Ausbreitungsgeschwindigkeit v einer Welle?

(A) $v = \lambda * f$

(B) $v = \rho * r$

(C) $v = \mu^2 * s$

(D) $v = \sigma * \varphi^2 * \psi$

(E) Keine der Antworten ist richtig.

**48. Die Ausbreitungsgeschwindigkeit von Schall beträgt in der Luft 343 $\frac{m}{s}$.
Die Ausbreitungsgeschwindigkeit des Schalls im Wasser ist ...**

(A) kleiner.
(B) genau halb so groß.
(C) größer.
(D) gleich groß.
(E) Keine der Antworten ist richtig.

4. WÄRMELEHRE

LERNSTOFF

* Temperatur
* Innere Energie
* Aggregatzustände der Materie
* Osmotischer Druck
* Arbeit und Wärme
* Hauptsätze der Wärmelehre
* Gasgesetze
* Zustandsgleichung
* Wärmekraftmaschinen
* Anomalie des Wassers

VORSICHT

Die **Anomalie des Wasser** wird gerne abgefragt.

49. Bei welcher Temperatur hat Wasser seine größte Dichte?

(A) Wasser hat seine größte Dichte bei ca. 0 K.
(B) Wasser hat seine größte Dichte bei ca. 0 Grad Celsius.
(C) Wasser hat seine größte Dichte bei ca. 100 Grad Celsius.
(D) Wasser hat seine größte Dichte bei ca. 4 Grad Celsius.
(E) Wasser hat seine größte Dichte bei ca. 273 Grad Celsius.

50. Welche Aussage zum Luftdruck ist falsch?

(A) Mit zunehmender Höhe nimmt der Siedepunkt von Wasser ab.
(B) Mit zunehmendem Druck nimmt der Siedepunkt von Wasser zu.
(C) Mit zunehmender Höhe ist der Luftdruck höher.
(D) Mit zunehmender Höhe sinkt die Sauerstoffsättigung der Luft.
(E) Auf dem Gipfel des Mount Everests kocht Wasser bei etwa 70 Grad Celsius.

51. Die innere Energie U ...

(A) ist eine extensive Zustandsgröße.
(B) ist eine intensive Zustandsgröße.
(C) kann sowohl extensive als auch intensive Zustandsgröße sein.
(D) ist weder extensive noch intensive Zustandsgröße.
(E) Keine Antwort ist richtig.

52. Für den Wirkungsgrad einer Wärmekraftmaschine gilt:

(A) $\eta_{carnot} = 1 - \frac{T_{min}}{T_{max}}$

(B) $\eta_{carnot} = 1 - \frac{T_{max}}{T_{min}}$

(C) $\eta_{carnot} = 1 - (T_{min} - T_{max})$

(D) $\eta_{carnot} = 1 - (T_{max} - T_{min})$

(E) Alle Antworten sind falsch.

53. Bei welchen Maschinen aus der folgenden Liste handelt es sich um Wärmekraftmaschinen?

(A) Elektromotor, Verbrennungsmotor
(B) Verbrennungsmotor, Dampfmaschine, Elektromotor
(C) Verbrennungsmotor, Dampfmaschine, Generator
(D) Dampfmaschine, Stirlingmotor, Generator
(E) Verbrennungsmotor, Dampfmaschine, Stirlingmotor

54. Was versteht man in der Nomenklatur der Thermodynamik unter einem reversiblen Prozess?

(A) Ein Prozess, bei dem es zu einer kurzfristigen Änderung kommt.
(B) Ein Prozess, bei dem es zu einer dauerhaften Änderung kommt.
(C) Ein Prozess, bei dem sich die innere Energie erhöht.
(D) Ein Prozess, der sich umkehren lässt.
(E) Ein Prozess, bei dem die Entropie vorübergehend zunimmt.

55. Bei einer adiabatischen Zustandsänderung ...

(A) findet kein Wärmeaustausch des Systems mit der Umgebung statt ($\delta Q = 0$).
(B) sind nur reversible, nicht jedoch irreversible Zustandsänderungen denkbar.
(C) ist der zweite Hauptsatz der Thermodynamik nicht erfüllt.
(D) handelt es sich um eine isobare Zustandsänderung.
(E) bleibt die Entropie gleich.

56. Nach dem ersten Hauptsatz der Thermodynamik ist eine Änderung der inneren Energie ...

(A) unmöglich, da die innere Energie konstant ist.
(B) immer mit einer Änderung der Systemtemperatur verbunden.
(C) nur bei reversiblen Prozessen gegeben.
(D) immer durch eine Änderung der Energie in Form von Wärme oder Arbeit über die Systemgrenze hinaus begründet.
(E) Alle Aussagen sind falsch.

57. Bei einer isochoren Zustandsänderung ...

(A) ist das Volumen konstant.
(B) ist der Druck konstant.
(C) ist die Temperatur konstant.
(D) bleibt die innere Energie gleich.
(E) Alle Aussagen sind falsch.

58. Der erste Hauptsatz der Thermodynamik sagt aus, dass in einem geschlossenen System Energien beliebig ineinander umwandelbar sind, jedoch nicht gebildet oder vernichtet werden können. Welche Formel drückt diesen Zusammenhang für den Übergang vom Zustand A zum Zustand B aus?

(A) $\Delta U - \Delta Q = \Delta W$
(B) $-\Delta Q = T * \Delta U$
(C) $\Delta T + \Delta W = U$
(D) $\Delta Q - W = \Delta U$
(E) $\Delta U + \Delta W = \Delta Q$

59. Bei einem irreversiblen Prozess muss ...

(A) die Entropie abnehmen.
(B) die Temperatur zunehmen.
(C) die innere Energie zunehmen.
(D) die Entropie zunehmen.
(E) die innere Energie abnehmen.

60. In einer geschlossenen Gasflasche befindet sich ein ideales Fluid unter dem Druck 30 bar und der Temperatur 320 Kelvin. Die Gasflasche wird in ein Wasserbad gestellt, wodurch sich die Temperatur von 320 Kelvin auf 480 Kelvin erhöht. Wie ändert sich der Druck?

(A) Der Druck steigt auf 60 bar.
(B) Der Druck fällt auf 20 bar.
(C) Der Druck fällt auf 15 bar.
(D) Der Druck steigt auf 45 bar.
(E) Der Druck steigt auf 40 bar.

61. Bei einer reversiblen adiabatischen Zustandsänderung ...

(A) nimmt die Entropie des Systems zu.
(B) nimmt die Entropie des Systems ab.
(C) bleibt die Entropie des Systems konstant.
(D) bleibt die innere Energie des Systems gleich.
(E) nimmt die Wärme ab.

62. Welche Aussage bezüglich der Kernspaltung ist falsch?

(A) Damit es zu einer Kettenreaktion infolge der Kernspaltung kommen kann, muss eine kritische Masse an spaltbarem Material vorliegen.
(B) Die Neutronen, die die Kettenreaktion fortführen, müssen durch einen Moderator abgebremst werden.
(C) Im Zuge der Kernspaltung nimmt die Summe der Massen ab, was auch als Massendefekt bekannt ist.
(D) Masse und Energie sind als äquivalent anzusehen.
(E) Die Kettenreaktion in einem Kernreaktor wird derart gesteuert, dass die Reaktionsrate immer stärker zunimmt.

63. Ein in einem abgeschlossenen, adiabatischen Behälter befindliches Gas wird von außen reibungsfrei erhitzt. Welche Aussage ist vor diesem Hintergrund falsch?

(A) Es handelt sich um eine isochore Zustandsänderung.
(B) Die Temperatur im Innern des Behälters steigt.
(C) Der Druck im Innern des Behälters steigt.
(D) Es kann keine Wärme über die Systemgrenze abfließen.
(E) Es handelt es sich um einen irreversiblen Prozess.

64. In einer geschlossenen Gasflasche befindet sich ein ideales Fluid unter dem Druck 5 bar und der Temperatur 20 Grad Celsius. Durch falsche Lagerung steigt der Druck im Innern der Flasche auf 7,5 bar. Welche Temperatur weist das Fluid im Innern der Flasche nun auf?

(A) Die Temperatur steigt auf 40 Grad Celsius.
(B) Die Temperatur steigt auf 30 Grad Celsius.
(C) Die Temperatur fällt auf 10 Grad Celsius.
(D) Die Temperatur fällt auf 15 Grad Celsius.
(E) Die Temperatur steigt auf 25 Grad Celsius.

65. Eine Wärmekraftmaschine ...

(A) wandelt elektrische Energie in Wärme um.
(B) wandelt Wärme in mechanische Energie um.
(C) wandelt chemische Energie in Wärme um.
(D) wandelt mechanische Energie in thermische Energie um.
(E) wandelt Wärme in chemische Energie um.

66. Bei einer isentropen, adiabatischen Zustandsänderung ...

(A) ändern sich Wärme und innere Energie nicht.
(B) ändern sich Entropie und Wärme nicht.
(C) ändern sich Volumen und Druck nicht.
(D) ändern sich Wärme und Volumen nicht.
(E) ändern sich innere Energie und Entropie nicht.

5. ELEKTRIZITÄTSLEHRE

LERNSTOFF

- **Elektrostatik (ruhende Ladungen)**
  - Elektrische Ladungen
  - Elektrostatisches Feld
  - Elektrische Spannung
- **Gleichstrom (bewegte Ladungen)**
  - Stromstärke
  - Elektrische Leiter
  - Ohm'scher Widerstand
  - Ohm'sches Gesetz
  - Kirchhoffsche Gesetze
  - Elektrische Leistung
  - Elektrische Arbeit
  - Magnetfeld
- **Wechselstrom**
  - Effektivwert
  - Amplitude
  - Frequenz
- **Elektromagnetische Wellen**
  - Elektromagnetische Wellen (Frequenzspektrum, Wellenlängen)
  - Ausbreitungsgeschwindigkeit der elektromagnetischen Welle

67. In einer Parallelschaltung sind n Widerstände R_1, R_2 ... R_n parallel geschaltet.

Es gilt:
Annahme: Es soll $n > 1$ gelten.

Was lässt sich über den Ersatzwiderstand R aussagen?

(A) $R > \max\left(\frac{1}{R_1}, \frac{1}{R_2}, \cdots \frac{1}{R_n}\right)$

(B) $R = R_1 + R_2 + \ldots + R_n$

(C) $\frac{1}{R} < \min\left(\frac{1}{R_1}, \frac{1}{R_2}, \cdots \frac{1}{R_n}\right)$

(D) $R < nR_1$

(E) Wird ein weiterer Widerstand parallel geschaltet, verkleinert sich der Ersatzwiderstand.

68. Welche Beziehung gilt zwischen dem Scheitelwert Û und dem Effektivwert U_{eff} im deutschen Stromnetz?

(A) $\hat{U} = (U_{eff})^2$

(B) $\sqrt{2} * \hat{U} = U_{eff}$

(C) $\hat{U} = \sqrt{2} * U_{eff}$

(D) $\hat{U} = 2 * U_{eff}$

(E) $\hat{U} = U_{eff}$

69. In einer einfachen Schaltung sind die drei Widerstände $R_1 = R_2 = R_3$ parallel geschaltet. Welche Aussagen zum Ersatzwiderstand R_{ers} der Schaltung sind richtig, wenn ein vierter Widerstand mit $R_4 = 3\,R_1$ ebenfalls parallel geschaltet wird?

I. Der Ersatzwiderstand wird größer.

II. Der Ersatzwiderstand wird kleiner.

III. Bevor R_4 in die Schaltung eingefügt wird, beträgt $R_{ers} = \frac{1}{3} R_1$.

IV. Nach dem Einfügen von R_4 beträgt $R_{ers} = \frac{10}{3} R_1$.

V. Der Ersatzwiderstand ändert sich von $\frac{1}{3} R_1$ auf $\frac{1}{4} R_1$.

VI. Der Ersatzwiderstand ändert sich von $\frac{1}{3} R_1$ auf $\frac{3}{10} R_1$.

(A) I, III und V sind richtig.
(B) II und III sind richtig.
(C) II und VI sind richtig.
(D) I und IV sind richtig.
(E) II, III und VI sind richtig.

70. Welche Aussagen zur elektromagnetischen Induktion sind korrekt?

I. Die elektromagnetische Induktion wurde von Michael Faraday entdeckt.
II. Wird ein Permanentmagnet in das Innere einer Spule getaucht, wird eine Spannung induziert.
III. Bei technischen Anwendungen (Generatoren, Elektromotoren) spielt die Induktion vor allem bei Wechselspannungen eine große Rolle.
IV. Unter Induktion wird das Entstehen eines elektrischen Feldes durch Änderung der magnetischen Flussdichte verstanden.
V. Die elektromagnetische Induktion wurde von James Clerk Maxwell entdeckt.

(A) II, III und V sind richtig.
(B) II, III und IV sind richtig.
(C) I, II, III und IV sind richtig.
(D) I und IV sind richtig.
(E) Alle Aussagen sind richtig.

71. Wird eine Diode bei Wechselstrom betrieben ...

(A) fließt überhaupt kein Strom im Stromkreis.
(B) wird eine Gleichrichtung des Stroms erreicht.
(C) gibt es einen Kurzschluss.
(D) wird die Durchbruchspannung überschritten und die Diode auch in Sperrrichtung leitend.
(E) Keine der Antworten ist richtig.

72. Welche Aussagen über Elektromotoren sind korrekt?

I. Elektromotoren sind das Gegenstück zu Transformatoren.
II. Bei Elektromotoren wird elektrische Energie in mechanische Energie umgewandelt.
III. Bei Elektromotoren wird mechanische Energie in elektrische Energie umgewandelt.
IV. Das Gegenstück eines Elektromotors ist ein Generator.
V. Elektromotoren werden häufig in Schienenfahrzeugen, zunehmend auch in Kraftfahrzeugen eingesetzt.
VI. Der Stirlingmotor ist ein Elektromotor.

(A) I, II und V sind richtig.
(B) II, IV, V und VI sind richtig.
(C) I, III und V sind richtig.
(D) II, IV und V sind richtig.
(E) II und VI sind richtig.

73. Drei Widerstände $R_1 = 2 * R_2 = \frac{1}{3} R_3$ sind bei Gleichstrom in Reihe geschaltet. Welche Aussagen bezüglich der Teilspannungen U_1, U_2 und U_3 sind korrekt?

I. $U_1 > U_2$
II. $U_2 > U_3$
III. $U_1 = U_2 = U_3$
IV. $U_1 \neq U_2 \neq U_3$
V. $U_1 = \frac{1}{2} U_2$
VI. $U_2 = \frac{2}{3} U_3$

(A) I und II sind richtig.
(B) II, IV, V und VI sind richtig.
(C) I, III und V sind richtig.
(D) II, IV und V sind richtig.
(E) I und IV sind richtig.

74. Ein Isolator hat eine elektrische Leitfähigkeit von:

(A) $\sigma = 10^{15}\,\frac{S}{m}$

(B) $\sigma > 10^{8}\,\frac{S}{m}$

(C) $\sigma < 10^{-8}\,\frac{S}{m}$

(D) $10^{-8}\,\frac{S}{m} < \sigma < 10^{8}\,\frac{S}{m}$

(E) Keine der Antworten ist richtig.

75. Der spezifische Widerstand ist der Kehrwert der ...

(A) spezifischen Leistung.
(B) Spannung.
(C) Permittivität.
(D) Dielektrizitätszahl.
(E) elektrischen Leitfähigkeit.

76. Die elektrische Leistung ist das Produkt aus ...

(A) Stromstärke und Widerstand.
(B) Spannung und Stromstärke.
(C) Kapazität und Spannung.
(D) Arbeit und Stromstärke.
(E) Kraft und Spannung.

77. Welche Aussagen zu Halbleitern sind korrekt?

I. Nahe des absoluten Nullpunkts sind Halbleiter stark leitend.
II. Die elektrische Leitfähigkeit von Halbleitern ist temperaturabhängig.
III. Die elektrische Leitfähigkeit nimmt mit Zunahme der Temperatur ab.
IV. Die Leitfähigkeit eines Halbleiters lässt sich durch Dotierung gezielt beeinflussen.
V. Silizium und Germanium sind in Halbleitern häufig verwendete Stoffe.

(A) I, III und V sind richtig.
(B) II, IV und V sind richtig.
(C) I, III und VI sind richtig.
(D) II und V sind richtig.
(E) II, III und V sind richtig.

78. Welche elektrische Leistung wird an einem Verbraucher mit dem Widerstand 5 Ω umgesetzt, wenn an ihm die Spannung 10 V abfällt?

(A) P = 10 W
(B) P = 20 W
(C) P = 25 W
(D) P = 30 W
(E) P = 50 W

79. Nach dem zweiten kirchhoffschen Gesetz ...

(A) ist die Summe aus zu- und abfließenden Strömen an einem Knotenpunkt gleich null.
(B) addieren sich alle Widerstände in einer Masche zu null.
(C) addieren sich die Teilspannungen an einem Knotenpunkt zu null.
(D) addieren sich die Teilströme in einer Maschine zu null.
(E) addieren sich die Teilspannungen eines Maschenumlaufes zu null.

80. In einer Parallelschaltung sollen die zwei Widerstände $R_1 = 5\,\Omega$ und $R_2 = 12\,\Omega$ durch einen Ersatzwiderstand R ersetzt werden. Wie groß muss dieser sein, wenn eine Quellenspannung von 230 V angelegt ist?

(A) $R = 3{,}5\,\Omega$
(B) $R = 7{,}5\,\Omega$
(C) $R = 5{,}5\,\Omega$
(D) $R = 12{,}5\,\Omega$
(E) $R = 9{,}5\,\Omega$

81. Zwei Punktladungen $Q_1 = 2 * 10^{-6}$ As und $Q_2 = -3 * 10^{-7}$ As befinden sich im Abstand von drei Metern voneinander entfernt.

Es gilt:
$\varepsilon_0 = 8{,}85 * 10^{-12} \frac{As}{Vm}$

Wie groß ist die Kraft, die die erste Punktladung auf die zweite Punktladung auswirkt?

(A) ca. $F = 2{,}79 * 10^{-6}$ N
(B) ca. $F = 6{,}21 * 10^{-8}$ N
(C) ca. $F = 7{,}8 * 10^{-9}$ N
(D) ca. $F = 1{,}34 * 10^{-12}$ N
(E) ca. $F = 5{,}99 * 10^{-4}$ N

82. Zwei parallel geschaltete Widerstände R_1 und R_2 werden durch einen Ersatzwiderstand R_e ersetzt. Welche Aussage ist richtig, wenn R_1 doppelt so groß ist wie R_2?

(A) $R_e > R_1$
(B) $R_e > R_2$
(C) $R_e < R_1 < R_2$
(D) $R_e < R_2 < R_1$
(E) $R_e > R_1 > R_2$

83. Durch zwei parallel geschaltete Widerstände R_1 und R_2 fließen die Ströme I_1 und I_2. Welche Aussage ist richtig, wenn $R_1 = 2 * R_2$ gilt?

(A) $I_1 = 2 * I_2$
(B) $I_1 = I_2$
(C) $I_2 = 2 * I_1$
(D) $I_2 \geq I_1$
(E) Es ist keine Aussage möglich.

84. Nach dem ersten kirchhoffschen Gesetz ...

(A) ist die Summe aus zu- und abfließenden Strömen an einem Knotenpunkt gleich null.
(B) addieren sich alle Widerstände in einer Masche zu null.
(C) addieren sich die Teilspannungen an einem Knotenpunkt zu null.
(D) addieren sich die Teilströme in einer Maschine zu null.
(E) addieren sich die Teilspannungen eines Maschenumlaufes zu null.

85. In einer Parallelschaltung mit den zwei Widerständen $R_1 = 5\,\Omega$ und $R_2 = 20\,\Omega$ liegt eine Quellenspannung von $U = 10\,V$ an. Was lässt sich über das Verhältnis $\frac{I_1}{I_2}$ sagen?

(A) $\frac{I_1}{I_2} = 4$

(B) $\frac{I_1}{I_2} = 0{,}25$

(C) $\frac{I_1}{I_2} = 1$

(D) $\frac{I_1}{I_2} = 2$

(E) $\frac{I_1}{I_2} = 0{,}5$

86. In einer Parallelschaltung mit zwei Widerständen wird ein dritter Widerstand parallel hinzugeschaltet. Welche Aussage ist vor diesem Hintergrund richtig?

(A) Der Ersatzwiderstand wird größer.
(B) Der Ersatzwiderstand wird kleiner.
(C) Der Ersatzwiderstand bleibt gleich.
(D) Die Spannung erhöht sich.
(E) Keine Antwort ist richtig.

6. OPTIK

LERNSTOFF

- Geometrische Optik
- Wellenoptik
- Wellen-Teilchen Dualismus
- Absorption
- Optische Geräte
- Optik des Auges

VORSICHT

Licht, **Licht-Wellenlängen** und den **Welle-Teilchen-Dualismus** solltest Du Dir auf jeden Fall anschauen.

87. Angenommen eine Sammellinse hat die Spezifikation Gegenstandsweite (g) < Brennweite (f). Was lässt sich über das Bild aussagen?

(A) Das Bild ist reell, kleiner und seitenverkehrt.
(B) Das Bild ist virtuell, größer und aufrecht.
(C) Das Bild ist reell, kleiner oder größer und seitenverkehrt.
(D) Das Bild ist reell, kleiner oder größer und aufrecht.
(E) Das Bild ist virtuell, kleiner und seitenverkehrt.

88. Angenommen bei einer konvexen Linse gilt 2f = g. Was gilt für die Bildweite?

(A) $b = f$

(B) $b = \frac{2}{f}$

(C) $b = 2g$

(D) $b = 2f$

(E) $b = \frac{1}{g}$

89. Bei welcher Farbe handelt es sich um keine Sekundärfarbe gemäß der Drei-Farben-Theorie?

(A) Orange
(B) Grün
(C) Violett
(D) Blau
(E) Keine Antwort ist richtig.

90. Welche Aussage über Licht ist richtig?

(A) Rotes Licht hat eine kleinere Wellenlänge als blaues Licht.
(B) UV-Strahlen haben eine geringere Wellenlänge als Infrarotstrahlen.
(C) Gelbes Licht hat eine größere Frequenz als violettes Licht.
(D) Beim Übergang von einem optisch dichteren zu einem optisch dünneren Medium wird ein Lichtstrahl zum Lot hin gebrochen.
(E) Im Prisma wird rotes Licht stärker gebrochen als blaues Licht.

91. Wasser hat näherungsweise eine Brechzahl von $4/3$.
Über ein optisches Gerät werden elektromagnetische Lichtwellen mit einer Frequenz von 2,25 GHz in Wasser geschossen.

Hinweis:
Lichtgeschwindigkeit im Vakuum $c = 300\,000 \frac{km}{s}$

Welche Wellenlänge haben die Lichtstrahlen im Wasser?

(A) Die Wellenlänge beträgt etwa 0,1 m.
(B) Die Wellenlänge beträgt etwa 0,01 m.
(C) Die Wellenlänge beträgt etwa 0,001 m.
(D) Die Wellenlänge beträgt etwa 0,0001 m.
(E) Die Wellenlänge beträgt etwa 0,00001 m.

92. Welche physikalische Größe bzw. Eigenschaft lässt sich nicht durch die Wellennatur von Licht erklären?

(A) Polarisation
(B) Interferenz
(C) Frequenz
(D) Energie
(E) Kohärenz

93. Welche Wellenlänge besitzen Lichtstrahlen mit einer Frequenz von 1015 Hz im Vakuum?

(A) ca. $3 * 10^{-5}$ m
(B) ca. $3 * 10^{5}$ m
(C) ca. $3 * 10^{9}$ m
(D) ca. $3 * 10^{12}$ m
(E) ca. $3 * 10^{14}$ m

94. Wird ein Bild durch eine konkave Linse (Zerstreuungslinse) betrachtet, erscheint es ...

(A) größer.
(B) kleiner.
(C) gleich groß.
(D) doppelt so groß.
(E) Alle Antworten sind falsch.

95. Welche Aussagen zum Doppelspaltexperiment der Quantenmechanik sind korrekt?

I. Die Wellenlänge des Lichts muss größer sein als der Abstand der beiden Spalten, durch die die Lichtteilchen zum Beobachtungsschirm gelangen.
II. Auf dem Beobachtungsschirm zeigt sich ein Interferenzmuster, das durch die Beugung am Doppelspalt verursacht wird.
III. Eine Welle, die auf den Doppelspalt trifft, erzeugt hinter dem Doppelspalt zwei neue, miteinander wechselwirkende Wellen.
IV. Sobald eine Messung an den Öffnungen des Doppelspalts vorgenommen wird, durch welche Öffnung das Lichtteilchen das Hindernis überwunden hat, verschwindet das Interferenzmuster am Beobachtungsschirm.
V. Das Doppelspaltexperiment gilt als eines der bedeutendsten Experimente der Quantenmechanik.

(A) II, III, IV und V sind richtig.
(B) I, II und V sind richtig.
(C) II und V sind richtig.
(D) V ist richtig.
(E) Alle sind richtig.

96. Mit einem Dispersionsprisma kann man ...

(A) Licht wellenlängenabhängig brechen, wodurch man ein Lichtspektrum erhält.
(B) einen auf der Prismaoberfläche auftreffenden Lichtstrahl vollständig absorbieren.
(C) eine Schwingung der Lichtwellen erzeugen.
(D) die Lichtgeschwindigkeit erhöhen.
(E) Alle Antworten sind falsch.

97. Was versteht man unter dem Dualismus von Licht?

(A) Licht besitzt sowohl Eigenschaften von Wellen als auch Eigenschaften von Teilchen.
(B) Licht kann man mit dem menschlichen Augen nur mittelbar, beispielsweise durch ein Prisma, sehen, aber nie unmittelbar.
(C) Die Lichtgeschwindigkeit kann nicht übertroffen werden.
(D) Die Gravitationskraft beeinflusst die Ausbreitungsrichtung von Licht nicht.
(E) Alle Antworten sind falsch.

98. Welche Aussagen zu Lichtteilchen (Photonen) sind korrekt?

I. Sie besitzen keine Ruhemasse.
II. Sie besitzen eine Energie.
III. Sie bewegen sich mit Lichtgeschwindigkeit.
IV. Sie besitzen keinen Impuls.

(A) II, III und IV sind richtig.
(B) I, II und IV sind richtig.
(C) II und IV sind richtig.
(D) II und III sind richtig.
(E) I, II und III sind richtig.

99. Warum sieht man unter Wasser alles verschwommen?

(A) Unter Wasser werden die Bilder von der Hornhaut hinter die Netzhaut projiziert, da die Brechkraft der Hornhaut unter Wasser reduziert ist.
(B) Im Wasser befindliche Partikel erzeugen eine milchige Schicht auf der Hornhaut.
(C) Durch die relative Schwerelosigkeit im Wasser wird das Gleichgewichtsorgan des Menschen gestört. Das Gehirn startet folglich einen Ausgleichsmechanismus, der verschwommenes Sehen zur Folge hat.
(D) Die im Wasser befindlichen Partikel brechen und zerstreuen das Licht, sodass das Bild verschwommen erscheint.
(E) Alle Antworten sind falsch.

100. Welche astronomischen Objekte besitzen die größte Masse?

(A) Sonnen
(B) Neutronensterne
(C) schwarze Löcher
(D) weiße Zwerge
(E) rote Riesen

101. Brennweite f, Gegenstandsweite g und Bildweite b einer optischen Linse stehen in welchem Zusammenhang?

(A) $f = g + b$

(B) $f^2 = g^2 + b^2$

(C) $f^{-1} = g + b$

(D) $f^{-2} = g^{-2} + b^{-2}$

(E) $f^{-1} = g^{-1} + b^{-1}$

102. Bei einer Linse beträgt das Verhältnis aus Gegenstandsweite und Bildweite 4 : 1 . Welche Brennweite besitzt die Linse, wenn die Bildweite 5 cm beträgt?

(A) Die Brennweite liegt bei 2 cm.
(B) Die Brennweite liegt bei 4 cm.
(C) Die Brennweite liegt bei 10 cm.
(D) Die Brennweite liegt bei 15 cm.
(E) Die Brennweite liegt bei 20 cm.

103. Eine Sammellinse weist folgende Spezifikationen auf: $g > 2f$; $f < b < 2f$; $B < G$

g = Gegenstandsweite
f = Brennweite
b = Bildweite
B = Bildgröße
G = Gegenstandsgröße

Welches Bild ergibt sich daraus?
(A) Das Bild ist reell, umgekehrt und vergrößert.
(B) Das Bild ist virtuell, aufrecht und verkleinert.
(C) Das Bild ist reell, umgekehrt und verkleinert.
(D) Das Bild ist reell, umgekehrt und gleich groß.
(E) Das Bild ist reell, aufrecht und verkleinert.

104. In Eis breitet sich Licht mit der Lichtgeschwindigkeit $c = 2{,}29 * 10^8 \frac{m}{s}$ aus. Welche Brechzahl hat das Medium?
(A) n = 1,67
(B) n = 0,77
(C) n = 1,01
(D) n = 0,52
(E) n = 1,31

105. Bei einer Linse beträgt das Verhältnis aus Brennweite und Gegenstandsweite 2 : 3. Welche Bildweite besitzt die Linse, wenn die Brennweite 4 cm beträgt?
(A) Die Bildweite liegt bei 6 cm.
(B) Die Bildweite liegt bei 8 cm.
(C) Die Bildweite liegt bei 12 cm.
(D) Die Bildweite liegt bei 15 cm.
(E) Die Bildweite liegt bei 18 cm.

106. Welche zwei Ursachen sind dafür verantwortlich, dass der Himmel am Tag blau und am Abend sowie am Morgen häufig rot erscheint?
(A) Unterschiedliche Wellenlängen der Farben / unterschiedliche Weglängen des Lichts durch die Atmosphäre
(B) Unterschiedliche Absorptionsfähigkeit der Atmosphäre / unterschiedliche Lichtgeschwindigkeiten
(C) Unterschiedliche Wellenlängen der Farben / unterschiedliche Brechkraft der Atmosphäre
(D) Unterschiedliche Lichtgeschwindigkeiten / unterschiedliche Wellenlängen der Farben
(E) Unterschiedliche Wellenlängen der Farben / unterschiedliche Dispersion in der Atmosphäre

107. Welche Brechzahl hat ein Medium, in dem sich Licht mit der Geschwindigkeit $c = 2{,}6 * 10^8 \frac{m}{s}$ ausbreitet?

(A) $n \approx 1{,}15$
(B) $n \approx 0{,}87$
(C) $n \approx 1{,}46$
(D) $n \approx 0{,}92$
(E) $n \approx 1{,}31$

108. Welche Aussage über Licht ist richtig?

(A) Die Lichtgeschwindigkeit ist eine Konstante und daher unabhängig vom Medium.
(B) Rotes Licht wird stärker gestreut als blaues Licht.
(C) Rotes Licht besitzt eine kürzere Wellenlänge als blaues Licht.
(D) Das kontinuierliche Lichtspektrum reicht von 380 mm bis 780 mm.
(E) Blaues Licht hat eine höhere Frequenz als rotes Licht.

7. ATOMPHYSIK

LERNSTOFF

- Atomaufbau
- Atomkern
- Starke Wechselwirkung
- Schwache Wechselwirkung
- Elektronen-Orbitale
- Kernkräfte
- Kernspaltung
- Kernfusion
- Antiteilchen
- Radioaktive Stoffe
- Radioaktivität
- Aktivität
- Ionisierende Strahlung
- Absorption ionisierender Strahlung
- Kosmische Strahlung

109. In welchem Zusammenhang stehen Massendefekt Δm und Bindungsenergie E_B (Energie, die den Kern zusammenhält) zueinander?

(A) $\Delta m \sim \frac{1}{E_8}$

(B) $\Delta m \sim E_8$

(C) $\Delta m = E_8 = \text{konst.}$

(D) $\frac{\Delta m}{E_8} = c^2$

(E) Keine der Antworten ist richtig.

110. Welche Aussage zu Isotopen ist falsch?

(A) Isotope besitzen die gleiche Ordnungszahl im Periodensystem.
(B) Isotope besitzen die gleiche Massezahl.
(C) Isotope stellen dasselbe Element dar.
(D) Isotope verhalten sich chemisch gesehen nahezu identisch.
(E) Isotope besitzen unterschiedlich viele Neutronen.

111. Was passiert bei der Kernfusion?

(A) Bei der Kernfusion verschmelzen zwei Atomkerne zu einem neuen Kern.
(B) Bei der Kernfusion werden zwei Atomkerne gespalten.
(C) Bei der Kernfusion prallen zwei Atomkerne aneinander ab.
(D) Bei der Kernfusion berühren sich die zwei Atomkerne nicht.
(E) Bei der Kernfusion entspricht die Masse des neuen Kerns genau der Summe der beiden Einzelkerne.

112. Das Isotop ^{137}Cs hat eine Halbwertszeit von 8 Jahren. Welche Menge an Atomkernen in Bezug auf die Ausgangsmasse ist in 32 Jahren im Mittel zerfallen?

(A) Es sind 87,5% der Atomkerne zerfallen.
(B) Es sind 93,75% der Atomkerne zerfallen.
(C) Es sind 96,875% der Atomkerne zerfallen.
(D) Es sind zwischen 98 und 99% der Atomkerne zerfallen.
(E) Es sind über 99% der Atomkerne zerfallen.

113. Bekanntlich setzt sich ein Atom aus verschieden geladenen Teilchen (Protonen, Neutronen, Elektronen) zusammen, die sich gegenseitig abstoßen. Obwohl diese Abstoßungskraft wirkt, bilden die meisten Teilchen ein stabiles Gebilde. Es muss also eine andere Kraft wirken, die stärker als die Abstoßungskraft wirkt, um das Teilchen als Ganzes zusammenzuhalten. Wie heißt die Kraft, die die Protonen und Neutronen als Kernbausteine zusammenhält?

(A) starke Kraft
(B) schwache Kraft
(C) Gewichtskraft
(D) Coulomb-Kraft
(E) Van-der-Waals-Kraft

114. Welche Art der Wechselwirkung zwischen den Atombausteinen ist dafür verantwortlich, dass der Atomkern zusammengehalten wird?

(A) starke Wechselwirkung zwischen Elektronen und Protonen
(B) starke Bindungskräfte der Elektronen und Atomhülle
(C) starke Van-der-Waals-Kräfte
(D) starke Wechselwirkung zwischen Protonen und Neutronen
(E) starke Wechselwirkung zwischen Neutronen und der Elektronenhülle

115. Welche der Kräfte Gravitationskraft, Coulomb-Kraft, schwache Kraft, starke Kraft und Van-der-Waals-Kraft ist am größten?

(A) Die Coulomb-Kraft ist am größten.
(B) Die Gravitationskraft ist am größten.
(C) Die schwache Kraft ist am größten.
(D) Die starke Kraft ist am größten.
(E) Die Van-der-Waals-Kraft ist am größten.

116. Zu welcher Gruppe des Periodensystems wird das Element Radon (Rn) gezählt?
(A) Edelgase
(B) Halogene
(C) Mangangruppe
(D) Chalkogene
(E) Lanthanoide

117. Welcher Anteil der Atommasse befindet sich im Atomkern?
(A) Etwa 99,9% der Atommasse befindet sich im Atomkern.
(B) Etwa 97,5% der Atommasse befindet sich im Atomkern.
(C) Etwa 95% der Atommasse befindet sich im Atomkern.
(D) Etwa 90% der Atommasse befindet sich im Atomkern.
(E) Etwa 75% der Atommasse befindet sich im Atomkern.

118. Wobei handelt es sich bei einem Nukleon?
(A) Um ein Neutron oder Proton.
(B) Um ein Neutron oder Elektron.
(C) Um ein Proton oder Elektron.
(D) Um ein Neutron.
(E) Keine der Antworten ist richtig.

119. Was ist ein Nuklid?
(A) Ein Nuklid ist ein Atom, das eine bestimmte Anzahl an Elektronen und Neutronen besitzt.
(B) Ein Nuklid ist ein Atom, das eine bestimmte Anzahl an Protonen und Elektronen besitzt.
(C) Ein Nuklid ist ein Atom, dessen Atomhülle voll besetzt ist.
(D) Ein Nuklid ist ein Atom, das radioaktiv ist.
(E) Ein Nuklid ist ein Atom, das eine bestimmte Anzahl an Protonen und Neutronen besitzt.

120. Wie viele Neutronen und Protonen besitzt ein Heliumkern?
(A) Ein Heliumkern besitzt lediglich ein Proton und kein Neutron.
(B) Ein Heliumkern besitzt ein Proton und ein Neutron.
(C) Ein Heliumkern besitzt zwei Protonen und kein Neutron.
(D) Ein Heliumkern besitzt zwei Protonen und ein Neutron.
(E) Ein Heliumkern besitzt zwei Protonen und zwei Neutronen.

121. Welche zwei Kräfte wirken in entgegengesetzter Richtung?
(A) Gravitationskraft und Kernkraft
(B) Van-der Waals-Kraft und Gravitationskraft
(C) schwache Kraft und elektromagnetische Kraft
(D) Gravitationskraft und Coulomb-Kraft
(E) Coulomb-Kraft und Kernkraft

122. Über welchen mathematischen Zusammenhang lassen sich die Halbwertszeit $T_{1/2}$ und die Zerfallskonstante λ ausdrücken?

(A) $T_{1/2} = \frac{\lambda}{\ln(2)}$

(B) $T_{1/2} = \lambda * \ln(2)$

(C) $T_{1/2} = \frac{\ln(2)}{\lambda}$

(D) $T_{1/2} = \lambda e^{\ln(2)}$

(E) $T_{1/2} = 2e^{\ln(\lambda)}$

123. Welche Aussage ist richtig?

(A) Je größer die Halbwertszeit, desto größer ist die Zerfallskonstante.
(B) Je größer die Halbwertszeit, desto kleiner ist die Zerfallskonstante.
(C) Zwischen Halbwertszeit und Zerfallskonstante besteht ein quadratischer Zusammenhang.
(D) Zwischen Halbwertszeit und Zerfallskonstante besteht ein exponentieller Zusammenhang.
(E) Alle anderen Antworten sind falsch.

124. Wie berechnet sich die Massenzahl eines Atoms?

(A) Massenzahl = Protonenzahl + Elektronenzahl
(B) Massenzahl = Ordnungszahl + Protonenzahl
(C) Massenzahl = Ordnungszahl + Neutronenzahl
(D) Massenzahl = Ordnungszahl + Elektronenzahl
(E) Massenzahl = Ordnungszahl + Protonenzahl + Neutronenzahl

125. Welche Informationen lassen sich der Angabe $^{12}_{6}C$ entnehmen?

(A) Element Kohlenstoff, Neutronenzahl 12, Protonenzahl 6
(B) Element Kohlenstoff, Ordnungszahl 12, Protonenzahl 6
(C) Element Kohlenstoff, Massenzahl 12, Protonenzahl 6
(D) Element Kohlenstoff, Massenzahl 12, Neutronenzahl 6
(E) Element Chlor, Elektronenzahl 12, Massenzahl 6

126. Zieht man die Ordnungszahl von der Massenzahl des Elements ab, erhält man die ...?

(A) Protonenzahl
(B) Neutronenzahl
(C) Elektronenzahl
(D) Nuklidzahl
(E) Nukleonenzahl

127. Wie viele Elektronen besitzt das Element Ca^{3+}?

Es gilt:
Ca hat die Ordnungszahl 20.

(A) Ca^{3+} besitzt 20 Elektronen.
(B) Ca^{3+} besitzt 23 Elektronen.
(C) Ca^{3+} besitzt 3 Elektronen.
(D) Ca^{3+} besitzt 17 Elektronen.
(E) Ca^{3+} besitzt 0 bis 3 Elektronen.

128. Wie viele Elektronen besitzt das Element B^{2-}?

Es gilt:
B hat die Ordnungszahl 5.

(A) B^{2-} besitzt 5 Elektronen.
(B) B^{2-} besitzt 7 Elektronen.
(C) B^{2-} besitzt 0 bis 2 Elektronen.
(D) B^{2-} besitzt 3 Elektronen.
(E) B^{2-} besitzt 10 Elektronen.

129. Wodurch unterscheidet sich der β^+- vom β^--Zerfall?
(A) Bei β^+ wird ein Elektron, bei β^- ein Positron emittiert.
(B) β^+ ist eine Teilchenstrahlung, β^- eine elektromagnetische Strahlung.
(C) β^+ ist eine ionisierende Strahlung, β^- hingegen nicht.
(D) Bei β^+ ändert sich die Massenzahl im Kern, bei β^- nicht.
(E) Bei β^- erhöht sich die Kernladungszahl, bei β^+ sinkt sie.

130. Welche Aussagen bezüglich der Halbwertszeit T von radioaktiven Elementen sind richtig?
I. Nach der Zeit T sind im statistischen Mittel genau 50% der Atomkerne zerfallen.
II. Nach 2T sind im statistischen Mittel 100% der Atomkerne zerfallen.
III. Nach 3T sind im statistischen Mittel 87,5% der Atomkerne zerfallen.
IV. Nach 2T sind im statistischen Mittel 75% der Atomkerne zerfallen.
V. Nach ½T sind im statistischen Mittel 25% der Atomkerne zerfallen.
VI. Der Zerfallsprozess kann durch eine Gerade beschrieben werden.
VII. Nach 4T sind im statistischen Mittel 95% der Atomkerne zerfallen.

(A) I, III, IV und V sind richtig.
(B) I, II, III und V sind richtig.
(C) III, V, VI und VII sind richtig.
(D) I, V, VI und VII sind richtig.
(E) I, III und IV sind richtig.

131. Welche Eigenschaft besitzt ionisierende Strahlung?

(A) Sie ist gesundheitsschädlich, jedoch nicht messbar und daher besonders gefährlich.
(B) Sie ist in jedem Falle unbedenklich.
(C) Sie kann elektrisch neutrale Atome oder Moleküle zu positiv oder negativ geladenen Teilchen „umgestalten".
(D) Sie kann nur im Labor erzeugt werden.
(E) Alle Aussagen sind falsch.

132. Warum ist Antimaterie auf dem Planet Erde nur sehr kurzlebig?

(A) Antimaterie ist radioaktiv und besitzt eine sehr kurze Halbwertszeit ($T½ < 10^{-8}$ s).
(B) Beim Aufeinandertreffen von Antimaterie und Materie, wie sie auf dem Planeten Erde allgegenwärtig ist, vernichten sich beide gegenseitig. Dabei wird eine große Energiemenge freigesetzt.
(C) Antimaterie reagiert mit Wasserstoff.
(D) Antimaterie ist nur in sehr geringen Mengen erzeugbar.
(E) Alle Aussagen sind falsch.

133. Welche Aussagen zur Heisenbergschen Unschärferelation sind korrekt?

I. Die Heisenbergsche Unschärferelation besagt, dass zwei Eigenschaften eines Teilchens (z. B. Ort und Impuls) nicht gleichzeitig beliebig genau erfassbar sind.
II. Die Heisenbergsche Unschärferelation spielt beim Doppelspaltexperiment eine wichtige Rolle.
III. Heisenberg hat den Nobelpreis für Physik erhalten.
IV. Ist der Impuls eines Teilchens genau bekannt, kann damit auch der Ort eindeutig bestimmt werden.

(A) II, III und IV sind richtig.
(B) I und II sind richtig.
(C) I, II und IV sind richtig.
(D) I, II und III sind richtig.
(E) Alle Aussagen sind richtig.

134. Mit welcher der dargestellten Formeln lässt sich das Plancksche Wirkungsquantum h berechnen?

(A) $h = E * f$
(B) $h = \lambda * f$
(C) $h = \frac{E}{f}$
(D) $h = \frac{\lambda}{f}$
(E) $h = E * f * \lambda$

135. Welche Aussagen über kosmische Strahlen sind korrekt?

I. Kosmische Strahlung besteht zu etwa 85% aus Protonen.
II. Kosmische Strahlung besteht zum überwiegenden Teil aus Photonen.
III. Kosmische Strahlung ist eine ionisierende Teilchenstrahlung.
IV. Die Erde ist permanent der aus dem Weltall stammenden kosmischen Strahlung ausgesetzt.
V. Bereits die Ägypter wussten von der Existenz kosmischer Strahlung.
VI. Kosmische Strahlung und kosmische Hintergrundstrahlung bezeichnen dieselbe physikalische Größe.

(A) I, III und IV sind richtig.
(B) I, II, III und VI sind richtig.
(C) II, IV und VI sind richtig.
(D) I, III und V sind richtig.
(E) I, IV und VI sind richtig.

136. Was wird mit einem Geigerzähler gemessen?

(A) Zusammensetzung der Luft
(B) Ionisierende Strahlung
(C) Van-der-Waals-Kräfte
(D) Streuung von Licht
(E) Alle Antworten sind falsch.

137. Welches der folgenden Elemente ist radioaktiv?

(A) Argon
(B) Xenon
(C) Blei
(D) Thorium
(E) Alle aufgezählten Elemente sind nicht radioaktiv.

MATHEMATIK

MATHEMATIK

–

1. ZEHNERPOTENZEN UND PRÄFIXE

VORSICHT

Fragen zu **Präfixen** sind sehr häufig.

1. Das Präfix „hekto“ steht für welchen Wert?

(A) 10^{-2}
(B) 10^{0}
(C) 10^{4}
(D) 10^{2}
(E) 10^{-4}

2. Welchem Wert entspricht 1 ppm (parts per million)?

(A) $\frac{1}{1\,000\,000}$

(B) $\frac{1}{100\,000}$

(C) $\frac{1}{10^5}$

(D) 10^{6}

(E) 10 000 000

3. 10^3 hat welches Präfix?

(A) kilo
(B) mega
(C) milli
(D) micro
(E) giga

4. Welchem Wert entspricht $\frac{10^5}{10^{-2}}$?

(A) 10^6
(B) 100 000
(C) 10^7
(D) 10^8
(E) 1 000 000

5. Das Präfix „deka" steht für welchen Wert?

(A) 10^1
(B) 10^0
(C) 10^2
(D) 10^3
(E) 10^{10}

6. Vereinfache den Term $81^2 * 3^8 * 9^4$ so weit wie möglich.

(A) 9^6
(B) 3^8
(C) 3^9
(D) 9^3
(E) 3^{24}

7. Das Präfix „nano" steht für welchen Wert?

(A) 10^{-6}
(B) 10^{-3}
(C) 10^{-12}
(D) 10^{-9}
(E) 10^{-15}

8. Vereinfache den Term $4^2 * (\sqrt{16})^4 * 2^8$ so weit wie möglich.

(A) 2^{20}
(B) 4^8
(C) 2^{12}
(D) 4^{16}
(E) 2^{24}

9. Vereinfache den Term $\frac{10^2 * 10^{-5}}{10\,000} + 10^{-7}$ so weit wie möglich.

(A) $2 * 10^{-7}$
(B) 10^{-7}
(C) 10^{-6}
(D) 1
(E) 0

2. ALGEBRA

LERNSTOFF

* Schlussrechnen
* Prozentrechnen
* Bruchrechnen
* Gleichungen
* Ungleichungen

10. Ein Patient soll im Rahmen einer Hochdosis-Chemotherapie Melphalan mit einer Dosierung von $200\,\frac{mg}{m^2}$ verabreicht bekommen. Die nach der Boyd-Formel berechnete Körperoberfläche des Patienten beträgt $1{,}90\,m^2$. Die Gesamtdosis wird in einem 500 ml Infusionsbeutel geliefert. Intravenös soll die Gesamtdosis in 30 min verabreicht werden. Auf welche Infusionsgeschwindigkeit $\left(\frac{ml}{min}\right)$ stellen Sie den Infusomaten ein?

(A) $250\,\frac{ml}{min}$

(B) $500\,\frac{ml}{min}$

(C) $10\,\frac{ml}{min}$

(D) $17\,\frac{ml}{min}$

(E) $25\,\frac{ml}{min}$

11. Ein Patient mit einer tiefen Beinvenenthrombose soll mit Heparin i. v. zur Auflösung des Blutgerinnsels behandelt werden. Dazu werden 25 000 internationale Einheiten (IE) Heparin auf eine 50 ml Perfusorspritze aufgezogen. Bei einer Infusionsgeschwindigkeit von $2{,}5\,\frac{ml}{h}$ erhält der Patient wie viele Einheiten Heparin pro Stunde?

(A) $12\,500\,\frac{IE}{h}$

(B) $1000\,\frac{IE}{h}$

(C) $1250\,\frac{IE}{h}$

(D) $500\,\frac{IE}{h}$

(E) $25\,000\,\frac{IE}{h}$

12. Eine Skihose, die sich während der Skisaison schlecht verkauft hat, wird im Schlussverkauf um 25 Prozent günstiger angeboten. Da die Skihose auch nach dieser Preisreduzierung kein Interesse weckt, wird sie nochmals um 20 Prozent günstiger angeboten. Wie hoch war der reguläre Preis, wenn sie nach beiden Preisreduzierungen noch 60 € kostet?

(A) 80 €
(B) 90 €
(C) 100 €
(D) 110 €
(E) 120 €

13. Sieben Hühner legen an fünf Tagen im Durchschnitt 35 Eier. Wie viele Eier legen fünf Hühner im Schnitt an zehn Tagen?

(A) 25 Eier
(B) 40 Eier
(C) 50 Eier
(D) 55 Eier
(E) 65 Eier

14. Ein Schüler benötigt zur Vorbereitung auf eine Klassenarbeit insgesamt 12 Stunden. Wenn sich drei Schüler zusammenschließen und gemeinsam lernen, können sie schätzungsweise insgesamt 6 Stunden sparen (Annahme: jeder Schüler profitiert im gleichen Maße von der Lerngruppe). Wie viele Stunden spart demnach ein Schüler bei der Vorbereitung auf eine Klassenarbeit ein, wenn er in einer dreiköpfigen Lerngruppe lernt?

(A) Er spart zwei Stunden ein.
(B) Er spart drei Stunden ein.
(C) Er spart vier Stunden ein.
(D) Er spart fünf Stunden ein.
(E) Er spart sechs Stunden ein.

15. Ein Haus benötigt insgesamt 2640 Arbeitsstunden, bis es vom ersten Spatenstich zum Einzug fertiggestellt ist. Wie viele Wochen dauert der Bau, wenn zwischen Montag und Freitag jeweils fünf Handwerker für acht Stunden pro Tag auf dem Bau arbeiten und am Wochenende der Eigentümer und seine Frau jeweils fünf Stunden pro Tag arbeiten?

(A) Der Bau dauert 12 Wochen.
(B) Der Bau dauert 14 Wochen.
(C) Der Bau dauert 16 Wochen.
(D) Der Bau dauert 18 Wochen.
(E) Der Bau dauert 20 Wochen.

16. Auf einem Volksfest ist ein 50-Liter-Fass Bier in 30 Minuten ausgetrunken. Wie lange hält ein Vorrat von 750 Fässern, wenn ein konstanter Verbrauch unterstellt wird?

(A) Der Vorrat reicht zwischen 11 und 12 Tage.
(B) Der Vorrat reicht zwischen 12 und 13 Tage.
(C) Der Vorrat reicht zwischen 14 und 15 Tage.
(D) Der Vorrat reicht zwischen 15 und 16 Tage.
(E) Der Vorrat reicht zwischen 16 und 17 Tage.

17. Was bedeutet die Vorsilbe „dezi“?

(A) 10^{-3}
(B) 10^{-2}
(C) 10^{1}
(D) 10^{-1}
(E) 10^{0}

18. Wie groß ist x in der Gleichung $\frac{x * 10^2 * 1{,}5 * 10^{-3} * 4 * 10^4}{10^5 * x^2} = 0{,}1$?

(A) $2/3$
(B) $3/4$
(C) $3/5$
(D) $4/5$
(E) 2

19. Vereinfache den Term $\frac{(10^2)^3 * \frac{1}{10^{-2}}}{(10^4)^{1/2}}$ so weit wie möglich.

(A) 10^{3}
(B) 10^{4}
(C) 10^{5}
(D) 10^{-4}
(E) 10^{6}

20. Bei welchen Rechenregeln handelt es sich um Potenzgesetze?

I. $a^{b^c} = a^{bc}$

II. $a^b * a^c = a^{(b*c)}$

III. $a^b * a^c = a^{(b-c)}$

IV. $\left(\frac{a}{b}\right)^c = \frac{a^c}{b^c}$

V. $a^b * c^d = ac^{(b+d)}$

(A) I, III und V sind richtig.
(B) II und III sind richtig.
(C) I, II und IV sind richtig.
(D) I und IV sind richtig.
(E) III und IV sind richtig.

21. Wie lang ist die Kantenlänge eines Würfels, wenn sein Volumen 512 cm³ beträgt?

(A) 6 cm
(B) 8 cm
(C) 10 cm
(D) 12 cm
(E) 24 cm

22. In einem Aquarium einer Tierhandlung leben 215 Fische. Im Laufe eines Tages kaufen verschiedene Kunden Fische ein, sodass sich der Bestand auf 60 Prozent des Ausgangsbestands reduziert. Wie viele Fische befinden sich noch im Aquarium?

(A) Es befinden sich noch 129 Fische im Aquarium.
(B) Es befinden sich noch 144 Fische im Aquarium.
(C) Es befinden sich noch 112 Fische im Aquarium.
(D) Es befinden sich noch 163 Fische im Aquarium.
(E) Es befinden sich noch 159 Fische im Aquarium.

23. Welche Zahl ergibt 125, wenn man sie mit 20 Prozent ihres eigenen Wertes multipliziert?

(A) 5
(B) 10
(C) 20
(D) 25
(E) 15

24. Um welches Vielfache erhöht sich das Volumen eines Würfels, wenn sich seine Raumdiagonale verdreifacht?

Es gilt:
Formel Raumdiagonale: $d = a\sqrt{3}$

(A) Um das 3-fache
(B) Um das 7-fache
(C) Um das 10-fache
(D) Um das 27-fache
(E) Um das 100-fache

25. Das Becken eines Schwimmbads kann unter Zuhilfenahme von zwei gleichstarken Pumpen in neun Stunden gefüllt werden. Wird eine dritte Pumpe hinzugenommen, deren Pumpleistung zunächst unbekannt ist, ist das Becken innerhalb von sechs Stunden gefüllt. Wie groß ist die Pumpleistung der dritten Pumpe im Vergleich zu einer der beiden anderen Pumpen?

(A) Die Pumpleistung von Pumpe 3 ist gleich der Pumpleistung von Pumpe 1 bzw. 2.
(B) Die Pumpleistung liegt bei 80 Prozent im Vergleich zu Pumpe 1 bzw. 2.
(C) Die Pumpleistung liegt bei 125 Prozent im Vergleich zu Pumpe 1 bzw. 2.
(D) Die Pumpleistung liegt bei 75 Prozent im Vergleich zu Pumpe 1 bzw. 2.
(E) Die Pumpleistung liegt bei 50 Prozent im Vergleich zu Pumpe 1 bzw. 2.

26. Welche Aussagen zu den Brüchen $\frac{1}{a}$, $\frac{1}{b}$ und $\frac{1}{c}$ ist richtig?

I. Multipliziert man die ersten beiden Brüche und dividiert sie durch den dritten, erhält man $\frac{ab}{c}$.

II. Der Hauptnenner der drei Brüche ist höchstens $a * b * c$.

III. Die drei Brüche besitzen keinen Hauptnenner.

IV. Addiert man die drei Brüche, erhält man $\frac{bc + ab + ac}{abc}$.

V. Gilt $0 < a < b < c$, so ist das Produkt aus den ersten beiden Brüchen größer als das Produkt aus den letzten beiden Brüchen.

VI. Gilt $0 < a < b < c$, dann ist $\frac{1}{a} < \frac{1}{b} < \frac{1}{c}$.

(A) I, II und V sind richtig.
(B) II, III und IV sind richtig.
(C) IV und V sind richtig.
(D) I und II sind richtig.
(E) II, IV und V sind richtig.

27. Mit einer 100 Meter langen Zaunrolle soll ein flächenmaximales Wiesenstück (Rechteck) eingezäunt werden. Wie lange sind die Seitenlängen des Rechtecks?

(A) 40 m, 10 m
(B) 10 m, 40 m
(C) 25 m, 25 m
(D) 40 m, 40 m
(E) 45 m, 45 m

28. Welche Aussage ist korrekt, wenn die zwei Brüche $\frac{a}{b}$ und $\frac{c}{d}$ und die Angaben $0 < a < c$ und $b > d > 0$ gegeben sind?

(A) $\frac{a}{b} < \frac{c}{d}$

(B) $\frac{c}{d} < \frac{a}{b}$

(C) $\frac{a}{b} \leq \frac{c}{d}$

(D) $\frac{c}{d} \leq \frac{a}{b}$

(E) Keine Aussage möglich.

29. Drei Hennen legen an 6 Tagen 18 Eier. Wie lange benötigen fünf Hennen um 75 Eier zu legen?

(A) 9 Tage
(B) 10 Tage
(C) 12 Tage
(D) 15 Tage
(E) 18 Tage

30. Ein Viertel eines Bankkredits wird durch eine Einmalzahlung sofort getilgt. Die Restschuld soll durch fünfzehn gleichhohe Tilgungsraten abgestottert werden. Wie hoch war der Bankkredit, wenn eine Tilgungsrate 6.000 € entspricht?

(A) 80.000 €
(B) 120.000 €
(C) 150.000 €
(D) 180.000 €
(E) 225.000 €

3. EINHEITENKENNTNISSE

LERNSTOFF

- Zeit
- Längen
- Flächen
- Volumina
- Umrechnungen

31. In einen Wassertank passen 5000 Liter Wasser. Wie viele m³ sind dies?

(A) 0,5
(B) 0,05
(C) 50
(D) 500
(E) 5

32. Welcher Antwort entspricht $\frac{l}{min}$?

(A) $100 \frac{dm^3}{min}$

(B) $1000 \frac{cm^3}{min}$

(C) $1000 \frac{l}{h}$

(D) $600 \frac{ml}{h}$

(E) $1 \frac{ml}{s}$

33. Welcher Antwort entspricht 1 µm?

(A) 10^{-6} m

(B) 10^{-5} cm

(C) 10^{2} nm

(D) 10^{-12} km

(E) 10^{-7} dm

34. Ein Gramm Salz wird in einem Kubikzentimeter Wasser gelöst. Das entspricht folgender Konzentration:

(A) $100\frac{g}{l}$

(B) $1\frac{kg}{l}$

(C) $10\frac{kg}{dm^3}$

(D) 5%

(E) $10\frac{g}{ml}$

35. Das Pfingstfest wird alljährlich 49 Tage nach dem Ostersonntag gefeiert. Welche Zeit liegt zwischen den beiden Festen?

(A) 5 Wochen
(B) 1278 Stunden
(C) 70 560 Minuten
(D) 1134 Stunden
(E) 58 720 Minuten

36. Wie viele Würfel mit Kantenlänge a passen in einen Riesenwürfel mit dem Volumen 1000 a^3?

(A) 10
(B) 1000
(C) 100
(D) 10 000
(E) 1 000 000

37. Eine Kuhweide benötigt pro Vieh mindestens 50 m^2 Weidefläche und ein Stall einen Platzbedarf pro Vieh von 7,5 m^2. Ein Bauer besitzt Weideland von 0,25 Hektar und eine Unterbringungsmöglichkeit für die Tiere in der Scheune mit 2,5 Ar. Wie viele Kühe kann er über das Jahr maximal halten, wenn die Kühe am Abend immer im Stall untergebracht werden müssen?

(A) 50
(B) 25
(C) 75
(D) 66
(E) 33

38. Wie viele Stunden hat der Januar?

(A) 688
(B) 744
(C) 782
(D) 816
(E) 870

39. Ein beladener Schwerlasttransporter kann eine Last von 150 Tonnen tragen. Mit wie vielen Autos könnte man ihn maximal beladen, wenn man davon ausgeht, dass ein Auto im Durchschnitt 1200 kg wiegt und angenommen wird, dass es bei der Ladung des Schwerlasttransportes zu keinen Platzproblemen kommt?

(A) 85
(B) 100
(C) 125
(D) 140
(E) 175

4. GEOMETRIE

LERNSTOFF

- Winkel
- Kreis
- Rechteck
- Dreieck
- Prisma
- Quader
- Zylinder
- Kugel

40. Wenn man den Radius einer Kugel verdoppelt, dann ...

I. vervierfacht sich das Volumen.
II. vervierfacht sich die Oberfläche.
III. verachtfacht sich die Oberfläche.
IV. verachtfacht sich das Volumen.

(A) I, II und III sind richtig.
(B) I und III sind richtig.
(C) II und IV sind richtig.
(D) Nur IV ist richtig.
(E) Keine der Aussagen ist richtig.

41. Ein Kreis hat den Flächeninhalt $A_0 = r_0^2\pi$. Wie verändert sich der Radius r_1, wenn der Flächeninhalt des Kreises halbiert werden soll?

(A) $r_1 = \frac{r_0}{2}$

(B) $r_1 = \sqrt{r_0}$

(C) $r_1 = r_0^2$

(D) $r_1 = \frac{r_0}{\sqrt{2}}$

(E) $r_1 = \frac{r_0}{4}$

42. Ein Kreis besitzt den Flächeninhalt $A = \pi r^2$.
Welchen Radius besitzt ein Kreis mit doppeltem Flächeninhalt?

(A) $\sqrt{3}\, r^2$

(B) $\sqrt{2}\, r^2$

(C) $\sqrt{2}\, r$

(D) $2r$

(E) $2^2 r$

43. Ein gleichschenkliges, rechtwinkliges Dreieck mit der Schenkellänge a wird in acht flächengleiche, gleichschenklige und rechtwinklige Dreiecke unterteilt.
Wie groß ist die Hypotenuse eines neuen Dreiecks?

(A) $\frac{a}{2}$

(B) $\frac{a}{\sqrt{2}}$

(C) $\frac{a}{4}$

(D) $\frac{a}{8}$

(E) Keine der Antworten ist richtig.

44. Wie ändert sich die Mantelfläche eines Zylinders,
wenn sich der Radius des Grundkreises verdoppelt?

(A) Mantelfläche verdoppelt sich.

(B) Mantelfläche vervierfacht sich.

(C) Mantelfläche wird um $\sqrt{2}$ größer.

(D) Mantelfläche wird um π größer.

(E) Keine der Antworten ist richtig.

45. Der Radius einer Messingkugel ist 3 cm. Wie groß ist deren Volumen?

(A) $46{,}3\,cm^3$
(B) $124{,}8\,cm^3$
(C) $70{,}5\,cm^3$
(D) $98{,}2\,cm^3$
(E) $113{,}1\,cm^3$

46. Wie viele Symmetrieachsen besitzt ein Quadrat?

(A) 2
(B) 4
(C) 6
(D) 8
(E) unendlich viele

47. Wie groß ist die Summe der Außenwinkel bei einem gleichseitigen Dreieck?

(A) 900 Grad
(B) 180 Grad
(C) 540 Grad
(D) 720 Grad
(E) 360 Grad

48. Welche Formel gibt die Raumdiagonale eines Würfels mit Kantenlänge a an?

(A) $a^2\sqrt{3}$
(B) $a\sqrt{2}$
(C) $a^3\sqrt{3}$
(D) $a\sqrt{3}$
(E) $\frac{1}{3}a\sqrt{2}$

49. Bei einer Pyramide mit quadratischer Grundfläche (Seitenlänge a) wird die Seitenlänge a verdoppelt. Wie wirkt sich dies auf das Volumen der Pyramide aus?

(A) Das Volumen bleibt gleich.
(B) Das Volumen verdoppelt sich.
(C) Das Volumen vervierfacht sich.
(D) Das Volumen verdreifacht sich.
(E) Das Volumen wird um den Faktor $\sqrt{3}$ größer.

50. Ein Mathematiklehrer animiert seine Schüler mit folgendem Gedankenexperiment:

Man lege ein Seil um den Äquator eines kugelförmigen Globus, sodass es am Ausgangspunkt gerade wieder zusammenläuft. Nun denkt man sich ein Seil, das um einen Meter länger ist als das erste Seil.

Um wie viel Zentimeter dürfte der Radius des Globus größer sein, sodass sich das längere Seil auf die gleiche Weise um den Äquator legen lässt?

(A) Der Radius dürfte um 32 Zentimeter größer sein.
(B) Der Radius dürfte um 48 Zentimeter größer sein.
(C) Der Radius dürfte um 16 Zentimeter größer sein.
(D) Der Radius dürfte um 8 Zentimeter größer sein.
(E) Der Radius dürfte um 64 Zentimeter größer sein.

5. FUNKTIONEN

LERNSTOFF

- Winkelfunktionen und Trigonometrie
- Logarithmen und e-Funktionen
- Geradenfunktionen
- Potenzfunktionen
- Integralfunktionen

VORSICHT

Sinus, Cosinus, Tangens und **Cotangens** müssen verstanden werden.

WINKELFUNKTIONEN UND TRIGONOMETRIE

51. Welche der Aussagen treffen zu?

I. Die Steigung von $\sin(90°)$ ist 0
II. $\sin(x) = -\cos(x)$
III. $\sin(x) = \cos(x) + 2\pi$
IV. $\sin(180°) = 0$

(A) I und IV sind richtig.
(B) Nur I ist richtig.
(C) Nur III ist richtig.
(D) Alle Aussagen sind richtig.
(E) Keine der Aussagen ist richtig.

52. Wann gilt $\tan x = 1$?

(A) $x = \pi$

(B) $x = \frac{\pi}{2}$

(C) $x = 2\pi$

(D) $x = \frac{5\pi}{4}$

(E) Alle Antworten sind falsch.

53. Wie lautet die Definitionsmenge des Tangens?

(A) $D = R \setminus \{k\pi + \frac{\pi}{2}, k \in Z\}$

(B) $D = R \setminus \{k\frac{\pi}{2} + \frac{\pi}{4}, k \in Z\}$

(C) $D = R \setminus \{k\pi + \frac{\pi}{4}, k \in Z\}$

(D) $D = R$

(E) Alle Antworten sind falsch.

54. Welche Periode besitzt die Funktion sin(2x)?

(A) 2π

(B) π

(C) 4π

(D) $\frac{\pi}{2}$

(E) $\frac{\pi}{4}$

55. Für welchen Wert von x gilt $\cos(x) = \frac{1}{2}$?

(A) $\frac{\pi}{3}$

(B) $\frac{\pi}{2}$

(C) $\frac{\pi}{4}$

(D) $\frac{\pi}{6}$

(E) π

56. Wenn $\sin x = 0$, wie groß ist dann $\cos x$?

(A) 1

(B) 1 oder –1

(C) $\frac{\pi}{4}$

(D) $\frac{\pi}{2}$

(E) 0

LOGARITHMEN UND E-FUNKTIONEN

VORSICHT

Logarithmieren unbedingt kapieren!

57. Welche Aussagen zur Logarithmusfunktion $\log_a(b)$ treffen zu?

I. Der Logarithmus ist nur für $x < 0$ definiert.
II. Der Logarithmus besitzt an der Stelle P(0 | 1) eine Nullstelle.
III. Die Logarithmusfunktion ist streng monoton fallend.
IV. Die Logarithmusfunktion besitzt eine waagrechte Asymptote.
V. Es gilt: $\log_a(x * y) = \log_a(x) - \log_a(y)$
VI. Der natürliche Logarithmus ist die Umkehrfunktion der e-Funktion.
VII. Die Logarithmusfunktion wächst langsamer als alle Wurzelfunktionen.

(A) I, II und IV sind richtig
(B) VI ist richtig.
(C) III, V, VI und VII sind richtig.
(D) VI und VII sind richtig.
(E) Alle sind falsch.

58. Was ergibt $\log_u\left(\frac{u}{v}\right)$?

(A) $1 - \log_u(v)$

(B) $\log_u(v)$

(C) $\log_u(u)$

(D) 1

(E) $\log_u\left(\frac{1}{v}\right)$

59. Was ergibt $\lg(\sqrt{10^8})$?

(A) 1
(B) 2
(C) 4
(D) 8
(E) 10

60. Welchen Wert besitzt die Funktion $f(x) = \ln(2x^2)$ an der Stelle $x = e$?

(A) 2
(B) 4
(C) $2 * \ln(2) + 2$
(D) $\ln(2) + 2$
(E) 2e

61. Was ergibt $\log_a(b) * \log_b(a)$?

(A) 1
(B) a
(C) b
(D) $\frac{a}{b}$
(E) e

62. Vereinfache $\log_8 64^2$ so weit wie möglich.

(A) 2
(B) 4
(C) 1
(D) 0
(E) 8

63. An welcher Stelle x hat die Funktion $f(x) = \log\left(\frac{x-1}{3}\right)$ eine Nullstelle?

(A) $x = 1$
(B) $x = 4$
(C) $x = 0$
(D) $x = -2$
(E) Die Funktion besitzt keine Nullstelle.

64. Vereinfache den Ausdruck $\log_4 16^2 + \log_4 64^2$ so weit wie möglich.

(A) 2
(B) 4
(C) 10
(D) 16
(E) 64

65. Was lässt sich über die Monotonie der Funktion $f(x) = -\ln(x+1)$ sagen?

Es gilt:
$x > -1$

(A) Die Funktion ist monoton steigend auf ihrem Definitionsbereich.
(B) Die Funktion ist streng monoton steigend auf ihrem Definitionsbereich.
(C) Die Funktion ist monoton fallend auf ihrem Definitionsbereich.
(D) Die Funktion ist streng monoton fallend auf ihrem Definitionsbereich.
(E) Die Funktion hat einen Hochpunkt.

66. An welcher Stelle x hat die Funktion $f(x) = \log\left(\frac{x-2}{5}\right)$ eine senkrechte Asymptote?

(A) $x = 1$
(B) $x = 5$
(C) $x = 0$
(D) $x = 2$
(E) Die Funktion besitzt keine senkrechte Asymptote.

GERADENFUNKTIONEN

67. Welche Aussagen zu Geraden im dreidimensionalen Raum sind korrekt?

I. Zwei Geraden liegen parallel oder schneiden sich.
II. Zwei Geraden, die sich schneiden, liegen in einer Ebene.
III. Zwei windschiefe Geraden schneiden sich nicht.
IV. Der Abstand zwischen einem beliebigen Punkt einer Gerade und einer dazu parallel verlaufenden Gerade, ist unabhängig vom gewählten Punkt immer gleich groß.
V. Zwei Geraden mit unterschiedlicher Steigung schneiden sich.

(A) I, III und V sind richtig.
(B) II und III sind richtig.
(C) III, IV und V sind richtig.
(D) II, III und IV sind richtig.
(E) Alle sind richtig.

68. Wie lautet die Geradengleichung der Gerade, die durch die Punkte P(2 | –1) und Q(1 | 4) verläuft?

(A) $g(x) = -2x + \frac{5}{3}$

(B) $g(x) = \frac{2}{3}x - 1$

(C) $g(x) = 4x - 2$

(D) $g(x) = -5x + 9$

(E) Es verlaufen mehrere Geraden durch die beiden Punkte.

69. In welchem Punkt schneiden sich die beiden Geraden $g(x) = 3x + 2$ und $h(x) = -\frac{1}{2}x + 4$?

(A) $P\left(\frac{3}{8} \mid -\frac{1}{2}\right)$

(B) $Q\left(1 \mid -1\right)$

(C) $R\left(\frac{4}{7} \mid \frac{26}{7}\right)$

(D) $S\left(-4 \mid \frac{1}{2}\right)$

(E) Die Geraden schneiden sich nicht.

70. Gegeben sind zwei Geraden und ein Punkt, der auf einer der beiden Geraden liegt. Weitere Informationen sind zunächst nicht bekannt. Welche Aussagen sind richtig?

I. Der Punkt liegt auf jeden Fall nicht auf der anderen Gerade.
II. Wenn die beiden Geraden sich schneiden, kann der Punkt auch auf beiden Geraden liegen.
III. Verlaufen die beiden Geraden windschief, dann kann der Punkt auch auf beiden Geraden liegen.
IV. Verlaufen die beiden Geraden parallel, dann liegt der Punkt auf jeden Fall nicht auf der anderen Gerade.
V. Der Punkt besitzt den kürzesten Abstand zur anderen Gerade.

(A) I, III und V sind richtig.
(B) II und III sind richtig.
(C) II und IV sind richtig.
(D) II, III und IV sind richtig.
(E) II ist richtig.

POTENZFUNKTIONEN

71. Welche Funktion entspricht folgendem Graphen?

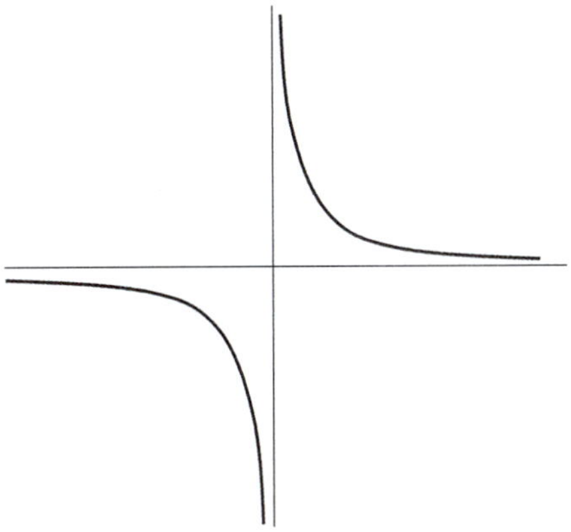

(A) $f(x) = x^2$

(B) $f(x) = x^3$

(C) $f(x) = x^{\frac{1}{2}}$

(D) $f(x) = \frac{1}{x} + \frac{1}{x^2}$

(E) $f(x) = \frac{1}{x}$

72. Welchen Wertebereich besitzt die Funktion $f(x) = e^x$ für den Definitionsbereich $x \in R$?

(A) $f(x) \in]\, 0; e]$

(B) $f(x) \in]\, 0; +\infty]$

(C) $f(x) \in]-\infty; +\infty]$

(D) $f(x) \in]-1; +\infty]$

(E) $f(x) \in]-\infty; 0]$

73. Für welchen Wert von a schneidet die Potenzfunktion $f(x) = ax^2$ die Gerade $g(x) = -\frac{3}{2} * a * x - 2$ im Punkt $P\,(-\frac{1}{2} \mid 1)$?

(A) 1

(B) 2

(C) $\sqrt{2}$

(D) 4

(E) 8

74. Wie lautet die erste Ableitung der Funktion $f(x) = e^{x^2-2}$?

(A) $f'(x) = e^{x^2-2}$

(B) $f'(x) = 2xe^{x^2-2}$

(C) $f'(x) = (x^{2-2})e^{x^2-2}$

(D) $f'(x) = e^{2x}$

(E) $f'(x) = e^{x}$

75. Wie lautet der Schnittpunkt der Funktion $f(x) = 4{,}5(x - 1) + e^{x^3}$ mit der y-Achse?

(A) P(0 | 1)
(B) Q(0 | 0)
(C) R(0 | –4,5)
(D) S(0 | –2,25)
(E) T(0 | –3,5)

76. Welche Aussagen zur Funktion $f(x) = e^{-x}$ sind richtig?

I. Die Funktion besitzt eine waagrechte Asymptote mit $y = 0$.
II. Wenn man die Funktion an der y-Achse spiegelt, erhält man die Funktion $f(x)=e^{x}$.
III. Für x gegen ∞ strebt f(x) gegen $-\infty$.
IV. Die Funktion besitzt einen Schnittpunkt mit der x-Achse.
V. Die Funktion besitzt einen Schnittpunkt mit der y-Achse.
VI. Die Funktion ist streng monoton fallend.

(A) I, II, V und VI sind richtig.
(B) I, II, III und V sind richtig.
(C) I, IV, V und VI sind richtig.
(D) III, V und VI sind richtig.
(E) Alle sind richtig.

INTEGRALFUNKTIONEN

77. Für welche Integrationsgrenzen gilt $\int_a^b \sin(x)dx = 0$?

(A) $a = \pi$ und $b = 2\pi$

(B) $a = 0$ und $b = \pi$

(C) $a = 0$ und $b = 2\pi$

(D) $a = \frac{\pi}{2}$ und $b = \frac{3\pi}{4}$

(E) $a = 0$ und $b = 1$

78. Welche Aussagen zur Integrierbarkeit, Stetigkeit und Differenzierbarkeit von Funktionen auf einem Intervall [a; b] sind richtig?

I. Jede integrierbare Funktion ist differenzierbar, aber nicht jede differenzierbare Funktion ist integrierbar.
II. Jede stetige Funktion ist differenzierbar, aber nicht jede stetige Funktion ist integrierbar.
III. Jede stetige Funktion ist differenzierbar.
IV. Jede differenzierbare Funktion ist stetig.
V. Jede integrierbare Funktion ist stetig und differenzierbar.

(A) I, III und V sind richtig
(B) I und III ist richtig.
(C) II, III und V sind richtig.
(D) III und V sind richtig.
(E) IV ist richtig.

79. Welchen Wert besitzt das Integral $\int_1^e \frac{1}{x} dx$?

(A) 1

(B) 0

(C) e

(D) $\frac{1}{e}$

(E) $-e$

80. Wie lauten alle Stammfunktionen der Funktion $f(x) = 2x^2 - 3$?

(A) $F(x) = \frac{2}{3}x^3 - x^2$

(B) $F(x) = \frac{2}{3}x^3 - 4x$

(C) $F_t(x) = \frac{2}{3}tx^3 - 3tx$

(D) $F(x) = \frac{2}{3}x^3 - 3x + c$

(E) $F(x) = \left(\frac{2}{3}x^3 - 3x\right)t$

DIFFERENTIALGLEICHUNGEN

81. Bei welcher Gleichung handelt es sich um eine Differentialgleichung, die in expliziter Form angegeben ist?

(A) $x + yy'' = \frac{1}{x}$

(B) $y' - y^{(5)} = x^2$

(C) $y''' * 6y'' = e^x$

(D) $y' = 24x$

(E) $y + 2y'' = 0$

82. Wie lautet die Lösung des Anfangswertproblems mit $y' = 3x$ und $y(0) = 4$?

(A) $y = 2x^2 + 4$

(B) $y = \frac{3}{2}x^2 + C$

(C) $y = \frac{3}{2}x^2 + 4$

(D) $y = x^2 + 4$

(E) $y = 3x + 4$

LÖSUNGEN

1. BIOLOGIE

ANTWORTBOGEN ZUM KOPIEREN – TEIL 1

Name:

Vorname:

CYTOLOGIE					
	(A)	(B)	(C)	(D)	(E)
1	☐	☐	☐	☐	☐
2	☐	☐	☐	☐	☐
3	☐	☐	☐	☐	☐
4	☐	☐	☐	☐	☐
5	☐	☐	☐	☐	☐
6	☐	☐	☐	☐	☐
7	☐	☐	☐	☐	☐
8	☐	☐	☐	☐	☐
9	☐	☐	☐	☐	☐
10	☐	☐	☐	☐	☐
11	☐	☐	☐	☐	☐
12	☐	☐	☐	☐	☐
13	☐	☐	☐	☐	☐
14	☐	☐	☐	☐	☐
15	☐	☐	☐	☐	☐
16	☐	☐	☐	☐	☐
17	☐	☐	☐	☐	☐
18	☐	☐	☐	☐	☐
19	☐	☐	☐	☐	☐
20	☐	☐	☐	☐	☐
21	☐	☐	☐	☐	☐
22	☐	☐	☐	☐	☐
23	☐	☐	☐	☐	☐
24	☐	☐	☐	☐	☐
25	☐	☐	☐	☐	☐
26	☐	☐	☐	☐	☐
27	☐	☐	☐	☐	☐
28	☐	☐	☐	☐	☐
29	☐	☐	☐	☐	☐
30	☐	☐	☐	☐	☐
31	☐	☐	☐	☐	☐
32	☐	☐	☐	☐	☐
33	☐	☐	☐	☐	☐
34	☐	☐	☐	☐	☐
35	☐	☐	☐	☐	☐
36	☐	☐	☐	☐	☐
37	☐	☐	☐	☐	☐
38	☐	☐	☐	☐	☐
39	☐	☐	☐	☐	☐
40	☐	☐	☐	☐	☐
41	☐	☐	☐	☐	☐
42	☐	☐	☐	☐	☐
43	☐	☐	☐	☐	☐
44	☐	☐	☐	☐	☐
45	☐	☐	☐	☐	☐
46	☐	☐	☐	☐	☐
47	☐	☐	☐	☐	☐
48	☐	☐	☐	☐	☐
49	☐	☐	☐	☐	☐

GENETIK ALLGEMEIN					
	(A)	(B)	(C)	(D)	(E)
50	☐	☐	☐	☐	☐
51	☐	☐	☐	☐	☐
52	☐	☐	☐	☐	☐
53	☐	☐	☐	☐	☐
54	☐	☐	☐	☐	☐
55	☐	☐	☐	☐	☐
56	☐	☐	☐	☐	☐
57	☐	☐	☐	☐	☐
58	☐	☐	☐	☐	☐
59	☐	☐	☐	☐	☐
60	☐	☐	☐	☐	☐
61	☐	☐	☐	☐	☐
62	☐	☐	☐	☐	☐
63	☐	☐	☐	☐	☐
64	☐	☐	☐	☐	☐
65	☐	☐	☐	☐	☐
66	☐	☐	☐	☐	☐
67	☐	☐	☐	☐	☐
68	☐	☐	☐	☐	☐
69	☐	☐	☐	☐	☐
70	☐	☐	☐	☐	☐
71	☐	☐	☐	☐	☐
72	☐	☐	☐	☐	☐
73	☐	☐	☐	☐	☐
74	☐	☐	☐	☐	☐
75	☐	☐	☐	☐	☐
76	☐	☐	☐	☐	☐
77	☐	☐	☐	☐	☐
78	☐	☐	☐	☐	☐
79	☐	☐	☐	☐	☐
80	☐	☐	☐	☐	☐
81	☐	☐	☐	☐	☐
82	☐	☐	☐	☐	☐
83	☐	☐	☐	☐	☐
84	☐	☐	☐	☐	☐
85	☐	☐	☐	☐	☐
86	☐	☐	☐	☐	☐
87	☐	☐	☐	☐	☐
88	☐	☐	☐	☐	☐
89	☐	☐	☐	☐	☐
90	☐	☐	☐	☐	☐
91	☐	☐	☐	☐	☐
92	☐	☐	☐	☐	☐
93	☐	☐	☐	☐	☐
94	☐	☐	☐	☐	☐
95	☐	☐	☐	☐	☐
96	☐	☐	☐	☐	☐
97	☐	☐	☐	☐	☐
98	☐	☐	☐	☐	☐
99	☐	☐	☐	☐	☐
100	☐	☐	☐	☐	☐

GENETIK AUF MOLEKULARER EBENE					
	(A)	(B)	(C)	(D)	(E)
101	☐	☐	☐	☐	☐
102	☐	☐	☐	☐	☐
103	☐	☐	☐	☐	☐
104	☐	☐	☐	☐	☐
105	☐	☐	☐	☐	☐
106	☐	☐	☐	☐	☐
107	☐	☐	☐	☐	☐
108	☐	☐	☐	☐	☐
109	☐	☐	☐	☐	☐
110	☐	☐	☐	☐	☐
111	☐	☐	☐	☐	☐
112	☐	☐	☐	☐	☐
113	☐	☐	☐	☐	☐
114	☐	☐	☐	☐	☐
115	☐	☐	☐	☐	☐
116	☐	☐	☐	☐	☐
117	☐	☐	☐	☐	☐
118	☐	☐	☐	☐	☐
119	☐	☐	☐	☐	☐
120	☐	☐	☐	☐	☐
121	☐	☐	☐	☐	☐
122	☐	☐	☐	☐	☐
123	☐	☐	☐	☐	☐
124	☐	☐	☐	☐	☐
125	☐	☐	☐	☐	☐
126	☐	☐	☐	☐	☐
127	☐	☐	☐	☐	☐
128	☐	☐	☐	☐	☐
129	☐	☐	☐	☐	☐
130	☐	☐	☐	☐	☐
131	☐	☐	☐	☐	☐
132	☐	☐	☐	☐	☐
133	☐	☐	☐	☐	☐
134	☐	☐	☐	☐	☐

FORTPFL. UND ENTW. D. MENSCHEN					
	(A)	(B)	(C)	(D)	(E)
135	☐	☐	☐	☐	☐
136	☐	☐	☐	☐	☐
137	☐	☐	☐	☐	☐
138	☐	☐	☐	☐	☐
139	☐	☐	☐	☐	☐
140	☐	☐	☐	☐	☐
141	☐	☐	☐	☐	☐
142	☐	☐	☐	☐	☐
143	☐	☐	☐	☐	☐
144	☐	☐	☐	☐	☐
145	☐	☐	☐	☐	☐
146	☐	☐	☐	☐	☐
147	☐	☐	☐	☐	☐
148	☐	☐	☐	☐	☐
149	☐	☐	☐	☐	☐
150	☐	☐	☐	☐	☐
151	☐	☐	☐	☐	☐
152	☐	☐	☐	☐	☐
153	☐	☐	☐	☐	☐
154	☐	☐	☐	☐	☐
155	☐	☐	☐	☐	☐
156	☐	☐	☐	☐	☐
157	☐	☐	☐	☐	☐
158	☐	☐	☐	☐	☐
159	☐	☐	☐	☐	☐
160	☐	☐	☐	☐	☐
161	☐	☐	☐	☐	☐
162	☐	☐	☐	☐	☐
163	☐	☐	☐	☐	☐
164	☐	☐	☐	☐	☐
165	☐	☐	☐	☐	☐
166	☐	☐	☐	☐	☐
167	☐	☐	☐	☐	☐
168	☐	☐	☐	☐	☐
169	☐	☐	☐	☐	☐
170	☐	☐	☐	☐	☐
171	☐	☐	☐	☐	☐
172	☐	☐	☐	☐	☐
173	☐	☐	☐	☐	☐
174	☐	☐	☐	☐	☐
175	☐	☐	☐	☐	☐
176	☐	☐	☐	☐	☐
177	☐	☐	☐	☐	☐
178	☐	☐	☐	☐	☐
179	☐	☐	☐	☐	☐
180	☐	☐	☐	☐	☐
181	☐	☐	☐	☐	☐
182	☐	☐	☐	☐	☐
183	☐	☐	☐	☐	☐
184	☐	☐	☐	☐	☐

EVOLUTION					
	(A)	(B)	(C)	(D)	(E)
185	☐	☐	☐	☐	☐
186	☐	☐	☐	☐	☐
187	☐	☐	☐	☐	☐
188	☐	☐	☐	☐	☐
189	☐	☐	☐	☐	☐
190	☐	☐	☐	☐	☐
191	☐	☐	☐	☐	☐
192	☐	☐	☐	☐	☐
193	☐	☐	☐	☐	☐
194	☐	☐	☐	☐	☐
195	☐	☐	☐	☐	☐
196	☐	☐	☐	☐	☐
197	☐	☐	☐	☐	☐
198	☐	☐	☐	☐	☐
199	☐	☐	☐	☐	☐
200	☐	☐	☐	☐	☐
201	☐	☐	☐	☐	☐
202	☐	☐	☐	☐	☐
203	☐	☐	☐	☐	☐
204	☐	☐	☐	☐	☐
205	☐	☐	☐	☐	☐
206	☐	☐	☐	☐	☐
207	☐	☐	☐	☐	☐
208	☐	☐	☐	☐	☐
209	☐	☐	☐	☐	☐
210	☐	☐	☐	☐	☐
211	☐	☐	☐	☐	☐
212	☐	☐	☐	☐	☐
213	☐	☐	☐	☐	☐
214	☐	☐	☐	☐	☐
215	☐	☐	☐	☐	☐
216	☐	☐	☐	☐	☐
217	☐	☐	☐	☐	☐
218	☐	☐	☐	☐	☐
219	☐	☐	☐	☐	☐
220	☐	☐	☐	☐	☐
221	☐	☐	☐	☐	☐

BIOLOGIE
–
ANTWORTBOGEN ZUM KOPIEREN – TEIL 2

Name:

Vornome:

ÖKOLOGISCHE ASPEKTE	(A)	(B)	(C)	(D)	(E)
222	□	□	□	□	□
223	□	□	□	□	□
224	□	□	□	□	□
225	□	□	□	□	□
226	□	□	□	□	□
227	□	□	□	□	□
228	□	□	□	□	□
229	□	□	□	□	□
230	□	□	□	□	□
231	□	□	□	□	□
232	□	□	□	□	□
233	□	□	□	□	□
234	□	□	□	□	□
235	□	□	□	□	□
236	□	□	□	□	□
237	□	□	□	□	□
238	□	□	□	□	□
239	□	□	□	□	□
240	□	□	□	□	□

D. KÖRP. D. MENSCHEN. – GRUNDL.	(A)	(B)	(C)	(D)	(E)
241	□	□	□	□	□
242	□	□	□	□	□
243	□	□	□	□	□
244	□	□	□	□	□
245	□	□	□	□	□
246	□	□	□	□	□
247	□	□	□	□	□
248	□	□	□	□	□
249	□	□	□	□	□
250	□	□	□	□	□
251	□	□	□	□	□
252	□	□	□	□	□
253	□	□	□	□	□
254	□	□	□	□	□
255	□	□	□	□	□
256	□	□	□	□	□
257	□	□	□	□	□
258	□	□	□	□	□
259	□	□	□	□	□
260	□	□	□	□	□
261	□	□	□	□	□
262	□	□	□	□	□
263	□	□	□	□	□
264	□	□	□	□	□
265	□	□	□	□	□
266	□	□	□	□	□
267	□	□	□	□	□
268	□	□	□	□	□
269	□	□	□	□	□
270	□	□	□	□	□
271	□	□	□	□	□
272	□	□	□	□	□
273	□	□	□	□	□
274	□	□	□	□	□
275	□	□	□	□	□
276	□	□	□	□	□
277	□	□	□	□	□
278	□	□	□	□	□
279	□	□	□	□	□
280	□	□	□	□	□
281	□	□	□	□	□
282	□	□	□	□	□
283	□	□	□	□	□
284	□	□	□	□	□
285	□	□	□	□	□
286	□	□	□	□	□
287	□	□	□	□	□
288	□	□	□	□	□
289	□	□	□	□	□
290	□	□	□	□	□

	(A)	(B)	(C)	(D)	(E)
291	☐	☐	☐	☐	☐
292	☐	☐	☐	☐	☐
293	☐	☐	☐	☐	☐
294	☐	☐	☐	☐	☐
295	☐	☐	☐	☐	☐
296	☐	☐	☐	☐	☐
297	☐	☐	☐	☐	☐
298	☐	☐	☐	☐	☐
299	☐	☐	☐	☐	☐
300	☐	☐	☐	☐	☐
301	☐	☐	☐	☐	☐
302	☐	☐	☐	☐	☐
303	☐	☐	☐	☐	☐
304	☐	☐	☐	☐	☐
305	☐	☐	☐	☐	☐
306	☐	☐	☐	☐	☐
307	☐	☐	☐	☐	☐
308	☐	☐	☐	☐	☐
309	☐	☐	☐	☐	☐
310	☐	☐	☐	☐	☐
311	☐	☐	☐	☐	☐
312	☐	☐	☐	☐	☐
313	☐	☐	☐	☐	☐
314	☐	☐	☐	☐	☐
315	☐	☐	☐	☐	☐
316	☐	☐	☐	☐	☐
317	☐	☐	☐	☐	☐
318	☐	☐	☐	☐	☐
319	☐	☐	☐	☐	☐
320	☐	☐	☐	☐	☐
321	☐	☐	☐	☐	☐
322	☐	☐	☐	☐	☐
323	☐	☐	☐	☐	☐
324	☐	☐	☐	☐	☐
325	☐	☐	☐	☐	☐
326	☐	☐	☐	☐	☐
327	☐	☐	☐	☐	☐
328	☐	☐	☐	☐	☐
329	☐	☐	☐	☐	☐
330	☐	☐	☐	☐	☐
331	☐	☐	☐	☐	☐
332	☐	☐	☐	☐	☐
333	☐	☐	☐	☐	☐
334	☐	☐	☐	☐	☐
335	☐	☐	☐	☐	☐
336	☐	☐	☐	☐	☐
337	☐	☐	☐	☐	☐
338	☐	☐	☐	☐	☐
339	☐	☐	☐	☐	☐
340	☐	☐	☐	☐	☐

	(A)	(B)	(C)	(D)	(E)
341	☐	☐	☐	☐	☐
342	☐	☐	☐	☐	☐
343	☐	☐	☐	☐	☐
344	☐	☐	☐	☐	☐
345	☐	☐	☐	☐	☐
346	☐	☐	☐	☐	☐
347	☐	☐	☐	☐	☐
348	☐	☐	☐	☐	☐
349	☐	☐	☐	☐	☐
350	☐	☐	☐	☐	☐
351	☐	☐	☐	☐	☐
352	☐	☐	☐	☐	☐
353	☐	☐	☐	☐	☐
354	☐	☐	☐	☐	☐
355	☐	☐	☐	☐	☐
356	☐	☐	☐	☐	☐
357	☐	☐	☐	☐	☐
358	☐	☐	☐	☐	☐
359	☐	☐	☐	☐	☐
360	☐	☐	☐	☐	☐
361	☐	☐	☐	☐	☐
362	☐	☐	☐	☐	☐
363	☐	☐	☐	☐	☐
364	☐	☐	☐	☐	☐
365	☐	☐	☐	☐	☐
366	☐	☐	☐	☐	☐
367	☐	☐	☐	☐	☐
368	☐	☐	☐	☐	☐
369	☐	☐	☐	☐	☐
370	☐	☐	☐	☐	☐
371	☐	☐	☐	☐	☐
372	☐	☐	☐	☐	☐
373	☐	☐	☐	☐	☐
374	☐	☐	☐	☐	☐
375	☐	☐	☐	☐	☐
376	☐	☐	☐	☐	☐
377	☐	☐	☐	☐	☐
378	☐	☐	☐	☐	☐
379	☐	☐	☐	☐	☐
380	☐	☐	☐	☐	☐
381	☐	☐	☐	☐	☐
382	☐	☐	☐	☐	☐
383	☐	☐	☐	☐	☐
384	☐	☐	☐	☐	☐

BIOLOGIE
–
LÖSUNGEN TEIL 1

CYTOLOGIE					
	(A)	(B)	(C)	(D)	(E)
1	□	□	■	□	□
2	■	□	□	□	□
3	□	□	□	□	■
4	□	□	□	■	□
5	■	□	□	□	□
6	□	□	□	□	■
7	□	□	■	□	□
8	□	■	□	□	□
9	■	□	□	□	□
10	□	□	□	■	□
11	■	□	□	□	□
12	■	□	□	□	□
13	■	□	□	□	□
14	■	□	□	□	□
15	□	□	□	□	■
16	□	■	□	□	□
17	□	■	□	□	□
18	□	■	□	□	□
19	□	■	□	□	□
20	□	□	□	■	□
21	■	□	□	□	□
22	□	□	□	■	□
23	□	□	□	■	□
24	□	□	□	■	□
25	□	□	□	□	■
26	□	□	□	■	□
27	■	□	□	□	□
28	□	□	■	□	□
29	□	□	■	□	□
30	□	□	■	□	□
31	□	□	■	□	□
32	□	□	■	□	□
33	□	□	□	■	□
34	□	□	□	□	■
35	□	□	■	□	□
36	□	■	□	□	□
37	□	□	□	□	■
38	□	□	■	□	□
39	■	□	□	□	□
40	□	■	□	□	□
41	□	□	□	■	□
42	□	□	■	□	□
43	□	□	□	■	□
44	□	■	□	□	□
45	■	□	□	□	□
46	■	□	□	□	□
47	□	■	□	□	□
48	■	□	□	□	□
49	□	□	□	□	■

GENETIK ALLGEMEIN					
	(A)	(B)	(C)	(D)	(E)
50	□	□	■	□	□
51	□	□	□	■	□
52	□	□	■	□	□
53	□	□	■	□	□
54	□	■	□	□	□
55	□	□	□	□	■
56	□	□	□	■	□
57	□	■	□	□	□
58	□	□	□	□	■
59	□	■	□	□	□
60	□	□	□	■	□
61	□	□	■	□	□
62	□	■	□	□	□
63	□	□	■	□	□
64	□	■	□	□	□
65	□	□	■	□	□
66	■	□	□	□	□
67	□	□	■	□	□
68	□	□	□	□	■
69	□	□	□	■	□
70	□	□	■	□	□
71	□	■	□	□	□
72	□	□	□	□	■
73	□	■	□	□	□
74	□	□	■	□	□
75	□	□	□	□	■
76	□	□	□	□	■
77	■	□	□	□	□
78	□	■	□	□	□
79	■	□	□	□	□
80	□	□	□	■	□
81	□	□	■	□	□
82	□	□	□	■	□
83	□	□	□	■	□
84	□	■	□	□	□
85	□	□	□	■	□
86	□	□	■	□	□
87	□	□	■	□	□
88	□	■	□	□	□
89	□	■	□	□	□
90	□	□	□	■	□
91	□	□	■	□	□
92	□	□	□	□	■
93	■	□	□	□	□
94	□	□	■	□	□
95	□	□	□	■	□
96	■	□	□	□	□
97	□	□	□	■	□
98	□	□	□	■	□
99	□	□	□	■	□
100	□	■	□	□	□

GENETIK AUF MOLEKULARER EBENE

	(A)	(B)	(C)	(D)	(E)
101	□	□	□	□	■
102	□	□	□	■	□
103	□	□	□	□	■
104	□	□	□	■	□
105	□	□	□	■	□
106	□	□	■	□	□
107	□	□	□	■	□
108	□	■	□	□	□
109	□	□	□	■	□
110	□	■	□	□	□
111	□	□	□	■	□
112	□	□	□	■	□
113	□	□	□	■	□
114	□	■	□	□	□
115	■	□	□	□	□
116	□	■	□	□	□
117	□	□	■	□	□
118	□	■	□	□	□
119	□	□	□	□	■
120	■	□	□	□	□
121	□	■	□	□	□
122	□	□	■	□	□
123	□	■	□	□	□
124	□	■	□	□	□
125	■	□	□	□	□
126	□	□	□	■	□
127	■	□	□	□	□
128	□	□	□	□	■
129	■	□	□	□	□
130	□	■	□	□	□
131	□	□	□	■	□
132	□	■	□	□	□
133	□	□	□	■	□
134	□	□	■	□	□

FORTPFL. UND ENTW. D. MENSCHEN

	(A)	(B)	(C)	(D)	(E)
135	□	□	□	■	□
136	□	□	□	■	□
137	□	□	□	■	□
138	□	■	□	□	□
139	■	□	□	□	□
140	□	■	□	□	□
141	■	□	□	□	□
142	□	□	□	□	■
143	□	□	□	■	□
144	□	□	□	■	□
145	■	□	□	□	□
146	□	■	□	□	□
147	□	□	□	■	□
148	■	□	□	□	□
149	■	□	□	□	□
150	□	□	□	■	□
151	■	□	□	□	□
152	□	■	□	□	□
153	□	□	□	■	□
154	□	■	□	□	□
155	□	□	□	□	■
156	■	□	□	□	□
157	□	□	□	□	■
158	□	■	□	□	□
159	□	□	■	□	□
160	□	□	■	□	□
161	□	□	□	□	■
162	□	■	□	□	□
163	■	□	□	□	□
164	□	□	■	□	□
165	□	□	□	■	□
166	□	■	□	□	□
167	□	□	□	■	□
168	■	□	□	□	□
169	□	□	□	□	■
170	□	■	□	□	□
171	■	□	□	□	□
172	□	□	■	□	□
173	□	□	■	□	□
174	□	□	■	□	□
175	□	□	■	□	□
176	□	■	□	□	□
177	□	□	□	□	■
178	□	□	□	□	■
179	□	■	□	□	□
180	□	□	□	□	■
181	□	□	□	■	□
182	■	□	□	□	□
183	□	■	□	□	□
184	■	□	□	□	□

EVOLUTION

	(A)	(B)	(C)	(D)	(E)
185	□	□	□	□	■
186	□	□	■	□	□
187	■	□	□	□	□
188	□	□	■	□	□
189	□	□	■	□	□
190	□	□	■	□	□
191	■	□	□	□	□
192	□	□	□	■	□
193	□	□	□	□	■
194	□	□	□	□	■
195	□	□	□	■	□
196	□	□	□	■	□
197	□	□	□	□	■
198	■	□	□	□	□
199	■	□	□	□	□
200	□	□	□	□	■
201	□	■	□	□	□
202	■	□	□	□	□
203	■	□	□	□	□
204	□	□	□	■	□
205	□	□	□	■	□
206	□	□	□	■	□
207	□	■	□	□	□
208	□	□	□	■	□
209	□	□	■	□	□
210	□	□	■	□	□
211	□	□	□	□	■
212	□	□	■	□	□
213	□	□	□	□	■
214	□	□	□	□	■
215	□	■	□	□	□
216	□	□	■	□	□
217	□	□	□	■	□
218	□	□	□	■	□
219	□	■	□	□	□
220	■	□	□	□	□
221	□	□	■	□	□

BIOLOGIE
–
LÖSUNGEN TEIL 2

ÖKOLOGISCHE ASPEKTE					
	(A)	(B)	(C)	(D)	(E)
222	□	□	■	□	□
223	□	□	□	■	□
224	□	■	□	□	□
225	■	□	□	□	□
226	□	■	□	□	□
227	□	□	■	□	□
228	□	□	□	■	□
229	□	□	■	□	□
230	□	□	■	□	□
231	□	□	■	□	□
232	□	□	■	□	□
233	□	□	□	■	□
234	□	■	□	□	□
235	□	□	□	□	■
236	□	□	□	□	■
237	□	□	□	□	■
238	□	□	□	■	□
239	□	■	□	□	□
240	□	■	□	□	□

D. KÖRP. D. MENSCHEN. – GRUNDL.					
	(A)	(B)	(C)	(D)	(E)
241	□	□	□	□	■
242	■	□	□	□	□
243	□	□	□	□	■
244	□	□	□	□	■
245	□	■	□	□	□
246	□	□	□	□	■
247	□	□	□	□	■
248	□	■	□	□	□
249	□	■	□	□	□
250	■	□	□	□	□
251	□	□	■	□	□
252	□	■	□	□	□
253	□	□	■	□	□
254	□	□	□	■	□
255	■	□	□	□	□
256	□	■	□	□	□
257	□	□	□	■	□
258	□	□	■	□	□
259	□	□	■	□	□
260	□	■	□	□	□
261	□	□	□	□	■
262	□	□	□	■	□
263	□	□	□	□	■
264	□	□	□	□	■
265	□	□	□	■	□
266	□	□	■	□	□
267	■	□	□	□	□
268	■	□	□	□	□
269	■	□	□	□	□
270	□	□	■	□	□
271	□	■	□	□	□
272	□	■	□	□	□
273	□	□	□	□	■
274	□	□	□	□	■
275	□	□	□	□	■
276	□	□	□	■	□
277	□	□	■	□	□
278	□	□	□	□	■
279	□	□	■	□	□
280	■	□	□	□	□
281	□	□	■	□	□
282	□	□	□	□	■
283	□	■	□	□	□
284	□	□	□	□	■
285	□	□	□	□	■
286	□	□	□	■	□
287	□	□	□	■	□
288	□	■	□	□	□
289	□	■	□	□	□
290	■	□	□	□	□

	(A)	(B)	(C)	(D)	(E)
291	□	■	□	□	□
292	□	□	□	■	□
293	□	■	□	□	□
294	□	□	■	□	□
295	□	□	□	□	■
296	□	□	□	□	■
297	□	■	□	□	□
298	■	□	□	□	□
299	□	□	□	■	□
300	■	□	□	□	□
301	□	□	□	■	□
302	■	□	□	□	□
303	□	□	□	□	■
304	□	□	□	□	■
305	□	□	■	□	□
306	■	□	□	□	□
307	□	□	■	□	□
308	□	□	□	■	□
309	□	□	■	□	□
310	□	□	□	■	□
311	■	□	□	□	□
312	□	□	■	□	□
313	□	□	□	□	■
314	□	□	□	■	□
315	□	□	□	■	□
316	□	□	■	□	□
317	■	□	□	□	□
318	□	□	□	□	■
319	□	□	□	■	□
320	□	□	■	□	□
321	■	□	□	□	□
322	□	□	■	□	□
323	□	□	□	□	■
324	□	□	■	□	□
325	□	□	■	□	□
326	■	□	□	□	□
327	■	□	□	□	□
328	□	□	□	■	□
329	□	□	□	■	□
330	□	□	□	■	□
331	□	□	□	■	□
332	□	□	■	□	□
333	■	□	□	□	□
334	□	□	□	■	□
335	□	□	□	■	□
336	□	□	□	□	■
337	□	□	□	■	□
338	□	□	■	□	□
339	□	□	□	■	□
340	□	□	■	□	□

	(A)	(B)	(C)	(D)	(E)
341	□	■	□	□	□
342	□	□	□	■	□
343	□	□	■	□	□
344	□	□	■	□	□
345	□	□	□	■	□
346	□	□	■	□	□
347	□	■	□	□	□
348	■	□	□	□	□
349	□	□	■	□	□
350	□	□	□	■	□
351	□	□	□	□	■
352	□	□	□	■	□
353	□	■	□	□	□
354	■	□	□	□	□
355	□	□	□	■	□
356	□	□	□	■	□
357	□	□	□	■	□
358	□	□	□	■	□
359	□	□	□	□	■
360	■	□	□	□	□
361	□	□	■	□	□
362	□	□	□	□	■
363	□	■	□	□	□
364	■	□	□	□	□
365	□	□	□	□	■
366	□	□	□	□	■
367	□	■	□	□	□
368	□	■	□	□	□
369	□	■	□	□	□
370	□	□	□	■	□
371	■	□	□	□	□
372	□	□	□	■	□
373	□	□	■	□	□
374	□	□	■	□	□
375	□	□	■	□	□
376	□	□	□	■	□
377	□	□	□	□	■
378	□	□	□	■	□
379	□	□	■	□	□
380	□	□	□	□	■
381	□	■	□	□	□
382	□	□	□	■	□
383	□	□	□	■	□
384	□	□	■	□	□

2. CHEMIE

ANTWORTBOGEN ZUM KOPIEREN

Name:

Vorname:

ATOMBAU					
	(A)	(B)	(C)	(D)	(E)
1	☐	☐	☐	☐	☐
2	☐	☐	☐	☐	☐
3	☐	☐	☐	☐	☐
4	☐	☐	☐	☐	☐
5	☐	☐	☐	☐	☐
6	☐	☐	☐	☐	☐

PERIODENSYSTEM					
	(A)	(B)	(C)	(D)	(E)
7	☐	☐	☐	☐	☐
8	☐	☐	☐	☐	☐
9	☐	☐	☐	☐	☐
10	☐	☐	☐	☐	☐
11	☐	☐	☐	☐	☐
12	☐	☐	☐	☐	☐
13	☐	☐	☐	☐	☐
14	☐	☐	☐	☐	☐
15	☐	☐	☐	☐	☐
16	☐	☐	☐	☐	☐
17	☐	☐	☐	☐	☐
18	☐	☐	☐	☐	☐
19	☐	☐	☐	☐	☐
20	☐	☐	☐	☐	☐
21	☐	☐	☐	☐	☐
22	☐	☐	☐	☐	☐
23	☐	☐	☐	☐	☐
24	☐	☐	☐	☐	☐
25	☐	☐	☐	☐	☐
26	☐	☐	☐	☐	☐

MIKROKOSMOS					
	(A)	(B)	(C)	(D)	(E)
27	☐	☐	☐	☐	☐
28	☐	☐	☐	☐	☐
29	☐	☐	☐	☐	☐
30	☐	☐	☐	☐	☐
31	☐	☐	☐	☐	☐
32	☐	☐	☐	☐	☐

GASGESETZE					
	(A)	(B)	(C)	(D)	(E)
33	☐	☐	☐	☐	☐
34	☐	☐	☐	☐	☐
35	☐	☐	☐	☐	☐

AGGREGATZUSTÄNDE					
	(A)	(B)	(C)	(D)	(E)
36	☐	☐	☐	☐	☐
37	☐	☐	☐	☐	☐
38	☐	☐	☐	☐	☐
39	☐	☐	☐	☐	☐
40	☐	☐	☐	☐	☐
41	☐	☐	☐	☐	☐
42	☐	☐	☐	☐	☐
43	☐	☐	☐	☐	☐
44	☐	☐	☐	☐	☐
45	☐	☐	☐	☐	☐
46	☐	☐	☐	☐	☐

CHEMISCHE BINDUNGEN					
	(A)	(B)	(C)	(D)	(E)
47	☐	☐	☐	☐	☐
48	☐	☐	☐	☐	☐
49	☐	☐	☐	☐	☐
50	☐	☐	☐	☐	☐
51	☐	☐	☐	☐	☐
52	☐	☐	☐	☐	☐
53	☐	☐	☐	☐	☐
54	☐	☐	☐	☐	☐
55	☐	☐	☐	☐	☐
56	☐	☐	☐	☐	☐
57	☐	☐	☐	☐	☐
58	☐	☐	☐	☐	☐
59	☐	☐	☐	☐	☐
60	☐	☐	☐	☐	☐
61	☐	☐	☐	☐	☐
62	☐	☐	☐	☐	☐
63	☐	☐	☐	☐	☐
64	☐	☐	☐	☐	☐
65	☐	☐	☐	☐	☐
66	☐	☐	☐	☐	☐

ELEMENTE UND MOLEKÜLE					
	(A)	(B)	(C)	(D)	(E)
67	☐	☐	☐	☐	☐
68	☐	☐	☐	☐	☐

ORGANISCHE CHEMIE

	(A)	(B)	(C)	(D)	(E)
69	☐	☐	☐	☐	☐
70	☐	☐	☐	☐	☐
71	☐	☐	☐	☐	☐
72	☐	☐	☐	☐	☐
73	☐	☐	☐	☐	☐
74	☐	☐	☐	☐	☐
75	☐	☐	☐	☐	☐
76	☐	☐	☐	☐	☐
77	☐	☐	☐	☐	☐
78	☐	☐	☐	☐	☐
79	☐	☐	☐	☐	☐
80	☐	☐	☐	☐	☐
81	☐	☐	☐	☐	☐
82	☐	☐	☐	☐	☐

NATURSTOFFE

	(A)	(B)	(C)	(D)	(E)
83	☐	☐	☐	☐	☐
84	☐	☐	☐	☐	☐
85	☐	☐	☐	☐	☐
86	☐	☐	☐	☐	☐
87	☐	☐	☐	☐	☐
88	☐	☐	☐	☐	☐
89	☐	☐	☐	☐	☐
90	☐	☐	☐	☐	☐
91	☐	☐	☐	☐	☐
92	☐	☐	☐	☐	☐
93	☐	☐	☐	☐	☐
94	☐	☐	☐	☐	☐
95	☐	☐	☐	☐	☐
96	☐	☐	☐	☐	☐

CHEMISCHE REAKTION

	(A)	(B)	(C)	(D)	(E)
97	☐	☐	☐	☐	☐
98	☐	☐	☐	☐	☐
99	☐	☐	☐	☐	☐
100	☐	☐	☐	☐	☐
101	☐	☐	☐	☐	☐
102	☐	☐	☐	☐	☐
103	☐	☐	☐	☐	☐
104	☐	☐	☐	☐	☐
105	☐	☐	☐	☐	☐
106	☐	☐	☐	☐	☐
107	☐	☐	☐	☐	☐
108	☐	☐	☐	☐	☐

CHEMISCHES GLEICHGEWICHT

	(A)	(B)	(C)	(D)	(E)
109	☐	☐	☐	☐	☐
110	☐	☐	☐	☐	☐
111	☐	☐	☐	☐	☐
112	☐	☐	☐	☐	☐
113	☐	☐	☐	☐	☐
114	☐	☐	☐	☐	☐
115	☐	☐	☐	☐	☐
116	☐	☐	☐	☐	☐
117	☐	☐	☐	☐	☐
118	☐	☐	☐	☐	☐
119	☐	☐	☐	☐	☐
120	☐	☐	☐	☐	☐
121	☐	☐	☐	☐	☐
122	☐	☐	☐	☐	☐
123	☐	☐	☐	☐	☐
124	☐	☐	☐	☐	☐

SÄURE UND BASE

	(A)	(B)	(C)	(D)	(E)
125	☐	☐	☐	☐	☐
126	☐	☐	☐	☐	☐
127	☐	☐	☐	☐	☐
128	☐	☐	☐	☐	☐
129	☐	☐	☐	☐	☐
130	☐	☐	☐	☐	☐
131	☐	☐	☐	☐	☐
132	☐	☐	☐	☐	☐
133	☐	☐	☐	☐	☐
134	☐	☐	☐	☐	☐
135	☐	☐	☐	☐	☐
136	☐	☐	☐	☐	☐
137	☐	☐	☐	☐	☐
138	☐	☐	☐	☐	☐
139	☐	☐	☐	☐	☐
140	☐	☐	☐	☐	☐
141	☐	☐	☐	☐	☐
142	☐	☐	☐	☐	☐
143	☐	☐	☐	☐	☐
144	☐	☐	☐	☐	☐
145	☐	☐	☐	☐	☐
146	☐	☐	☐	☐	☐
147	☐	☐	☐	☐	☐
148	☐	☐	☐	☐	☐
149	☐	☐	☐	☐	☐
150	☐	☐	☐	☐	☐
151	☐	☐	☐	☐	☐
152	☐	☐	☐	☐	☐
153	☐	☐	☐	☐	☐
154	☐	☐	☐	☐	☐
155	☐	☐	☐	☐	☐
156	☐	☐	☐	☐	☐
157	☐	☐	☐	☐	☐

OXIDATION UND REDUKTION

	(A)	(B)	(C)	(D)	(E)
158	☐	☐	☐	☐	☐
159	☐	☐	☐	☐	☐
160	☐	☐	☐	☐	☐
161	☐	☐	☐	☐	☐
162	☐	☐	☐	☐	☐
163	☐	☐	☐	☐	☐
164	☐	☐	☐	☐	☐
165	☐	☐	☐	☐	☐
166	☐	☐	☐	☐	☐
167	☐	☐	☐	☐	☐
168	☐	☐	☐	☐	☐
169	☐	☐	☐	☐	☐
170	☐	☐	☐	☐	☐
171	☐	☐	☐	☐	☐
172	☐	☐	☐	☐	☐
173	☐	☐	☐	☐	☐

CHEMIE – LÖSUNGEN

ATOMBAU

	(A)	(B)	(C)	(D)	(E)
1	□	□	■	□	□
2	■	□	□	□	□
3	□	□	□	■	□
4	□	■	□	□	□
5	□	□	■	□	□
6	■	□	□	□	□

PERIODENSYSTEM

	(A)	(B)	(C)	(D)	(E)
7	□	■	□	□	□
8	□	□	□	■	□
9	□	□	□	■	□
10	□	■	□	□	□
11	■	□	□	□	□
12	□	□	■	□	□
13	□	■	□	□	□
14	□	□	□	■	□
15	□	□	□	■	□
16	□	■	□	□	□
17	□	□	□	■	□
18	■	□	□	□	□
19	□	□	■	□	□
20	□	□	■	□	□
21	□	□	■	□	□
22	□	□	□	□	■
23	□	□	■	□	□
24	□	□	□	■	□
25	□	□	□	■	□
26	□	□	□	■	□

MIKROKOSMOS

	(A)	(B)	(C)	(D)	(E)
27	■	□	□	□	□
28	□	□	■	□	□
29	□	□	□	□	■
30	□	□	□	□	■
31	□	■	□	□	□
32	■	□	□	□	□

GASGESETZE

	(A)	(B)	(C)	(D)	(E)
33	□	■	□	□	□
34	□	■	□	□	□
35	□	□	□	■	□

AGGREGATZUSTÄNDE

	(A)	(B)	(C)	(D)	(E)
36	□	□	■	□	□
37	□	■	□	□	□
38	□	□	□	□	■
39	□	□	□	■	□
40	□	□	■	□	□
41	□	□	□	■	□
42	□	□	□	□	■
43	■	□	□	□	□
44	□	■	□	□	□
45	□	□	■	□	□
46	□	□	□	□	■

CHEMISCHE BINDUNGEN

	(A)	(B)	(C)	(D)	(E)
47	□	□	■	□	□
48	□	□	□	■	□
49	□	□	□	□	■
50	□	■	□	□	□
51	□	■	□	□	□
52	□	□	■	□	□
53	□	□	■	□	□
54	■	□	□	□	□
55	□	□	■	□	□
56	■	□	□	□	□
57	□	□	□	□	■
58	□	□	■	□	□
59	□	□	□	■	□
60	□	■	□	□	□
61	■	□	□	□	□
62	■	□	□	□	□
63	□	□	□	□	■
64	□	□	■	□	□
65	■	□	□	□	□
66	□	□	□	■	□

ELEMENTE UND MOLEKÜLE

	(A)	(B)	(C)	(D)	(E)
67	■	□	□	□	□
68	□	■	□	□	□

ORGANISCHE CHEMIE

	(A)	(B)	(C)	(D)	(E)
69	■	□	□	□	□
70	□	□	■	□	□
71	□	□	□	□	■
72	□	■	□	□	□
73	□	■	□	□	□
74	□	□	□	□	■
75	■	□	□	□	□
76	□	■	□	□	□
77	□	□	□	■	□
78	□	□	□	■	□
79	□	□	□	□	■
80	□	□	■	□	□
81	□	□	■	□	□
82	□	□	□	■	□

NATURSTOFFE

	(A)	(B)	(C)	(D)	(E)
83	□	■	□	□	□
84	■	□	□	□	□
85	□	■	□	□	□
86	□	□	□	□	■
87	■	□	□	□	□
88	□	□	■	□	□
89	□	□	■	□	□
90	□	□	□	■	□
91	□	□	□	□	■
92	□	□	□	□	■
93	□	□	□	■	□
94	□	□	□	■	□
95	□	■	□	□	□
96	■	□	□	□	□

CHEMISCHE REAKTION

	(A)	(B)	(C)	(D)	(E)
97	□	□	□	□	■
98	□	■	□	□	□
99	□	□	□	■	□
100	□	□	□	□	■
101	□	□	■	□	□
102	□	□	□	■	□
103	□	□	□	■	□
104	■	□	□	□	□
105	□	□	■	□	□
106	□	□	■	□	□
107	□	□	□	■	□
108	■	□	□	□	□

CHEMISCHES GLEICHGEWICHT

	(A)	(B)	(C)	(D)	(E)
109	□	□	□	■	□
110	■	□	□	□	□
111	■	□	□	□	□
112	□	■	□	□	□
113	■	□	□	□	□
114	□	□	■	□	□
115	□	□	□	■	□
116	□	■	□	□	□
117	□	□	□	□	■
118	■	□	□	□	□
119	□	■	□	□	□
120	□	■	□	□	□
121	□	□	□	□	■
122	□	□	■	□	□
123	□	□	■	□	□
124	□	□	□	■	□

SÄURE UND BASE

	(A)	(B)	(C)	(D)	(E)
125	□	□	□	□	■
126	□	□	□	□	■
127	□	□	■	□	□
128	□	□	□	■	□
129	■	□	□	□	□
130	□	□	□	■	□
131	□	□	□	■	□
132	□	□	□	□	■
133	□	□	□	■	□
134	■	□	□	□	□
135	□	□	□	■	□
136	□	□	□	■	□
137	□	□	□	■	□
138	□	■	□	□	□
139	□	□	□	□	■
140	□	■	□	□	□
141	■	□	□	□	□
142	■	□	□	□	□
143	□	□	□	■	□
144	□	□	■	□	□
145	□	□	□	■	□
146	■	□	□	□	□
147	□	□	□	□	■
148	□	□	□	□	■
149	□	□	□	■	□
150	□	□	■	□	□
151	□	■	□	□	□
152	□	□	□	■	□
153	■	□	□	□	□
154	□	■	□	□	□
155	□	□	□	□	■
156	□	■	□	□	□
157	□	□	□	■	□

OXIDATION UND REDUKTION

	(A)	(B)	(C)	(D)	(E)
158	□	□	□	■	□
159	□	■	□	□	□
160	□	□	□	■	□
161	□	■	□	□	□
162	□	□	□	■	□
163	□	□	□	■	□
164	□	■	□	□	□
165	■	□	□	□	□
166	□	■	□	□	□
167	■	□	□	□	□
168	□	■	□	□	□
169	□	□	■	□	□
170	■	□	□	□	□
171	□	□	■	□	□
172	□	□	■	□	□
173	□	□	□	■	□

3. PHYSIK

ANTWORTBOGEN ZUM KOPIEREN

Name:

Vorname:

GRÖSSEN UND EINHEITEN					
	(A)	(B)	(C)	(D)	(E)
1	☐	☐	☐	☐	☐
2	☐	☐	☐	☐	☐
3	☐	☐	☐	☐	☐
4	☐	☐	☐	☐	☐
5	☐	☐	☐	☐	☐
6	☐	☐	☐	☐	☐
7	☐	☐	☐	☐	☐
8	☐	☐	☐	☐	☐
9	☐	☐	☐	☐	☐
10	☐	☐	☐	☐	☐
11	☐	☐	☐	☐	☐
12	☐	☐	☐	☐	☐
13	☐	☐	☐	☐	☐
14	☐	☐	☐	☐	☐
15	☐	☐	☐	☐	☐
16	☐	☐	☐	☐	☐
17	☐	☐	☐	☐	☐
18	☐	☐	☐	☐	☐
19	☐	☐	☐	☐	☐
20	☐	☐	☐	☐	☐

MECHANIK					
	(A)	(B)	(C)	(D)	(E)
21	☐	☐	☐	☐	☐
22	☐	☐	☐	☐	☐
23	☐	☐	☐	☐	☐
24	☐	☐	☐	☐	☐
25	☐	☐	☐	☐	☐
26	☐	☐	☐	☐	☐
27	☐	☐	☐	☐	☐
28	☐	☐	☐	☐	☐
29	☐	☐	☐	☐	☐
30	☐	☐	☐	☐	☐
31	☐	☐	☐	☐	☐
32	☐	☐	☐	☐	☐
33	☐	☐	☐	☐	☐
34	☐	☐	☐	☐	☐
35	☐	☐	☐	☐	☐
36	☐	☐	☐	☐	☐
37	☐	☐	☐	☐	☐
38	☐	☐	☐	☐	☐
39	☐	☐	☐	☐	☐
40	☐	☐	☐	☐	☐

SCHWINGUNGEN UND WELLEN					
	(A)	(B)	(C)	(D)	(E)
41	☐	☐	☐	☐	☐
42	☐	☐	☐	☐	☐
43	☐	☐	☐	☐	☐
44	☐	☐	☐	☐	☐
45	☐	☐	☐	☐	☐
46	☐	☐	☐	☐	☐
47	☐	☐	☐	☐	☐
48	☐	☐	☐	☐	☐

WÄRMELEHRE					
	(A)	(B)	(C)	(D)	(E)
49	☐	☐	☐	☐	☐
50	☐	☐	☐	☐	☐
51	☐	☐	☐	☐	☐
52	☐	☐	☐	☐	☐
53	☐	☐	☐	☐	☐
54	☐	☐	☐	☐	☐
55	☐	☐	☐	☐	☐
56	☐	☐	☐	☐	☐
57	☐	☐	☐	☐	☐
58	☐	☐	☐	☐	☐
59	☐	☐	☐	☐	☐
60	☐	☐	☐	☐	☐
61	☐	☐	☐	☐	☐
62	☐	☐	☐	☐	☐
63	☐	☐	☐	☐	☐
64	☐	☐	☐	☐	☐
65	☐	☐	☐	☐	☐
66	☐	☐	☐	☐	☐

ELEKTRIZITÄTSLEHRE

	(A)	(B)	(C)	(D)	(E)
67	☐	☐	☐	☐	☐
68	☐	☐	☐	☐	☐
69	☐	☐	☐	☐	☐
70	☐	☐	☐	☐	☐
71	☐	☐	☐	☐	☐
72	☐	☐	☐	☐	☐
73	☐	☐	☐	☐	☐
74	☐	☐	☐	☐	☐
75	☐	☐	☐	☐	☐
76	☐	☐	☐	☐	☐
77	☐	☐	☐	☐	☐
78	☐	☐	☐	☐	☐
79	☐	☐	☐	☐	☐
80	☐	☐	☐	☐	☐
81	☐	☐	☐	☐	☐
82	☐	☐	☐	☐	☐
83	☐	☐	☐	☐	☐
84	☐	☐	☐	☐	☐
85	☐	☐	☐	☐	☐
86	☐	☐	☐	☐	☐

OPTIK

	(A)	(B)	(C)	(D)	(E)
87	☐	☐	☐	☐	☐
88	☐	☐	☐	☐	☐
89	☐	☐	☐	☐	☐
90	☐	☐	☐	☐	☐
91	☐	☐	☐	☐	☐
92	☐	☐	☐	☐	☐
93	☐	☐	☐	☐	☐
94	☐	☐	☐	☐	☐
95	☐	☐	☐	☐	☐
96	☐	☐	☐	☐	☐
97	☐	☐	☐	☐	☐
98	☐	☐	☐	☐	☐
99	☐	☐	☐	☐	☐
100	☐	☐	☐	☐	☐
101	☐	☐	☐	☐	☐
102	☐	☐	☐	☐	☐
103	☐	☐	☐	☐	☐
104	☐	☐	☐	☐	☐
105	☐	☐	☐	☐	☐
106	☐	☐	☐	☐	☐
107	☐	☐	☐	☐	☐
108	☐	☐	☐	☐	☐

ATOMPHYSIK

	(A)	(B)	(C)	(D)	(E)
109	☐	☐	☐	☐	☐
110	☐	☐	☐	☐	☐
111	☐	☐	☐	☐	☐
112	☐	☐	☐	☐	☐
113	☐	☐	☐	☐	☐
114	☐	☐	☐	☐	☐
115	☐	☐	☐	☐	☐
116	☐	☐	☐	☐	☐
117	☐	☐	☐	☐	☐
118	☐	☐	☐	☐	☐
119	☐	☐	☐	☐	☐
120	☐	☐	☐	☐	☐
121	☐	☐	☐	☐	☐
122	☐	☐	☐	☐	☐
123	☐	☐	☐	☐	☐
124	☐	☐	☐	☐	☐
125	☐	☐	☐	☐	☐
126	☐	☐	☐	☐	☐
127	☐	☐	☐	☐	☐
128	☐	☐	☐	☐	☐
129	☐	☐	☐	☐	☐
130	☐	☐	☐	☐	☐
131	☐	☐	☐	☐	☐
132	☐	☐	☐	☐	☐
133	☐	☐	☐	☐	☐
134	☐	☐	☐	☐	☐
135	☐	☐	☐	☐	☐
136	☐	☐	☐	☐	☐
137	☐	☐	☐	☐	☐

PHYSIK – LÖSUNGEN

GRÖSSEN UND EINHEITEN	(A)	(B)	(C)	(D)	(E)
1	□	□	□	■	□
2	□	□	□	□	■
3	□	□	■	□	□
4	□	□	□	□	■
5	□	□	□	■	□
6	□	□	■	□	□
7	■	□	□	□	□
8	□	■	□	□	□
9	□	□	□	□	■
10	■	□	□	□	□
11	□	□	□	■	□
12	□	□	□	□	■
13	□	□	■	□	□
14	□	■	□	□	□
15	■	□	□	□	□
16	□	□	□	■	□
17	□	□	□	■	□
18	□	■	□	□	□
19	□	■	□	□	□
20	□	□	■	□	□

MECHANIK	(A)	(B)	(C)	(D)	(E)
21	■	□	□	□	□
22	□	□	□	□	■
23	■	□	□	□	□
24	■	□	□	□	□
25	□	■	□	□	□
26	□	□	□	■	□
27	■	□	□	□	□
28	□	■	□	□	□
29	■	□	□	□	□
30	□	□	■	□	□
31	□	□	□	□	■
32	□	□	□	■	□
33	□	□	□	■	□
34	■	□	□	□	□
35	□	□	□	□	■
36	■	□	□	□	□
37	□	□	■	□	□
38	■	□	□	□	□
39	□	□	□	□	■
40	□	□	■	□	□

SCHWINGUNGEN UND WELLEN	(A)	(B)	(C)	(D)	(E)
41	□	□	■	□	□
42	■	□	□	□	□
43	■	□	□	□	□
44	□	□	□	■	□
45	□	□	■	□	□
46	□	□	□	■	□
47	■	□	□	□	□
48	□	□	■	□	□

WÄRMELEHRE	(A)	(B)	(C)	(D)	(E)
49	□	□	□	■	□
50	□	□	■	□	□
51	■	□	□	□	□
52	■	□	□	□	□
53	□	□	□	□	■
54	□	□	□	■	□
55	■	□	□	□	□
56	□	□	□	■	□
57	■	□	□	□	□
58	■	□	□	□	□
59	□	□	□	■	□
60	□	□	□	■	□
61	□	□	■	□	□
62	□	□	□	□	■
63	□	□	□	□	■
64	□	■	□	□	□
65	□	■	□	□	□
66	□	■	□	□	□

ELEKTRIZITÄTSLEHRE

	(A)	(B)	(C)	(D)	(E)
67	□	□	□	□	■
68	□	□	■	□	□
69	□	□	□	□	■
70	□	□	■	□	□
71	□	■	□	□	□
72	□	□	□	■	□
73	□	□	□	□	■
74	□	□	■	□	□
75	□	□	□	□	■
76	□	■	□	□	□
77	□	■	□	□	□
78	□	■	□	□	□
79	□	□	□	□	■
80	■	□	□	□	□
81	□	□	□	□	■
82	□	□	□	■	□
83	□	□	■	□	□
84	■	□	□	□	□
85	■	□	□	□	□
86	□	■	□	□	□

OPTIK

	(A)	(B)	(C)	(D)	(E)
87	□	■	□	□	□
88	□	□	□	■	□
89	□	□	□	■	□
90	□	■	□	□	□
91	■	□	□	□	□
92	□	□	□	■	□
93	□	■	□	□	□
94	□	■	□	□	□
95	■	□	□	□	□
96	■	□	□	□	□
97	■	□	□	□	□
98	□	□	□	□	■
99	■	□	□	□	□
100	□	□	■	□	□
101	□	□	□	□	■
102	□	■	□	□	□
103	□	□	■	□	□
104	□	□	□	□	■
105	□	□	■	□	□
106	■	□	□	□	□
107	■	□	□	□	□
108	□	□	□	□	■

ATOMPHYSIK

	(A)	(B)	(C)	(D)	(E)
109	□	■	□	□	□
110	□	■	□	□	□
111	■	□	□	□	□
112	□	■	□	□	□
113	■	□	□	□	□
114	□	□	□	■	□
115	□	□	□	■	□
116	■	□	□	□	□
117	■	□	□	□	□
118	■	□	□	□	□
119	□	□	□	□	■
120	□	□	□	□	■
121	□	□	□	□	■
122	□	□	■	□	□
123	□	■	□	□	□
124	□	□	■	□	□
125	□	□	■	□	□
126	□	■	□	□	□
127	□	□	□	■	□
128	□	■	□	□	□
129	□	□	□	□	■
130	□	□	□	□	■
131	□	□	■	□	□
132	□	■	□	□	□
133	□	□	□	■	□
134	□	□	■	□	□
135	■	□	□	□	□
136	□	■	□	□	□
137	□	□	□	■	□

4. MATHEMATIK

ANTWORTBOGEN ZUM KOPIEREN

Name:

Vorname:

ZEHNERPOTENZEN UND PRÄFIXE	(A)	(B)	(C)	(D)	(E)
1	☐	☐	☐	☐	☐
2	☐	☐	☐	☐	☐
3	☐	☐	☐	☐	☐
4	☐	☐	☐	☐	☐
5	☐	☐	☐	☐	☐
6	☐	☐	☐	☐	☐
7	☐	☐	☐	☐	☐
8	☐	☐	☐	☐	☐
9	☐	☐	☐	☐	☐

ALGEBRA	(A)	(B)	(C)	(D)	(E)
10	☐	☐	☐	☐	☐
11	☐	☐	☐	☐	☐
12	☐	☐	☐	☐	☐
13	☐	☐	☐	☐	☐
14	☐	☐	☐	☐	☐
15	☐	☐	☐	☐	☐
16	☐	☐	☐	☐	☐
17	☐	☐	☐	☐	☐
18	☐	☐	☐	☐	☐
19	☐	☐	☐	☐	☐
20	☐	☐	☐	☐	☐
21	☐	☐	☐	☐	☐
22	☐	☐	☐	☐	☐
23	☐	☐	☐	☐	☐
24	☐	☐	☐	☐	☐
25	☐	☐	☐	☐	☐
26	☐	☐	☐	☐	☐
27	☐	☐	☐	☐	☐
28	☐	☐	☐	☐	☐
29	☐	☐	☐	☐	☐
30	☐	☐	☐	☐	☐

EINHEITENKENNTNISSE	(A)	(B)	(C)	(D)	(E)
31	☐	☐	☐	☐	☐
32	☐	☐	☐	☐	☐
33	☐	☐	☐	☐	☐
34	☐	☐	☐	☐	☐
35	☐	☐	☐	☐	☐
36	☐	☐	☐	☐	☐
37	☐	☐	☐	☐	☐
38	☐	☐	☐	☐	☐
39	☐	☐	☐	☐	☐

GEOMETRIE	(A)	(B)	(C)	(D)	(E)
40	☐	☐	☐	☐	☐
41	☐	☐	☐	☐	☐
42	☐	☐	☐	☐	☐
43	☐	☐	☐	☐	☐
44	☐	☐	☐	☐	☐
45	☐	☐	☐	☐	☐
46	☐	☐	☐	☐	☐
47	☐	☐	☐	☐	☐
48	☐	☐	☐	☐	☐
49	☐	☐	☐	☐	☐
50	☐	☐	☐	☐	☐

FUNKTIONEN	(A)	(B)	(C)	(D)	(E)
51	☐	☐	☐	☐	☐
52	☐	☐	☐	☐	☐
53	☐	☐	☐	☐	☐
54	☐	☐	☐	☐	☐
55	☐	☐	☐	☐	☐
56	☐	☐	☐	☐	☐

LOGORITHMEN UND E-FUNKTIONEN					
	(A)	(B)	(C)	(D)	(E)
57	☐	☐	☐	☐	☐
58	☐	☐	☐	☐	☐
59	☐	☐	☐	☐	☐
60	☐	☐	☐	☐	☐
61	☐	☐	☐	☐	☐
62	☐	☐	☐	☐	☐
63	☐	☐	☐	☐	☐
64	☐	☐	☐	☐	☐
65	☐	☐	☐	☐	☐
66	☐	☐	☐	☐	☐

GERADENFUNKTIONEN					
	(A)	(B)	(C)	(D)	(E)
67	☐	☐	☐	☐	☐
68	☐	☐	☐	☐	☐
69	☐	☐	☐	☐	☐
70	☐	☐	☐	☐	☐

POTENZFUNKTIONEN					
	(A)	(B)	(C)	(D)	(E)
71	☐	☐	☐	☐	☐
72	☐	☐	☐	☐	☐
73	☐	☐	☐	☐	☐
74	☐	☐	☐	☐	☐
75	☐	☐	☐	☐	☐
76	☐	☐	☐	☐	☐

INTEGRALFUNKTIONEN					
	(A)	(B)	(C)	(D)	(E)
77	☐	☐	☐	☐	☐
78	☐	☐	☐	☐	☐
79	☐	☐	☐	☐	☐
80	☐	☐	☐	☐	☐

DIFFERENTIALGLEICHUNGEN					
	(A)	(B)	(C)	(D)	(E)
81	☐	☐	☐	☐	☐
82	☐	☐	☐	☐	☐

MATHEMATIK – LÖSUNGEN

ZEHNERPOTENZEN UND PRÄFIXE	(A)	(B)	(C)	(D)	(E)
1	□	□	□	■	□
2	■	□	□	□	□
3	■	□	□	□	□
4	□	□	■	□	□
5	■	□	□	□	□
6	□	□	□	□	■
7	□	□	□	■	□
8	■	□	□	□	□
9	■	□	□	□	□

EINHEITENKENNTNISSE	(A)	(B)	(C)	(D)	(E)
31	□	□	□	□	■
32	□	■	□	□	□
33	■	□	□	□	□
34	□	■	□	□	□
35	□	□	■	□	□
36	□	■	□	□	□
37	□	□	□	□	■
38	□	■	□	□	□
39	□	□	■	□	□

ALGEBRA	(A)	(B)	(C)	(D)	(E)
10	□	□	□	■	□
11	□	□	■	□	□
12	□	□	■	□	□
13	□	□	■	□	□
14	□	□	□	□	■
15	■	□	□	□	□
16	□	□	□	■	□
17	□	□	□	■	□
18	□	□	■	□	□
19	□	□	□	□	■
20	□	□	□	■	□
21	□	■	□	□	□
22	■	□	□	□	□
23	□	□	□	■	□
24	□	□	□	■	□
25	■	□	□	□	□
26	□	□	□	□	■
27	□	□	■	□	□
28	■	□	□	□	□
29	□	□	□	■	□
30	□	■	□	□	□

GEOMETRIE	(A)	(B)	(C)	(D)	(E)
40	□	□	■	□	□
41	□	□	□	■	□
42	□	□	■	□	□
43	■	□	□	□	□
44	■	□	□	□	□
45	□	□	□	□	■
46	□	■	□	□	□
47	□	□	□	□	■
48	□	□	□	■	□
49	□	□	■	□	□
50	□	□	■	□	□

FUNKTIONEN	(A)	(B)	(C)	(D)	(E)
51	■	□	□	□	□
52	□	□	□	■	□
53	■	□	□	□	□
54	□	■	□	□	□
55	■	□	□	□	□
56	□	■	□	□	□

LOGORITHMEN UND E-FUNKTIONEN					
	(A)	(B)	(C)	(D)	(E)
57	□	□	□	■	□
58	■	□	□	□	□
59	□	□	■	□	□
60	□	□	□	■	□
61	■	□	□	□	□
62	□	■	□	□	□
63	□	■	□	□	□
64	□	□	■	□	□
65	□	□	□	■	□
66	□	□	□	■	□

GERADENFUNKTIONEN					
	(A)	(B)	(C)	(D)	(E)
67	□	□	□	■	□
68	□	□	□	■	□
69	□	□	■	□	□
70	□	□	■	□	□

POTENZFUNKTIONEN					
	(A)	(B)	(C)	(D)	(E)
71	□	□	□	□	■
72	□	■	□	□	□
73	□	□	□	■	□
74	□	■	□	□	□
75	□	□	□	□	■
76	■	□	□	□	□

INTEGRALFUNKTIONEN					
	(A)	(B)	(C)	(D)	(E)
77	□	□	■	□	□
78	□	□	□	□	■
79	■	□	□	□	□
80	□	□	□	■	□

DIFFERENTIALGLEICHUNGEN					
	(A)	(B)	(C)	(D)	(E)
81	□	□	□	■	□
82	□	□	■	□	□

5. MUSTERLÖSUNGEN – BIOLOGIE

CYTOLOGIE

1. **Lösung C ist korrekt.**
   Niveau: mittel
   Zur Erklärung eine Gegenüberstellung der Unterschiede. Plastide sind Zellorganellen von Pflanzen und Algen, die ähnlich den Mitochondrien aus einer Endosymbiose entstanden sind. Sie spielen eine wichtige Rolle, z. B. als Chloroplast bei der Fotosynthese. Nicht zu verwechseln sind sie mit Plasmiden, den ringförmigen DNA-Stücken der Prokaryoten.

	EUKARYOTEN	PROKARYOTEN
ZELLNAME	Euzyte	Protozyte
BEISPIELE	Menschen, Tiere, Pilze, Algen, Einzeller	Bakterien und Archaeen
ZELLGRÖSSE (Ø)	10–50 µm	1–20 µm
ANTEIL NICHTKODIERENDER DNA	ca. 70–90% (niedrige Gendichte)	5–25% (hohe Gendichte)
ZELLKERN	vorhanden	nicht vorhanden
ORT DES ERBGUTS	im Zellkern	freischwimmend im Cytoplasma
SPEICHERUNGSFORM DES ERBGUTS	in mehreren Chromosomen	im Bakterienchromosom und den Plasmiden
ZELLKOMPARTIMENT	stark kompartimentiert	schwach kompartimentiert
RIBOSOMEN	80 S-Ribosomen	70 S-Ribosomen
ZELLWAND	Pflanzenzellen (+), Tierzellen (–)	vorhanden
MÖGLICHE ORGANELLEN	Chloroplasten, Endoplasmatisches Retikulum, Golgi-Apparat, Leukoplasten, Lysosomen, Mitochondrien, Peroxisomen, Ribosomen, Vesikel, Zellkern	Chlorosom, Flagellum, Magnetosom, Nucleoid, Plasmid, Ribosomen, Thylakoid
FORTBEWEGUNGSORGANE	Geißel	Flagellum

2. **Lösung A ist korrekt.**
   Niveau: schwer
   Die DNA der Prokaryonten kann zwar ringförmig vorliegen, ist jedoch nicht durch Histone verpackt.

3. **Lösung E ist korrekt.**
   Niveau: mittel
   Die Zellwand bietet zusätzlich zur Zellmembran eine Abgrenzung zur Außenwelt und wird von Pflanzen, Algen, Pilzen und Prokaryoten genutzt. Tierische Zellen hingegen besitzen nur eine Zellmembran, die das Innere der Zelle umschließt. Jede tierische Zelle enthält einen Kern, der mit seinem Karyoplasma ein eigenes Kompartiment bildet und von einer zusätzlichen Kernmembran umschlossen wird.

4. **Lösung D ist korrekt.**
   Niveau: schwer
   Die Zellmembran (auch: Zytoplasmamembran) umgibt jede Zelle und bildet eine essenziell wichtige Abgrenzung zur Außenwelt. Sie besteht aus einer Doppelschicht an Phospholipiden, die dank ihrer Anordnung weitestgehend undurchlässig ist. In diese Doppelschicht sind Proteine eingelagert, die nach dem Fluid-Mosaik-Modell keinen festen Platz haben, sondern sich frei nach lateral durch die Membran bewegen. Einige nach außen angelagerte Kohlenhydrate (Glykoproteine und Glykolipide) bilden auf der externen Seite der Zellmembran die sogenannte Glykokalix. Diese spielt vor allem eine Rolle bei der Interaktion von Zellen.

   Der Stoffaustausch findet nur für sehr kleine Stoffe (z.B. Wasser oder Sauerstoff) in Form von direkter Diffusion durch die Membran statt. Alle anderen Stoffe gelangen durch erleichterten Stoffaustausch oder aktiven Transport in die Zelle. Ersterer gelingt durch spezielle Proteine, die in der Zellmembran eingelagert sind und Kanäle oder Pumpen bilden. Dieser passive Transport gelingt jedoch nur entlang eines Konzentrationsgefälle von z.B. Ionen.

5. **Lösung A ist korrekt.**
   Niveau: mittel
   Die Zellmembran erfüllt eine wichtige Barrierefunktion für die Zelle. Nur sehr kleine Stoffe wie Gase (z.B. Sauerstoff und Kohlenstoffdioxid) können sie direkt passieren. Alle anderen Stoffe müssen durch zusätzliche Transportmechanismen in das Zellinnere gebracht werden. Erleichterte Diffusion geschieht über spezielle Membranproteine, die als Kanäle fungieren und z.B. Glucose entlang eines Konzentrationsgradienten von Ionen durch die Membran schleusen. Größere Moleküle müssen teilweise auch über energieverbrauchende (aktive) Transporter in die Zelle gebracht werden.

6. **Lösung E ist korrekt.**
Niveau: leicht
Größere Moleküle können die Zellmembran nur überwinden, wenn sie durch spezielle Proteine geschleust werden. Sofern dies nicht entlang eines Konzentrationsgefälles geschieht (erleichterte Diffusion), muss Energie aufgewandt werden (aktiver Transport). Als Energiequelle dient dabei meist das Nukleotid Adenosintriphosphat (ATP). Bei der Abspaltung eines Phosphatrestes (Hydrolyse) kommt es zur Freisetzung von Energie.

Sehr häufig wird aktiver Transport für geladene Teilchen wie Natrium oder Kalium benötigt. Eine bestimmte Konzentration dieser Ionen intrazellulär ist essenziell für die elektrische Leitfähigkeit der Zelle, weshalb sich der Energieaufwand für den Transport gegen den elektrischen Gradienten besonders lohnt.

7. **Lösung C ist korrekt.**
Niveau: schwer
Carrier sind besondere Proteine in der Zellmembran, die nicht nur ähnlich wie Kanalproteine für den passiven Transport durch die Membran zuständig sind, sondern auch aktiv Stoffe transportieren können. Wie die meisten Membranproteine werden auch Carrier an Ribosomen synthetisiert, die an das endoplasmatische Retikulum gebunden sind. Sie sind spezifisch für den jeweils zu transportierenden Stoff und verändern bei Bindung an diesen derart ihre Gestalt (auch: Konformitätsänderung), dass der Stoff in das Zellinnere gelangt. Sie besitzen jedoch im Gegensatz zu den einfacheren Kanalproteinen auch die Fähigkeit zwei Stoffe zugleich (Symport) oder im Austausch miteinander (Antiport) zu transportieren. Dies ist eine Form des aktiven Transports, der auch entgegen eines Gradienten stattfinden kann.

8. **Lösung B ist korrekt.**
Niveau: mittel
Die Zellmembran (auch: Biomembran) besteht bei allen Eukaryoten aus Phospholipiden, die zu einer Doppelschicht angeordnet sind. Diese Lipide haben jeweils einen wasserliebenden (hydrophilen) Kopfteil und einen wasserabweisenden (hydrophoben) Schwanzteil. Die Doppelschicht entsteht durch Anordnung der Schwanzteile zueinander.

Die Lipide sorgen dafür, dass eine Membran kein starres Gebilde ist, sondern flexibel und dadurch unempfindlicher ist. Laut dem Flüssig-Mosaik-Modell kann man sich die Lipiddoppelschicht nicht wie ein festes Gebilde vorstellen. Die eingelagerten Proteine können sich vielmehr frei in seitliche (laterale) Richtung bewegen. Die Einlagerung von Cholesterin bestimmt dabei die Fließfähigkeit der Membran. Ein geringer Anteil an Cholesterin erhöht die Beweglichkeit, ein hoher Cholesteringehalt steigert die Viskosität und macht die Membran somit zähflüssiger.

9. **Lösung A ist korrekt.**
Niveau: mittel
Das Zytoplasma bezeichnet den gesamten Inhalt einer Zelle, also sowohl Zellflüssigkeit (Zytosol) als auch Zellorganellen. Es besteht wie der gesamte Körper zum größten Teil, nämlich etwa 80%, aus Waser. Andere Bestandteile sind Proteine (~15%), Fette (~2%), Polysaccharide (~1%) und weiterhin kleine Mengen RNA, DNA und Mineralien.

10. Lösung D ist korrekt.

Niveau: leicht ▽

Lysosomen sind Zellorganellen, die am Golgi Apparat durch Abschnürung gebildet werden und hydrolytische Enzyme beinhalten, wie z. B. Proteasen und Nukleasen. Dank dieser Enzymausstattung fungieren sie als kleine Verdauungssysteme der Zelle. Sie können problemlos Makromoleküle abbauen. Damit bei der Zerstörung eines Lysosoms keine zelleigenen Bestandteile angegriffen werden, gibt es einen Sicherungsmechanismus: Die Enzyme arbeiten nur im sauren Milieu des Lysosoms.

11. Lösung A ist korrekt.

Niveau: mittel ▽

Mitochondrien haben eine doppelte Membran, die nach der Endosymbiontentheorie aus der Verschmelzung eines Prokaryoten mit einem Eukaryoten stammt. Sie dienen der Energiegewinnung in der Zelle. Die doppelte Membran bietet verschiedene Kompartimente innerhalb des Zellorganells, die für die verschiedenen Energiegewinnungsprozesse essentiell sind.

12. Lösung A ist korrekt.

Niveau: leicht ▽

Die Endozytose beschreibt den Vorgang der Aufnahme zellfremden Materials in die Zelle. Dies geschieht durch Einstülpung in, und Abschnürung an der Zellmembran. Das Material befindet sich anschließend intrazellulär in sog. Vesikeln und kann zu seinem Bestimmungsort transportiert werden. Der gegensätzliche Prozess (Abgabe von zellfremdem Material) nennt sich Exozytose (lat. Präspositionen endo = in, ex = aus).

13. Lösung A ist korrekt.

Niveau: leicht

Organellen sind kleine Einheiten einer Zelle, die eine spezielle Funktion erfüllen und durch eine Lipidmembran abgegrenzt sind. Beispiele für Zellorganellen sind Mitochondrien, Chloroplasten und der Zellkern. Sie sind histologisch anfärbbar und können verschiedene Arten von Strukturen aufweisen.

Bei Prokaryoten werden auch funktionelle Einheiten ohne Membran, wie z. B. Geißeln und Zilien, als Organellen bezeichnet.

14. Lösung A ist korrekt.

Niveau: mittel

Ribosomen haben keine Membran. Sie sind Komplexe aus Proteinen und RNA. Lysosomen sind einfache zelleigene Organellen, die keine oder nur eine Membran besitzen. Der Zellkern hingegen besitzt eine zweite Membran, die von endoplasmatischem Retikulum gebildet wird. Damit die Information der DNA noch aus dem Kern hinaus transportiert werden kann, sind die beiden Membranen an einigen Stellen durch Poren verbunden.

Laut der Endosymbiontenhypothese hat es in der Geschichte der Zellentwicklung eine Symbiose zwischen Eukaryoten und Prokaryoten gegeben. Demnach wurde ein Bakterium durch Phagozytose in die Zelle aufgenommen. Dabei hat es seine eigene Membran behalten und wurde bei seiner Aufnahme zusätzlich von einer Hülle aus Zellmembran umschlossen. Der Theorie nach lässt sich so der Ursprung von Mitochondrien und Chloroplasten, die beide eine doppelte Membran besitzen, erklären.

15. Lösung E ist korrekt.

Niveau: leicht

Als Cytoplasma wird eine die Zelle ausfüllende Grundstruktur bezeichnet, die aus dem flüssigen Cytosol mit verschiedenen gelösten Stoffen sowie dem festeren Cytoskelett besteht. In ihr sind Organellen inklusive Zellkern (Nucleus) enthalten und durch verschiedene Membranen gegen das Cytoplasma abgegrenzt. Der Zellkern enthält eine ähnliche Grundsubstanz, sie nennt sich jedoch Karyoplasma.

16. Lösung B ist korrekt.

Niveau: mittel

Der Zellkern besitzt zwei Membranen, von denen die äußere vom rauen endoplasmatischen Retikulum gebildet wird. Der Stoffaustausch wird durch Verschmelzungen der beiden Membranen, sogenannte Kernporen, ermöglicht. Einer der wichtigstens Vorgänge innerhalb des Zellkerns ist die Transkription, d.h. die Übersetzung von DNA in ihre Transportform, die RNA. Letztere wird durch die Kernporen aus dem Kern heraus in das Zytoplasma transportiert und dort an Ribosomen in Aminosäuren übersetzt (Translation).

Zwar enthalten die meisten Zellen genau einen Kern, es gibt allerdings auch Ausnahmen. Rote Blutkörperchen (Erythrozyten) beispielsweise verlieren ihren Kern während sie reifen, um mehr Platz für das Sauerstofftransportprotein Hämoglobin zu schaffen. Andere Zellen, wie z. B. Skelettmuskelzellen, entstehen durch Verschmelzung von einzelnen Zellen und haben daher mehrere Zellkerne.

17. Lösung B ist korrekt.

Niveau: mittel

Prokaryotische Zellen enthalten keine Mitochondrien. Dagegen kommen Mitochondrien in den Zellen fast aller Eukaryoten vor. Mitochondrien sind durch Endosymbiose entstanden, besitzen daher ein eigenes Genom und eine eigene Maschinerie zur Proteinbiosynthese. Sie werden daher als semiautonome Organellen bezeichnet.

Mitochondrien werden auch als die „Kraftwerke“ der Zellen bezeichnet, weil in ihnen das energiereiche Molekül Adenosintriphosphat (ATP) gebildet wird. Besonders viele Mitochondrien befinden sich in Zellen mit hohem Energieverbrauch; das sind unter anderem Muskelzellen, Nervenzellen, Sinneszellen und Eizellen. In Herzmuskelzellen erreicht der Volumenanteil von Mitochondrien mehr als ⅓!

18. Lösung B ist korrekt.

Niveau: mittel

Mitochondrien sind die Energiekraftwerke der eukaryotischen Zellen. Sie sind Schauort der aeroben Energiegewinnung durch Zellatmung. Entsprechend ihrer Funktion kommen sie besonders zahlreich in Zellen mit hohem Energieverbrauch vor, wie z. B. Muskel-, Nerven-, Sinnes- und Eizellen. Im Herzmuskel machen sie sogar ein Drittel des gesamten Zellvolumens aus. Die Endosymbiontenhypothese besagt, dass Mitochondrien ursprünglich autonome Prokaryoten waren, die von Eukaryoten zu ihrem Nutzen phagozytiert wurden. Dies erklärt, warum Mitochondrien eine eigene DNA sowie eine zweite Membran besitzen. Mitochondriale DNA wird im Gegensatz zur restlichen Erbinformation allein mütterlich vererbt. Prokaryoten besitzen keine Zellorganellen wie Zellkern oder Mitochondrien. Die Energiegewinnung findet hier auf anderen Wegen, z. B. durch Gärung, statt. Die äußere Membran ähnelt der eukaryotischen Plasmamembran. Sie ist für kleine Stoffe unter 5000 Dalton zur freien Diffusion permeabel, wohingegen große Makromoleküle nicht frei passieren können.

19. Lösung B ist korrekt.

Niveau: leicht

Mitochondrien sind die Energiekraftwerke der eukaryotischen Zellen. Sie enthalten viele verschiedene Proteine, von denen die meisten Proteine importiert werden. Lediglich 5% werden im Mitochondrium codiert und synthetisiert. Darunter fällt auch die ATP-, bzw. Energiegewinnung durch das Enzym ATP-Synthase. Zu den Proteinen, die aus dem Cytoplasma importiert werden, gehört unter anderem das Cytochrom C, welches als Elektronentransporter ebenfalls eine wichtige Rolle in der Energiegewinnung spielt. Mitochondrien besitzen zwei Membranen, wobei die innere Membran zum Zweck der Oberflächenvergrößerung mehrfach eingestülpt und gefaltet ist. Es gibt verschiedene Formen der Einfaltung, von denen die häufigste röhrenförmig ist und auch Cristae genannt wird. Die innere Membran ist nicht nur Ort der oxidativen Phosphorylierung, sondern fungiert auch als wichtige Barriere zur Abgrenzung zum Zytosol. Die äußere Membran enthält Proteinporen, die durchlässig für Makromoleküle sind. Zwar gibt es auch im Spermium Mitochondrien, jedoch setzen sich bei der Befruchtung allein die Mitochondrien der Eizelle durch. Im Gegensatz zur übrigen Erbinformation wird mitochondriale DNA daher allein mütterlich vererbt.

20. Lösung D ist korrekt.

Niveau: schwer

Das endoplasmatische Retikulum ist eine komplexe Struktur, die röhrenförmig die gesamte Zelle durchzieht und zum einen als Reaktionsraum, zum anderen als Ort für Transport und Speicherung dient. Es kann unterschieden werden in glattes (sER, s von „smooth") und raues endoplasmatisches Retikulum (rER).

Das sER spielt eine Rolle bei der Entgiftung und der Steroidhormonsynthese. Desweiteren dient es der Bildung von Cholesterin und Phospholipiden. Im Muskel wird das sER als sarkoplasmatisches Retikulum bezeichnet. Hier dient es insbesondere der schnellen Ausbreitung eintreffender Reize und als Calciumspeicher. Das rER erhält seine raue Erscheinung durch die Auflagerung von Ribosomen an seiner Oberfläche. Es dient der Synthese und Modifikation von allerlei Proteinen, die anschließend in Vesikel verpackt und abtransportiert werden. Auch an der Bildung von Membranen ist das rER beteiligt.

21. Lösung A ist korrekt.

Niveau: leicht

In der Zelle findet die Produktion von Lipiden am glatten endoplasmatischen Retikulum statt. Dies verdankt seinen Namen der Tatsache, dass es keine Ribosomen besitzt und somit mikroskopisch glatt erscheint. Neben der Entgiftung und seiner Funktion als Calcium-Reservoir kommt dem glatten ER die Synthese einiger wichtiger Lipide, wie z. B. Membranlipiden und Steroiden, zu.

22. Lösung D ist korrekt.

Niveau: leicht

Ribosomen bestehen sowohl aus RNA, als auch aus Proteinen. Sie sind essenziell für die Produktion von Proteinen in der Zelle, da an ihnen die Translation stattfindet. Frei im Zytoplasma, am endoplasmatischen Retikulum oder auch in Mitochondrien können sie ihre Arbeit verrichten.

In ihrer inaktiven Form liegen Ribosomen als zwei getrennte Untereinheiten vor, die sich erst vereinigen, wenn die Translation beginnt. Mit der Vereinigung bilden sich drei mögliche Bindungsstellen für tRNA, von denen immer zwei besetzt sind.

Ribosomen können ihre Aufgaben mehrfach erfüllen und werden erst unter schlechten Bedingungen in der Zelle durch Exonukleasen abgebaut.

23. Lösung D ist korrekt.

Niveau: schwer

Ribosomen sind Ort der Translation, d. h. der Übersetzung von RNA in Eiweiße (Proteinbiosynthese). Sie bestehen aus Ribonukleoproteinen (⅔ RNA und ⅓ Proteine), aus denen zwei Untereinheiten geformt sind. Während die Untereinheiten nicht gebraucht werden, liegen sie in der Regel getrennt vor. Sobald RNA zur Ablesung bereit liegt, lagern sie sich zusammen und beginnen mit der Translation. Dabei wird ein RNA-Stück teilweise auch von mehreren Ribosomen bearbeitet. Der Verbund mehrerer Ribosomen an einer RNA wird als Polysom bezeichnet.

Eukaryoten und Prokaryoten besitzen zwar beide Ribosomen mit gleichem Aufbau, diese unterscheiden sich jedoch in einigen Aspekten. Aufgrund unterschiedlicher Sedimentationsverhalten werden eukaryotische Ribosomen als 80S-Typ und prokaryotische als 70S-Typ bezeichnet. Bei Eukaryoten sind die Ribosomen entweder frei im Zytoplasma oder direkt am endoplasmatischen Retikulum lokalisiert. Bei Prokaryoten befinden sich die Ribosomen aufgrund von Fehlen eines endoplasmatischen Retikulums hingegen immer frei im Zytoplasma.

24. Lösung D ist korrekt.

Niveau: mittel

Der Golgi-Apparat bildet primäre Lysosomen (Zellorganellen). Proteine aus dem endoplasmatischen Retikulum werden hier modifiziert, jedoch keine Lipide.

Als Calcium-Speicher dient das glatte Endoplasmatische Retikulum (im Falle der Muskelzellen sarkoplasmatisches Retikulum genannt), ATP-Synthese und Abbau von Fettsäuren erfolgen in den Mitochondrien.

25. Lösung E ist korrekt.

Niveau: leicht

Der Golgi-Apparat kommt in allen Eukaryoten vor. Im Golgi-Apparat werden die Proteine, die aus dem endoplasmatischen Retikulum stammen, modifiziert. Dabei werden verschiedene Moleküle, wie z.B. Zuckerreste, an das Protein angehängt. Anschließend wird es in Vesikel verpackt und abgegeben. Weitere Aufgaben sind die Produktion von Lysosomen.

26. Lösung D ist korrekt.

Niveau: leicht

Lysosomen sind eine Art Verdauungssystem der eukaryoten Zelle. Bestehend aus einer einfachen Membran und gefüllt mit Enzymen werden diese Zellorganellen vom Golgi-Apparat abgeschnürt. Die enthaltenen Enzyme sind Hydrolasen (z.B. Phosphatasen, Proteasen und Nukleasen), die am besten im sauren Milieu innerhalb der Lysosomen arbeiten. Zum Schutz vor Selbstverdauung besitzen Lysosomen eine Innenauskleidung aus Glykolipiden. Sie dienen dem Abbau zelleigener Abfallstoffe (Autophagie) sowie der Vernichtung von phagozytiertem Fremdmaterial (Heterophagie). Die Autophagie spielt unter anderem eine wichtige Rolle beim programmierten Zelltod (Apoptose). Heterophagie betreiben vor allem Zellen des Immunsystems, indem sie Krankheitserreger phagozytieren und zersetzen.

27. Lösung A ist korrekt.

Niveau: mittel

Lysosomen können mit Hilfe von Verdauungsenzymen Makromoleküle zersetzen und werden zum Großteil im Golgi-Apparat gebildet. Zur Verhinderung einer Selbstverdauung der Zelle im Falle eines Lysosomen-Aufbruchs gibt es einen Schutzmechanismus: die Enzyme arbeiten nur im sauren Milieu der Lysosomen. Im neutralen Milieu des Zytoplasmas werden sie deshalb funktionslos.

28. Lösung C ist korrekt.

Niveau: schwer

Zentriolen bestehen aus 27 Mikrotubuli, die in neun Dreierpaaren (Triplets) angeordnet sind. Damit ähneln sie in ihrer Struktur den Basalkörpern, also dem Ursprung von Zilien und Geißeln. Sie kommen in fast allen Eukaryoten, außer Angiospermen und manchen Protisten, vor. In der Zelle liegen sie als sogenannte Diplosomen vor. Dies sind zwei, senkrecht aufeinander stehende Zylinder, bei dem der eine Zylinder für die Neubildung des zweiten verantwortlich ist. Während der Interphase trennen sich die beiden Zylinder, die zwei Zentrosomenregionen entstehen. Von dort aus bilden sie während der Mitose den Spindelapparat aus, der zur Trennung der Chromosomen führt. Während der Zellneubildung bildet sich ein neuer, zweiter Zylinder aus, sodass nach der Zellteilung erneut ein Diplosom in jeder Zelle vorliegt.

29. Lösung C ist korrekt.

Niveau: schwer

Zentriolen bestehen aus 27 Mikrotubuli, die in neun Dreierpaaren (Triplets) angeordnet sind. Damit ähneln sie in ihrer Struktur den Basalkörpern, also dem Ursprung von Zilien und Geißeln. Sie sind in tierischen und in einigen pflanzlichen Zellen enthalten.

In der Zelle liegen sie als sogenannte Diplosomen vor. Dies sind zwei, senkrecht aufeinander stehende Zylinder, bei dem der eine Zylinder für die Neubildung des zweiten verantwortlich ist. Während der Interphase trennen sich die beiden Zylinder, die zwei Zentrosomenregionen entstehen. Von dort aus bilden sie während der Mitose den Spindelapparat aus, der zur Trennung der Chromosomen führt. Während der Zellneubildung bildet sich ein neuer, zweiter Zylinder aus, sodass nach der Zellteilung erneut ein Diplosom in jeder Zelle vorliegt.

30. Lösung C ist korrekt.

Niveau: schwer

Das Zytoskelett einer eukaryoten Zelle besteht aus drei verschiedenen Fasertypen, die sich durch Unterschiede in ihrem Aufbau, ihrer Begleitproteine und ihrer Wechselwirkung mit der extrazellulären Matrix kennzeichnen. Dabei handelt es sich um: Mikrotubuli, Mikrofilamente und Intermediärfilamente.

Bei Plasmodesmen handelt es sich um zytoplasmatische Kanäle, die den Zell-Zell-Kontakt von Pflanzen ermöglichen. Über diese Kanäle kann ein Stoffaustausch stattfinden.

Connexine gehören zur Gruppe der Transmembranproteine. Dies sind Proteine, die in der menschlichen Zellmembran sitzen und ähnlich wie die Plasmodesmen einen Kanal für den Transport von Stoffen zwischen zwei Zellen formen.

31. Lösung C ist korrekt.

Niveau: leicht

Mikrofilamente bilden zusammen mit den Mikrotubuli und den Intermediärfilamenten das Zytoskelett einer eukaryoten Zelle. Ihren Namen tragen sie aufgrund ihres vergleichsweise dünnen Durchmessers (8 nm), im Vergleich zu den anderen Filamenten des Zytoskeletts. Da Mikrofilamente aus dem Protein Aktin bestehen, werden sie in der Literatur oft auch als Aktinfilamente betitelt.

Das enge Zusammenlagern der einzelnen Aktinfilamente, dient der Stabilisierung der Zelle. Außerdem bilden die Mikrofilamente über eine spezielle chemische Reaktion, die Polymerisation, Haftpunkte für die Kriechbewegung der Zelle aus.

32. Lösung C ist korrekt.

Niveau: mittel

Das Zytoskelett einer Zelle ist ein sehr komplexes, bewegliches Netzwerk aus verschiedenen proteinhaltigen Fasertypen. Diese sorgen für eine Stabilisierung der Zelle von innen heraus, aber auch für die Beweglichkeit der Zellorganellen im Inneren. Durch diese Beweglichkeit des Zytoskeletts wird auch die Zytoplasmaströmung verursacht. Diese sorgt dafür, dass verschiedene Stoffe in der Zelle verteilt werden und an ihren Bestimmungsort gelangen. Mikrofilamente bilden zusammen mit zwei weiteren Filamenten das Zytoskelett. Da sie aus Aktin bestehen, werden sie häufig auch Aktinfilamente genannt.

Des Weiteren werden die Filamente in der Zelle konstant auf- und abgebaut und verändern ihre Struktur. Sie treten auch mit anderen Proteinen und Stoffen in der Zelle in Kontakt und sind für deren Transport und Signalübertragung verantwortlich.

33. Lösung D ist korrekt.

Niveau: mittel

Keine Form einer Zell zu Zell Verbindung stellen die Hemidesmosomen dar. Sie bilden eine Verbindung zwischen einer Zelle und einer nichtzellulären Struktur. Ihre Aufgabe ist die Befestigung einer Zelle auf einer Unterlage (Basallamina).

Desmosomen gehören zu der Übergruppe der haftenden Zell-Zell-Verbindungen und dienen der mechanischen Stabilisierung von Zellen in einem Zellverband.

Bei den Tight Junctions, handelt es sich um feste Verankerung zwischen zwei benachbarten Zellwänden. Sie sorgen im Vergleich zu den Desmosomen für einen fast vollständigen Verschluss von Zellzwischenräumen. Gap Junctions und Synapsen werden auch Kommunikationskontakte genannt, da sie zum Beispiel über Kanäle den Stoff- oder Informationstransport zwischen benachbarten Zellen ermöglichen.

34. Lösung E ist korrekt.

Niveau: mittel

Desmosomen sind punktförmige Zell-Zell-Kontakte, die vor allem an der Zellmembran von Epithel- und Herzmuskelzellen verankert sind. Sie nehmen nicht an den Transportvorgängen im Intrazellularraum teil und sind somit nicht für die Bewegung von Stoffen im diesem Raum verantwortlich. Die Verfestigung zwischen den Zellen erfolgt extrazellulär über Anheftungsproteine (Cadherine). Diese sind zur Stabilisierung mit intrazellulären Haftplatten (zytoplasmatische Plaques) und sogenannten Keratinfilamenten verbunden. Die Keratinfilamente verbinden wiederum den intrazellulären Teil aller Desmosomen und kreieren so ein Netzwerk durch die komplette Zelle, welches dieser einen zusätzlichen Halt verleiht.

35. Lösung C ist korrekt.

Niveau: schwer

Zilien und Geißeln gehören zu der Gruppe der Bewegungsorganellen. Sie dienen der eigenen Fortbewegung von Spermien und Einzellern und der Bewegung von umgebenden Flüssigkeiten oder dem Sekrettransport zum Beispiel des respiratorischen Flimmerepithels.

Eukaryote Zilien und Geißeln bestehen beide aus Mikrotubuli und gleichen sich in Aufbau, Struktur und Funktion. Ihre Unterscheidung findet sich in Länge und Dichte. Zilien sind kürzer (5–10 µm) und liegen – wenn vorhanden – in größerer Zahl vor. Geißeln sind mit 150 µm sehr viel länger, aber nur in geringerer Zahl auf einer Zelle vorhanden. Sie kommen typischerweise bei Flagellaten (Geißeltierchen) vor. Auch unterscheiden sie sich in ihrem Schlagmuster. Während der Geißelschlag mit einer Propellerrotation vergleichar ist, geht der Zilienschlag nur hin und her.

36. Lösung B ist korrekt.

Niveau: mittel

Das koordinierte, ruderartige Schlagen der beweglichen Cilien dient folgenden Funktionen:

1. Fortbewegung der einzelnen Zelle, z. B. bei Wimpertierchen, zahlreichen Larvenstadien kleinerer, wasserbewohnender Tiere oder auch dem Spermium höherer Tiere
2. Herbeistrudeln von Nahrungsteilchen
3. Transport von Partikeln und Flüssigkeiten innerhalb eines Organismus, beispielsweise durch Flimmerepithel in den Luftwegen Transport von Schleim und Fremdstoffen aus den Bronchien oder im Eileiter der Transport der Eizelle.

Zur Kontaktaufnahme werden Pili (auch Fimbrien genannt) eingesetzt. Der Pilus ist ein bei Prokaryoten vorkommender, fadenförmiger Zellfortsatz. Pili sind typisch für gramnegative Bakterien die je nach Individuum einen Pilus bis viele Pili besitzen. Beispiele für Funktionen sind: Anheftung an eine Grenzfläche Feststoff/Flüssigkeit oder Gas/Flüssigkeit, Anheftung an andere Bakterien oder Anheftung an die Oberfläche tierischer Zellen.

Bei einer Konjugation können Bakterien mit Hilfe der Sexpili (Proteinröhren) DNA untereinander austauschen (horizontaler und vertikaler Gentransfer). Mittels der Sexpili können sich die Zellen annähern und dann über eine Plasmabrücke DNA von einer Zelle zur anderen übertragen. Sie dienen also auch zur Fortpflanzung.

37. Lösung E ist korrekt.

Niveau: leicht

Flagellen bestehen vollständig aus Proteinen und können nach ihrer Anordnung am Bakterium unterschieden werden: beim holotrichen Typ ist die gesamte Zelloberfläche von gleichmäßig verteilten Flagellen besetzt. Der amphitriche Typ bezeichnet zwei Gruppen von Flagellen, die an jeweils einem Zellpol stehen. Beim monotrichen Typ besitzt die Zelle eine alleinstehende Flagelle.

38. Lösung C ist korrekt.

Niveau: schwer

Desmosomen bilden eine enge Haftverbindung zwischen zwei Zellen. Dazu müssen nicht die Aktin-, sondern die Intermedärfilamente der jeweiligen Zellen miteinander verbunden werden. Sie werden verankert in Proteinen und einer Art Kittsubstanz, weswegen der Interzellularraum an Desmosomen leicht verbreitert wirkt. Die Kittsubstanz besteht aus Glykoproteinen und Mukopolysacchariden. Desmosomen dienen der Stabilisierung von Zellverbänden, insbesondere in mechanisch stark beanspruchtem Gewebe, wie Muskeln. Gap Junctions hingegen dienen dem Stoff- und Signalaustausch zwischen zwei Zellen.

39. Lösung A ist korrekt.

Niveau: leicht

Hemidesmosomen sind Zellstrukturen in Zellmembranen, die eine Verbindung zwischen Zellen und Basallamina herstellen. Sie gehören nicht zu den Zell-Zell-Kontakten. Ihren Namen verdanken sie der Tatsache, dass sie mikroskopisch wie halbe Desmosomen erscheinen.

40. Lösung B ist korrekt

Niveau: mittel

Der intrazelluläre Stoffaustausch/Stofftransport läuft über verschiedene Mechanismen und ist essenziell für die Funktionalität einer Zelle.

Diffusion findet passiv durch die Zellmembran und entlang eines Konzentrationsgefälles statt. Ist ein Stoff zwischen zwei Räumen ungleich verteilt (Konzentrationsgefälle) wird die Diffusion angeregt um einen Konzentrationsausgleich in beiden Räumen zu schaffen. Sie beschränkt sich auf kleine und unpolare Stoffe wie Gase oder lipophile Substanzen.

Große Stoffe, welche die Zellmembran nicht passieren können, werden mit Hilfe von Vesikeln innerhalb der Zelle über das sogenannte Membranflusssystem transportiert. Vesikel sind Abschnürungen der Zellmembran, die auch für den Transport einer Substanz in die Zelle (Endozytose) oder aus der Zelle (Exozytose) verantwortlich sind.

Das endoplasmatische Retikulum (ER) ist ein, die gesamte Zelle durchziehendes, Transport-, Synthese- und Speichersystems. Es bildet die äußere Hülle des Zellkerns und synthetisiert unter anderem Steroidhormone und Speicherfette.

Die zytoplasmatische Strömung kann in einigen eukaryoten Zellen von Pflanzen und Pilzen gefunden werden. Sie wird unter ATP Verbrauch über die Bewegung von Aktin- und Myosinfilamenten erzeugt.

41. Lösung D ist korrekt.

Niveau: leicht

Prophase I und Metaphase I sind Stadien der Meiose. Bei der Meiose entstehen 4 Tochterzellen, deren genetisches Material weder untereinander noch mit der Mutterzelle identisch ist.

Während der Mitose entstehen 2 identische Tochterzellen. Die Stadien der Mitose sind Prophase, Prometaphase, Metaphase, Anaphase, Telophase.

42. Lösung C ist korrekt.

Niveau: mittel

Die Prophase ist der erste Teil von sowohl Mitose, als auch Meiose. Sie beginnt mit der Kondensation des Chromatins zu Chromosomen. Die Zentrosomen wandern zu den Polen der Zellen und beginnen mit dem Aufbau von Spindelfasern. Die Anordnung der Chromosomen in der Äquatorialebene erfolgt erst in der Metaphase.

43. Lösung D ist korrekt.

Niveau: mittel

Merke Dir: Die Trennung der beiden Chromatiden eines Chromosoms erfolgt in der Anaphase.

44. Lösung B ist korrekt.

Niveau: schwer

Bei der gezeigten Robertson-Translokation ist ein Chromosom 21 mit einem Chromosom 14 fusioniert. Der passende Karyotyp würde lauten: 45, XX, rob(14;21).

Bei dieser Art von Translokation kommt es zur Verlagerung eines Chromosomenabschnitts auf ein nicht-homologes Chromosom. Die Zahl der Chromosomen verringert sich damit auf 45 (balancierte Translokation). Da jedoch bei der Fusion nur die kurzen Arme der Chromosomen verloren gehen, ist der Informationsverlust nicht so hoch und die klinische Auswirkung gering. Es handelt sich im gezeigten Karyogramm um eine balancierte Translokation, weil nur 45 Chromosomen nachgewiesen werden können.

Bei der Fortpflanzung von Individuen mit einer balancierten Translokation kann es jedoch zu Veränderungen der Chromosomen kommen. Eine unbalancierte Translokation liegt dann vor, wenn im Chromosomensatz der Nachkommen Trisomien oder Monosomien entstehen. Diese können letal sein oder starke klinische Auswirkungen haben. Ein Beispiel dafür ist die Trisomie 21 (Down-Syndrom).

45. Lösung A ist korrekt.

Niveau: leicht

In der G1-Phase liegt zunächst jedes Chromosom in Form von nur einer Chromatide vor und die Zelle wächst. In der sich anschließenden S-Phase wird die DNA dann repliziert und es entstehen je zwei Schwester-Chromatiden. In der G2-Phase werden nötige Proteine und RNA synthetisiert, bevor die Zelle in die M-Phase (Mitosephase) eintritt.

Überprüft wird die DNA an festgelegten Kontrollpunkten: vor dem Eintritt in die S-Phase und zwischen G2- und M-Phase. Fallen Fehler in der DNA auf, kann die Zelle nicht in die nächste Phase gelangen. Der Eintritt der Zelle in die G0-Phase nach der G1-Phase bietet die Möglichkeit, sie in einen Ruhezustand ohne Zellteilung zu versetzen.

46. Lösung A ist korrekt.

Niveau: mittel

Der Zellzyklus beginnt mit der G1-Phase in der alle benötigten Stoffe der Zelle produziert werden. In der S-Phase findet die Replikation der DNA statt. Die G2-Phase dient dann noch einmal speziell der Vorbereitung auf die Mitose: Proteine und RNA werden verstärkt synthetisiert, die Zelle wächst und löst ihre Zell-Zell-Kontakte. Jedes Chromosom besteht bereits aus zwei Chromatiden und zur Sicherheit wird an einem Kontrollpunkt kontrolliert, ob die DNA intakt ist. Erst nach dieser Kontrolle kann die Zelle in die Mitose übergehen. In die G0-Phase hingegen treten Zellen direkt aus der G1-Phase ein, wenn sie in einen Ruhezustand versetzt werden sollen.

47. Lösung B ist korrekt.

Niveau: leicht

Während der Anaphase werden die beiden Chromatiden eines Chromosoms voneinander getrennt. Diese Tochterchromosomen (Ein-Chromatid-Chromosomen) werden zu den entgegengesetzten Polen der Zelle transportiert.

48. Lösung A ist korrekt.

Niveau: leicht

S steht für Synthese. Die DNA-Replikation findet demnach in der S-Phase zwischen G1- und G2-Phase statt. An ihrem Ende bestehen alle Chromosomen aus zwei Chromatiden.

49. Lösung E ist korrekt.

Niveau: mittel

Die Meiose wird auch Reduktionsteilung genannt, da sie die Halbierung des Chromosomensatzes zum Ziel hat. Diese Reduktion wird in die erste und zweite meiotische Reifeteilung unterteilt. In der Regel erfolgt nach beiden Teilungsschritten je eine Zellteilung, was zur Bildung von vier haploiden Tochterzellen führt. Da diese Zellteilungen mit den meiotischen Kernteilungen zusammenhängen, werden auch beide Vorgänge gemeinsam als Meiose bezeichnet. Die Halbierung des Ploidiegrads (d. h. der Anzahl der Chromosomensätze) ist eine Voraussetzung für die geschlechtliche Fortpflanzung, da sich sonst die Chromosomenzahl mit jeder Generation verdoppeln würde. Bei der Meiose I werden homologe Chromosomen voneinander getrennt, weil hier das genetische Material noch doppelt vorliegt. Die 2. meiotische Teilung läuft ähnlich wie die Mitose ab, hier kommt es zur Trennung der beiden Schwesterchromatiden jedes Chromosoms. Durch die zufällige Verteilung der Informationen auf die 4 Tochterzellen, kommt es bei der Meiose stets zu einer Rekombination des genetischen Materials. Zudem kann es in der Meiose I zu einem Austausch väterlicher und mütterlicher Information auf den Chromosomen kommen (Crossing-over).

GENETIK ALLGEMEIN

50. Lösung C ist korrekt.

Niveau: leicht

Ein Individuum mit zwei Chromosomensätzen (diploid) ist heterozygot in Bezug auf ein Merkmal, wenn ein Gen in den Chromosomensätzen in zwei verschiedenen Ausprägungen (Allelen) vorliegt.

51. Lösung D ist korrekt.

Niveau: leicht

Von Ausnahmen abgesehen hat die menschliche Körperzellen einen zweifachen Chromosomensatz mit insgesamt 46 Chromosomen: Jeweils zwei Kopien eines Chromosoms (insgesamt 44 Autosomen) und zusätzlich zwei Geschlechtschromosomen, nämlich zwei X-Chromosomen bei Frauen oder einem X- und einem Y-Chromosom bei Männern. Eine Keimzelle hat einen haploiden Chromosomensatz mit 22 Autosomen und 1 Geschlechtschromosom. Ein Spermium hat entsprechend 22 Autosomen und 1 Y-Chromosom.

52. Lösung C ist korrekt.

Niveau: leicht

22 Autosomen und 1 Y-Chromosom.

53. Lösung C ist korrekt.

Niveau: mittel

Die RNA-Synthese von z. B. mRNA erfolgt unter anderem durch die RNA-Polymerase. Die RNA-Polymerase wandert entlang der DNA und fügt dabei ein Nucleotid nach dem anderen zum wachsenden Strang hinzu, immer komplementär zum codogenen DNA Strang. Abgelesen wird in 3'→5'-Richtung, die Synthese des mRNA-Strangs erfolgt jedoch in 5'→3'-Richtung.

54. Lösung B ist korrekt.

Niveau: mittel

Bei Eukaryoten sind ca. 70–90% des Genoms nicht kodierend. Im Gegensatz dazu sind bei Prokaryoten nur 5–25% nicht kodierend. Die Genexpression läuft zwar ähnlich, aber nicht gleich ab. Im Gegensatz zu Eukaryoten läuft bei Prokaryoten die Genexpression räumlich nicht getrennt und die Transkription und Translation oft gleichzeitig ab. Bei Eukaryoten wird die transkribierte mRNA noch in vielfältiger Weise prozessiert (Spleißen) und modifiziert (posttranslationale Modifikation, Prozessierung). Interessanterweise spiegelt die Genomgröße nicht unbedingt die Organisationshöhe und vermeintliche Stellung innerhalb der Natur wider. Der Teichmolch weist ein Genom von $2{,}5 * 10^{10}$ Basenpaare, der Mensch ein Genom von $3{,}27 * 10^{9}$ Basenpaare auf.

55. Lösung E ist korrekt.

Niveau: schwer

Das humane Genomprojekt (HGP) war ein internationales Forschungspojekt und wurde 1990 mit dem Ziel das komplette Erbgut des Menschen zu entschlüsseln begründet. 2003 wurde unabhängig vom HGP das Genom durch eine private Firma entschlüsselt.

56. Lösung D ist korrekt.

Niveau: schwer ▽

Der ersten Mendelschen Regel (Uniformitätsregel) folgend haben alle Blumen der F1-Generation dieselbe Farbe und Form. Bei einer Kreuzung der F1-Individuen kommt es laut der zweiten Mendelschen Regel zur Aufspaltung der Merkmale im Verhältnis 1:2:1. Die dritte Mendelsche Regel besagt, dass einzelne Merkmale unabhängig voneinander den ersten beiden Regeln folgend vererbt werden können.

57. Lösung B ist korrekt.

Niveau: schwer ▽

Für einen autosomal-rezessiven Erbgang ist typisch, dass Frauen und Männer gleichermaßen betroffen sind. Werden zwei heterozygote Träger (auch: Carrier) des krankmachenden Allels Eltern, so sind statistisch gesehen 50% der Kinder ebenfalls Carrier, 25% sind homozygot gesund und 25% erkranken. Wenn ein Elternteil homozygot für die Erkrankung ist, gibt er das krankmachende Allel an alle Kinder weiter. Ob überhaupt ein Kind erkrankt, ist abhängig von den Allelen des zweiten Elternteils. Nur wenn beide Teile homozygot sind, erkranken 100% der Kinder, was sehr selten vorkommt.

58. Lösung E ist korrekt.

Niveau: mittel

Die Spaltungsregel besagt, dass sich im Falle einer gleichartig heterozygoten Parentalgeneration (entweder beide rot: Rw x Rw (dominant-rezessiv) oder beide rosa: wr x wr (intermediär)), die Filialgeneration 1 in unterschiedliche Phänotypen aufspaltet: dominant-rezessiv im Verhältnis 3(rot) : 1(weiß) und intermediär im Verhältnis 1(rot) : 2(rosa) : 1(weiß).

Zu Antwort C: Die Unabhängigkeitsregel trifft nur zu, wenn die Allele auf verschiedenen Chromosomen lokalisiert sind, da sonst in der Meiose Crossing-over und Genkopplung auftreten kann.

59. Lösung B ist korrekt.

Niveau: schwer

Die erste Mendelsche Regel ist die Uniformitätsregel. Sie besagt, dass die Nachkommen (F1-Generation) einer in einem Merkmal homozygoten Parentalgeneration (ww, RR), stets einen uniformen Phänotyp bildet. Als Beispiel: Eine weiße Blume (ww) und eine rote Blume (RR) ergeben in der Kreuzung im Falle eines dominant-rezessiven Erbgangs eine F1 Generation von ausschließlich roten Blumen (Rw). Im Falle eines intermediären Erbgangs, bei dem sich beide Merkmale gleich stark ausbilden, würden alle Blumen der F1-Generation die Farbe rosa tragen.

60. Lösung D ist korrekt.

Niveau: leicht

Reinerbigkeit, auch Homozygotie genannt, bedeutet, dass beide Allele eines bestimmten Merkmals gleich sind. Zum Beispiel RR für eine rotfarbene Blume. Ein dominantes Allel setzt sich immer einem Rezessiven gegenüber durch. Eine rote Blume im Gegensatz zu einer Weißen. Dafür ist allerdings nur ein dominantes Allel notwendig (Rw) um dies im Phänotyp sichtbar zu machen.

61. Lösung C ist korrekt.

Niveau: schwer

Der Genotyp AaBb mag im ersten Moment vielleicht verwirrend wirken. Die Aufgabe lässt sich allerdings gut lösen, wenn man einen Schritt zurück geht und nur die 4 verschiedenen Vererbungstypen von Aa x Aa anschaut. Das wären: AA, Aa, aA und aa. Also ¼ Wahrscheinlichkeit, dass der Nachkomme den Genotyp aa hat. Nun kommt noch eine weitere Variable hinzu, in diesem Fall Bb x Bb, sie sich in ihrem Vererbungsmuster wie Aa verhält. Die Wahrscheinlichkeit einen Nachkommen mit dem Genotyp aabb zu zeugen liegt also bei $(1/4)^2$, also $1/16$.

62. Lösung B ist korrekt.

Niveau: mittel

Als Hemizygotie wird in der Biologie bzw. der Genetik der Zustand bezeichnet, bei dem nur ein Allel eines Gens im sonst zweifach vorhandenen (diploiden) Chromosomensatz vorkommt. Man spricht auch von einem hemizygoten Erbgang.

63. Lösung C ist korrekt.

Niveau: schwer

Rot-Grün-Blindheit und die Bluterkrankheit (Hämophilie) werden X-chromosomal vererbt. Mukoviszidose oder auch zystische Fibrose genannt, ist eine autosomal-rezessiv vererbte Stoffwechselerkrankung. Das Turner-Syndrom oder Monosomie X, ist eine gonosomale Monosomie, das heißt, anstelle von zwei Geschlechtschromosomen (XX oder XY) findet sich nur ein funktionsfähiges X-Chromosom in den Körperzellen. Das Marfan-Syndrom ist eine systemische Besonderheit des Bindegewebes auf der Grundlage einer Genmutation; sie kann autosomal-dominant vererbt werden oder vereinzelt (als Neumutation) auftreten.

64. Lösung B ist korrekt.

Niveau: mittel

Blutgruppen werden kodominant vererbt und Genprodukte beider Allele, z.B.: A und B werden voll exprimiert. Bei 0 (00) und A (AA oder A0) der Eltern kann das Kind eine der folgenden Blutgruppen vererbt bekommen: A (A0) oder 0 (00).

65. Lösung C ist korrekt.

Niveau: leicht

Heterozygotie bezeichnet das Vorhandensein von zwei verschiedenen Allelen bei einem Individuum. Ein dominantes Allel kommt gegenüber einem rezessiven Allel beim Heterozygoten zum Tragen und bestimmt somit die tatsächliche Ausprägung eines Merkmals, den Phänotyp. Der Genotyp hingegen beschreibt die auf den Allelen vorhandenen Erbinformationen ungeachtet ihrer Dominanz. Ähnlich verhält es sich mit dem Genom (syn. Idiotyp), der Gesamtheit aller Erbinformationen eines Individuums.

66. Lösung A ist korrekt.

Niveau: schwer

I. Bekanntestes Beispiel hierfür ist die Sichelzellanämie. Bei homozygoten Trägern verursacht die Sichelzellmutation schwerste Symptome. Bei heterozygoten Anlageträgern hingegen bietet die Mutation einen natürlichen Schutz vor Malaria. Die Mutation ist deshalb in Malaria-Endemie-Gebieten besonders häufig zu finden.

II. Eine rezessiv erbliche Erkrankung kommt nur bei homozygoter Trägerschaft zu vollem Ausbruch, da sich das dominante Allel definitionsgemäß phänotypisch durchsetzt. Es kann zwar eine inkomplette Dominanz geben, bei der das rezessive Merkmal in Form von leichten Symptomen zum Ausdruck kommt, nie wäre jedoch ein homozygoter Träger gesünder als ein heterozygoter Träger.

III. Chorea Huntington ist ein Beispiel für eine autosomal dominant vererbte Erkrankung.

67. Lösung C ist korrekt.

Niveau: leicht

Die Nachkommen einer zu betrachtenden Elterngeneration werden als F1-Generation bezeichnet. Durch Kreuzung der F1-Generation untereinander entsteht die F2-Generation.

68. Lösung E ist korrekt.

Niveau: schwer

I. Für Menschen mit einer autosomal vererblichen Erkrankung, die auf dem Allel A vererbt wird, und dem Genotyp Aa bestehen folgende Kombinationsmöglichkeiten mit einem Partner des Genotyps Bb: AB, Ab, ab und aB. Statistisch gesehen trägt also die Hälfte der Nachkommen dieses Paares das dominante mutierte Allel und erkrankt.

II. Für den oben genannten Menschen besteht mit einem Partner, der ebenfalls heterozygot für das Allel A ist (Genotyp Ab) folgende Kombinationsmöglichkeiten: AA, Ab, aA und ab. Dementsprechend steigt das Risiko zu erkranken für die Nachkommen des Paares nicht auf 100% sondern auf 75%.

III. Ein homozygoter Anlageträger (AA) hat mit einem gesunden Partner (Bb) folgende Kombinationsmöglichkeiten: AB, Ab, AB und Ab. Bei einem autosomal dominant erblichen Merkmal erkranken alle Nachkommen eines homozygoten Trägers. Das Risiko ist also höher als bei Aussage II.

IV. Ein homozygoter Anlageträger (AA) hat mit einem heterozygoten Anlageträger (Ab) die Kombinationsmöglichkeiten AA, Ab, AA und Ab. Das Erkrankungsrisiko beträgt weiterhin 100% und verändert sich im Vergleich zu Aussage III nicht.

69. Lösung D ist korrekt.

Niveau: leicht

Kodominanz bezeichnet die seltene vollständige Ausprägung zweier verschiedener Allele im gleichen Maße. Voraussetzung hierfür ist das Vorhandensein von zwei Allelen (Diploidie) und ihre Unterschiedlichkeit (Heterozygotie). Im Gegensatz zum intermediären Erbgang bildet sich phänotypisch keine Mischform aus. Bekanntestes Beispiel ist die Vererbung von Blutgruppenmerkmalen: Die Blutgruppe AB ist gekennzeichnet durch die Kodominanz der Merkmale A und B auf der Oberfläche der roten Blutkörperchen.

70. Lösung C ist korrekt.

Niveau: mittel

Im Gegensatz zur kodominanten Vererbung setzen sich beim intermediären Erbgang nicht beide Allele phänotypisch vollständig durch, sondern bilden eine Mischform, in diesem Falle eine rosa Farbe. Man bezeichnet diese Art der Vererbung daher heutzutage auch als unvollständige Dominanz. Laut der ersten Mendel-Regel sind die Nachkommen einer homozygoten Elterngeneration uniform. In dem beschriebenen Beispiel haben wie bei allen Erbgängen alle Nachkommen den Genotyp wr, sind aber wegen der intermediären Vererbung phänotypisch rosa.

Laut der 2. Mendel-Regel spalten sich durch Kreuzung innerhalb der F1-Generation die Genotypen in der F2-Generation wiederum auf (s. u.). Bei einem intermediären Erbgang sind je 25% der Nachkommen nun wieder homozygot für das Merkmal der Elterngeneration. Ein Viertel der Blumen sind in dieser Generation demnach weiß und ein Viertel rot. Die Hälfte der F2-Generation trägt jedoch den Genotyp wr und ist damit rosa.

Elterngeneration:	ww	x	rr		
F1-Generation:	wr	wr	x	wr	wr
F2-Generation:	ww	wr	rw	rr	

71. Lösung B ist korrekt.

Niveau: schwer

Das Marfan-Syndrom ist eine systemische Bindegewebserkrankung, die autosomal-dominant vererbt wird. Charakteristisch für die Erkrankung sind Hochwuchs und Fehler an Herz oder Hauptschlagader. Alle anderen genannten Erkrankungen sind autosomal-rezessiv vererblich. Mukoviszidose (auch: zystische Fibrose) ist eine Erkrankung bei der Sekrete der Körperdrüsen verändert sind und es so unter anderem zu schweren Funktionseinschränkungen der Lunge kommt. Lippen-Kiefer-Gaumen-Spalten sind Fehlbildungen der Embryonalzeit, die in der Regel operativ behandelt werden müssen. Die Thalassämie ist eine Erkrankung der roten Blutkörperchen, die im Mittelmeerraum gehäuft auftritt. Unter Phenylketonurie versteht man eine schwere Aminosäurestoffwechselerkrankung, die zur geistigen Retardierung und Krampfanfällen führen kann.

72. Lösung E ist korrekt.

Niveau: leicht

Das AB0-Blutgruppensystem basiert auf der Vererbung der Allele A, B und 0, die auf Chromosom 9 lokalisiert sind und für ein Enzym, die Glykosyltransferase, kodieren. Je nach vererbten Allel unterscheidet sich die Funktion der Glykosyltransferase. Bei der Vererbung von A wird durch sie ein Kohlenhydrat (N-Acetylgalactosamin) an die Oberfläche aller Erythrozyten geknüpft. Bei der Vererbung von B wird ein anderes Kohlenhydrat (Galactose) an die roten Blutkörperchen geknüpft. Erhält ein Kind sowohl A als auch B von den Eltern, tragen seine Erythrozyten beide Kohlenhydrate und es hat die Blutgruppe AB. Fehlen jedoch sowohl das Allel A als auch das Allel B, setzt sich das Allel 0 phänotypisch durch. Es kodiert für eine funktionslose Glykosyltransferase, weswegen kein Kohlenhydrat an die Erythrozytenoberfläche geknüpft wird und die Blutgruppe 0 resultiert.

Das Rhesus-System ist ein anderes Blutgruppensystem. Es beschreibt, ob auf der Erythrozytenoberfläche ein bestimmtes Protein, der Rhesus-Faktor, vorhanden ist. Rhesus-negative Menschen können bei Kontakt mit Rhesus-positiven Blut Antikörper bilden. Dies stellt vor allem Probleme dar, wenn eine Rhesus-negative Frau mit einem Rhesus-positivem Kind schwanger ist.

73. Lösung B ist korrekt.

Niveau: leicht

Die Allele A und B verhalten sich jeweils kodominant zueinander, d.h. bei dem Genotyp AB setzen sich beide Merkmale phänotypisch durch. Auf der Erythrozytenoberfläche eines Kindes mit der Blutgruppe AB sind dementsprechend beide Merkmale angeknüpft.

A und B verhalten sich jeweils dominant zu 0. Daher resultiert der Genotyp A0 phänotypisch in der Blutgruppe A und der Genotyp B0 in der Blutgruppe B.

Die Blutgruppe 0 kommt nur zustande, wenn ein Kind homologer Träger des Allels 0 ist (Genotyp 00).

74. Lösung C ist korrekt.

Niveau: mittel

Ein Kind mit der Blutgruppe A kann den Genotyp AA oder A0 tragen. Die Entstehung ist bei allen Elternpaaren möglich, außer bei **Antwortmöglichkeit C**. Der Genotyp A0 hat mit dem Genotyp BB nur die Kreuzungsmöglichkeiten AB oder B0. Die Blutgruppe des Kindes wäre dementsprechend AB oder B.

75. Lösung E ist korrekt.

Niveau: mittel

I. Die möglichen Kombinationsmöglichkeiten von A0 und B0 lauten: AB, A0, B0 und 00. Das Allel 0 verhält sich rezessiv zu A und B. Dementsprechend hat statistisch gesehen nur eines von vier Kindern des Paares die Blutgruppe 0.

II. Der Genotyp eines Kindes der Blutgruppe B kann B0 oder BB lauten. Eine Mutter der Blutgruppe 0 (Genotyp 00) kann dementsprechend mit einem Vater (Genotyp BB oder B0) dieses Kind gezeugt haben.

III. A und B verhalten sich kodominant zueinander. Bei der Blutgruppe AB befinden sich gleichermaßen die Merkmale A und B auf der Oberfläche der roten Blutkörperchen.

IV. Die möglichen Kombinationsmöglichkeiten von AB und B0 lauten: AB, A0, BB und B0. Da B dominant zu 0 ist, hat statistisch gesehen die Hälfte der Nachkommen die Blutgruppe B.

76. Lösung E ist korrekt.

Niveau: schwer ▽

Gemeinsame Vererbung von Genen kann stattfinden, wenn sie räumlich nah beieinanderliegen. Diese Kopplung ist darauf zurückzuführen, dass sie während der Meiose nicht getrennt werden. Die dritte Mendelsche Regel, wonach zwei Merkmale unabhängig voneinander vererbt werden, ist also nicht universell gültig.

77. Lösung A ist korrekt.

Niveau: mittel ▽

Crossing-over, also die Überlagerung mütterlicher und väterlicher Chromatiden, bei der Abschnitte zwischen den Chromatiden ausgetauscht werden, findet während der Prophase der Meiose statt.

78. Lösung B ist korrekt.

Niveau: mittel

Unter Genkopplung versteht man in der Genetik das Phänomen, dass manche durch Gene codierte Merkmale im Laufe mehrerer Generationen gemeinsam vererbt werden. Die Ursache dafür ist, dass die Gene auf dem gleichen Chromosom liegen, da die Anzahl der Gene (20 000–25 000) die Anzahl der Chromosomen (23) bei weitem überschreitet. Gene die auf dem gleichen Chromosom liegen können in der Meiose aber auch wieder durch das sog. Crossing-over, eine Form der Rekombination, entkoppelt werden. Die 3. Mendelsche Regel (Unabhängigkeitsregel) trifft also nur für Gene zu, die auf verschieden Chromosomen liegen und somit unabhängig voneinander vererbt werden.

79. Lösung A ist korrekt.

Niveau: schwer

Gen-Kopplung tritt nur während der Meiose auf. Die Kartierung von Genen auf einem Chromosom kann man durch das Kopplungsverhalten bei der Vererbung bestimmen, da sich die Rekombinationswahrscheinlichkeit proportional zur Entfernung der Gene zueinander verhält.

80. Lösung D ist korrekt.

Niveau: schwer

Die Begriffe chromosomales Crossing bezeichnen in der Genetik einen Stückaustausch zwischen väterlichen und mütterlichen Chromosomen während der Prophase I in der Meiose.

81. Lösung C ist korrekt.

Niveau: mittel

Als Crossing-over bezeichnet man einen Austausch von mütterlichen und väterlichen Chromosomenstücken in der Meiose. Es findet nur bei Eukaryoten statt. Das sichtbare Ergebnis des Crossing-overs ist die Überkreuzung der Chromatiden (Chiasma), welches licht- und elektronenmikroskopisch dargestellt werden kann.

82. Lösung D ist korrekt.

Niveau: leicht

83. Lösung D ist korrekt.

Niveau: schwer

Als extrachromosomale bzw. nicht-chromosomale Vererbung bezeichnet man die Weitergabe von Erbinformationen, die sich auf DNA-Abschnitten außerhalb des Zellkerns befinden (Mitochondrien).

Die im Zytoplasma eingebundenen Zellorganellen werden aufrgund des Größenunterschieds der Keimzellen nur über die maternale Linie weitergeben. Damit gehorcht die extrachromosomale Vererbung nicht den Mendelschen Regeln. Krankheiten, die über diesen Weg vererbt werden nennt man Mitochondriopathien.

84. Lösung B ist korrekt.

Niveau: leicht

85. Lösung D ist korrekt.

Niveau: leicht

Ionisierende Strahlung (alpha, beta, gamma, Röntgenstrahlung) gilt grundsätzlich als karzinogen auf alle biologischen Systeme und kann Mutationen verursachen. UV-Strahlung wird auch als karzinogen eingestuft.

Asbest, Benzol, Acrylamid und Nitrosamine sind ebenfalls kanzerogen. Beim Erhitzen gepökelter Lebensmittel, sowie beim Wiederaufwärmen von Spinat besteht die Gefahr der Nitrosaminbildung.

86. Lösung C ist korrekt.

Niveau: leicht

Triploidie bezeichnet in der Genetik eine Besonderheit bei der ein Lebewesen drei (lat. tri = drei) komplette haploide Chromosomensätze besitzt (3n). Beim Menschen führt Triploidie zu schweren Behinderungen und bis auf wenige Ausnahmen zum vorzeitigen Tod.

87. Lösung C ist korrekt.

Niveau: leicht

Bekannte Beispiele sind Trisomie 13 (Pätau-Syndrom), Trisomie 18 (Edwards-Syndrom) und Trisomie 21 (Down-Syndrom).

88. Lösung B ist korrekt.

Niveau: schwer

Nicht eine Deletion, sondern eine Genduplikation, also eine Verdoppelung eines bestimmten Abschnitts eines Chromosoms, kann durch die Eingliederung eines auseinandergebrochenen Teilstücks in die Schwesterchromatide entstehen. Die Ursache dafür kann in ungleichem Crossing-over entweder zwischen homologen Chromosomen oder zwischen Schwesterchromatiden begründet sein. Chromosomenmutationen können z. B. bei einer Trisomie 21 bereits im Lichtmikroskop erkannt werden.

89. Lösung B ist korrekt.

Niveau: mittel

Eine Punktmutation bezeichnet den Austausch einer Base. Die Folge daraus kann ein verändertes Protein sein. Eine bekanntes Beispiel für eine Punktmutation ist die Sichelzellanämie.

90. Lösung D ist korrekt.

Niveau: schwer

Bei dieser Mutation werden zwar 2 Basen substituiert, aber das Leseraster bleibt erhalten. AAA codiert nun für Lysin und nicht mehr für Prolin (CCA).

91. Lösung C ist korrekt.

Niveau: schwer

Bei eine Leserastermutation oder Frameshift-Mutation wird das Leseraster durch Deletionen oder Insertionen so verändert, dass meist veränderte Genprodukte entstehen bzw. die Translation durch ein früh auftretendes Stoppcodon beendet wird. Wird ein Vielfaches von drei Nukleotiden eingefügt oder deletiert, so bleibt das Leseraster erhalten.

92. Lösung E ist korrekt.

Niveau: leicht

Die Trisomie ist keine Mutation, sondern Ursache eines Fehlers in der Reifeteilung von Eizelle oder Spermium. Resultat ist, dass ein Chromosom oder Teile davon, dreifach in allen Körperzellen vorliegen.

93. Lösung A ist korrekt.

Niveau: mittel

94. Lösung C ist korrekt.

Niveau: mittel

Eine Substitution einer Base in einer codierenden Sequenz kann folgende Mutationen nach sich ziehen:

1. „nonsense"-Mutation (sinnentstellende Mutation):
   codiert für einen Stopp der Translation
2. „missense"-Mutation oder nicht-synonyme Mutation (sinnverändernde Mutation):
   codiert für eine andere Aminosäure
3. „silent"-Mutation oder synonyme (stille Mutation):
   codiert für die gleiche Aminosäure

95. Lösung D ist korrekt.

Niveau: leicht

96. Lösung A ist korrekt.

Niveau: leicht

Die Aneuploidie ist eine Genommutation (numerische Chromosomenaberration), bei der einzelne Chromosomen zusätzlich zum üblichen Chromosomensatz vorhanden sind oder fehlen.

97. Lösung D ist korrekt.

Niveau: mittel

Eine Genommutation ist eine Veränderung in der Zahl der Chromosomen eines Organismus oder einer Zelle. Derartige Veränderungen in einer Zelle werden an die Tochterzellen weitergegeben. Sind bei einer Genommutation Zellen der Keimbahn betroffen wird die Genommutation an den Nachwuchs vererbt.

98. Lösung D ist korrekt.

Niveau: leicht

Zusätzlich zu den normalen 46 Chromosomen (23 Paare), liegt bei der Trisomie 18 das 18. Chromosom in dreifacher Ausführung vor. Dies erhöht die Gesamtchromosomenanzahl auf 47.

99. Lösung D ist korrekt.

Niveau: mittel

Bei den anderen Antworten handelt es sich um eine Substitution.

100. Lösung B ist korrekt.

Niveau: schwer

In der Genetik versteht man unter einer Nonsense-Mutation eine Punktmutation in der DNA-Sequenz, die zu einem Stopcodon führt.

GENETIK AUF MOLEKULARER EBENE

101. Lösung E ist korrekt.

Niveau: leicht

Uracil ist eine Base der RNA.

102. Lösung D ist korrekt.

Niveau: mittel

Die Basen Guanin und Cytosin, sowie Adenin und Thymin sind zueinander komplementär. Die komplementären Basen treten daher immer im gleichen Verhältnis zueinander in der DNA auf. Guanin und Cytosin zu je 21%, die restlichen 58% teilen sich Adenin und Thymin zu gleichen Teilen.

103. Lösung E ist korrekt.

Niveau: schwer

Wasserstoffbrücken werden zwischen den Basen in der DNA-Doppelhelix ausgebildet. Zwischen Adenin und Thymin bilden sich zwei, zwischen Cytosin und Guanin drei dieser Brücken. Diese vergleichsweise schwache Bindung ist nötig, damit die DNA-Stränge beim Kopiervorgang noch voneinander gelöst werden können.

Phosphodiesterbindungen finden sich im Rückgrat der DNA, sie sorgen für einen festen Zusammenhalt von Zucker und Phosphatresten eines DNA-Einzelstranges. Durch diese Bindung entstehen auch die 3'- und 5'-Enden der DNA.

N-Glykosidische Bindungen verbinden das Rückgrat der DNA mit seinen Basen (Adenin, Cytosin, Guanin und Thymin). Auch Van-der-Waals-Kräfte treten aufgrund der Nähe vieler unpolarer Moleküle auf und stabilisieren die DNA zusätzlich. Ionenbindungen, also Anziehungen zwischen unterschiedlich geladenen Molekülen, kommen in der DNA nicht vor.

104. Lösung D ist korrekt.

Niveau: mittel

Adenin und Thymin liegen in der DNA als Basenpaar vor und haben daher den gleichen Anteil.

105. Lösung D ist korrekt.

Niveau: mittel

Nukleoside bestehen aus einem Zucker und einer Base. Bei den Nukleotiden kommt als dritter Bestandteil ein Phosphatrest hinzu. Der Zucker ist eine Pentose und kann entweder Desoxyribose (in der DNA) oder Ribose (in der RNA) sein. Es gibt fünf unterschiedliche Basen: Adenin, Guanin, Cytosin, Thymin und Uracil. Letztere steht anstelle von Thymin in der RNA. Die Basen sind komplementär zueinander, so paaren sich in der DNA z.B. ausschließlich Guanin und Adenin. Untereinander sind die Basen durch Wasserstoffbrücken verbunden. Zwischen Adenin und Thymin befinden sich zwei, zwischen Guanin und Cytosin je drei dieser Brücken.

106. Lösung C ist korrekt.

Niveau: schwer

Die Aussage bezeichnet keinen Unterschied, da die Basen über die gleiche Bindung, eine N-glykosidische Bindung, an das C1'-Atom der Ribose (RNA) bzw. der Desoxyribose (DNA) gehängt werden. Als Sekundärstrukturen sind bei der RNA vor allem Hairpin-, Stemloop- und Loop-Strukturen bekannt, eine Helix-Konformation ist aber ebenfalls möglich, wobei Hairpin- und Stemloop-Strukturen sowohl Einzelstrang- als auch Doppelstrangbereiche aufweisen.

107. Lösung D ist korrekt.

Niveau: mittel

Weder die Nukleinbasen, Desoxyribose, noch Phosphat enthält das Element Schwefel.

108. Lösung B ist korrekt.

Niveau: mittel

Die Basen der DNA sind komplementär zueinander. Liegt Guanin zu 13% vor, so liegt Cytosin ebenfalls zu 13% vor. Dementsprechend teilen sich die restlichen 74% zu gleichen Teilen auf Adenin und Thymin auf.

109. Lösung D ist korrekt.

Niveau: schwer

Die Replikation, also die Verdopplung der DNA, findet im Zellkern während der Interphase statt. Einige Enzyme, wie Polymerasen, Ligasen und Helicasen, sind dafür zwingend notwendig. Die DNA-Polymerase beispielsweise fügt komplementäre Nukleotide an.

Für die Proteinbiosynthese wird die DNA abgelesen und in eine messenger-RNA (mRNA) übersetzt. Dieser Vorgang wird Transkription genannt. Hierbei entsteht zunächst eine vorläufige, sogenannte prä-mRNA. Sie wird noch im Zellkern weiter verändert, z. B. durch Splicing. Die reife mRNA wird dann aus dem Zellkern ausgeschleust und erst im Zytosol an den Ribosomen in Aminosäuren übersetzt (Translation).

110. Lösung B ist korrekt.

Niveau: leicht

Bei der Replikation werden verschiedene Enzyme benötigt. Zunächst entwindet und öffnet die Helikase den Doppelstrang zu zwei Einzelsträngen. Der Startpunkt der Replikation wird von der Primase markiert, indem sie ein Stück RNA, den Primer, synthetisiert. Von der DNA-Polymerase werden in 5'-3'-Richtung komplementäre Basen angefügt. Anschließend wird von einer Ribonuklease der Primer wieder entfernt und von der DNA-Ligase die gebildeten Stränge verknüpft.

111. Lösung D ist korrekt.

Niveau: schwer

Die Verdopplung der DNA findet in der Interphase statt und ist Voraussetzung für die Zellteilung. Die Replikation erfolgt semikonservativ, das heißt ein Einzelstrang bleibt jeweils erhalten, während der zweite an seinem Vorbild neu synthetisiert wird. Enzyme wie Polymerasen, Primasen oder Ligasen sind hierfür essentiell. Die Primase markiert in der Initiationsphase den Startpunkt am 3'-Ende, indem sie einen Primer aus RNA synthetisiert. Da das Enzym DNA-Polymerase nur in 3'-5'-Richtung ablesen kann, erfolgt das Anfügen komplementärer Basen nur in 5'-3'-Richtung. Das Anfügen der Basen, also die Synthese eines Tochterstranges, wird auch Elongationsphase genannt. In dieser Phase verbindet die DNA-Ligase die DNA-Einzelfragmente (Okazaki-Fragmente) miteinander.

112. Lösung D ist korrekt.

Niveau: mittel

Normalerweise verkürzen sich Chromosomen mit jeder Zellteilung um ein kleines Stück an ihrem 5'-Ende, weil die DNA-Polymerase hier beim Mutterstrang nicht mehr ansetzen kann. Da die Endstücke der Chromosomen (Telomere) keine wichtigen Informationen enthalten, hat dies jedoch keine großen Auswirkungen. Allerdings wird deswegen vermutlich im Alter die DNA instabiler. Die Telomerase verhindert in bestimmten Zellen (z. B. Keimbahnzellen) durch die Wiederherstellung der Telomere, dass die Chromosomen mit jeder Zellteilung kürzer werden und umgeht so das End-Replikationsproblem.

113. Lösung D ist korrekt.

Niveau: leicht

Die DNA-Polymerase kann ausschließlich in 3'-5'-Richtung ablesen. Der Leitstrang (3'-5') kann deshalb nach Ansatz eines einzelnen Primers kontinuierlich abgelesen werden. Es kann problemlos ein Tochterstrang (5'-3') entstehen. Der Folgestrang hingegen verläuft antiparallel in 5'-3'-Richtung. Damit die DNA-Polymerase komplementäre Basen anfügen kann, wird die DNA durch viele Primer in kurze Sequenzen geteilt, die dann in der richtigen Richtung abgelesen werden können. Die Replikation erfolgt also diskontinuierlich und der Tochterstrang besteht zunächst aus Fragmenten (Okazaki-Fragmente), die in einem anschließenden Prozess verbunden werden müssen.

114. Lösung B ist korrekt.

Niveau: leicht

Thymin wird in der RNA durch Uracil ersetzt.

115. Lösung A ist korrekt.

Niveau: mittel

Das Spleißen (engl.: Splicing) findet im Zellkern während der Transkription statt. Es ist einer der ersten Verarbeitungsschritte der zunächst entstandenen prä-mRNA. Die prä-mRNA enthält Informationsabschnitte, die für Proteine kodieren (Exons), sowie funktionslose Abschnitte (Introns). Letztere werden beim Spleißvorgang herausgeschnitten. So wird aus der prä-mRNA eine reife mRNA, die den Zellkern verlassen kann.

Als Polyadenylierung bezeichnet man hingegen die Anheftung von weiteren Nukleotiden an das 3'-Ende der prä-RNA, vermutlich zur Stabilisierung.

116. Lösung B ist korrekt.

Niveau: schwer

Spleißen bezeichnet eine Verarbeitung der prä-mRNA, bei der angrenzende Exons zu fertiger mRNA verknüpft werden. Dazu werden die nicht kodierenden Abschnitte (Introns) herausgeschnitten und verworfen. Mutationen, die das Spleißen verändern, spielen wahrscheinlich bei einer Vielzahl von Krankheiten eine Rolle. Bakterien besitzen keinen Zellkern und keine Möglichkeit, Introns direkt anhand ihrer Sequenz zu erkennen. Sie spleißen ihre RNA daher gar nicht, sondern besitzen andere Mechanismen zur Verarbeitung.

Alternatives Splicing bezeichnet die Möglichkeit, variable RNA herzustellen, indem verschiedene Introns herausgeschnitten werden. So kann aus derselben Information der DNA unterschiedliche RNA werden. Daraus können dann wiederum verschiedene Proteine hergestellt werden. So erhöht sich die Informationsdichte der DNA. Gleichzeitig widerlegt dies die „Ein-Gen-Ein-Enzym"-Hypothese, die besagt, dass ein Genabschnitt für genau ein Enzym kodiert.

117. Lösung C ist korrekt.

Niveau: mittel

Der genetische Code beschreibt, wie aus der Erbinformation Proteine entstehen. Dazu müssen die Basen der RNA (Adenin, Uracil, Cytosin und Guanin) in Aminosäuren übersetzt werden (Translation). Jeweils drei Basen (auch: Triplett, Codon) kodieren für eine Aminosäure. Aus den 4 verschiedenen Basen ergeben sich so 64 verschiedene Kombinationsmöglichkeiten. Da es naturgemäß nur 20, bzw. 21, verschiedene Aminosäuren gibt, werden die meisten Aminosäuren durch mehrere Tripletts kodiert. Eine Ausnahme bilden Tryptophan (UGG) und Methionin (AUG), die beide nur ein Codon besitzen. Letzteres ist zudem das Startcodon, hier beginnt die Translation an den Ribosomen. Jedes Gen hat außerdem eines von drei Stopcodons (UAA, UAG oder UGA), welches das Ende der Translation markiert.

118. Lösung B ist korrekt.

Niveau: schwer

Die tRNA (Transfer-RNA) fungiert als Übermittler zwischen mRNA und Aminosäuren bei der Translation. Sie besteht aus den entsprechenden Anticodons zur mRNA, verläuft also antiparallel und hat komplementäre Basen. Zur Erinnerung: die Basenpaarung der RNA lautet Adenosin mit Uracil und Guanin mit Cytosin. Dementsprechend wird aus der mRNA 5'-UGC-3' die tRNA 3'-ACG-5'. Das Basentriplett ACG kodiert für Threonin.

119. Lösung E ist korrekt.

Niveau: schwer

Kann nicht berechnet werden, da wegen des Einzelstranges nicht durch Basenpaarung auf die restlichen Basenanteile geschlossen werden kann.

120. Lösung A ist korrekt.

Niveau: mittel

Die mRNA entsteht bei der Transkription im Zellkern anhand der DNA. Sie ist antiparallel zur DNA und enthält komplementäre Basen. Zu beachten gilt es, dass die Base Thymin in der RNA durch Uracil ersetzt wird. Anhand dessen lassen sich die übrigen Antworten ausschließen. Zur Erinnerung: die Basenpaarungen lauten Cytosin und Guanin, Adenosin und Uracil.

121. Lösung B ist korrekt.

Niveau: mittel

Der genetische Code ist universell, d. h. alle Lebewesen nutzen die gleichen Basentripletts zur Kodierung von Aminosäuren. Hierbei gibt es allerdings wenige Ausnahmen, wie z. B. die mitochondriale DNA. Zudem zeichnet den genetischen Code aus, dass er eindeutig ist: ein Codon steht für genau eine Aminosäure. Andersherum werden die meisten Aminosäuren von mehreren Tripletts kodiert. Dies liegt daran, dass es durch die vier verschiedenen Basen $4^3 = 64$ verschiedene Kombinationsmöglichkeiten gibt, jedoch naturgemäß nur 20, bzw. 21, Aminosäuren. Der genetische Code gilt deshalb als degeneriert. Wichtig für seine Eindeutigkeit ist zudem, dass Informationssequenzen nicht überlappen und kommafrei abgelesen werden können.

122. Lösung C ist korrekt.

Niveau: mittel

Der genetische Code baut sich aus den vier Basen der RNA (Adenosin, Uracil, Guanin und Cytosin) auf, die jeweils zu dritt für eine Aminosäure kodieren. Sie werden auch Codons oder Tripletts genannt. Es ergeben sich aus ihnen $4^3 = 64$ verschieden Kombinationsmöglichkeiten. Da es nur 20, bzw. 21, verschiedene Aminosäuren gibt, werden manche durch mehrere Tripletts kodiert. Eine Ausnahme bildet Methionin. Diese Aminosäure wird allein durch AUG kodiert, welches gleichzeitig das Startcodon ist. Hier beginnt die Translation an den Ribosomen. Zeichen für das Ende der Translation sind die drei Stopcodons (UAG, UAA, UGA).

123. Lösung B ist korrekt.

Niveau: schwer

Promotoren sind Genabschnitte, die die Expression regulieren. Dabei wirken weitere Genabschnitte entweder verstärkend (Enhancer) oder abschwächend (Silencer).

Operon beschreibt den Genabschnitt, auf dem typischerweise die regulatorischen Elemente bei Prokaryoten liegen. In Prokaryoten findet kein Splicing der mRNA statt. Dementsprechend gibt es keine Introns, sondern nur kodierende Genabschnitte, die Exons.

124. Lösung B ist korrekt.

Niveau: schwer

Im Gegensatz zu Prokaryoten findet in Eukaryoten bereits eine Prozessierung der mRNA im Zellkern statt. Durch das sogenannte Splicing werden aus der prä-mRNA Introns herausgeschnitten. Introns („intervening regions") kodieren im Gegensatz zu Exons nicht für Proteine. Nach dem Spleißen sind die Exons miteinander verbunden und die reife mRNA kann den Zellkern verlassen.

125. Lösung A ist korrekt.

Niveau: leicht ▽

Proteine bestehen aus Aminosäuren, die durch Peptidbindungen vernetzt sind.

126. Lösung D ist korrekt.

Niveau: leicht

Die Proteinbiosynthese findet an den Ribosomen im Zellplasma statt.

127. Lösung A ist korrekt.

Niveau: schwer

Die Schritte der Transkription sind Initiation – Elongation – Termination. Die Initiation markiert den Beginn der Transkription. Die Doppelstränge der DNA müssen zunächst entwunden und geöffnet werden. Im Gegensatz zur DNA-Replikation wird kein Primer benötigt. Während der Elongation kommt es zur Synthese einer RNA anhand des DNA-Einzelstranges mithilfe der RNA-Polymerase. Die RNA ist dementsprechend antiparallel und enthält komplementäre Basen. Die Base Thymin wird dabei durch Uracil ersetzt. Die Termination beschreibt das Ende der Transkription. Sie wird eingeleitet durch eine bestimmte Sequenz auf der DNA.

128. Lösung E ist korrekt.

Niveau: mittel

Die Transkription erfordert weder Ribosomen, noch tRNAs, sie erfolgt in Eukaryoten und Prokaryoten und das Syntheseprodukt kann sowohl mRNA, tRNA, als auch rRNA sein.

129. Lösung A ist korrekt.

Niveau: mittel

Die Genexpression von Prokaryoten und Eukaryoten unterscheidet sich in einigen Punkten. Da Prokaryoten keinen Zellkern besitzen, findet bei ihnen Transkription und Translation ohne räumliche Trennung und gleichzeitig statt. Prokaryotische Gene besitzen keine Introns und müssen nicht gespleißt werden. Bei ihnen finden Modifikationen erst nach der Translation statt. Bei Eukaryoten hingegen wird die RNA erst nach Abschluss der Transkription und einigen Modifikationen, wie z.B. dem Splicing, aus dem Zellkern transportiert. Beim Splicing werden nicht kodierende Genabschnitte (Introns) herausgeschnitten. Die reife RNA enthält dann nur noch Exons, die für Proteine kodieren. Die Translation findet anschließend im Zytoplasma an den Ribosomen statt.

130. Lösung B ist korrekt.

Niveau: leicht

Bei der Transkription entsteht RNA anhand einer DNA als Vorlage. Dieser Vorgang findet im Zellkern statt und ist der erste Schritt zur Synthese von Proteinen. An die Transkription schließt sich zunächst eine Modifikation an. Die reife RNA wird dann in das Zytoplasma transportiert, wo sie an den Ribosomen translatiert wird.

131. Lösung D ist korrekt.

Niveau: mittel

Die RNA entsteht bei der Transkription anhand der DNA. Es können dabei sowohl mRNA (Messenger RNA), als auch tRNA (Transfer RNA) und rRNA (Ribosomale RNA) gebildet werden. Bei Eukaryoten geschieht dies im Zellkern, bei Prokaryoten im Zytoplasma. An die Transkription schließt sich bei Eukaryoten eine Modifikation an. Anschließend wird die RNA in das Zytoplasma transportiert. An den Ribosomen erfolgt dann die Translation, d.h. die Übersetzung der RNA in Aminosäuren.

132. Lösung B ist korrekt.

Niveau: leicht

Ein Anticodon ist ein tRNA-Abschnitt, bestehend aus 3 Nukleotiden, der komplementär zum Codon der mRNA ist.

133. Lösung D ist korrekt.

Niveau: leicht

Die Transkription findet bei Eukaryoten im Zellkern statt. Anschließend wird die RNA in das Zytoplasma transportiert, um dort an den Ribosomen in Aminosäuren übersetzt zu werden (Translation).

134. Lösung C ist korrekt.

Niveau: schwer

Die mRNA wird bei der Transkription anhand von DNA synthetisiert. Sie ist deshalb antiparallel zum codogenen Strang der DNA und hat komplementäre Basen. Zu beachten ist, dass die RNA statt Thymin die Base Uracil enthält. Zur Erinnerung: die Basenpaarung lautet Cytosin mit Guanin, sowie Adenin mit Thymin/Uracil.

FORTPFLANZUNG UND ENTWICKLUNG DES MENSCHEN

135. Lösung D ist korrekt.

Niveau: schwer ▽

Der Menstruationszyklus beginnt definitionsgemäß mit dem ersten Tag der Regelblutung und endet mit dem letzten Tag vor der nächsten Menstruation. Normalerweise beträgt diese Zeitspanne 28 Tage. Der Eisprung findet etwa zur Hälfte (Tag 12–14) statt. Während der Regelblutung wird die aufgebaute Gebärmutterschleimhaut abgestoßen. Mit ihr gehen etwa 50 ml Blut verloren. Wenn eine Befruchtung stattfindet, bleibt die Menstruation aus und die befruchtete Eizelle kann sich in der aufgebauten Schleimhaut einnisten.

136. Lösung D ist korrekt.

Niveau: mittel

Der paarig angelegte Eierstock – in der medizinischen Fachsprache als Ovar (von lat. Ovarium) bezeichnet – ist ein primäres, weibliches Geschlechtsorgan. Als Gonade (Keimdrüse) entspricht sie dem Hoden männlicher Individuen und ist der Produktionsort der Eizellen und weiblichen Geschlechtshormone. Die Ovulation, das Loslösen der Eizelle vom Eierstock, erfolgt einmal monatlich bei einer geschlechtsreifen Frau.

137. Lösung D ist korrekt.

Niveau: mittel

Der 14. Zyklustag ist lediglich eine durchschnittliche Angabe für den Eisprung. Von Frau zu Frau und auch von Zyklus zu Zyklus können sich die Zykluslängen um einige Tage unterscheiden und somit kann auch der Zeitpunkt des Eisprungs etwas variieren. Da die Spermien einige Tage (24 Stunden an der Luft, bis zu sieben Tagen vaginal) überleben können, kann Geschlechtsverkehr auch schon Tage vor dem Eisprung zu einer Schwangerschaft führen. Die Regelblutung findet zu Beginn eines jeden Zyklus statt.

138. Lösung B ist korrekt.

Niveau: schwer

FSH und LH werden in der Adenohypophyse gebildet und spielen eine Rolle bei der Steuerung des Menstruationszyklus. Der Progesteronspiegel ist in der ersten Zyklushälfte, wozu die Menstruationsphase zählt, sehr niedrig. Der FSH-Spiegel ist in der ersten Zyklushälfte etwas höher, da das FSH ja für die Follikelreifung zuständig ist. Der Gelbkörper entwickelt sich erst NACH dem Eisprung und die Proliferationsphase geht dem Eisprung voraus.

139. Lösung A ist korrekt.

Niveau: schwer

Der Progesteronspiegel steigt zwar in der Sekretionsphase, sinkt aber dann nach einigen Tagen wieder ab, wenn es nicht zu einer Befruchtung gekommen ist → erst durch das Absinken kommt es zur Schleimhautabstoßung.

140. Lösung B ist korrekt.

Niveau: mittel

Die Ovulation findet etwa in der Mitte eines jeden Zyklus statt. Pro Zyklus entsteht i. d. R. nur ein sprungreifer Follikel (entweder im linken ODER rechten Ovar). Wenn zwei sprungreife Follikel entstehen, kann das zu zweieiigen Zwillingen führen. Das Wachstum der Follikel wird durch das follikelstimulierende Hormon (FSH) gefördert. Die Eizelle wird aus dem Ovar in den Eileiter entlassen und wandert erst von dort aus, ggf. im befruchteten Zustand, in den Uterus.

141. Lösung A ist korrekt.

Niveau: schwer

Der Gelbkörper produziert nicht nur Progesteron, sondern auch Östrogene. Bevor die Plazenta entsteht, wird auch schon hCG gebildet und zwar vom Trophoblasten. hCG wird nicht vom ersten Tag der Schwangerschaft an gebildet, sondern erst nachdem die Blastozyste entstanden ist. Die höchsten Progesteronspiegel liegen normalerweise um den 22. Zyklustag herum vor (Mitte der Gelbkörperphase). Von der Adenohypophyse werden FSH und LH ausgeschüttet. Die Östrogenbildung findet im Ovar, der Nebennierenrinde und der Plazenta statt.

142. Lösung E ist korrekt.

Niveau: leicht

Progesteron hemmt den Eisprung, da es hemmend auf das luteinisierende Hormon wirkt (welches wiederum den Eisprung fördert). Die Minipille, die ein Gestagen als Wirkstoff enthält, macht sich diesen Effekt zu Nutze.

143. Lösung D ist korrekt.

Niveau: mittel

Der Gelbkörper produziert in erster Linie Progesteron, aber auch Östrogene. LH dagegen wird von der Adenohypophyse ausgeschüttet und bewirkt die Ausreifung des Gelbkörpers.

144. Lösung D ist korrekt.

Niveau: mittel

FSH wird in der Adenohypophyse gebildet, dem Vorderlappen der Hirnanhangsdrüse. FSH bewirkt bei Männern die Spermatogenese (d.h. es regt die Spermienbildung an). LH ist das entscheidende Hormon für die Entwicklung des Gelbkörpers.

145. Lösung A ist korrekt.

Niveau: mittel

Produktionsorte der Östrogene sind v.a. die Ovarien, die Follikel und der Gelbkörper. Auch in der Nebennierenrinde werden in geringen Mengen Östrogene produziert. Während der Schwangerschaft übernimmt zusätzlich die Plazenta die Östrogenproduktion und im Fettgewebe wird ein Teil des Testosterons durch das Enzym Aromatase in Östrogene umgewandelt. Auch der Mann produziert im Hoden in kleinen Mengen Östrogen.

146. Lösung B ist korrekt.

Niveau: leicht

Der Urintest weist hCG nach, das von der Plazenta bzw. dem Fetus gebildet wird und die Schwangerschaft aufrecht erhält. V.a. in den ersten 5 Wochen kann die Nachweisgrenze des Urintests trotz Schwangerschaft unterschritten werden. Ein Bluttest kann schon ca. 9 Tage nach Empfängnis hCG nachweisen.

147. Lösung D ist korrekt.

Niveau: mittel

Die Anzahl der Eizellen einer Frau erreicht schon im 5. Entwicklungsmonat ihr Maximum. Zu diesem Zeitpunkt hat ein weiblicher Fetus in etwa 6–7 Millionen Oozyten. Danach entstehen keine mehr, sondern es sterben laufend Eizellen ab. Bei Geburt sind noch 400 000–700 000, im Extremfall bis zu 2 Millionen vorhanden. Bei Eintritt in die Pubertät sind es noch etwa 40 000.

148. Lösung A ist korrekt.

Niveau: schwer

Die Eizellen werden alle schon vorgeburtlich produziert. Sie erreichen im 5. Entwicklungsmonat ihr Maximum und werden dann immer weniger.

149. Lösung A ist korrekt.

Niveau: leicht

Der Zellkern befindet sich im Kopfteil des Spermiums. Die anderen Anteile degenerieren nach der Imprägnation. Das Spermium besitzt selbstverständlich einen Zellkern. Darin befindet sich die gesamte Erbinformation, die der Vater an sein Kind weitergibt. Das Akrosom dagegen ist eine Art Lysosom, also ein enzymhaltiges Kompartiment im Spermienkopf, das wichtige Enzyme zum Durchdringen der Corona radiata und Zona pellucida der Eizelle enthält.

150. Lösung D ist korrekt.

Niveau: mittel

Das Spermium enthält keine Ribosomen, da im Spermium keine Proteinbiosynthese stattfindet. Die Zellorganellen erhält der Embryo von der Eizelle. Die Mitochondrien des Spermiums werden nach der Imprägnation aufgelöst. Die Mitochondrien benötigt das Spermium nur für die Bereitstellung der Energie, die für die Bewegung der Geißel notwendig ist.

151. Lösung A ist korrekt.

Niveau: mittel

Die Bildung der Spermien findet im Hoden statt, die Lagerung und Ausreifung dagegen im Nebenhoden. Während des Transports durch den Nebenhodengang verändern die Spermien sowohl ihr Aussehen als auch ihre funktionellen Eigenschaften. Die Prostata produziert ein Sekret, das die Spermien vor dem sauren Scheidenmilieu schützt, das Ejakulat dünnflüssiger macht und die Spermien zur Bewegung anregt. Es macht ca. 30% des Ejakulats aus. Hier werden aber keine Spermien gelagert oder ausgereift. Das Sekret vermischt sich lediglich mit den Spermien bei der Ejakulation. Der Samenleiter dagegen dient als Verbindungsstück zwischen Nebenhoden und Harnröhre. In ihm werden also die bereits ausgereiften Spermien weitergeleitet. Die Bulbourethraldrüsen, auch als „Cowpersche Drüsen" bezeichnet, bilden ein Sekret, das schon vor der Ejakulation beim Geschlechtsverkehr abgegeben wird und der Spülung der Harnröhre dient.

152. Lösung B ist korrekt.

Niveau: schwer ▽

Ab der letzten Menstruation vor der Befruchtung dauert die Schwangerschaft normalerweise 40 Wochen. Bis zur 9. Schwangerschaftswoche wird der neue Organismus Embryo genannt, ab der 9. Woche dann Fetus. Die Nabelschnur verbindet den Fetus mit der Plazenta der Mutter und ermöglicht durch den Austausch mit dem mütterlichen Blut die Versorgung mit Sauerstoff und Nährstoffen.

153. Lösung D ist korrekt.

Niveau: schwer ▽

Nach Befruchtung der Eizelle durch ein Spermium am Ende des Eileiters (Tuba uterina) entsteht zunächst eine diploide Zelle, die Zygote. Während ihrer Wanderung entlang des Eileiters hin zur Gebärmutter beginnt sie sich in Tochterzellen (Blastomere) aufzuteilen. Erst entstehen zwei, dann vier, dann acht, dann sechzehn Tochterzellen usw. Ab dem 16-Zell-Stadium wird die Zygote dann Morula genannt. Es sind bis zu diesem Stadium in der Regel 96 Stunden seit der Befruchtung vergangen. Durch Flüssigkeitsverschiebungen entsteht aus der Morula die Blastozyste. Ihre Besonderheit ist, dass sie in einen äußeren Teil (Trophoblast) und einen inneren Teil (Embryoblast) unterschieden werden kann. In diesem Stadium ist die Einnistung (Nidation) in die Gebärmutterschleimhaut möglich, die vom 6. bis 10. Tag nach der Befruchtung andauert.

154. Lösung B ist korrekt.

Niveau: schwer

Nach bisherigem Wissensstand sind embryonale Zellen höchstens bis zum 8-Zell-Stadium totipotent (lat. totus = ganz), d.h. sie haben die Fähigkeit, sich noch in jegliche Richtung zu entwickeln und einen gesamten Körper zu bilden. Somit kann eine Blastomere noch totipotent sein, eine Blastozyste hingegen nicht. Bereits mit der Aufteilung in Trophoblast und Embryoblast steht für die Zellen ein gewisser Werdegang fest. Sie können sich zwar noch in viele Richtungen entwickeln, sind also pluripotent (lat. plus = mehr), jedoch nicht mehr in jegliche Richtung. Bei einem Erwachsenen haben die meisten Zellen hingegen eine fest zugeteilte Rolle. Lediglich Stammzellen können sich in eine bestimmte Auswahl von Zellen entwickeln, sie sind multipotent (lat. multus = viel).

155. Lösung E ist korrekt.

Niveau: leicht

Keimblätter sind die drei Gewebsgruppen, die sich während der Embryonalentwicklung bilden. Aus dem inneren Keimblatt (Endoderm) entstehen später unter anderem der Verdauungs- und der Atmungstrakt. Aus dem mittleren Keimblatt (Mesoderm) entsteht unter anderem das Urogenitalsystem. Aus dem äußeren Keimblatt (Ektoderm) entsteht unter anderem die Haut und das zentrale Nervensystem.

156. Lösung A ist korrekt.

Niveau: leicht

Die Befruchtung findet in der Regel in der Ampulle des Eileiters statt. Das Ovar dagegen produziert Follikel und gibt die reife Eizelle frei. Die (befruchtete) Eizelle erreicht die Gebärmutter über den Eileiter nach etwa vier Tagen und nistet sich dann am sechsten Tag in die Gebärmutterschleimhaut ein. Ureter ist der medizinische Fachbegriff für die paarig vorhandenen Harnleiter, welche die Nieren mit der Harnblase verbinden. Sie haben mit der Befruchtung nichts zu tun. In den Gebärmutterhals tritt eine Eizelle nur dann ein, wenn sie abgestoßen wird. Die befruchtete Eizelle erreicht den Gebärmutterhals nicht, sondern nistet sich in der Gebärmutterschleimhaut ein. Erst bei der Geburt passiert das Kind den Gebärmutterhals.

157. Lösung E ist korrekt.

Niveau: mittel

Von einer Eizelle spricht man nur im unbefruchteten Stadium, danach durchläuft sie die Stadien A-D der Reihe nach. Zwischen Zygote und Morula finden sich noch das Zwei, das Vier- und das Achtzellstadium, welche die Eizelle über die Furchungsteilungen erreicht.

158. Lösung B ist korrekt.

Niveau: leicht

Als Zygote bezeichnet man eine befruchtete Eizelle. Oozyte ist der medizinische Fachbegriff für eine Eizelle, die noch unbefruchtet ist. Als Morula wird das 16- bis 32-Zellstadium bezeichnet. Danach beginnt das Blastozystenstadium, in dem dann schon zwei verschiedene Zellarten vorhanden sind. Ab der dritten Entwicklungswoche erkennt man eine Keimscheibe, welche wiederum aus drei Keimblättern besteht (Ento-, Ekto- und Mesoderm).

159. Lösung C ist korrekt.

Niveau: leicht

4–5 Tage nach der Befruchtung liegt eine Blastozyste vor. Dieses Stadium folgt dem Morulastadium. Als Blastozyste erreicht der Embryo die Gebärmutter und nistet sich darin ein.

160. Lösung C ist korrekt.

Niveau: mittel

Nach der Befruchtung durchwandert die befruchtete Eizelle zunächst den Eileiter, was in etwa 4–5 Tage dauert. Nachdem sie als Blastozyste die Gebärmutter erreicht hat, wandert sie darin vorerst ca. zwei Tage herum, bis sie sich in der Gebärmutterschleimhaut einnistet.

161. Lösung E ist korrekt.

Niveau: mittel

Das Nervengewebe wird nicht vom Ento-, sondern vom Ektoderm, also dem äußeren Keimblatt gebildet. Dieses formt außerdem die Haut und deren Anhangsgebilde (Nägel, Haare) sowie den Zahnschmelz. Aus dem Entoderm dagegen bilden sich z. B. die Tonsillen, verschiedene drüsige Organe (Schilddrüse, Thymus, Bauchspeicheldrüse etc.) und verschiedene Epithelien (z. B. des Gastrointestinaltraktes, des Respirationstraktes und der Harnwege).

162. Lösung B ist korrekt.

Niveau: mittel

In den allerersten Entwicklungswochen sind die Zellen des Embryos noch nicht/kaum ausdifferenziert, weshalb in dieser Zeit ein gewisser Schutz gegenüber schädigenden Faktoren von außen besteht. Auch die Plazenta, über die schädigende Stoffe übertreten könnten, ist noch nicht ausgebildet. Deshalb ist die Antwort Zygote falsch. Die kritische Periode ist dagegen die Zeit der Organogenese (4.–8. Entwicklungswoche). Diese fällt in die Zeit der ersten drei Monate, weshalb **B** die richtig Antwort ist.

163. Lösung A ist korrekt.

Niveau: leicht

Die Keimblätter entstehen bei der Gastrulation aus der Blastula und stellen eine erste Differenzierung dar. Aus ihnen entwickeln sich unterschiedliche Strukturen, Gewebe, Organe.

164. Lösung C ist korrekt.

Niveau: schwer

Aus dem Mesoderm geht sämtliches Binde- und Stützgewebe hervor, also Bindegewebe, Blutgefäße, Knochen, Knorpel, Muskeln etc. Außerdem entwickeln sich daraus Nieren und Milz sowie das Herz und die Hoden/Eierstöcke. Ento- und Ektoderm sind die anderen beiden primären Keimblätter neben dem Mesoderm.

165. Lösung D ist korrekt.

Niveau: schwer

Die Knochen zählen zum Binde- und Stützgewebe, welches aus dem Mesoderm hervorgeht.

166. Lösung B ist korrekt.

Niveau: schwer

167. Lösung D ist korrekt.

Niveau: mittel

Die Zygote beginnt nach ca. 30 Minuten mit den Furchungsteilungen. Die befruchtete Eizelle wird als Zygote bezeichnet. Die Furchungsteilungen erfolgen in der Tuba uterina. Erst in der Blastozyste lassen sich zwei verschiedene Zellarten unterscheiden.

168. Lösung A ist korrekt.

Niveau: schwer

Erst am sechsten (bis achten) Tag heftet sich die Eizelle an der Uteruswand an. Die Zona pellucida löst sich i. d. R. erst kurz vor dem Anheften der Eizelle an die Uteruswand auf, also etwa am sechsten Tag. Die Implantation erfolgt im Blastozystenstadium. Die Implantation ist erst am Ende der zweiten Woche abgeschlossen. Nicht aus der inneren, sondern aus der äußeren Zellmasse der Blastozyste entwickelt sich die Plazenta. Aus der inneren Zellmasse entwickelt sich dagegen der Embryo.

169. Lösung E ist korrekt.

Niveau: schwer

Die obere Extremität ist der unteren in der Entwicklung immer etwas voraus. Erst in der 9.–12. Woche beginnt der Fetus Fruchtwasser zu schlucken. Die Ausbildung der Fingerstrahlen beginnt erst ab der 6. Entwicklungswoche.

170. Lösung B ist korrekt.

Niveau: leicht

Die Genitalien unterscheiden sich bis zum Ende der 9. Entwicklungswoche bei männlichen und weiblichen Feten nicht, sondern erst frühestens ab der 12. Entwicklungswoche.

171. Lösung A ist korrekt.

Niveau: schwer

Ein Spermium verfügt über einen haploiden Chromosomensatz. Es muss erst später in der Zygote ein diploider Chromosomensatz vorhanden sein. Dieser ergibt sich aus den beiden haploiden Chromosomensätzen von Spermium und Eizelle. Die Kapazitation bezeichnet einen Reifungsprozess, den die Spermien durchlaufen müssen. Die Spermien können zwar schon nach einer Stunde bei der Eizelle angelangt sein, müssen aber vor der Befruchtung den Prozess der Kapazitation durchlaufen, welcher 5–6 h dauert.

172. Lösung C ist korrekt.

Niveau: mittel

Die Corona radiata besteht aus Follikelepithelzellen. Die Zona pellucida dagegen ist größtenteils aus Glykoproteinen aufgebaut.

173. Lösung C ist korrekt.

Niveau: mittel

Die drei Keimblätter sind erst in der 3. Entwicklungswoche vorhanden. Die Haut entwickelt sich aus dem Ektoderm. Das mittlere Keimblatt wird Mesoderm genannt. Ektoderm ist das äußere Keimblatt. Die Organogenese findet in der Embryonalperiode statt.

174. Lösung C ist korrekt.

Niveau: mittel

Als Embryo bezeichnet man das ungeborene Kind ab der 3. Entwicklungswoche. Ab der 11. Entwicklungswoche spricht man von Fötus oder Kind. Als Zygote wird die befruchtete Eizelle bezeichnet, bevor sie mit den Furchungsteilungen beginnt. Unter Konzeption versteht man die Befruchtung der Eizelle. Das Gestationsalter bezeichnet das Alter des ungeborenen Kindes, gerechnet ab dem ersten Tag der letzten Regelblutung. Rechnet man mit dem Konzeptionsalter, so dauert eine Schwangerschaft durchschnittlich 38 Wochen. Konzeptions- und Gestationsalter unterscheiden sich um zwei Wochen, weil der Eisprung etwa zwei Wochen nach dem ersten Tag der letzten Regelblutung stattgefunden haben muss.

175. Lösung C ist korrekt.

Niveau: mittel

Das erste Trimenon ist durch die Anlage und Ausbildung aller wichtigen Organe gekennzeichnet. Die Organe werden im ersten Trimenon angelegt. Das Kind ist etwa ab der 24. Schwangerschaftswoche lebensfähig oder grob gesagt ab Beginn des 3. Trimenons. Die Befruchtung findet normalerweise in der Ampulle der Tuba uterina statt.

176. Lösung B ist korrekt.

Niveau: leicht

Die Spermien gelangen von der Vagina aus über den äußeren Muttermund in den Gebärmutterhals und von dort aus weiter in die Gebärmutter. Sich an den Duftstoffen der Eizelle orientierend schwimmen sie dann weiter in den entsprechenden Eileiter, wo die Eizelle dann befruchtet werden kann.

177. Lösung E ist korrekt.

Niveau: mittel

Es können zwar Antikörper durch Pinozytose (= Aufnahme von Flüssigkeit und darin gelösten Stoffen in das Zytoplasma einer Zelle durch Vesikelbildung) über die Plazenta übertragen werden, allerdings handelt es sich dabei nicht um die sehr großen IgM-Antikörper, sondern um die viel kleineren IgG-Antikörper.

178. Lösung E ist korrekt.

Niveau: leicht

Die Plazenta kann an verschiedenen Stellen der Uteruswand sitzen.

179. Lösung B ist korrekt.

Niveau: mittel

Giftstoffe können zum Teil (z. B. durch Medikamente) ebenso wie Alkohol und andere schädigende Stoffe über die Plazenta in den Kreislauf des Kindes gelangen.

180. Lösung E ist korrekt.

Niveau: schwer

ADH, das antidiuretische Hormon, wird vom Hypothalamus produziert und bewirkt eine Wasserrückresorption in der Niere sowie eine Blutdrucksteigerung. Es hat also mit dem Corpus luteum nichts zu tun. FSH wird von der Adenohypophyse produziert und seine Ausschüttung hat die Follikelreifung zur Folge. LH wird ebenfalls von der Adenohypophyse produziert. Durch einen steilen LH-Anstieg wird der Eisprung ausgelöst und danach bildet sich unter dem Einfluss von LH der Gelbkörper. Der Gelbkörper ist nicht Teil der Plazenta, aber er übernimmt die Progesteronproduktion, bis die Plazenta dies selbst macht. Nachdem der Gelbkörper Hormone produziert hat, kann er als endokrine Drüse bezeichnet werden.

181. Lösung D ist korrekt.

Niveau: schwer

Die Plazenta wird aus der Dezidua (Uterusschleimhaut während der Schwangerschaft), dem Chorion und den dazwischen liegenden Zotten gebildet. Das Chorion stellt den kindlichen Anteil der Plazenta dar. Die Zotten enthalten die kindlichen Blutgefäße und werden von mütterlichem Blut umspült. Das Gewicht der Plazenta liegt bei etwa einem Sechstel des Fetalgewichts.

182. Lösung A ist korrekt.

Niveau: schwer

Zu einer Rhesusinkompatibilität kommt es bei einer rhesusnegativen Mutter mit einem rhesuspositiven Kind. Die D-Antikörper können erst durch z. B. Geburtstraumata von der Mutter gebildet werden. Die Plazenta schützt nicht vor dem D-Antikörper Übertritt. Die Plazenta sollte i. d. R. nicht auf dem Muttermund sitzen. Das ist eine gefährliche Variante der Plazentalage! Die Plazentaschranke verhindert den Übertritt von Anti-A-Antikörpern zum Kind, da die AB0-Blutgruppen von IgM-Antikörpern erkannt werden. Die Nabelschnur verfügt i. d. R. über drei Gefäße. Zwei Nabelarterien, die kohlenstoffdioxidreiches und nährstoffarmes Blut vom Kind zur Plazenta leiten, und eine Nabelvene, die Blut von der Plazenta zum Kind leitet.

183. Lösung B ist korrekt.

Niveau: mittel

Alle Aussagen sind richtig.

184. Lösung A ist korrekt.

Niveau: mittel

Die Plazenta produziert für die Schwangerschaft nötige Hormone, die z. B. das Uteruswachstum fördern, oder verhindern, dass ein weiterer Eisprung während der Schwangerschaft auftritt. Cortisol wird hauptsächlich von der Nebennierenrinde produziert, wobei zu viel davon während der Schwangerschaft eher negative Auswirkungen hat. Testosteron wird bei Frauen nur in geringer Menge produziert und zwar nicht in der Plazenta, sondern z. B. in den Eierstöcken oder der Nebennierenrinde.

EVOLUTION

185. Lösung E ist korrekt.

Niveau: mittel

Stanley Miller gewann im Jahr 1953 mit seiner Simulation einer früheren Erdatmosphäre Aufmerksamkeit. Er versuchte damit zu beweisen, dass unter dieser Uratmosphäre organische Moleküle aus anorganischen entstehen konnten, was man heute als chemische Evolution bezeichnet. Dazu mischte er Wasser, Methan, Ammoniak, Wasserstoff und Kohlenstoffmonoxid. Unter Energiezufuhr entstanden unter anderem Aminosäuren, Nukleotide und Carbonsäuren. Den Rest bildete Teer. Miller konnte also beweisen, dass in jener Zeit lebenswichtige Stoffe aus anorganischen Molekülen unter Energiezufuhr entstanden. Erst wesentlich später bildeten sich auf Grundlage dieser Atmosphäre die ersten Zellen.

186. Lösung C ist korrekt.

Niveau: mittel

Die chemische Evolution bezeichnet den Vorgang der Erdgeschichte vor etwa vier Milliarden Jahren, in welcher aus anorganischen Stoffen in einer Uratmosphäre organische Stoffe als Grundlage des Lebens entstanden. Was man heute darüber weiß gründet auf Experimenten, wie dem Miller-Experiment von 1953. Die Uratmosphäre enthielt Wasser, Methan, Ammoniak, Wasserstoff und Kohlenstoffmonoxid, welche vor allem aus Vulkanausbrüchen stammten. Unter Energieeinfluss (aus Sonnenstrahlen, Gewitter, vulkanischer Hitze) bildeten sich daraus die biologisch wichtigen organischen Moleküle, wie unter anderem Aminosäuren, Zucker (Glucose), Nukleotide und Carbonsäuren. Diese Moleküle lösten sich im Wasser und bildeten die sogenannte Ursuppe. Die zufälligen Gemische dieser Biomoleküle bildeten einen fließenden Übergang zur biologischen Evolution, in der dann die ersten Organismen entstanden.

187. Lösung A ist korrekt.

Niveau: schwer

Vor vier Milliarden Jahren fand sich eine Uratmosphäre auf der Erde vor, die aus den anorganischen Stoffen Wasser, Methan, Ammoniak, Wasserstoff und Kohlenstoffmonoxid bestand. Daraus entstanden dann erst im Rahmen der chemischen Evolution die ersten organischen Moleküle, wie unter anderem Aminosäuren, Zucker, Nukleotide und Carbonsäuren. Dies konnte Stanley Miller im Jahr 1953 anhand eines Experimentes zeigen, in welchem er die Uratmosphäre imitierte. Die dafür nötige Energiezufuhr stammte aus Sonnenlicht, Gewittern und vulkanischer Hitze.

Diese Biomoleküle lösten sich im Wasser und bildeten die sogenannte Ursuppe, in der sich zunächst zufällig Proteine und später auch die ersten organischen Systeme entwickelten. Für diese Reaktionen brauchte es keine extremen Temperaturen. Alles daraus entstandene Leben beruht auf Nukleinsäuren, wie der universell gültige genetische Code zeigt.

188. Lösung C ist korrekt.

Niveau: mittel

Die Protobionten waren die ersten Urorganismen auf der Erde. Sie entstanden aus der Ursuppe und besaßen eine minimale Ausstattung: eine Lipidmembran, abiotisch gebildete Proteine und Nukleinsäuren. Wichtige Merkmale waren ihre Fähigkeit zu Wachstum, Selbstorganisation und Selbstvermehrung (Reproduktion). Bei der Replikation ihres sogenannten Urgens (bestehend aus 50–200 Nukleotiden) passierten viele Fehler und so entstanden verschiedene Protobionten. Ihre Selektion markiert den Anfang der biotischen Evolution.

189. Lösung C ist korrekt.

Niveau: schwer

Im Rahmen der biologischen Evolution entstanden zunächst Algen, deren Photosynthese die nötige Sauerstoffkonzentration in der Atmosphäre schuf. Daraufhin konnten sich nacheinander erste wirbellose Organismen, Fische, Dinosaurier und zuletzt Säugetiere entwickeln.

190. Lösung C ist korrekt.

Niveau: leicht ▽

Die Endosymbiontentheorie beschäftigt sich mit der Annahme, dass Eukaryoten einst durch die Phagozytose eines Prokaryoten entstanden sind. Der aufgenommene Prokaryot lebte in Symbiose innerhalb des Eukaryoten und diente der Energiegewinnung. Über die Zeit haben sie sich zu den heutigen Zellorganellen, genauer Mitochondrien und Plastiden, weiterentwickelt. Mitochondrien dienen der Zellatmung, Plastiden der Photosynthese. Als ein Beweis für die Theorie gelten die prokaryotischen Merkmale der beiden Zellorganellen, wie das Fehlen eines Zellkerns, eigene ringförmige DNA, 70S-Ribosomen und eine zweite Membran.

191. Lösung A ist korrekt.

Niveau: leicht

Die Endosymbiontentheorie (griech. „endo“ = innen; „symbiosis“ = Zusammenleben) besagt, dass einige Zellorganellen der eukaryotischen Zelle eigentlich Prokaryoten waren, die im Rahmen der Evolution in die Zelle aufgenommen wurden. Dies gilt für Plastiden und Mitochondrien. Plastiden findet man in Pflanzen und Algen, sie dienen als Chloroplasten unter anderem der Photosynthese. Mitochondrien spielen eine große Rolle im Energiestoffwechsel aller eukaryotischen Zellen, sie werden auch als Kraftwerke bezeichnet. Die Hypothese wird davon unterstützt, dass beide Zellorganellen noch Merkmale von Prokaryoten tragen.

192. Lösung D ist korrekt.

Niveau: mittel

Die Endosymbiontentheorie (griech. „endo“ = innen; „symbiosis“ = Zusammenleben) besagt, dass zwei sehr wichtige Zellorganellen der Eukaryoten ursprünglich eigenständige Prokaryoten waren, die in die Zelle aufgenommen wurden. Die Hypothese wird davon gestützt, dass beide Organellen – Plastiden und Mitochondrien – noch Merkmale von Prokaryoten tragen. Wie alle Prokaryoten besitzen sie keinen Zellkern. Sie haben jedoch eigenes genetisches Material in Form von ringförmiger DNA, die nicht an Histone gebunden ist. Zudem haben sie eigene Ribosomen, mit denen sie Proteine herstellen können. Auch eine eigenständige Vermehrung über die sog. mitochondriale Biogenese ist möglich, was Plastiden und Mitochondrien zu sehr eigenständigen Organellen macht. Ihre Doppelmembran gibt zudem Hinweis auf einen stattgefundenen Verschmelzungsprozess: Die innere Membran ähnelt der eines Prokaryoten, während die äußere Membran wahrscheinlich von der Wirtszelle stammt.

193. Lösung E ist korrekt.

Niveau: mittel

Die Endosymbiontentheorie (griech. „endo“ = innen; „symbiosis“ = Zusammenleben) besagt, dass zwei sehr wichtige Zellorganellen der Eukaryoten ursprünglich eigenständige Prokaryoten waren, die in die Zelle aufgenommen wurden. Dies betrifft zum einen die Plastiden, die essentiell für die Photosynthese sind und nach genetischen Analysen Ähnlichkeit mit Cyanobakterien haben. Zum anderen betrifft es Mitochondrien, die Kraftwerke der Zellen, die Ähnlichkeit mit aeroben Bakterien haben. Einige Merkmale der beiden Zellorganellen unterstützen diese Theorie. Sie besitzen als einzige Organellen eigene Proteinfabriken (Ribosomen) sowie DNA in Form von Ringen und ohne Histone. Wie auch Prokaryoten besitzen sie keinen eigenen Zellkern. Sie haben allerdings eine Doppelmembran, was Hinweis auf einen Verschmelzungsprozess gibt. Untersuchungen zufolge ähnelt die innere Membran der eines Prokaryoten und die äußere Membran stammt von der Wirtszelle, dem Symbionten.

194. Lösung E ist korrekt.

Niveau: leicht

Es gibt einige Faktoren, die Kennzeichen für Leben sind. Dazu gehört die Entwicklung, was sowohl die individuelle Entwicklung als auch die Evolution umfasst. Lebewesen können außerdem wachsen, haben einen eigenen Stoffwechsel und können sich vermehren. Ihre Information wird dabei in Form von DNA weitergegeben. Sie reagieren zudem auf Reize aus der Umwelt, wie z. B. Pheromone, Berührungen und Geräusche. Die kleinste Einheit des Lebens ist die Zelle.

195. Lösung D ist korrekt.

Niveau: schwer

Bei der Definition von Leben bilden Viren einen Grenzfall, über den immer noch gestritten wird. Sie haben zwar eine Erbinformation in Form von DNA und können sich replizieren, dafür sind sie jedoch auf eine Wirtszelle angewiesen. Demnach können sie sich nicht selbstständig vermehren. Außerdem besitzen sie keinen eigenen Stoffwechsel, sie haben weder Ribosomen noch Mitochondrien. Viren vermehren sich andererseits schnell und haben eine hohe Mutationsrate, ihre eigene Evolution ist also ausgeprägt. Sie können sich schnell an veränderte Bedingungen anpassen, so entstehen z.B. jedes Jahr neue Varianten des Influenza-Virus. Viren können sich zwar nicht aktiv fortbewegen, das ist jedoch auch kein Definitionskriterium für Leben. Ob Viren sterben können hängt davon ab, ob man sie als lebendig definiert. In jedem Fall können sie ihre Funktion verlieren, wenn z. B. ihre Proteine in extremen Temperaturen denaturieren.

196. Lösung D ist korrekt.

Niveau: mittel

Die Selektionstheorie bildet einen wichtigen Aspekt von Charles Darwins Evolutionstheorie. Demnach funktioniert die natürliche Selektion nach dem Prinzip „survival of the fittest“ – also dem Überleben der Arten, die am besten ihrer Umwelt angepasst sind und sich deshalb fortpflanzen können. Grundlage hierfür ist die Variation der Individuen auf Grundlage der genetischen Variabilität. Durch zufällige Mutationen unterscheiden sich Individuen untereinander und es gibt welche, die zufällig besser ihren Umweltfaktoren angepasst sind. Weitere Grundlage ist die Vererbung: ein gut angepasster Organismus kann sich eher fortpflanzen und seine nützlichen Merkmale eher seinen Nachkommen vererben. Nur ein vererbbares Merkmal ist für die Evolution bedeutend. Durch Überproduktion von Nachkommen kommt es zudem zu Konkurrenz der Lebewesen untereinander, sodass die schlecht Angepassten automatisch ausselektiert werden, d.h. sie können sich schlechter fortpflanzen und ihre Erbanlage geht verloren. Intelligenz hingegen ist keine Grundlage der Selektionstheorie, sondern lediglich ein positives Selektionsmerkmal. Genau wie körperliche Fitness oder Widerstandsfähigkeit bringt sie einen Vorteil zur Reproduktion gegenüber der Konkurrenz.

197. Lösung E ist korrekt.

Niveau: mittel

Die Evolution basiert auf mehreren Faktoren. Grundlegend ist die genetische Variabilität, die auf Mutationen basiert. Hierdurch entstehen unterschiedliche Individuen, von denen die am besten Angepassten selektiert werden. Das heißt sie können überleben, sich fortpflanzen und so ihr Erbgut weitergeben. Schlecht Angepasste hingegen sind nicht in der Lage zu überleben, konkurrenzfähig zu bleiben und sich fortzupflanzen. Ihr Erbgut geht verloren – sie werden ausselektiert. Auch die Isolation bestimmt die Evolution. Wurde eine Art zum Beispiel durch Verschiebung der Kontinente getrennt, entwickeln sich die jeweiligen Populationen auf unterschiedliche Weisen weiter. Der Zufall ist ebenfalls eine treibende Kraft der Evolution. Durch zufällige Ereignisse, wie z. B. einen Vulkanausbruch, kommen sowohl gut als auch schlecht angepasste Individuen ums Leben. Bei kleinen Populationen sorgt dies für eine erhebliche Einschränkung der Variabilität. In den nachfolgenden Generationen können sich nun ganz andere Merkmale durchsetzen. So können beispielsweise neue Lebensräume erobert werden (Gründereffekt).

198. Lösung A ist korrekt.

Niveau: leicht

Charles Darwin veröffentlichte 1859 nach 20 Jahren Forschung sein Buch „On the Origin of Species“ (dt. „Über die Entstehung der Arten“), in dem er die Evolutionstheorie postulierte. Begonnen hatte er seine Theorien bei einer Weltreise mit der HMS Beagle. Auf der Reise entdeckte er unter anderem die unterschiedlichen Finken auf den Galapagos-Inseln, die heute als Darwin-Finken bekannt sind. Nachdem Darwin zunächst in der religiös geprägten Zeit für sein Buch geächtet wurde, ist es heute die fast unverändert gültige Grundlage der Evolutionsbiologie.

199. Lösung A ist korrekt.

Niveau: mittel

Darwins Evolutionstheorie stützt sich auf das Vorhandensein einer natürlichen Selektion, bzw. dem „survival of the fittest“. Demnach überleben die am besten angepassten Individuen. Weil sie konkurrenzfähiger sind, können sie sich besser fortpflanzen und so ihre Merkmale an ihre Nachkommen vererben. Für die Evolution wirksam sind allerdings nur solche Merkmale, die vererbbar sind, also keine erworbenen Eigenschaften.

Wichtig dafür ist die genetische Variabilität, dass also zufällig neue Merkmale durch Rekombination und Mutation im Erbgut auftreten. Dadurch gibt es viele unterschiedliche Individuen. Da eine Überproduktion von Nachkommen vorherrscht, stehen diese immer in Konkurrenz zueinander – einem ständigen Wettbewerb um lebenswichtige Ressourcen, den der am besten Angepasste gewinnt. Auf lange Sicht gesehen hat die Selektion von Organismen, die besser angepasst sind, zur Entwicklung immer komplexerer Merkmale geführt (Höherentwicklung). So kamen große strukturelle Veränderungen zustanden, z. B. wurden Einzeller zu Mehrzellern (Bauplan-Transformation).

200. Lösung E ist korrekt.

Niveau: schwer

Die biologische Fitness ist ein Konzept der Selektionstheorie. Sie hat nichts zu tun mit der umgangssprachlichen körperlichen Fitness, mit der man im Alltag leistungsfähiger und belastbarer ist. Die Fitness im biologischen Sinne definiert sich als Überlebens-, Konkurrenz- und Fortpflanzungsfähigkeit. Sie ist ein Maß der Angepasstheit, denn nur ein an seine Umgebung angepasstes Individuum findet beispielsweise genugend Nahrung um zu überleben, kann dadurch konkurrieren und sich fortpflanzen. Nach dem Prinzip „survival of the fittest“ setzen sich Individuen mit der höchsten Fitness durch und geben ihr Erbgut weiter. Dabei spielt nicht unbedingt die Stärke eine Rolle, sondern die Angepasstheit aller Merkmale an Umweltfaktoren. Eine erfolgreiche Anpassung spiegelt sich nicht in der Anzahl der Nachkommen wider, sondern wiederum in ihrer biologischen Fitness.

201. Lösung B ist korrekt.

Niveau: mittel

Das morphologische Artkonzept unterscheidet Organismen anhand von wesentlichen Merkmalen, z. B. ist ein Hund morphologisch abgrenzbar von einer Katze. Ein Dalmatiner stimmt jedoch mit einem Labrador in den wesentlichen Merkmalen überein, sie gehören beide der Spezies Hund an.

Der biologische Artbegriff unterscheidet Organismen anhand ihrer Fähigkeit, gemeinsam lebensfähige und fruchtbare Nachkommen zu zeugen. So lässt sich zwar eine Pferdestute mit einem Eselhengst kreuzen, das daraus entstehende Maultier ist jedoch unfruchtbar.

Der ökologische Artbegriff unterscheidet Organismen anhand der ökologischen Nischen, in der sie leben. Z. B. lebt ein Kamel unter den Bedingungen einer Wüste und ein Affe unter den Bedingungen eines Waldes.

Der genealogische Artbegriff unterscheidet Organismen anhand ihrer genetischen Geschichte. So ähneln sich Menschen und Affen in ihrer Genstruktur.

202. Lösung A ist korrekt.

Niveau: schwer

Das biologische Artkonzept fasst Individuen anhand ihrer reproduktiven Fähigkeit zusammen. Dazu muss eine Fortpflanzung unter den gegebenen Bedingungen möglich sein, die Nachkommen müssen überlebensfähig und selbst fruchtbar sein.

Reproduktive Isolation entsteht durch mechanische Hindernisse, räumliche Trennung, aber auch Unfruchtbarkeit der Nachkommen. Zum Beispiel kann eine Pferdestute mit einem Eselhengst gekreuzt werden, das daraus entstehende Maultier ist jedoch unfruchtbar. Pferd und Esel können deshalb nicht derselben Art angehören.

203. Lösung A ist korrekt.

Niveau: leicht

Die Definition passt zum biologischen Artbegriff, wonach Individuen zu einer Art zusammengefasst werden, die zusammen überlebensfähige, fruchtbare Nachkommen zeugen können. Das morphologische Artkonzept unterscheidet Organismen anhand von wesentlichen Merkmalen, z. B. ist ein Hund morphologisch abgrenzbar von einer Katze. Der ökologische Artbegriff hingegen unterscheidet Organismen anhand der ökologischen Nischen, in welchen sie leben. Der genealogische Artbegriff unterscheidet Organismen anhand ihrer genetischen Geschichte. So ähneln sich z. B. Menschen und Affen in ihrer Genstruktur.

204. Lösung D ist korrekt.

Niveau: leicht

Evolutionsfaktoren, also treibende Kräfte für die Evolution, sind zum einen Rekombination und Mutation, die für die genetische Variabilität einer Population sorgen. Zum anderen kommt es durch Selektion zur natürlichen Auslese derjenigen Individuen, deren Erbgut ihnen eine gute Anpassung an ihre Umwelt erlaubt. Der Gendrift bringt den Zufall mit hinein. Werden z. B. bei einem Vulkanausbruch viele Organismen einer Population ausgelöscht, können sich danach neue Merkmale durchsetzen. Die Parthenogenese hingegen ist eine eingeschlechtliche Fortpflanzung. Die Nachkommen sind Klone ihrer Mutter. Demnach fehlen dieser Fortpflanzungsart die Grundlagen der Evolution.

205. Lösung D ist korrekt.

Niveau: leicht

Durch Inselbildung und Kontinentaldrift kommt es im Laufe der Geschichte öfter zur Isolation von Organismen. Dadurch werden Teile einer Population abgetrennt und durchlaufen eine eigene Anpassung und Entwicklung. Voraussetzung dafür ist, dass der Genfluss zwischen den Populationen unterbunden ist. So können sich zwei neue Arten bilden (allopatrische Artbildung).

206. Lösung D ist korrekt.

Niveau: mittel

Durch zufällige Ereignisse, wie z. B. einem Vulkanausbruch, werden sowohl gut als auch schlecht angepasste Individuen einer Population ausgelöscht. Besonders bei kleinen Populationen verändert sich dabei die Allelfrequenz stark. Anschließend können sich vorher unterrepräsentierte Merkmale durchsetzen (Gründereffekt). So können beispielsweise neue Lebensräume erobert werden und neue Arten entstehen. Diesen Evolutionsfaktor nennt man Gendrift.

207. Lösung B ist korrekt.

Niveau: schwer

Rekombination beschreibt die Umverteilung genetischen Materials, also den Austausch von Allelen oder ganzen Chromosomen während der Meiose. Dadurch wird der Genpool zwar im Gegensatz zur Mutation nicht verändert, die vielen Kombinationsmöglichkeiten führen jedoch trotzdem zu einer größeren genetischen Variabilität. Es ergeben sich durch die Bildung von Keimzellen und ihrer Verschmelzung miteinander 35 Billionen Kombinationsmöglichkeiten. Zwei identische Nachkommen zu zeugen ist damit, abgesehen von eineiigen Zwillingen, unmöglich. Bei den eineiigen Zwillingen trennen sich die Organismen nach der Befruchtung und dementsprechend erst nach Ablauf der Rekombination. Bei Eukaryoten betrifft die Rekombination das gesamte Genom.

208. Lösung D ist korrekt.

Niveau: mittel

Die Bergmann'sche Regel gründet auf der Beobachtung, dass innerhalb einer Art die Individuen in kälteren geographischen Gebieten größer sind als in warmen. Dieses Phänomen lässt sich dadurch erklären, dass ein größerer Körper relativ gesehen weniger Oberfläche hat als ein kleinerer. So verlieren z. B. die 120 cm großen Pinguine in der Antarktis weniger Wärme als die 50 cm großen Pinguine auf den Galapagos-Inseln. Die Regel ist auf gleichwarme Tiere anzuwenden, da diese auf eine solche Thermoregulierung über ihre Oberfläche angewiesen sind.

209. Lösung C ist korrekt.

Niveau: leicht

In der Evolution entsteht kein perfekter Organismus, da jedes Individuum zahlreichen, teils widersprüchlichen Anforderungen ausgesetzt ist. Die Anpassung fördert so manchmal Merkmale, die für einen anderen Umweltfaktor nachteilig sind. Dies nennt man Kompromiss.

Mit der Zeit hat sich das Merkmal der langen Stoßzähne in der natürlichen Selektion durchgesetzt, da das Elefantenjunge so besser verteidigt und damit die Weitergabe des Erbguts gesichert werden konnte. Die Länge der Stoßzähne war eine Anpassung an den Fressfeind. Mit den Wilderern kommt nun ein widersprüchlicher Umweltfaktor hinzu: Die Menschen sorgen dafür, dass Elefanten mit kürzeren Stoßzähnen eher überleben. Die Ausprägung der Stoßzähne – ob lang oder kurz – ist nun immer ein Kompromiss zwischen zwei bedrohenden Faktoren.

210. Lösung C ist korrekt.

Niveau: mittel

Durch Zufall, wie z. B. einem Vulkanausbruch, werden Populationen dezimiert. Dabei kommen sowohl gut als auch schlecht angepasste Individuen um, so dass sich die Allelhäufigkeit zufällig und unabhängig von der natürlichen Selektion ändert. Dies fällt mehr ins Gewicht, je kleiner die Population ist. Nach dem Ereignis kann sich ein vorher selteneres Merkmal dann durchsetzen. So können z. B. neue Lebensräume erobert werden (Gründereffekt). Diesen Evolutionsfaktor nennt man Gendrift.

211. Lösung E ist korrekt.

Niveau: mittel

Die genetische Variabilität entsteht durch verschiedene Mechanismen. Das Auftreten verschiedener Genvarianten innerhalb einer Population wird als Polymorphismus bezeichnet. Z. B. sorgen Mutationen für eine Veränderung des Erbguts. Sie können positive oder negative Effekte für das Individuum haben oder aber sich neutral auswirken (neutrale Mutation). Zum Teil entstehen dabei neue Allele. Durch sexuelle Rekombination wird das Erbgut zwar nicht verändert, jedoch während der Meiose neu durchmischt. Durch die große Zahl an möglichen Kombinationen sorgt sie dafür, dass kein Organismus dem anderen gleicht.

Auch der Heterozygotenvorteil erhöht die Variation. Damit ist gemeint, dass es für einige Allelpaare nützlicher ist homozygot als heterozygot zu sein. Bekanntestes Beispiel dafür ist die Sichelzellanämie: Homozygote Träger erkranken schwer und haben einen Nachteil in der Reproduktion. Heterozygote Träger hingegen weisen bessere Überlebenschancen für Malaria auf und erhöhen somit ihre Reproduktivität.

212. Lösung C ist korrekt.

Niveau: mittel

Als Gendrift bezeichnet man die Verminderung der Allelfrequenz durch ein zufälliges Ereignis, wie z. B. einem Vulkanausbruch. Durch Dezimierung der Population verändert sich zufällig die Zusammensetzung des Genpools. Dies fällt umso mehr ins Gewicht, je kleiner die betroffene Population ist. Durch das Ereignis kommen sowohl gut als auch schlecht angepasste Organismen ums Leben, also gänzlich unabhängig von ihrer Fitness. Da sich nach dem Ereignis seltenere Merkmale plötzlich durchsetzen können, trägt der Gendrift zur Eroberung neuer Lebensräume und zur Artbildung bei (Gründereffekt). Gendrift, Genshift (der zufällige Austausch ganzer Gensegmente) und die natürliche Selektion sind Evolutionsfaktoren, die unabhängig voneinander gleichzeitig wirken können. Allerdings verringern Gendrift und Genshift auch die genetische Vielfalt einer Population. Bei einer starken Verringerung (Flaschenhalseffekt) kann sich die Population schlechter an veränderte Bedingungen anpassen und stirbt gegebenenfalls aus.

213. Lösung E ist korrekt.

Niveau: leicht

Der Begriff Mutation beschreibt die Veränderung des Erbguts, die entweder spontan oder durch Einwirkung äußerer Faktoren, sogenannten Mutagenen, entsteht. Abspielen kann sich eine Veränderung auf Gen-, Chromosomen- oder Genomebene. Eine Mutation kann sich in einer Änderung des Phänotyps widerspiegeln, muss sie aber nicht zwingend (stille Mutation). Neu gewonnene Merkmale können sowohl positive Effekte (z. B. eine bessere Anpassung an Umweltfaktoren) als auch negative Folgen (z. B. eine Krankheit) haben. Mit neutraler Mutation ist gemeint, dass der Phänotyp verändert wird, sich dies aber weder positiv noch negativ auf den Organismus auswirkt. Unterteilt werden die Mutationen unter anderem nach ihrer Erblichkeit. Keimbahnmutationen betreffen Eizellen, Spermien und ihre Vorläufer. Sie haben auf den Organismus keine Auswirkung, jedoch auf dessen Nachkommen. Im Gegensatz dazu betreffen somatische Mutationen die nichtgeschlechtlichen Zellen. Damit wirken sie sich auf den Organismus aus, haben jedoch keinen Einfluss auf die Nachkommen.

214. Lösung E ist korrekt.

Niveau: leicht

Es gibt verschiedene Umweltfaktoren, die Mutationen auslösen können. Sie werden Mutagene genannt und besitzen die Fähigkeit, Gene zu verändern. Zu den Mutagenen gehören physikalische Faktoren, wie Temperaturschocks oder radioaktive Strahlung. Auch kurzwelliges UV-Licht wirkt mutagen, was z. B. zu Hautkrebs nach langem Sonnenbaden führen kann. Zudem gibt es mutagene Chemikalien, wie Nitrosamine und Arsensäure. Asbest beispielsweise war früher sehr beliebt in der Industrie und ist heute aufgrund seiner gesundheitsschädigenden Wirkung verboten. Ultraschall hingegen ist daran unbeteiligt.

215. Lösung B ist korrekt.

Niveau: mittel

Genetische Variabilität wird auf Ebene einer Population betrachtet und bestimmt ihre Chancen auf Fortbestand.

216. Lösung C ist korrekt.

Niveau: leicht

Genetische Rekombination bezeichnet die Umsortierung von Allelen während der Meiose. Anders als bei der Mutation wird das Erbgut hierdurch nicht verändert. Da es jedoch 35 Billionen verschiedene Kombinationsmöglichkeiten gibt, trägt dieser Mechanismus maßgeblich zur genetischen Variabilität in einer Population bei. Faktoren, die zu einer Rekombination führen, sind die zufällige Verteilung der väterlichen und mütterlichen Chromosomen, das Crossing-over während der Meiose, Mutationen, Duplikationen und Gendrift.

217. Lösung D ist korrekt.

Niveau: mittel

Genetische Rekombination bezeichnet die Umsortierung von Allelen. Anders als bei der Mutation wird das Erbgut hierdurch nicht verändert. Es gibt verschiedene Vorgänge, die zur Umverteilung führen. Z. B. werden bei dem Zusammentreffen der Keimzellen bei der Befruchtung zufällig väterliche und mütterliche Chromosomen durchmischt. Bei der Meiose werden die jeweiligen Schwesterchromatiden zufällig auf die Tochterzellen verteilt. Umwelteinflüsse können auf diesen Prozess keinen direkten Einfluss nehmen.

Die ungeschlechtliche Fortpflanzung und auch das Klonen entziehen sich einer Rekombination. Zusammen mit der Entstehung eineiiger Zwillinge sind sie die einzigen Möglichkeiten, zwei genetisch identische Organismen zu erzeugen.

218. Lösung D ist korrekt.

Niveau: schwer

„Homo sapiens“ (lat. einsichtsfähiger/weiser Mensch) gehört zur Familie der Menschenaffen (Hominidae) und bezeichnet den heutigen modernen Menschen. Er ist vermutlich direkter Nachfahre des „Homo erectus“ (Frühmensch). „Homo“ bezeichnet die Gattung und „sapiens“ die Art.

219. Lösung B ist korrekt.

Niveau: leicht

Die taxonomische Klasse des Menschen lautet Säugetier. Chordatier wäre sein Stamm, Landlebewesen seine Reihe und Primat seine Ordnung.

220. Lösung A ist korrekt.

Niveau: schwer

Die korrekte taxonomische Systematik für den Menschen lautet:

Reich: Tiere, Stamm: Chordatiere, Klasse: Säugetiere, Ordnung: Primaten, Familie: Menschenaffen, Gattung: Menschen, Art: sapiens.

221. Lösung C ist korrekt.

Niveau: mittel

Bereits der Homo habilis (Urmensch) ernährte sich als erster Jäger und Sammler von Beutetieren, Pflanzen und Insekten. Dazu baute er einfache Steingeräte, die als erste zweckorientierte Werkzeuge dienten. Seine Ernährung und soziale Interaktion waren wichtige Faktoren für seine Entwicklung. So entstand vor fast zwei Millionen Jahren sein Nachfolger, der Homo erectus (Frühmensch). Eine Zeit lang lebte der Homo erectus parallel mit dem Homo habilis und dessen Vorgänger, dem Australopithecus (Vormensch) auf der Erde.

222. Lösung C ist korrekt.

Niveau: leicht

Als Symbiose bezeichnet man eine Wechselbeziehung zwischen zwei Organismen, die für beide von Vorteil ist. Ein Beispiel dafür ist der Putzerfisch: Er ernährt sich von Verunreinigungen und Parasiten auf der Haut von großen Raubfischen. Die Raubfische werden dabei gereinigt und verschonen deshalb ihre kleinen Begleiter.

223. Lösung D ist korrekt.

Niveau: schwer

Joel Asaph Allen postulierte, dass bei gleichwarmen Tieren die Körperanhänge (Extremitäten, Schwanz, Ohren, etc.) kleiner sind, je kälter ihr Lebensraum ist. Der Grund dafür liegt darin, dass über eine größere Oberfläche mehr Wärme verloren geht als über eine kleinere. Für Tiere in kalten Regionen ist es überlebenswichtig möglichst wenig Wärme zu verlieren. Andersherum schützen sich Tiere in heißen Regionen mit dem Verlust von Wärme über ihre Körperanhänge vor Überhitzung. Bekanntes Beispiel dafür sind Luchse: Der Wüstenluchs kommt vor allem in Afrika vor und hat wesentlich größere Ohren als der eurasische Luchs, der in Tundren lebt.

Zu beachten ist, dass bei der komplementierenden Bergmann'schen Regel der Zusammenhang andersherum besteht: je kälter der Lebensraum, desto größer der Körper. Dies liegt daran, dass es um die Relation von Körperoberfläche zu Volumen geht. Bei einem großen Körper gibt es weniger Oberfläche im Verhältnis zum Volumen und es geht wiederum weniger Wärme verloren.

224. Lösung B ist korrekt.

Niveau: leicht

Abiotische Faktoren sind die unbelebten Lebensumstände eines Organismus. Dazu zählen beispielsweise Temperatur (Wärme und Kälte), Feuchtigkeit, Wasser, Wind und Licht. Parasitismus ist ein Faktor der belebten Umwelt und wird deshalb als biotisch bezeichnet.

225. Lösung A ist korrekt.

Niveau: leicht

Biotische Faktoren sind die belebten Lebensumstände eines Organismus. Dazu gehören Beutetiere, Sexualpartner, Konkurrenten, Parasiten und Fressfeinde, wie z. B. Raubtiere. Der pH-Wert hingegen ist unbelebt und gehört deshalb zu den abiotischen Faktoren.

226. Lösung B ist korrekt.

Niveau: mittel

Das Pflanzenwachstum ist von einigen abiotischen Faktoren abhängig. Zum einen brauchen Pflanzen Licht, über das sie durch Fotosynthese ihren Energiebedarf decken. Außerdem brauchen sie, je nach ihrer Angepasstheit, eine bestimmte Temperatur. Der pH-Wert ist ebenso wichtig, da z. B. Pflanzen bei einer Versauerung von Böden absterben können. Bekanntermaßen brauchen Pflanzen auch Wasser, welches ebenfalls zur Fotosynthese herangezogen wird. Auch mineralische Nährelemente sind ein wichtiger Wachstumsfaktor und beeinflussen den Ertrag.

227. Lösung C ist korrekt.

Niveau: mittel

Die Populationsdichte wird von abiotischen und biotischen Umweltfaktoren begrenzt. Dazu gehören zum einen Ressourcen wie z. B. Nahrung: Wird die Dichte einer Population mit gleichen Nahrungsgewohnheiten zu groß, wird auch die Konkurrenz größer und Individuen sterben an Nahrungsmangel. Umweltkapazität bezeichnet die maximale Anzahl an Individuen, für die ein Lebensraum überhaupt geeignet ist. Da manche Ressourcen begrenzt sind, ist auch die Kapazität begrenzt.

Ein anderer Faktor ist sozialer Stress. Darunter versteht man Komplikationen innerhalb des Zusammenlebens, wie z. B. Aggression und Gedränge. Sozialer Stress kann die Fruchtbarkeit verringern und so das Populationswachstum begrenzen. Auch Krankheiten und Parasiten können dazu beitragen. Auf engem, dicht besiedeltem Raum können sie sich gut ausbreiten und zum Tod vieler Individuen führen.

228. Lösung D ist korrekt.

Niveau: mittel

Die Beschreibung ist die Definition einer Population. Als Habitat wird in der Biologie ein Lebensraum bezeichnet. Spezies und Art sind Synonyme und stellen eine Unterteilung von Lebewesen nach verschiedenen (z. B. morphologischen, biologischen oder genealogischen) Konzepten dar. Phytozoenosen sind Gemeinschaften von Pflanzen.

229. Lösung C ist korrekt.

Niveau: schwer

Das Konkurrenzausschlussprinzip besagt, dass zwei Arten mit den gleichen ökologischen Ansprüchen (ökologische Nische) nicht im gleichen Biotop nebeneinander existieren können. Dies begründet sich darauf, dass Organismen mit den gleichen Ansprüchen, z. B. in Bezug auf Nahrung, in einem gemeinsamen Biotop miteinander in Konkurrenz treten müssen. Dabei setzt sich die konkurrenzstärkere Art langfristig durch und die jeweils andere Art stirbt aus. Letzteres kann nur durch Konkurrenzvermeidung verhindert werden: Die konkurrenzschwächere Art weicht in einen anderen Lebensraum aus oder passt ihre Nahrungsgewohnheiten an.

230. Lösung C ist korrekt.

Niveau: schwer

Der Toleranzbereich bezeichnet den Schwankungsbereich eines Umweltfaktors, in dem ein Organismus überleben kann. Dabei sind nicht nur chemische Faktoren wichtig, sondern z. B. auch Temperaturen. Für verschiedene Arten und verschiedene Umweltfaktoren kann der Toleranzbereich sehr unterschiedlich sein. Wenn man die Intensität eines Umweltfaktors gegen den Lebensvorgang aufträgt, erhält man eine Toleranzkurve. Sie wird begrenzt von Minimum und Maximum. Oberhalb, bzw. unterhalb dieses Wertes kann ein Individuum nicht überleben. Weiterhin lässt sich ein Optimum ablesen – der Wert, bei dem das Individuum am besten leben und sich am stärksten fortpflanzen kann. Der Bereich um das Optimum herum wird vom Individuum bevorzugt und heißt deswegen auch Präferendum. Das Pessimum hingegen befindet sich in der Nähe von Maximum und Minimum: In diesen Bereichen kann der Organismus gerade noch überleben, aber sich nicht fortpflanzen.

Die ökologische Potenz beschreibt die Intensität eines Umweltfaktors, in der sich ein Organismus fortpflanzen, bewegen und entwickeln kann. In der Toleranzkurve bildet die ökologische Potenz die gesamte Toleranz abzüglich der Pessima bei Maximum und Minimum.

231. Lösung C ist korrekt.

Niveau: schwer

Zwischen Räubern und ihrer Beute entwickelt sich eine Dynamik, die von Lotka und Volterra beschrieben wurde. Grundlage dieser Dynamik ist nicht die Jahreszeit, sondern die Tatsache, dass bei einer großen Zahl an Beutetieren die Zahl an Räubern durch das Nahrungsangebot steigen kann. Die vielen heranwachsenden Räuber reißen jedoch so viele Beutetiere, dass diese Population wieder sinkt. Aufgrund von Nahrungsmangel sinkt dann zeitlich versetzt dazu auch wieder die Zahl der Räuber. Bei wenig lebenden Räubern kann sich die Beutetierpopulation wieder erholen und der Zyklus beginnt von vorne.

Lotka und Volterra haben diese Beobachtung in Form von Regeln festgehalten. Solange kein äußerer Faktor einwirkt, schwanken die beiden Populationen periodisch um einen Mittelwert herum und bleiben über längere Zeiträume betrachtet relativ konstant. Die daraus entstehenden Kurven sind phasenverschoben. Sterben durch äußere Faktoren sowohl Räuber als auch Beutetiere, erholt sich die Population der Beutetiere zuerst davon.

232. Lösung C ist korrekt.

Niveau: mittel

Der Nahrungskreislauf im See beginnt mit dem Produzenten. Der Produzent ist autotroph, d. h. er produziert seine Energie selbst. Dazu gehört z. B. das Phytoplankton. Zooplankton hingegen betreibt keine Photosynthese, sondern ernährt sich von Phytoplankton. Das macht es zum Konsumenten erster Ordnung. Friedfische ernähren sich nicht von anderen Fischen sondern von Zooplankton. Sie sind Konsumenten zweiter Ordnung. Raubfische hingegen ernähren sich als Konsumenten dritter Ordnung von kleineren Fischen.

233. Lösung D ist korrekt.

Niveau: schwer

Die Winterstagnation kommt durch eine Abnahme der Temperatur zustande. Wegen der Dichteanomalie des Wassers bildet sich eine Schicht aus Oberflächenwasser (<4°C) und eine Schicht aus tiefem Wasser (>4°C). Dies verhindert eine Durchmischung des Wassers. Bildet sich eine geschlossene Eisdecke, wird dieser Effekt verstärkt.

234. Lösung B ist korrekt.

Niveau: mittel

Die Wachstumsrate einer Population lässt sich vereinfacht ausdrücken als Differenz zwischen Geburtenrate und Sterberate.

235. Lösung E ist korrekt.

Niveau: schwer

Die Gewässergüte wird genutzt, um Gewässer qualitativ zu beurteilen. Dabei werden Kennzeichen hinzugezogen, die auf den Grad der organischen Belastung hinweisen. Dazu zählen chemische Parameter, wie der Sauerstoffgehalt, Stickstoffgehalt und pH-Wert. Auch die Temperatur spielt eine wichtige Rolle, da sie alle Lebewesen und Gasaustauschvorgänge beeinflusst. Im Rahmen des sogenannten Saprobienindex werden vor allem Mikroorganismen zur Beurteilung herangezogen. Der Fischbestand hingegen dient primär nicht der Klassifizierung.

236. Lösung E ist korrekt.

Niveau: leicht

Der See wird unterteilt in verschiedene Schichten. Die Freiwasserschicht (Pelagial) ist die oberste Schicht, sie reicht bis zum Ufer und ist lichtdurchflutet. Die direkt darunter liegende Nährschicht (Epilimnion) erhält noch genügend Licht, um Phytoplankton zu beherbergen. Zudem finden sich hier Zooplankton und Destruenten vor. Da jedoch mehr Substrate durch Fotosynthese produziert als durch Organismen verbraucht werden, ist die Energiebilanz dieser Schicht positiv. Die Kompensationsschicht (Metalimnion) ist die Grenze zwischen der Nähr- und der Zehrschicht. In der Zehrschicht (Hypolimnion) kommt nicht genügend Licht an, um Fotosynthese zu ermöglichen. Hier werden durch heterotrophe Organismen mehr Substrate verbraucht, als durch Phytoplankton produziert wird. Die Energiebilanz dieser Schicht ist also negativ und die Organismen ernähren sich hauptsächlich von herabsinkenden Substraten aus der Nährschicht.

237. Lösung E ist korrekt.

Niveau: schwer

Zur Enthärtung des Wassers werden in manchen Waschmitteln Phosphate eingesetzt. Diese sind allerdings auch vielgenutzte Düngemittel. Gelangen sie in Flüsse oder Seen, führen sie zu einem übermäßigen Wachstum von Pflanzen und Algen, was das sensible ökologische Gleichgewicht stört. Der Zusatz von Phosphaten wird zumindest in Europa immer stärker verboten.

238. Lösung D ist korrekt.

Niveau: mittel

Destruenten spielen die Rolle des Recyclers im Kreislauf eines Ökosystems. Zu ihnen gehören beispielsweise Regenwürmer, Bakterien und Pilze. Als letztes Glied der Nahrungskette zersetzen sie anfallendes organisches Material, wie z. B. Exkremente und tote Organismen. Dabei wird das Material zu anorganischen Verbindungen umgebaut (mineralisiert), welche den Produzenten (z. B. Pflanzen) zum Aufbau neuer Biomasse zur Verfügung gestellt werden können, von der sich wiederum die Konsumenten ernähren können. Mit ihnen schließt sich also der Materiekreislauf.

239. Lösung B ist korrekt.

Niveau: mittel

Im Wasserkreislauf spielen die Meere die größte Rolle, da sie fast drei Viertel der Erdoberfläche bedecken. In Form von Luftfeuchtigkeit geht von der Wasseroberfläche das Wasser durch Verdunstung in die Atmosphäre über. Die treibende Kraft hierfür ist die Sonnenstrahlung.
Auch in Gebirgen, Wäldern, Grasland und kleineren Gewässern verdunstet Wasser, jedoch in weit geringerer Menge als aus den Ozeanen.

240. Lösung B ist korrekt.

Niveau: leicht

Die meisten Ökosysteme sind so komplex und sensibel, dass sie nicht künstlich ersetzt werden können. Es gibt auf der Erde keine Landschaft mehr, die nicht vom Menschen durch Besiedelung, Nutzung oder Schadstoffemission beeinflusst wurde. Um einen Verlust von Ökosystemen zu vermeiden und um die Artenvielfalt zu erhalten, ist ein intensiver Umwelt- und Naturschutz nötig.

DER KÖRPER DES MENSCHEN – GRUNDLAGEN

241. Lösung E ist korrekt.

Niveau: mittel

Es gibt kein mehrreihig verhorntes Flimmerepithel, da Flimmerhaare auf unverhorntem Grund stehen. Einschichtig kubisches Epithel kommt z. B. im Epithel der Nierenkanälchen vor, mehrschichtig verhorntes Plattenepithel findet sich in der Epidermis der Haut, einschichtiges Plattenepithel kommt im Blutgefäßendothel vor, Urothel kleidet z. B. das Epithel der Harnblase aus.

242. Lösung A ist korrekt.

Niveau: schwer

Muskulatur wird anhand ihres Aussehens unter einem Lichtmikroskop und ihrer Funktion unterschieden. Es gibt die Übergruppe der quergestreiften Muskulatur, zu der die Skelettmuskulatur (oder Bewegungsmuskulatur) und die Herzmuskulatur gezählt werden. Die Herzmuskulatur bildet eine eigene Untergruppe, da sie ein eigenes Reizleitungssystem besitzt. Die glatte Muskulatur bildet die zweite große Gruppe des Muskeltypen. Sie ist nicht willkürlich steuerbar und kommt vornehmlich in den Wänden aller Hohlorgane (z. B. Darm, Atemwege, Blutgefäße) vor.

243. Lösung E ist korrekt.

Niveau: mittel

Neben den genannten Funktionen: Bindefunktion, Stoffwechselfunktion, Kontrolle des Wasserhaushalts, Wundheilung und Immunabwehr hat das Binde- und Stützgewebe auch eine Speicherfunktion z. B. von Kalorien im Fettgewebe inne.

244. Lösung E ist korrekt.

Niveau: mittel

Man unterscheidet zwischen Bindegewebe, zudem auch das Fettgewebe gezählt wird, und Stützgewebe, zu dem Knochen und Knorpel gehören. Blut ist ebenfalls eine spezialisierte Form des Binde- und Stützgewebes.

245. Lösung B ist korrekt.

Niveau: schwer

Epithelien haben keine Blutgefäße, da Sie vom darunter liegenden Bindegewebe per Diffusion versorgt werden (I.), sie besitzen Haftkomplexe (Tight Junctions bei einschichtigem Epithel), um sich seitlich miteinander zu verbinden und den Interzellulärspalt abzudichten. Alle anderen Antworten treffen ebenso zu.

246. Lösung E ist korrekt.

Niveau: mittel

Je nach Ort und Aufgabe übernehmen Epithelien all diese Funktionen.

247. Lösung E ist korrekt.

Niveau: mittel

Apokrine Sekretion oder Apozytose beschreibt die Abgabe von Sekret gemeinsam mit dem apikalen Teil der Zellmembran, beispielsweise in der Milchdrüse der Mamma. Die holokrine Sekretion beschreibt einen Vorgang, bei dem die gesamte Zelle zerfällt, um Ihr Sekret freizusetzen, v. a. bei Talgdrüsen. Im Gegensatz dazu gehen bei der merokrinen (und auch ekkrinen) Sekretion kaum Zytoplasma- oder Zellmembranbestandteile der Zelle verloren. Bei der ekkrinen Sekretion kommt es zur Exozytose, dem Verschmelzen von intrazellulären Sekretvesikeln mit der Zellmembran, bei dem das Sekret ausgeschieden wird.

248. Lösung B ist korrekt.

Niveau: schwer

Die Herzmuskulatur wird, neben der Skelettmuskulatur und der glatten Muskulatur, als eigenständiger Muskulaturtyp begriffen. Sie hat Eigenschaften der glatten Muskulatur (z. B. mittelständige Zellkerne) und der Skelettmuskulatur. Zusammen mit der Skelettmuskulatur wird sie als quergestreifte Muskulatur bezeichnet, da sie im Mikroskop eine charakteristische Streifung aufweist. Längsgestreifte Muskulatur gibt es nicht.

249. Lösung B ist korrekt.

Niveau: schwer

250. Lösung A ist korrekt.

Niveau: mittel

Die Epidermis ist das Oberhautgewebe. Es ist mehrschichtig verhornend und setzt sich von basal nach apikal aus folgenden Schichten (strata) zusammen: Stratum basale, Stratum spinosum, Stratum granulosum, Stratum lucidum, Stratum corneum. Mehrreihig prismatisches Epithel gibt es beispielsweise in der Trachea (= Luftröhre).

251. Lösung C ist korrekt.

Niveau: mittel

Stütz- und Stoffwechselfunktionen werden unter anderem vom Stütz- und Bindegewebe übernommen, zu dem auch das Fettgewebe gehört (Stoffwechsel).

252. Lösung B ist korrekt.

Niveau: schwer

Die Haut ist ein Organ und keine Gewebeart. Sie besteht aus Epithelien (Epidermis) und Bindegewebe (Dermis und Subkutis) sowie Hautanhangsgebilden.

253. Lösung C ist korrekt.

Niveau: schwer

Die Epidermis (=Oberhaut) besteht im Gegensatz zu allen anderen Antwortmöglichkeiten aus mehrschichtig verhornendem Plattenepithel.

254. Lösung D ist korrekt.

Niveau: schwer

Die Speiseröhre (=Ösophagus) ist von mehrschichtig unverhorntem Plattenepithel ausgekleidet.

255. Lösung A ist korrekt.

Niveau: leicht

Hämoglobin wird als roter Blutfarbstoff, Myoglobin als roter Muskelfarbstoff bezeichnet. Myoglobin hat eine ca. 6-fach höhere Sauerstoff-Affinität als Hämoglobin. Es übernimmt den Sauerstoff aus dem Blut vom Hämoglobin und gibt ihn an die Muskelzelle weiter.

256. Lösung B ist korrekt.

Niveau: leicht ▽

Pepsin ist ein wichtiges Verdauungsenzym, dessen Vorstufe Pepsinogen von den Hauptzellen in der Magenschleimhaut gebildet wird. Erst bei Freisetzung in die Magensäure wird aus der Vorstufe das aktive Pepsin. Dank seines pH-Optimums von 1–2 kann es besonders gut in der Säure arbeiten und ist hier für die Spaltung von aufgenommenen Proteinen zuständig.

257. Lösung D ist korrekt.

Niveau: leicht ▽

Im Gegensatz zum weitläufigen Sprachgebrauch handelt es sich bei einer „Blinddarmentzündung" nicht um eine Entzündung des aufsteigenden Dickdarms (Blinddarm), sondern seines ca. 10cm langen Anhanges, dem Wurmfortsatz (Appendix). Der Fachbegriff für die Entzündung lautet Appendizitis. Der Wurmfortsatz befindet sich in der Nähe des Übergangs von Dünndarm zu Dickdarm im rechten Unterbauch. Seine Aufgabe ist noch nicht hinreichend geklärt, wahrscheinlich spielt er eine Rolle im körpereigenen Abwehrsystem.

258. Lösung C ist korrekt.

Niveau: leicht

Der Magen befindet sich links unter dem Zwerchfell in der Bauchhöhle (Peritoneum).

259. Lösung C ist korrekt.

Niveau: mittel

Die Gallenblase speichert die von den in der Leber gelegenen Gallegängen sezernierte Gallenflüssigkeit. Nach der Nahrungsaufnahme werden selbige freigesetzt und helfen beispielsweise bei der Verdauung von Fetten.

260. Lösung B ist korrekt.

Niveau: leicht

Auf den Zwölffingerdarm (= Duodenum) folgen Leerdarm (= Jejunum) und Krummdarm (= Ileum). Zusammen bilden sie den Dünndarm. Der Blinddarm (= Caecum) ist der proximal gelegenste Teil des Dickdarms (= Colon).

261. Lösung E ist korrekt.

Niveau: mittel

Die Leber ist ein Stoffwechselorgan mit vielen Aufgaben. Die in ihren Gallengängen gebildete Gallenflüssigkeit wird allerdings in der Gallenblase gespeichert.

262. Lösung D ist korrekt.

Niveau: schwer

263. Lösung E ist korrekt.

Niveau: leicht

Der Speisebrei wird durch Magenkontraktion durchmischt und anschließend über den Magenpförtner (Pylorus) portionsweise an den Zwölffingerdarm (Duodenum) abgegeben. Von dort wird die aufgenommene, zerkleinerte Nahrung durch peristaltische Wellen entlang des Darms transportiert und verdaut. Die Pfortader sammelt das nährstoffreiche Blut aus den unpaaren Bauchorganen (Magen, Dünndarm, Dickdarm, Teile des Mastdarms, Bauchspeicheldrüse, Milz) und führt es der Leber zu.

264. Lösung E ist korrekt.

Niveau: mittel

265. Lösung D ist korrekt.

Niveau: leicht

Auf den Zwölffingerdarm (=Duodenum) folgen Leerdarm (=Jejunum) und Krummdarm (=Ileum). Zusammen bilden sie den Dünndarm. Der Blinddarm (=Coecum) ist der proximal gelegenste Teil des Dickdarms (=Colon).

266. Lösung C ist korrekt.

Niveau: schwer

267. Lösung A ist korrekt.

Niveau: schwer

Die Oberflächenstruktur des Dünndarms setzt sich aus Falten, Zotten, Mikrovilli und Krypten zusammen, die die Oberfläche enorm vergrößern. Daher hat der Dünndarm letztendlich eine Resorptionsoberfläche von rund 180 m^2. Im Gegensatz dazu weißt der Dickdarm als spezifisches Merkmal keine Zotten und nur tiefe Krypten auf, dessen Zellen Gleitschleim produzieren und Wasser resorbieren, um den Stuhl einzudicken.

268. Lösung A ist korrekt.

Niveau: leicht

Der Blutdruck wird stets mit zwei Werten angegeben. Der erste Wert beschreibt den Druck während der Kontraktion des Herzens (Systole) und der zweite den Druck während der Entspannungsphase des Herzens (Diastole). Ein Beispiel für einen normalen Blutdruck bei einem gesunden Erwachsenen in Ruhe wäre z. B. $^{120}/_{80}$ mmHg. Laut WHO-Kriterien muss bei dauerhaft vorliegenden systolischen Werten >140 mmHg und diastolischen Werten >90 mmHg von einem Bluthochdruck (arterielle Hypertonie) gesprochen werden.

269. Lösung A ist korrekt.

Niveau: leicht

Der Sinusknoten liegt im rechten Herzohr und ist der Taktgeber des Herzens. Im Sinusknoten befinden sich Zellen, die spontan depolarisieren und ihre Erregung weiterleiten, woraufhin eine Herzkontraktion eingeleitet wird. Die Frequenz beträgt dabei normalerweise 60–80 bpm. Erst bei Ausfall des Sinusknoten kann der AV-Knoten seine Arbeit als Taktgeber übernehmen.

270. Lösung C ist korrekt.

Niveau: leicht

Die Pulmonalklappe befindet sich am Ausgang des rechten Ventrikels (Kammer), die Aortenklappe am Ausgang des linken; die Trikuspidalklappe befindet sich zwischen dem rechten Atrium (Vorhof) und dem rechten Ventrikel, die Mitral- oder Bikuspidalklappe zwischen dem linken Atrium und Ventrikel. Eine Ventralklappe gibt es nicht.

271. Lösung B ist korrekt.

Niveau: schwer

Die Körpervenen erreichen das rechte Herz, durchlaufen Atrium, Segelklappen und Ventrikel und werden über die Pulmonalklappe in die Lungenarterien gepumpt. In der Lunge wird das Blut oxygeniert (= mit Sauerstoff angereichert) und fließt über die Lungenvenen zum linken Herzen, wo es erneut Vorhof und Kammer durchläuft, um über die Aortenklappe in den Körperkreislauf gepumpt zu werden. Beachte, dass die Taschenklappen (Aorten- und Pulmonalklappe) am Ausgang der Ventrikel und nicht zwischen Atrium und Ventrikel liegen. Zwischen Atrium und Ventrikel liegen die sog. Segelklappen: Die Bikuspidalklappe mit ihren zwei Segeln im linken, die Trikuspidalklappe mit ihren drei Segeln im rechten Herz. Das linke und rechte Herz pumpen das gleiche Volumen pro Herzschlag, allerdings sind die Druckverhältnisse unterschiedlich. Der Blutdruck ist im Lungenkreislauf ($^{20}/_{8}$ mmHg) deutlich niedriger als im Blutkreislauf ($^{120}/_{80}$ mmHg).

272. Lösung B ist korrekt.

Niveau: mittel

Rechtes und linkes Herz sind ähnlich strukturiert und einfach hintereinander geschaltet. Die Körpervenen erreichen das rechte Herz, durchlaufen Atrium, Segelklappen und Ventrikel und werden über die Pulmonalklappe in die Lungenarterien gepumpt. In der Lunge wird das Blut oxygeniert (= mit Sauerstoff angereichert) und fließt über die Lungenvenen zum linken Herzen, wo es erneut Vorhof und Kammer durchläuft, um über die Aortenklappe in den Körperkreislauf gepumpt zu werden.

273. Lösung E ist korrekt.

Niveau: leicht

Arterielles Blut ist ein Synonym für sauerstoffreiches, venöses Blut ein Synonym für sauerstoffarmes Blut. Die einzigen Außnahmen sind der Truncus pulmonalis, der aus der rechten Kammer entspringt und sauerstoffarmes Blut führt und die Lungenvenen, die in den linken Vorhof münden und sauerstoffreiches Blut führen. Das Herz führt natürlich auch arterielles Blut, schließlich muss es den Körper mit Sauerstoff versorgen.

274. Lösung E ist korrekt.

Niveau: schwer

Venen fließen zum Herzen hin, Arterien vom Herzen weg. Die Venen des Körperkreislaufes transportieren sauerstoffarmes – der Sauerstoff wurde in der Peripherie des Körpers verbraucht – und die Arterien in der Lunge mit Sauerstoff angereichertes Blut. Für den Lungenkreislauf hingegen verhält es sich genau umgekehrt. Die Lungenarterien, die aus dem rechten Herzen gespeist werden, transportieren sauerstoffarmes Blut, das in der Lunge oxygeniert wird, und dann über die Lungenvene in den linken Vorhof gelangt. Daher ist das Blut in den Lungenvenen sauerstoffarm.

275. Lösung E ist korrekt.

Niveau: mittel

Die Aussagen A bis D sind korrekt. Die Aorta ist die Hauptschlagader und transportiert das sauerstoffreiche Blut der linken Herzkammer, die Klappenfunktion und die Lage der rechten Herzkammer ist richtig beschrieben. Allerdings heißen die Klappen zwischen Vorhof und Kammer Segelklappen.

276. Lösung D ist korrekt.

Niveau: schwer

Arterien sind definiert als Gefäße, die vom Herzen weg, Venen als Gefäße, die zum Herzen hinführen. Antworten III und IV sind deshalb falsch, weil im Lungenkreislauf die Oxygenierung genau gegensätzlich ist: Hier transportieren die (Lungen-)Venen sauerstoffreiches und die (Lungen-)Arterien sauerstoffarmes Blut.

277. Lösung C ist korrekt.

Niveau: leicht

Ein Thrombus bezeichnet ein Blutgerinnsel, ein Embolus ein Objekt, das ein Gefäß verlegt. Eine Ischämie ist eine minderdurchblutetes Areal, als Windkessel wird die Funktion der Aorta bezeichnet, das Blut, obwohl es vom linken Herzen im Schwall gepumpt wird, relativ gleichmäßig in den Körperkreislauf zu entlassen. Ein Aneurysma bezeichnet tatsächlich eine irreversible Aussackung eines Gefäßes.

278. Lösung E ist korrekt.

Niveau: leicht

Die Gefäße des Körpers sind in folgender Reihenfolge hintereinander geschaltet: Arterien – Arteriolen – Kapillaren – Venolen – Venen. Kapillaren sind sehr fein verästelte arterielle und venöse Blutgefäße, die ein Netz, das sog. Kapillarnetz, bilden.

279. Lösung C ist korrekt.

Niveau: leicht

Der normale Blutdruck liegt bei $^{120}/_{80}$ mmHg und wird als normoton bezeichnet.

280. Lösung A ist korrekt.

Niveau: schwer

Das Atemzentrum liegt in der Medulla oblongata, genauer genommen in einem Zellverband namens Formatio reticularis. Die Medulla oblongata gehört zum Hirnstamm. Von hier aus werden Einatmung (Inspiration) und Ausatmung (Exspiration) gesteuert und den Konzentrationen von Kohlendioxid und Sauerstoff angepasst.

281. Lösung C ist korrekt.

Niveau: leicht

Das Zwerchfell (Diaphragma) trennt Bauchhöhle von Brusthöhle und ist der wichtigste Atemmuskel. Es ist an Rippen, Brustbein und Wirbelsäule befestigt und kuppelartig gespannt. Durchtreten wird es nur von wichtigen Gefäßen, Nerven und der Speiseröhre.

282. Lösung E ist korrekt.

Niveau: mittel

Bei der Einatmung wölbt sich das Zwerchfell nach unten und führt so zu einer wesentlichen Vergrößerung des Brustkorbvolumens. Hiermit ist das Zwerchfell der wichtigste Atemmuskel.

283. Lösung B ist korrekt.

Niveau: mittel ▽

Zum Atemtrakt gehören die oberen Atemwege mit Nase und Rachen sowie die unteren Atemwege ab dem Kehlkopf bis zu den feinen Lungenbläschen (Alveolen). Der Großteil des Atemtraktes ist mit speziellem selbstreinigendem Epithel, dem respiratorischen Flimmerepithel, ausgekleidet. Die Luftröhre (Trachea) spaltet sich nach ca. 12 cm in einen linken und einen rechten Hauptbronchus, welche jeweils einen Lungenflügel belüften. Sie münden in Lappenbronchien. Im Gegensatz zum linken Lungenflügel mit zwei, gibt es im rechten Lungenflügel drei Lappenbronchien. Die Bronchien verästeln sich anschließend immer feiner und werden schließlich zu Bronchiolen, die weniger als einen Millimeter umfassen. Die Bronchiolen enden in den Lungenbläschen (Alveolen), wo der eigentliche Gasaustausch stattfindet.

284. Lösung E ist korrekt.

Niveau: mittel

Die Lunge besteht aus zwei Lungenflügeln (auch rechte und linke Lunge genannt). Die rechte Lunge hat drei Lappen (Ober-, Mittel- und Unterlappen), die linke nur zwei (Ober- und Unterlappen), da das Herz auf der linken Seite mehr Platz im Brustraum einnimmt. Bei der Einatmung dehnt sich der Thorax aus, das Zwerchfell kontrahiert sich. Dadurch dehnt sich die Lunge passiv mit und Luft strömt dem entstandenen Unterdruck nach in die Lunge. Die Lungensepten, die keine Muskeln enthalten, spielen bei der Einatmung (= Inspiration) keine Rolle.

285. Lösung E ist korrekt.

Niveau: schwer

I. Die oberen Atemwege sind der Mund- und Nasenraum bis zum Kehlkopf, die unteren, wie hier richtig benannt, Luftröhre und Lungen.

II. Die beiden Hauptbronchien, in die sich die Luftröhre aufteilt, versorgen die linke und die rechte Lunge.

III. Man unterscheidet die äußere Atmung, die den Gasaustausch (Sauerstoff und Kohlendioxid) in der Lunge bezeichnet, von der inneren Atmung, der sog. Zellatmung.

VI. Die Bronchien oder auch das Bronchialsystem, sind die leitenden Luftwege der Lunge. Erst in den Lungenbläschen, den sog. Alveolen, findet der Gasaustausch zwischen Kohlenstoffdioxid und Sauerstoff statt.

286. Lösung D ist korrekt.

Niveau: leicht

Gasaustausch bezeichnet den Vorgang bei dem Sauerstoff von der Atemluft ins Blut und Kohlendioxid vom Blut in die Ausatemluft gelangt. Mit dem Bronchialsystem werden die Luftwege in der Lunge zusammengefasst. Es lässt sich in einen konduktiven und einen respiratorischen Abschnitt einteilen. Der luftleitende (konduktive) Teil ist allein für den Transport der ein- und ausgeatmeten Luft verantwortlich. Er zählt zum anatomischen Totraum des Bronchialsystems. Zu ihm gehören die Bronchien sowie die Bronchioli lobulares und terminales. Der respiratorische Abschnitt hingegen besteht aus den Bronchioli respiratorii und den Ductus alveolares mit Lungenbläschen (Alveolen). Er entspricht dem Anteil des Bronchialbaums, der am Gasaustausch beteiligt ist. Der alveoläre Gasaustausch erfolgt passiv über Diffusionsvorgänge durch die alveolokapilläre Membran sowie die Molekularbewegung in den Lungenbläschen.

287. Lösung D ist korrekt.

Niveau: mittel ▽

Das vegetative Nervensystem wird in Sympathikus und Parasympathikus unterteilt. Der Sympathikus wird aktiv für alle „fight and flight"-Reaktionen. Er bringt den Körper in überlebenswichtige Alarmbereitschaft. Dazu gehören neben Verengung von Gefäßen und Bronchien auch die Steigerung der Herzfrequenz. Wie es für eine Angstsituation typisch ist, wird auch Schweiß sekretiert. Bei Gefahr soll das Auge möglichst viel wahrnehmen und das auch bei Nacht, deswegen gehört eine Pupillenweitstellung auch zu den Aufgaben des Sympathikus.

288. Lösung B ist korrekt.

Niveau: mittel ▽

Der Parasympathikus ist der Gegenspieler des Sympathikus und übernimmt alle „rest and digest"-Reaktionen. Er regt die Verdauung an, indem er Drüsen, wie das Pankreas und die Speicheldrüsen im Mund, vermehrt aktiviert und die Darmaktivität steigert. Die Herzfrequenz wird gesenkt und der Aufbau von Energiereserven in Form von Glykogen angeregt. Er dominiert während der Ruhephasen des Körpers.

289. Lösung B ist korrekt.

Niveau: leicht ▽

Nervenzellen stehen mit anderen Nervenzellen über Synapsen in Verbindung. An einer Synapse trifft der wegführende Teil (Axon) des einen Nervs auf den hinführenden Teil (Dendriten) des anderen Nervs. Das eintreffende Erregungspotential kann die Ausschüttung von Neurotransmittern in den synaptischen Spalt auslösen und so die Erregung an den nächsten Nerv weitergeben.

290. Lösung A ist korrekt.

Niveau: leicht

Als Meningen werden die Hirn- bzw. Rückenmarkshäute bezeichnet, die das Gehirn und das Rückenmark umgeben. Eine Entzündung bezeichnet man als Meningitis.

291. Lösung B ist korrekt.

Niveau: schwer

Beachte, dass auch das Rückenmark von Meningen umgeben ist. Zwischen den Meningen und dem Rückenmark, genauer: im sog. Subarachnoidalraum, zirkuliert die Zerebrospinalflüssigkeit.

Die graue Substanz hat die Form eines Schmetterlings.

292. Lösung D ist korrekt.

Niveau: mittel

Vereinfacht gesagt versetzt der Sympathikus den Körper in Alarmzustand, während der Parasympathikus in Ruhephasen überwiegt: „fight and flight" im Gegensatz zu „rest and digest". Daraus lassen sich meist die Funktionen des Parasympathikus und Sympathikus gut ableiten. Der Sympathikus erweitert die Bronchien, damit der Körper mehr Sauerstoff zur Verfügung hat, führt zu einer verbesserten Durchblutung des Herzens, erhöht die Schweißsekretion und unterdrückt die Verdauung. Er führt außerdem zu einem erstaunten, aufgeregten Gesichtsausdruck, mit großen Pupillen. Im Gegensatz verengt der Parasympathikus die Pupillen.

293. Lösung B ist korrekt.

Niveau: schwer

Tatsächlich überwiegt in Ruhephasen der Parasympathikus („rest and digest“) während in Stressphasen der Sympathikus dominiert („fight and flight“). Die beiden sind funktionelle Antagonisten und nehmen ihren Ursprung wie oben beschrieben im Hirnstamm und Sakralmark bzw. im Brust- und Lendenmark.

294. Lösung C ist korrekt.

Niveau: leicht

Das Gehirn hat unterschiedliche Anteile. Ein Intermediärhirn gibt es hingegen nicht.

295. Lösung E ist korrekt.

Niveau: mittel

Die Ranvier'schen Schnürringe bezeichnen Stellen am Axon an denen die Myelin- oder auch Markscheide unterbrochen ist. Die saltatorische Erregungsleitung beruht auf einem Springen der Erregung von Schnürring zu Schnürring. Diese Art der Weiterleitung ist deutlich schneller als die kontinuierliche, in unmyelinisierten Nervenfasern stattfindende.

296. Lösung E ist korrekt.

Niveau: mittel

Gliazellen sind nicht an der Erregungsweiterleitung beteiligte Zellen des Nervensystems. Sie haben vielfältige Funktionen. Alle genannten Funktionen gehören dazu.

297. Lösung B ist korrekt.

Niveau: mittel

Ultrakurzzeitgedächtnis und sensorisches Gedächtnis werden synonym verwendet. In dieser Form des Gedächtnis werden über die Sinnesorgane aufgenommene Informationen für sehr kurze Zeit (teilweise nur Zehntelsekunden) gespeichert. Ein Bruchteil davon wird ins Kurzzeitgedächtnis überführt. Das Langzeitgedächtnis wiederum ist der Dauerspeicher des Gehirns. Ein endokrines Gedächtnis gibt es nicht.

298. Lösung A ist korrekt.

Niveau: mittel

Das enterische Nervensystem durchzieht den gesamten Gastrointestinaltrakt. Hauptkomponenten sind der Plexus myentericus (Auerbach) und Plexus submucosus (Meissner). Es reguliert unter anderem Darmmotilität und Durchblutung.

299. Lösung D ist korrekt.

Niveau: mittel

Afferenzen und Efferenzen sind hier treffend beschrieben. Allerdings verlaufen afferente und efferent Bahnen auf ihrem Weg zum Gehirn im Rückenmark, das schon als Teil des zentralen Nervensystems verstanden wird.

300. Lösung A ist korrekt.

Niveau: mittel

Vereinfacht gesagt versetzt der Sympathikus den Körper in Alarmzustand, während der Parasympathikus in Ruhephasen überwiegt: „fight and flight" im Gegensatz zu „rest and digest". Daraus lassen sich meist die Funktionen des Parasympathikus und Sympathikus gut ableiten. Der Parasympathikus führt zu einer Anregung der Verdauung, die mit erhöhter Speichelproduktion und vermehrter Drüsenaktivität einher geht; die Pupillen werden verengt (‚müde Augen'). Im Rahmen dessen führt der Parasympathikus allerdings zu einer Verringerung der Herzfrequenz.

301. Lösung D ist korrekt.

Niveau: mittel

Das Kleinhirn hat vielfältige Aufgaben. Neben seinen motorischen Aufgaben (Muskelspannung, prozedurales Gedächtnis) spielt es eine wichtige Rolle in der Gleichgewichtsregulation. Im Rahmen dessen werden verschiedene Informationen wie visuelle Wahrnehmungen aber auch die Gelenkstellungen integriert. Für die Regulation der Atmung auf zentraler Ebene ist hingegen vor allem das Atemzentrum in der Medulla oblongata zuständig.

302. Lösung A ist korrekt.

Niveau: mittel

Nervenzellen sind polar, weil sie funktionell und strukturell unterschiedliche Fortsätze haben, nämlich Dendriten und Axone. Unipolare Neurone haben nur ein Axon und kommen beispielsweise in der Retina vor, bipolare Neurone haben ein Axon und genau einen Dendrit, multipolare Neurone ein Axon und mehrere Dendriten, die Reize empfangen. Ein Beispiel multipolarer Neurone sind die Purkinje-Zellen des Kleinhirns. Oligopolare Nervenzellen gibt es nicht.

303. Lösung E ist korrekt.

Niveau: leicht

Die Spongiosa beschreibt die Substanz im Inneren des Knochens, die aus feinen Knochenbälkchen besteht, sie hat nichts mit einem Neuron zu tun.

304. Lösung E ist korrekt.

Niveau: mittel

Aussage II trifft deshalb nicht zu, weil Teile des peripheren Nervensystems auch motorisch wirken. So aktiviert beispielsweise der Parasympathikus den M. sphincter pupillae, was zu einer Verkleinerung der Pupille führt oder das enterische Nervensystem steuert die Darmmotilität. Alle anderen Aussagen treffen zu.

305. Lösung C ist korrekt.

Niveau: leicht

An der neuromuskulären Synapse, häufig als motorische Endplatte bezeichnet, wird auf den elektrischen Reiz des Aktionspotentials hin, Acetylcholin ausgeschüttet. Dieses bindet an Rezeptoren auf der Muskelzelle, die daraufhin aktiviert wird.

306. Lösung A ist korrekt.

Niveau: schwer

Acetylcholin (ACh) ist ein Neurotransmitter des sympathischen und parasympathischen Nervensystems (präganglionär bei beiden und postganglionär beim Parasympathikus). Es wird aus dem synaptischen Spalt durch die ACh-Esterase (s. l.) abgebaut. Durch Hemmung der ACh-Esterase kommt es folglich zu einer Verlängerung der Verweildauer das ACh im synaptischen Spalt und einer längeren und stärkeren Wirkung. Aussage II trifft dementsprechend nicht zu.

307. Lösung C ist korrekt.

Niveau: schwer

CRH wird im Hypothalamus freigesetzt und führt zu einer ACTH-Freisetzung aus der Hypophyse. Diese wiederum führt zu einer Freisetzung von Cortison aus der Nebenniere. Reize für die Freisetzung sind beispielsweise Stress und Krankheit. Im Sinne einer negativen Rückkopplung hemmt Cortison dann die Freisetzung von CRH und ACTH.

308. Lösung D ist korrekt.

Niveau: mittel

Das Atemzentrum ist im Nachhirn lokalisiert und agiert unbewusst. Es ist aufgebaut aus mehrere Gruppen von Nervenzellen, die die Formatio reticularis im Stammhirn bilden.

309. Lösung C ist korrekt.

Niveau: schwer ▽

Das Ohr lässt sich in Außenohr, Mittelohr und Innenohr gliedern. Zum Außenohr gehören die Ohrmuschel und der äußere Gehörgang, welcher durch das Trommelfell zum Mittelohr hin abgegrenzt wird. Beim Eintreffen von Schallwellen gerät das Trommelfell in Schwingung und leitet dies an die Gehörknöchelchen im Mittelohr weiter. Die drei Gehörknöchelchen Hammer, Amboss und Steigbügel sind gelenkig miteinander verbunden und geben die Schwingung in deutlicher Verstärkung weiter an das ovale Fenster, welches den Übergang von Mittel- zu Innenohr markiert. Im Innenohr befindet sich die Hörschnecke, welche die Schwingung in einen Hörimpuls umsetzt, sowie das Gleichgewichtsorgan. Ebenfalls zum Ohr gehört die Ohrtrompete, die das Mittelohr mit dem Nasenrachen verbindet und dem Druckausgleich dient.

310. Lösung D ist korrekt.

Niveau: schwer ▽

Das menschliche Auge kann anatomisch grob in einen äußeren, mittleren und inneren Teil unterschieden werden. Zum äußeren Teil gehört die Lederhaut (Sklera) und die Hornhaut (Cornea). Letztere liegt kuppelförmig direkt vor der Pupille und hat etwa zwei Drittel der gesamten Brechkraft des Auges. Zum mittleren Auge gehört die Regenbogenhaut (Iris), der Ziliarkörper (corpus ciliare) und die Aderhaut (Choroidea). Die Iris reguliert den Lichteinfall durch die Weite der Pupille und bestimmt durch ihre Pigmentierung auch die Augenfarbe. Der Ziliarkörper kann die Form der Linse und damit die Nah- und Ferneinstellung des Auges beeinflussen. Die Aderhaut dient mit ihren zahlreichen Gefäßen als versorgende Schicht. Den inneren Abschnitt des Auges bildet letztendlich die Netzhaut (Retina). Sie dient der Wahrnehmung von Licht und der Umwandlung in Reize. Sie besteht aus verschiedensten Zellen, unter anderem Stäbchen, die vor allem für das Schwarz-weiß-Sehen und das Sehen bei Dunkelheit notwendig sind, und Zapfen, die der Farberkennung dienen.

311. Lösung A ist korrekt.

Niveau: mittel

Die Adaptation beschreibt die Anpassung des Auges an die Helligkeit der Umgebung. Sie geschieht mittels einer Veränderung der Pupillengröße (Menge des einfallenden Lichts verändert sich) sowie der Umschaltung von Zapfen- auf Stäbchensehen oder andersherum und einer veränderten Sehfarbstoff-Konzentration. Die dynamische Anpassung der Brechkraft wird als Akkomodation bezeichnet.

312. Lösung C ist korrekt.

Niveau: schwer

Richtungshören mit nur einem Ohr ist nicht (oder nur sehr schwer) möglich.

313. Lösung E ist korrekt.

Niveau: mittel

Hauptaufgabe der Sinnesorgane ist die Umwandlung von Informationen in elektrische Reize. Je nach Sinnesmodalität geschieht das auf unterschiedlichem Wege, was bedingt, dass die Sinnesorgane unterschiedlich komplex aufgebaut sind. Die 5 klassischen Sinnesorgane sind Auge, Ohr (mit Hör- und Gleichgewichtssinn), Nase, Haut und Zunge (nicht Mund). Sie haben neben ihren Wahrnehmungsfunktionen vielfältige andere Funktionen.

314. Lösung D ist korrekt.

Niveau: leicht

Die Knochenhaut, auch Periost, ist eine dünne, alle Knochen überziehende Haut und kommt im Auge nicht vor.

315. Lösung D ist korrekt.

Niveau: leicht

Die Spinngewebshaut, auch Arachnoidea mater, ist Teil der Rückenmarks- und Hirnhäute. Sie bildet die mittlere Schicht zwischen Pia und Dura mater und kommt im Auge nicht vor.

316. Lösung C ist korrekt.

Niveau: mittel

Die Stäbchen der Netzhaut sind wichtig für die Lichtwahrnehmung und das skotopische Sehen (Licht- und Dämmerungssehen). Sie können im Gegensatz zu den Zapfen, die für das Scharfsehen und damit auch die Gesichtserkennung wichtig sind, keine Farben wahrnehmen.

317. Lösung A ist korrekt.

Niveau: schwer

Zapfen sind die Farbrezeptoren des Auges. Sie kommen insbesondere am Punkt des schärfsten Sehens, der sog. Fovea centralis vor, ihre Dichte nimmt zur Peripherie der Netzhaut hin ab. Zahlenmäßig sind sie den lichtempfindlicheren Stäbchen, die deshalb eine wichtige Rolle im Nacht- und Dämmerungssehen spielen, deutlich unterlegen.

318. Lösung E ist korrekt.

Niveau: schwer

Durch die Ohrmuschel trifft der Schall auf das Trommelfell. Die Gehörknöchelchenkette (Hammer, Amboss, Steigbügel) verstärkt den Schall mechanisch und leitet ihn auf das Innenohr weiter. Die Hörsinneszellen der Gehörschnecke, auch Cochlea, bilden daraus einen elektrischen Reiz. Der Hörnerv verlässt die Schnecke und zieht ins Gehirn, zum Temporallappen.

319. Lösung D ist korrekt.

Niveau: leicht

Das paarige Vestibularorgan des Menschen liegt im Innenohr. Es unterteilt sich in je fünf Bestandteile: drei Bogengänge, Sacculus und Utriculus.

320. Lösung C ist korrekt.

Niveau: mittel

Die fünf Geschmacksqualitäten werden an verschiedenen Stellen der Zunge verschieden stark wahrgenommen. Im hinteren Bereich wird bitter am stärksten wahrgenommen, süß eher an der Zungensspitze und salzig an der Seite. Tatsächlich besteht dabei die höchste Empfindlichkeit für Bitterstoffe. Wichtig ist auch, dass das, was im Volksmund als Geschmack bezeichnet wird, zu einem Gutteil aus olfaktorischen Wahrnehmungen besteht.

321. Lösung A ist korrekt.

Niveau: schwer

Das Riechepithel (= Riechschleimhaut) ist ein etwa zwei Quadratzentimeter großes Areal Schleimhaut in der oberen Nasenmuschel. Die Axone der Sinneszellen, die es enthält, ziehen als fila olfactoria ins Riechhirn. Sie bilden den 1. Hirnnerven, den sog. Nervus olfactorius.

322. Lösung C ist korrekt.

Niveau: mittel ▽

Die roten Blutkörperchen (Erythrozyten) werden im Knochenmarkt gebildet und dienen dem Sauerstofftransport. Nach etwa 120 Tagen werden sie in Leber und Milz abgebaut und durch neue Zellen ersetzt. Sie gehören zu den wenigen Zellen, die keine eigenen Mitochondrien enthalten. Zur Energiegewinnung bedienen sie sich daher allein der Glykolyse.

323. Lösung E ist korrekt.

Niveau: leicht ▽

Blutplättchen (Thrombozyten) spielen eine wichtige Rolle im Gerinnungssystem. Kommt es zu einer Wunde, werden sie aktiviert, setzen Signalstoffe frei und verkleben den Defekt. Normalerweise liegen die Werte für Thrombozyten bei 150 000–350 000 µl. Bei einem Thrombozytenmangel (Thrombozytopenie) ist die Blutstillung gestört und es kommt zu verstärkter und längerer Blutung.

324. Lösung C ist korrekt.

Niveau: leicht

Erythrozyten, rote Blutkörperchen, haben keinen Zellkern. Im Verlauf ihrer Entstehung, der Erythropoese, verlieren sie alle Zellorganellen. Sie sind deshalb nicht zur Zellteilung fähig und werden nach ca. 120 Tagen von Leber, Milz und Knochenmark abgebaut.

325. Lösung C ist korrekt.

Niveau: leicht

Der Thrombozyt (Blutplättchen), entsteht als kernlose Zelle aus dem Megakaryozyten.

326. Lösung A ist korrekt.

Niveau: schwer

Personen mit der Blutgruppe AB weisen auf der Oberfläche der Erythrozyten die Antigene A und B auf. Man bezeichnet diese Personen mit der Blutgruppe AB positiv als Universalempfänger. Als Universalspender bezeichnet man in der Transfusionsmedizin im AB0-System Personen mit der Blutgruppe 0 negativ, da die Erythrozyten nicht von Antikörpern des Empfänger abgebunden werden.

327. Lösung A ist korrekt.

Niveau: mittel

Träger der Blutgruppe A exprimieren selbst A-Antigene auf ihren Erythrozyten. Gegen körperfremde Antigene, wie beispielsweise B-Antigene, bilden sie daher Antikörper. Merke: Der Buchstabe der Blutgruppe gibt an, welche Antigene eine Person selbst ausprägt. Gegen alle anderen Antigene bestehen dann Antikörper.

328. Lösung D ist korrekt.

Niveau: mittel

Rote Blutkörperchen werden im Knochenmark gebildet und haben keinen Zellkern. Nach ca. 120 Tagen, nicht erst nach einem Jahr, werden sie in Milz und Leber abgebaut.

329. Lösung D ist korrekt.

Niveau: mittel

Leukozyten sind Teil des Immunsystems und gehen aus pluripotenten Stammzellen des Knochenmarks hervor. Grob lassen sie sich in Lymphozyten und Granulozyten unterteilen, wobei die Granulozyten den zahlenmäßig größeren Teil ausmachen.

330. Lösung D ist korrekt.

Niveau: schwer

Es verhält sich genau anders herum: Das Blutplasma ist der ‚flüssige Teil des Blutes' und enthält noch alle Gerinnungsfaktoren. Wenn man diese entfernt, enthält man das Blutserum.

331. Lösung D ist korrekt.

Niveau: mittel

Der Buchstabe der Blutgruppe gibt an, welche Antigene eine Person selbst ausprägt. Gegen alle anderen Antigene bestehen dann Antikörper. Eine Person mit Blutgruppe AB hat dementsprechend keine Antikörper, eine Person mit Antikörpern gegen A und B muss Blutgruppe 0 sein.

332. Lösung C ist korrekt.

Niveau: leicht

Das Blutplasma ist der ‚flüssige' Teil des Blutes, aus dem alle zellulären Bestandteile entfernt wurden. Es besteht zum größten Teil aus Wasser, auch wenn es Mineralien, Proteine, Fett und Zucker enthält.

333. Lösung A ist korrekt.

Niveau: mittel

Die Thrombozyten, kernlose Fragmente von Megakaryozyten des Knochenmarks, werden nicht in der Milz gebildet sondern dort abgebaut. Die restlichen Aussagen sind korrekt.

334. Lösung D ist korrekt.

Niveau: mittel

Der Abbau der roten Blutkörperchen findet in der Milz und den Kupffer'schen Sternzellen der Leber statt. Durchschnittlich haben Erythrozyten eine Lebensdauer von 120 Tagen und werden im Anschluss in der Milz ausselektiert und abgebaut. Wichtige Bestandteile werden recykelt. Das Hämoglobin wird in einem Abbauprozess über mehrere Schritte (über Bilirubin) zu Urobilin und Sterkobilin abgebaut. Bilirubin, das wertvolles Eisen enthält, wird im enterhepatischen (Darm-Leber) Kreislauf teils wieder aufgenommen. Während Urobilin den Urin gelb färbt, ist Sterkobilin für die typische Farbe des Kots verantwortlich.

335. Lösung D ist korrekt.

Niveau: mittel

336. Lösung E ist korrekt.

Niveau: leicht

337. Lösung D ist korrekt.

Niveau: mittel

Die Lymphe ist eine Flüssigkeit, die entlang der Lymphbahnen zu Lymphknoten transportiert wird. Sie ist Bestandteil des Immunsystems und enthält Elektrolyte, Glukose und Proteine sowie Lymphozyten. Allerdings enthält sie keine Erythrozyten. Das Lymphsystem ist auf den Transport von Nähr- und Abfallstoffen spezialisiert und entsorgt in den Lymphknoten auch Krankheitserreger wie Bakterien und Fremdkörper.

338. Lösung C ist korrekt.

Niveau: mittel

Täglich werden etwas 2–3 Liter Lymphe, eine milchig-trübe Flüssigkeit, produziert, die sich vor allem aus extrakapillärer Flüssigkeit speist. Sie spielt eine wichtige Rolle in der Immunabwehr und bei der Drainage von Gewebsflüssigkeit.

339. Lösung D ist korrekt.

Niveau: mittel

Das Lymphsystem ist kein wirklicher „Kreislauf". Die Lymphe, die in der Peripherie gebildet wird, wird passiv – unter anderem über die Bewegung der Gliedmaßen – und aktiv über Kontraktionswellen der Lymphangien über die Lymphbahnen in den Venenwinkel und die Vena cava superior (= obere Hohlvene) transportiert. Der Lymphfluss geht folglich nur in eine Richtung.

340. Lösung C ist korrekt.

Niveau: leicht

Die Milz liegt im linken Oberbauch in Höhe der 10. Rippe.

341. Lösung B ist korrekt.

Niveau: mittel

Bei der passiven Immunisierung kann ein sofortiger Schutz durch verabreichte Antikörper erreicht werden. Dieser Schutz ist jedoch vorübergehend, da die Antikörper vom Körper abgebaut werden. Genutzt wird diese Form vor allem bei akuter Gefährdung, z. B. Tetanus-Impfung bei verschmutzter Wunde. Bei der aktiven Immunisierung hingegen werden speziell modifizierte oder abgeschwächte Krankheitserreger verabreicht. Es kann hierbei zwischen Lebend- und Totimpfstoffen unterschieden werden. Das Immunsystem muss selbst („aktiv") einen Schutz aufbauen. Dies kann einige Zeit dauern, ist jedoch dank besonderer Immunzellen (Gedächtniszellen) anschließend von längerer Dauer.

342. Lösung D ist korrekt.

Niveau: mittel

Antikörper (syn. Immunglobuline) werden von B-Lymphozyten produziert, um an bestimmte Antigene zu binden.

343. Lösung C ist korrekt.

Niveau: schwer

Antikörper werden von B-Lymphozyten gebildet und dienen der gezielten Bindung an Antigene. Es gibt fünf große Gruppen von Antikörpern, die als Immunglobuline mit einem Buchstabenzusatz bezeichnet werden und sich in ihrer Funktion unterscheiden. IgA findet man hauptsächlich in Körperflüssigkeiten wie Speichel, wo sie beim Erstkontakt mit einem Erreger ihre Wirkung entfalten können. IgD spielen eine untergeordnete Rolle, man findet sie an inaktiven B-Lymphozyten. IgE befinden sich direkt auf der Oberfläche einiger Zellen, dienen vor allem der Abwehr von Parasiten und spielen außerdem eine große Rolle bei Allergien. IgG machen 80% aller Antikörper aus. Sie dienen der Immunantwort bei Kontakt mit Viren und Bakterien und bleiben danach lange im Blut erhalten. IgM sind die ersten Antikörper, die bei Erregerkontakt gebildet werden und zeigen eine akute Infektion an.

344. Lösung C ist korrekt.

Niveau: schwer

T-Lymphozyten bilden eine Gruppe von weißen Blutzellen, die der Immunabwehr dient. T-Lymphozyten stellen gemeinsam mit den B-Lymphozyten die erworbene (adaptive) Immunantwort. Das T im Namen steht für den Thymus, in dem die Zellen ausreifen.

Wie alle Blutzellen werden T-Zellen im Knochenmark erzeugt. Von dort wandern sie in den Thymus, wo MHC-Rezeptoren auf ihrer Oberfläche ausgebildet werden. Durch eine negative Selektion werden all diejenigen ausgemustert, die auf körpereigene Proteine reagieren. Die restlichen, übrig gebliebenen T-Zellen können dann nur körperfremde Antigene erkennen und bekämpfen den Körper dadurch nicht selbst. Die Proteine in den selektierten Zellmembranen, auch T-Zell-Rezeptoren (TCR) genannt, können dann – ähnlich wie die von B-Lymphozyten produzierten Antikörper – körperfremde Stoffe erkennen. Im Gegensatz zu Antikörpern erkennen T-Zellen körperfremde Stoffe jedoch nur dann, wenn deren Antigene auf der Oberfläche anderer Zellen an deren MHC gebunden sind. Freie Antigene werden von T-Lymphozyten nur erkannt, wenn sie von sogenannten antigenpräsentierenden Zellen aktiv vorgezeigt werden.

345. Lösung D ist korrekt.

Niveau: mittel

Antikörper sind Proteine, die auch als Immunglobuline bezeichnet werden. Sie bestehen aus je zwei schweren Ketten (H-Ketten) und zwei leichten Ketten (L-Ketten), die über Disulfidbrücken verbunden sind und eine Y-Form bilden. An der Spitze des Y befindet sich das sogenannte „antigen binding fragment" (Fab). Jedes Immunglobulin hat zwei solche Antigenbindungsstellen und kann somit bivalent binden. Einige Antikörper besitzen zudem die Funktion sich über ein joining peptide mit anderen Immunglobulinen zu verbinden und so noch mehr Bindungsstellen zu schaffen. Es gibt fünf unterschiedliche Klassen unter den Immunglobulinen: IgA, IgD, IgE, IgG und IgM. Ihre Funktionen lassen sich kurz zusammenfassen: IgA übernimmt den Schleimhautschutz und den Nestschutz von Neugeborenen, es ist somit in der Muttermilch enthalten. IgD kommt neben IgM auf der Oberfläche von B-Zellen vor. IgE spielt eine große Rolle bei der Auslösung anaphylaktischer Reaktionen und dient normalerweise der Abwehr von Parasiten und Würmern. IgG ist in größter Menge frei im Blutplasma zu finden, es dient dem Schutz vor Bakterien und Viren. IgM übernimmt die erste Abwehr bei einer akuten Infektion.

346. Lösung C ist korrekt.

Niveau: schwer

Mithilfe einer Impfung erzeugt man Immunität des Körpers gegenüber einem bestimmten Antigen. Dies kann auf zwei Weisen geschehen: Bei einer aktiven Immunisierung werden abgeschwächte (=attenuierte) Erreger oder Bestandteile von Erregern injiziert, sodass der Körper sich aktiv mit dem Antigen auseinandersetzen muss. Folge ist die körpereigene Bildung von Immunglobulinen und eine lang andauernde Immunität. Der Nachteil ist, dass der gewünschte Schutz erst nach einigen Tagen bis Wochen eintritt. Beispiel einer solchen Impfung ist die Grippeimpfung.

Bei der passiven Immunisierung werden bereits fertige Antikörper injiziert, die meist von einem immunisierten Menschen stammen. Diese Antikörper sind gereinigt, somit enthält die Injektion keine weiteren Bestandteile der Immunantwort. Die Immunglobuline bieten sofortigen Schutz, was vor allem nützlich ist, wenn eine Exposition schon stattgefunden hat. Der Nachteil ist, dass der Körper so nicht zur eigenen Bildung einer Abwehr stimuliert wird. Deshalb geht der Impfschutz mit dem Abbau der Antikörper nach einigen Wochen verloren. Beispiel einer solchen Impfung ist die Tetanusimpfung bei einer verschmutzten Wunde.

Eine Simultanimpfung ist die gleichzeitige passive und aktive Impfung, wodurch sowohl ein Sofortschutz als auch eine langanhaltende Abwehr gewährleistet werden können. Hierbei gilt es zu beachten, dass die Impfstoffe an verschiedenen Körperstellen injiziert werden, damit nicht die verabreichten Immunglobuline sofort mit den Antigenen reagieren. Die Impfung Neugeborener von Müttern mit Hepatitis B ist ein Beispiel für diese Impfung.

347. Lösung B ist korrekt.

Niveau: mittel

Man unterscheidet eine angeborene, nicht auf spezifische Erreger ausgerichtete Immunreaktion von einer erworbenen, erregerspezifischen Immunreaktion.

Zur unspezifischen Immunantwort zählen auf der zellulären Seite die Haut, Granulozyten, Makrophagen (auch Kupffer-Sternzellen, Langerhanszellen), Mastzellen und Natürliche Killerzellen. Auf der humoralen Seite werden das Komplementsystem, Lysozyme und Zytokine hinzugezählt.

T-Lymphozyten, B-Lymphozyten, Plasmazellen, Gedächtniszellen und Antikörper hingegen gehören zur spezifischen Immunantwort.

348. Lösung A ist korrekt.

Niveau: mittel

Zu den Phagozyten gehören Makrophagen, Granulozyten und dendritische Zellen. Sie können zwar nicht Antikörper oder Komplementfaktoren bilden, doch töten sie trotzdem effektiv schädliche Bakterien: sie sind im Stande feste Partikel aufzunehmen, welche sie intrazellulär mit Hilfe von Enzymen abbauen. Diese Aufnahme der Partikel ist eine Form von Endozytose. Makrophagen präsentieren Antigene über MHC II und töten so Bakterien zusätzlich indirekt über die Stimulierung von T-Zellen.

349. Lösung C ist korrekt.

Niveau: schwer

Das angeborene Immunsystem besteht unter anderem aus Makrophagen, Granulozyten und Natürlichen Killerzellen. Diese Zellen sind immer in Blut und Gewebe präsent. Die Immunreaktion ist allerdings weniger spezifisch, da sie nicht auf bestimmte Erreger ausgerichtet ist. Ihre Aufgabe ist es, möglichst schnell auf spezifische Antigene zu reagieren. Es werden keine Gedächtniszellen ausgebildet.

Das erworbene Immunsystem besteht unter anderem aus T- und B-Lymphozyten und Antikörpern, welche zwar immer präsent sind, jedoch erst aktiviert werden müssen. Die Immunreaktion entsteht nach der Präsentation bestimmter Antigene und ist damit spezifischer, aber auch langsamer. Aus den B-Zellen können sich zudem Gedächtniszellen bilden, die bei erneutem Antigenkontakt die Reaktion beschleunigen.

350. Lösung D ist korrekt.

Niveau: schwer

Eine Vielfalt von Immunglobulinen ist nötig, um der großen Menge an Antigenen standzuhalten. Die Variabilität von theoretisch 10^{11} verschiedenen Antikörpern des Menschen entsteht auf verschiedene Weisen: zunächst einmal können verschiedene leichte und schwere Ketten miteinander kombiniert werden.

Die größte Vielfalt entsteht jedoch durch die ständige Neukombination von Abschnitten auf den Genen, die für die leichten (L) und schweren (H) Ketten kodieren, dem Gen-Rearrangement. Jede leichte Kette besteht aus einem variablem Teil mit einem Leitsegment (L), einem variablen Segment (V) und einem joining Segment (J), sowie einem konstanten Teil mit einem konstanten Segment (C). Letztere ist die C-Domäne und bleibt als einzige konstant. Bei den schweren Ketten gibt es zusätzliche D-Segmente. Bereits bei der Differenzierung des B-Lymphozyten im Knochenmark werden diese Teile rekombiniert und dazwischen liegende DNA-Stücke herausgeschnitten. Diesen Vorgang nennt man somatische Rekombination (= V(D)J-Rekombination).

Zusätzliche Variationen entstehen dadurch, dass bei den dazu nötigen Splicing- und Rekombinationsprozessen keine genauen Schnittstellen vorgegeben sind. Diese Verknüpfungsungenauigkeit bewirkt eine junktionale Diversifikation.

Als letzter Schritt finden während der Affinitätsreifung der B-Lymphozyten Punktmutationen an den variablen Regionen der Antikörpergene statt. Führt eine der Mutationen zufällig zur höheren Affinität zum Antigen, wird dieser Antikörper selektiert und die restlichen gehen zugrunde.

351. Lösung E ist korrekt.

Niveau: schwer

Antikörper werden ausschließlich von B-Zellen produziert und in 5 Klassen unterschieden: IgA, IgD, IgE, IgG und IgM. Sie bestehen aus je zwei identischen schweren (H) Ketten und zwei identischen leichten (L) Ketten, die über Disulfidbrücken zu einem Y verbunden sind. Die Ketten bestehen jeweils aus variablen und konstanten Teilen, wobei die variablen Domänen der leichten Ketten (Fab-Region) die eigentlichen Antigenbindungsstellen bilden. Bindet ein Antigen hieran, wird es neutralisiert und zur erleichterten Phagozytose bereitgestellt (Opsonierung). Zudem wird das Komplementsystem aktiviert.

352. Lösung D ist korrekt.

Niveau: schwer

Die V(D)J-Rekombination ist eine geplante somatische Rekombination, die einzigartig bei B-Lymphozyten ist. Sie dient der Erhaltung einer enormen Antikörpervielfalt von 1011 möglichen Kombinationen. Dafür werden sowohl auf den Genen für die leichten als auch für die schweren Ketten Segmente neu kombiniert. Jede leichte Kette besteht aus einem variablem Teil mit einem Leitsegment (L), einem variablen Segment (V) und einem joining Segment (J), sowie einem konstanten Teil mit einem konstanten Segment (C). Nur bei den schweren Ketten gibt es zusätzliche D-Segmente. Bereits bei der Differenzierung des B-Lymphozyten im Knochenmark werden diese Teile rekombiniert und dazwischen liegende DNA-Stücke herausgeschnitten. Zusätzliche Variabilität entsteht dann durch die Kombination verschiedener leichter und schwerer Ketten.

353. Lösung B ist korrekt.

Niveau: mittel

Antikörper mit ihren fünf Klassen (IgA, IgD, IgE, IgG und IgM) sind zur Gruppe der Gamma-Globuline gehörende Proteine. Sie werden ausschließlich von B-Lymphozyten produziert und gehören der humoralen spezifischen Immunabwehr an. Ihre Aufgabe ist es, Antigene zu neutralisieren und mit ihnen einen Antikörper-Antigen-Komplex zu bilden. Dies erleichtert die Phagozytose durch Fresszellen wie Makrophagen und Granulozyten, was auch Opsonierung genannt wird. Zusätzlich bewirken die Komplexe eine klassische Aktivierung des Komplementsystems.

Normalerweise sind Antikörper spezifisch für ihr Epitop und funktionieren nach dem Schlüssel-Schloss-Prinzip. In seltenen Fällen richten sich Antikörper jedoch auch gegen körpereigene Strukturen und lösen so Autoimmunerkrankungen aus.

354. Lösung A ist korrekt.

Niveau: schwer

Im Knochenmark befinden sich Monoblasten, aus denen sich zunächst Monozyten entwickeln, die ins Blut abgegeben werden. Im Gewebe erst entstehen daraus Makrophagen, dementsprechend können keine Makrophagen im Blut nachgewiesen werden. Je nach Gewebe tragen die Fresszellen teilweise unterschiedliche Namen, wie z. B. Kupffer-Sternzellen in der Leber oder Langerhans-Zellen in der Haut. Sie gehören zur angeborenen Immunabwehr und ihre Aufgabe ist die Phagozytose von Fremdmaterial, wie z. B. Mikroorganismen. Anschließend wird das Antigen in ihrem Inneren mit Hilfe von lysosomalen Enzymen proteolytisch gespalten. Makrophagen besitzen außerdem die Fähigkeit, Peptidfragmente des phagozytierten Antigens über MHC II an ihrer Oberfläche zu präsentieren und so T-Zellen zu aktivieren. Sie gehören dementsprechend zu den antigenrepräsentierenden Zellen (APC). Zudem setzen aktivierte Makrophagen Entzündungsmediatoren (z. B. Prostaglandine) frei.

355. Lösung D ist korrekt.

Niveau: mittel

Die Organe des Immunsystems werden in primäre und sekundäre Organe unterteilt. Zu den primären lymphatischen Organen zählt zunächst einmal das Knochenmark, in dem die meisten Abwehrzellen aus ihren Vorläuferzellen entstehen und außerdem die B-Lymphozyten reifen. Weiterhin wird der Thymus hinzugezählt, in dem die T-Lymphozyten heranreifen. In der Fetalperiode muss außerdem die blutbildende Leber mit beachtet werden.

Zu den sekundären lymphatischen Organen gehören sowohl die Lymphknoten als auch die Lymphfollikel der Schleimhäute (mucosa associated lymphatic tissue = MALT), welche unter anderem die Appendix (Wurmfortsatz) und die Tonsillen (Rachenmandeln) umfassen. Hier wird der wichtige Kontakt zwischen Antigenen und Abwehrzellen hergestellt, die Lymphozyten werden aktiviert und proliferieren. Selbiges gilt für die Milz.

Allein der Blinddarm (Zökum) spielt keine spezielle Rolle bei der Immunabwehr und ist nicht zu verwechseln mit der Appendix.

356. Lösung D ist korrekt.

Niveau: leicht

Glukokortikoide werden in der Nebenniere aus Cholesterin gebildet und wirken antientzündlich. Ein bekannter natürlicher Vertreter ist das Kortison, welches neben seiner antientzündlichen Wirkung vor allem für die Steigerung des Blutzuckerspiegels verantwortlich ist. Mittlerweile gibt es zahlreiche synthetisch hergestellte Glukokortikoide zum medikamentösen Gebrauch.

357. Lösung D ist korrekt.

Niveau: schwer

Die Schilddrüse unterliegt einem Regelkreis mit dem Hypothalamus und der Hypophyse. Im Hypothalamus entsteht zunächst das TRH (Thyreotropin-Releasing-Hormone), welches die Bildung von TSH (Thyreoidin stimulierendes Hormon) im Vorderlappen der Hypophyse stimuliert. TSH hat mehrere Effekte an der Schilddrüse: es fördert die Schilddrüsenhormone, erhöht die Aufnahme von Jodid und induziert das Wachstum des Schilddrüsengewebes. Die Schilddrüse bildet ihre Hormone aus Tyrosin und benötigt dafür Jod. So entstehen Trijodthyronin (T3) und Thyroxin (T4), die gebunden an Proteine ans Blut abgegeben werden. Ihre Wirkung liegt in der Förderung von Wachstum, Gluconeogenese, Fettsäuresynthese und Steigerung des Grundumsatzes. Der Regelkreis umfasst zudem ein negatives Feedback: hohe Serumspiegel von freiem T3 und T4 hemmen die Freisetzung von sowohl TRH als auch TSH. Funktionsstörungen der Schilddrüse können mit Hilfe einer Hormonbestimmung genauer spezifiziert werden. Ein erniedrigter TSH-Blutwert bei erhöhten Schilddrüsenhormonen spricht für eine Schilddrüsenüberfunktion (Hyperthyreose). Das TSH ist in dieser Konstellation erniedrigt, weil die Schilddrüsenhormone ein negatives Feedback auf die Hypophyse ausüben.

358. Lösung D ist korrekt.

Niveau: leicht

Der Typ-1 Diabetes tritt am häufigsten bei Kindern und Jugendlichen auf. Er entsteht durch eine autoimmunologische Zerstörung der Betazellen des Pankreas. Normalerweise wird in diesen Zellen Insulin produziert, was bei den betroffenen Patienten zu einem Insulinmangel führt. Die exogene Zufuhr ist hier lebensnotwendig.

359. Lösung E ist korrekt.

Niveau: leicht

Exokrine Drüsen geben ihr Sekret in Körperhöhlen oder an die Körperoberfläche ab und besitzen einen Ausführungsgang. Beispiele für rein exokrine Drüsen sind Schweißdrüsen, Talgdrüsen, Duftdrüsen, Milchdrüsen und Magendrüsen. Die Zirbeldrüse hingegen gibt endokrin das Hormon Melatonin frei. Die Hypophyse betreibt ebenfalls eine endokrine Sekretion vieler Hormone. Die Schilddrüse gibt ihre Hormone an Plasmaproteine gebunden ins Blut ab. Die Bauchspeicheldrüse (Pankreas) ist eine gemischte Drüse: sie sezerniert exokrin zahlreiche Verdauungsenzyme, aber auch endokrin Hormone wie Glucagon, Insulin und Somatostatin.

360. Lösung A ist korrekt.

Niveau: leicht

Endokrine Drüsen geben ihr Sekret, die Hormone, ins Blut ab und besitzen keinen Ausführungsgang. Sowohl der Hoden als auch das Ovar geben ihre Sexualhormone (Gonadotropine) in den Blutstrom ab. In der Nebenniere werden z. B. Kortikoide, Androgene, Adrenalin und Noradrenalin gebildet und in den Kreislauf gegeben. Zur Reifung der T-Lymphozyten sezerniert der Thymus ebenfalls endokrin den Thymus-Faktor.

Die Speicheldrüsen hingegen besitzen Ausführungsgänge und sezernieren Speichel exokrin in die Mundhöhle.

361. Lösung C ist korrekt.

Niveau: mittel

Insulin wird in den Beta-Zellen (B-Zellen) in den Langerhans-Inseln des Pankreas gebildet und endokrin sezerniert. Auch B-Lymphozyten werden als B-Zellen bezeichnet. Insulin ist das einzige Hormon, das den Blutzuckerspiegel senken kann und spielt eine wichtige Rolle in der Entstehung des Diabetes mellitus. Haupt- und Nebenzellen kommen im Magen vor. Hauptzellen produzieren Pepsinogen, eine Vorstufe des Verdauungsenzyms Pepsin und Nebenzellen stellen Muzine (Schleimstoffe) her, die die Magenschleimhaut vor der aggressiven Magensäure schützen.

362. Lösung E ist korrekt.

Niveau: mittel

Testosteron wird beim Mann im Hoden (Leydig-Zellen) und in der Nebennierenrinde aus Gestagenen produziert. Bei Frauen wird es ebenfalls in der Nebennierenrinde und in geringen Maßen auch in den Ovarien gebildet. Es fördert Wachstum, Libido, Potenz und Ausbildung eines männlichen Phänotyps (z. B. in Bezug auf Körperbehaarung). Zudem hat es anabole Wirkung, fördert also den Muskelaufbau. Obwohl es auf die restliche Behaarung einen fördernden Effekt hat, wirkt Testosteron gegenteilig auf die Kopfbehaarung. So führt ein Überschuss an Testosteron oder eine Testosteron-Therapie häufig zu Haarausfall.

363. Lösung B ist korrekt.

Niveau: mittel

Insulin wird in den Beta-Zellen des Pankreas gebildet und spielt eine wichtige Rolle im Energiehaushalt des Körpers. Es ist das einzige Hormon, das den Blutzucker senken kann. Konkret fördert Insulin die Aufnahme von Zucker in die Muskel- und Fettzellen über den GLUT-4 Transporter. Zudem fördert es die Glykogensynthese, damit die aufgenommene Glucose gespeichert werden kann. Beim Abbau der Glucose entstehen die nötigen Derivate (z. B. Acetyl-CoA) für die Fettsäuresynthese. Deshalb hemmt Insulin zugleich den Abbau von Fettgewebe (Lipolyse) und fördert den Fettaufbau.

Da genügend Glucose im Blut ist wenn Insulin ausgeschüttet wird, hemmt es die Glykolyse und Glukoneogenese.

364. Lösung A ist korrekt.

Niveau: leicht

Exokrine Drüsen geben ihr Sekret in Körperhöhlen oder an die Körperoberfläche ab und besitzen einen Ausführungsgang. Beispiele für rein exokrine Drüsen sind Schweißdrüsen, Speicheldrüsen und Tränendrüsen.

Schilddrüse und Hypophyse hingegen bilden Hormone und geben diese direkt an das Blut ab. Sie sind dementsprechend rein endokrine Drüsen.

Eine gemischte Drüse ist die Bauchspeicheldrüse: Sie sezerniert sowohl exokrin (Verdauungsenzyme) als auch endokrin (Insulin, Glucagon, etc.).

365. Lösung E ist korrekt.

Niveau: leicht

Endokrine Drüsen geben ihr Sekret, die Hormone, ins Blut ab und besitzen keinen Ausführungsgang. Eine solche Drüse bildet der Thymus, indem er den Thymus-Faktor zur Reifung der T-Lymphozyten endokrin sezerniert. Schweißdrüsen, Tränendrüsen, Talgdrüsen und Schleimdrüsen hingegen besitzen Ausführungsgänge und sezernieren ihr Produkt exokrin an die Haut- oder Schleimhautoberfläche, bzw. in die Mundhöhle.

366. Lösung E ist korrekt.

Niveau: schwer ▽

In der Niere wird durch ein ausgeklügeltes System aus Filtration und Reabsorption der Harn gebildet. Zunächst entsteht durch Filtratation aus dem Blut in den Nierenkörperchen (Glomeruli) der Primärharn. Dieser muss in dem sich anschließenden Tubulussystem weiter konzentriert und modifiziert werden. Unter anderem werden wichtige Stoffe wie Glucose ins Blut resorbiert, während Abfallstoffe wie Harnstoff aktiv sekretiert werden. Außerdem muss der Harn deutlich konzentriert werden. Zu diesem System gehören die Henleschleife und das Sammelrohr. Am Ende gelangt der fertig konzentrierte Sekundärharn in das Nierenbecken. Der Abtransport erfolgt über den Harnleiter in die Harnblase, die eine Reservoir-Funktion erfüllt. Von dort kann die Ausscheidung über die Harnröhre stattfinden.

367. Lösung B ist korrekt.

Niveau: mittel

Die Niere besteht aus ca. 1,2 Millionen Nephronen. Ein Nephron umfasst je ein Nierenkörperchen (Glomerulus) und die Nierenkanälchen (Tubuli). Nachdem im Nierenkörperchen der Primärharn aus dem Blut abfiltriert wird, gelangt er in das Tubulus-System. Hier finden Resorptions- und Sekretionsvorgänge statt.

Die Nierenkanälchen werden unterteilt in proximaler Tubulus (pars convuluta und recta), intermediärer Tubulus (pars descendens und ascendens) und distaler Tubulus (pars recta und pars convuluta). Der gerade Teil des proximalen Tubulus, der Intermediärtubulus und der gerade Teil des distalen Tubulus werden zur Henle-Schleife zusammengefasst. Der Primärharn wird in den Tubuli, vor allem in der Henle-Schleife, durch Wasserentzug konzentriert. Dies wird gefördert durch einen osmotischen Gradienten zwischen Tubulus und Interstitium und dem Gegenstromprinzip von der Henle-Schleife und den Nierenkapillaren. Desweiteren werden Elektrolyte, Kohlenhydrate und niedermolekulare Proteine rückresorbiert.

Nach der Passage des Nephrons gelangt der Primärharn in das Sammelrohr, wo er unter Einfluss des antidiuretischen Hormons noch weiter konzentriert wird. Als Sekundärharn wird das Filtrat erst bezeichnet, wenn es in das Nierenbecken gelangt und von dort an den Ureter abgegeben wird, welcher es in die Harnblase transportiert.

368. Lösung B ist korrekt.

Niveau: schwer

Die Niere ist ein paarig angelegtes Organ. Dank einer hohen funktionellen Reservekapazität kann der Mensch allerdings auch mit nur einer gesunden Niere überleben. Ihre Aufgaben bestehen in der Volumen- und Elektrolythomöostase sowie der Ausscheidung wasserlöslicher Endprodukte des menschlichen Stoffwechsels, wie zum Beispiel Harnstoff und Ammoniak. Zudem beteiligt sie sich auch an der Hormonsynthese: in den Endothelzellen der Nierenkapillaren wird Erythropoetin gebildet, welches eine entscheidende Rolle in der Bildung der roten Blutkörperchen (Erythrozyten) spielt. Die gesamte Blutmenge durchfließt etwa 300 mal am Tag die Nieren, sie wird also insgesamt von ca. 1800 Litern durchströmt. Dabei werden ungefähr 180 Liter Primärharn abfiltriert und zu 1,5 Litern Sekundärharn konzentriert. Der Sekundärharn gelangt vom Nierenbecken über den Harnleiter (Ureter) in die Harnblase und von dort über die Harnröhre (Urethra) nach außen.

Auch an der Blutdruckregulation ist die Niere maßgeblich beteiligt: Am Glomerulus befindet sich der juxtaglomuläre Apparat, in dem Renin hergestellt wird. Sinkt die Nierendurchblutung ab, wird vermehrt Renin freigesetzt und damit das Renin-Angiotensin-Aldosteron-System in Gang gesetzt (RAAS), welches eine vermehrte Natrium- und Wasserretention bewirkt. In Folge dessen steigt der Blutdruck an.

369. Lösung B ist korrekt.

Niveau: schwer

Der Glomerulus (Nierenkörperchen) gehört zur funktionellen Untereinheit der Niere, dem Nephron. Er liegt in der Nierenrinde und bildet die Blut-Harn-Schranke. Von ihm geht das Tubulussystem ab, welches zum Teil im Nierenmark liegt und in das Sammelrohr übergeht. Vom Sammelrohr gelangt der Harn in das Nierenbecken (Pyelon) und von dort über den Harnleiter (Ureter) in die Harnblase.

370. Lösung D ist korrekt.

Niveau: mittel

Die Harnblase ist ein muskuläres Hohlorgan im kleinen Becken und dient der Aufbewahrung von ca. 500 ml Urin. Ihr Zufluss erfolgt über die beiden Harnleiter (Ureter) aus den Nierenbecken. Die Harnleiter verlaufen über eine kurze Strecke in der Blasenwand, was einen Reflux bei hoher Blasenfüllung verhindern soll. Die Einmündungen der Harnleiter befinden sich seitlich und werden als Ureterostien bezeichnet. Über die Harnröhre (Urethra) kann der Harn aus der Blase abfließen.

Die Innenwand der Blase ist, wie der Großteil der ableitenden Harnwege, von Urothel ausgekleidet. Die Blasenwand besitzt zudem eine Tunica muscularis, die durch Kontraktionen die Blasenentleerung unterstützt. Die Konzentration des Harns ist mit dem Verlassen der Sammelrohre bereits abgeschlossen.

371. Lösung A ist korrekt.

Niveau: schwer

Die Niere besteht aus ca. 1,2 Millionen Nephronen. Ein Nephron ist die kleinste funktionelle Einheit der Niere und umfasst ein Nierenkörperchen (Glomerulus) und die dazugehörigen Nierenkanälchen (Tubuli). Täglich wird die Niere 300 mal vom gesamten Blutvolumen passiert. Dabei werden im Nierenkörperchen ca. 180 Liter Primärharn abfiltriert. Durch Resorptions- und Sekretionsvorgänge wird der Primärharn in den Nierenkanälchen und dem Sammelrohr stark konzentriert. Am Ende werden ungefähr 1,5 Liter Sekundärharn am Tag in das Nierenbecken abgegeben. Über die Harnleiter (Ureter) gelangt der Harn in die Blase, wo 500 ml gespeichert werden können. Die endgültige Ausscheidung erfolgt über die Harnröhre (Urethra).

372. Lösung D ist korrekt.

Niveau: mittel

Das Nierenkörperchen liegt in der Nierenrinde und gehört zur kleinsten funktionellen Einheit der Niere, dem Nephron. Seine Aufgabe ist die Filtrierung des Primärharns aus dem Blut. Es besteht aus einem Knäuel von Kapillarschlingen, dem eigentlichen Glomerulus. Entgegen der anatomischen Bezeichnung wird klinisch jedoch häufig das gesamte Nierenkörperchen als Glomerulus bezeichnet. Zuführend zu diesen Kapillaren ist das Vas afferens und ableitend das Vas efferens. Ein weiterer wichtiger Bestandteil des Nierenkörperchens ist die Bowman-Kapsel, die aus einem viszeralen und einem parietalen Blatt besteht und sich um das Kapillarknäuel legt. Das viszerale Blatt der Kapsel liegt den Kapillaren direkt an und wird von Zellfortsätzen, den Podozyten, gebildet. Das parietale Blatt besteht aus einem Plattenepithel. Zwischen den beiden Blättern befindet sich ein Raum (auch: Bowman'scher Raum), in den der Primärharn gepresst wird. Von dort kann er in die Nierentubuli gelangen.

Die Funktion des Nierenkörperchens wird von der Blut-Harn-Schranke bestimmt. Sie wird gebildet vom Kapillarendothel, den Podozyten und einer gemeinsamen Basalmembran. Aufgrund der Porengröße und ihrer Ladung ist die Blut-Hirn-Schranke impermeabel für Erythrozyten, größere Moleküle und negativ geladene Moleküle, wie z. B. Albumin.

373. Lösung C ist korrekt.

Niveau: schwer

Die Spermien werden im Nebenhoden, einem stark gewundenen, insgesamt 4–6 Meter langem Gang gespeichert. Während des Transports durch diesen Gang reifen die Spermien weiter und erlangen ihre volle Beweglichkeit (Motilität).

Die Cowpersche Drüse (Bulbourethraldrüse) liegt im Beckenboden des Mannes und bildet ein schleimiges Sekret, das als Gleitmittel dient. Die Bartholinische Drüse ist die Entsprechung der Bulbourethraldrüse bei der Frau. Die Prostata (Vorsteherdrüse) liegt unterhalb der Harnblase des Mannes und produziert einen Teil der Samenflüssigkeit. Ihr sekret ist leicht sauer und enthält wichtige Enzyme, die für die Befruchtung nötig sind. Der Samenleiter (Ductus deferens) verbindet den Nebenhoden mit der Harnröhre und ermöglicht so die Weiterleitung der Spermien.

374. Lösung C ist korrekt.

Niveau: mittel

Die Spermatogenese findet beim Mann in den Samenkanälchen des Hodens unter dem Einfluss von Testosteron und FSH statt. Der Vorgang dauert ca. 64 Tage und läuft ab der Pubertät konstant ab. In den Nebenhoden werden die Spermien dann gespeichert und reifen weiter aus, bis sie ihre volle Beweglichkeit erlangen. Von dort gelangen sie über den Samenleiter in die Harnröhre.Die Prostata spielt eine wichtige Rolle bei der Produktion der Samenflüssigkeit. Sie produziert ein leicht saures Sekret mit den nötigen Enzyme, die den Spermien eine Befruchtung der Eizelle erlauben. Die Bläschendrüse (auch Samenblase) ist eine paarig angelegte Drüse, die ebenfalls zur Produktion der Samenflüssigkeit beiträgt. Ihr Sekret ist leicht alkalisch und ernährt die Spermien.

375. Lösung C ist korrekt.

Niveau: schwer

Die Spermatogenese findet beim Mann in den Samenkanälchen des Hodens statt. Der Hoden ist ein paarig angelegtes inneres Geschlechtsorgan, das aus seiner embryonalen Lage im Bauchraum durch den Leistenkanal in das Skrotum absteigt (Deszensus testis). Der Hoden liegt außerhalb der Bauchhöhle für ein optimales Klima zur Reifung der Spermien. Nach der Spermatogenese gelangen die Spermien in den Nebenhoden, wo sie gespeichert werden und weiter reifen. Von dort werden sie über den Samenleiter in die Harnröhre transportiert und zusammen mit der Samenflüssigkeit ejakuliert. Die Samenflüssigkeit enthält die nötigen Enzyme und Energielieferanten für eine erfolgreiche Befruchtung und wird von Samenbläschen, Prostata und Bulbourethraldrüsen gebildet. Penis, Skrotum, Hoden, Prostata und Samenleiter gehören zu den primären Geschlechtsmerkmalen beim Mann. Zu den sekundären Geschlechtsmerkmalen zählen Körperbehaarung und Stimmbruch.

376. Lösung D ist korrekt.

Niveau: schwer

Beim Mann werden die Spermien im Nebenhoden gespeichert und von dort über den Samenleiter (Ductus deferens) zur Harnröhre transportiert. Da die Harnröhre bis auf den blasennahen Abschnitt beim Mann gleichzeitig Harn- und Spermatransport dient, wird sie auch Harnsamenröhre genannt. Die Prostata ist eine wichtige Geschlechtsdrüse unterhalb der Harnblase, die ein leicht saures Sekret (pH ca. 6,4) produziert, welches die notwendigen Enzyme für die Befruchtung enthält. Sie lässt sich histologisch in drei Zonen unterteilen: paraurethrale Mantelzone, Innenzone und Außenzone. Außen wird die Prostata von einer derben Bindegewebskapsel, der Capsula prostatica, umschlossen. Die Schwellkörper (Corpus cavernosa und Copus spongiosum) des Penis füllen sich mit Blut, wenn die Schwellkörperarterien sich erweitern. Durch den Druckanstieg wird der venöse Rückfluss erschwert und das Blut bleibt in den Schwellkörpern. Gesteuert wird die Gefäßerweiterung (Vasodilatation) vom Parasympathikus. Erst beim Orgasmus kommt es zur sympathisch vermittelten Kontraktion der Muskulatur und damit zur Emission des Spermas in die Harnröhre, sowie schließlich zur Ejakulation.

377. Lösung E ist korrekt.

Niveau: schwer

Das männliche Genital gliedert sich in äußere und innere Geschlechtsorgane. Zu den äußeren Organen gehören Penis und Hodensack (Skrotum). Zu den inneren Organen gehören Hoden (Testis), Nebenhoden (Epididymis), Samenleiter (Ductus deferens), Vorsteherdrüse (Prostata), Samenblase (Vesicula seminalis) und die Bulbourethraldrüse. Zu beachten gilt es, dass die Hoden wegen ihrer embryonalen Herkunft zu den inneren Geschlechtsorganen zählen. Die Harnröhre (beim Mann auch Harnsamenröhre) hingegen zählt definitionsgemäß nicht zum Genital.

378. Lösung D ist korrekt.

Niveau: leicht

Die Haut hat vielfältige Aufgaben. Dazu gehört zum einen der Schutz vor Krankheitserregern wie Bakterien durch eine mechanische Barriere und eigene immunologische Aktivität. Die Fresszellen der Haut nennen sich Langerhans-Zellen.

Zum anderen übernimmt sie auch Funktionen für das Körpergleichgewicht, wie z. B. die Temperaturregulierung durch die Kontrolle des Blutflusses und Absonderung von Schweiß. Eine weitere wichtige Aufgabe ist die Sinneswahrnehmung, für die es jeweils spezialisierte Zellen gibt. Mittels Mechanorezeptoren kann Druck und mittels Lamellenkörperchen auch Vibration wahrgenommen werden. Freie Nervenendigungen leiten Schmerzreize weiter. Meissner-Körperchen und Merkelzellen ermöglichen einen feinen Tastsinn. Die Temperatur kann zwar über Kälte- und Wärmerezeptoren wahrgenommen werden, dies ermöglicht jedoch keine genaue Temperaturbestimmung.

Dank einer Unterhautfettschicht (subkutanes Fettgewebe), die bei Kälte weniger durchblutet wird, fungiert die Haut außerdem als Isolator.

379. Lösung C ist korrekt.

Niveau: leicht

Das schwerste und gleichzeitig flächenmäßig größte Organ des Menschen ist die Haut. Je nach Körpergröße wiegt sie 10 bis 14 Kilogramm und hat eine Fläche von fast 2 Quadratmetern. Zum Vergleich: Der Darm ist zwar beträchtliche 8 Meter lang, aber nur 2 kg schwer. Das Gehirn ist etwa 1,3 kg schwer und enthält ca. 20 Milliarden Nervenzellen. Ähnlich viel wiegt die Leber mit 1,5–2 kg. Sie besteht aus 100 000 Läppchen. Die Lunge wiegt nur 1 kg und kann 5–6 Liter Luft fassen.

380. Lösung E ist korrekt.

Niveau: leicht

Hautanhangsgebilde entwickeln sich aus der Haut und bilden dann eigenständige funktionelle Einheiten. Zu ihnen gehören Haare, Nägel, Talgdrüsen, Schweißdrüsen und Brustdrüsen. Bei Vögeln zählen auch Federn dazu.

Thermorezeptoren hingegen sind keine Hautanhangsgebilde.

381. Lösung B ist korrekt.

Niveau: schwer

Als Keratinozyten werden die Epithelzellen der Epidermis bezeichnet und weisen den größten Zellanteil in der Haut auf. Die Epidermis gliedert sich in 5 Schichten: Stratum basale, Stratum spinosum, Stratum granulosum, Stratum lucidum und Stratum corneum. Diese Schichten spiegeln die unterschiedlichen Entwicklungsstufen der Keratinozyten wieder. Im Stratum corneum verbleiben die Zellen zuletzt als kernlose Verhornung und dienen so dem Schutz bis sie abgeschilfert werden. Pigmentzellen (Melanozyten) befinden sich vereinzelt in der basalen Epidermis. Sie synthetisieren Melanin und übertragen es auf die Keratinozyten als Schutz vor UV-Licht. Die dendritischen Zellen der Haut sind die Langerhans-Zellen, die sich vor allem im Stratum spinosum befinden. Sie können Antigene aufnehmen und präsentieren, sodass sie eine wichtige Rolle in der immunologischen Funktion der Haut spielen. Fibroblasten kommen im Bindegewebe der Lederhaut (Dermis) vor ebenso wie Fibrozyten, ihre unbewegliche reife Form.

382. Lösung D ist korrekt.

Niveau: schwer

Schweißdrüsen befinden sich in der Lederhaut (Dermis) und geben ihr Sekret exokrin an die Oberfläche der Haut ab. Alle Schweißdrüsen werden sympathisch innverviert, doch nicht alle mit demselben Transmitter. Sie lassen sich unterteilen in ekkrine und apokrine Schweißdrüsen. Ekkrine Schweißdrüsen gibt es am ganzen Körper. Die Bezeichnung „ekkrin“ deutet darauf hin, dass die Drüsen ihr Sekret ohne Zellverlust absondern. Ihre Aufgabe ist die Regulierung der Körpertemperatur durch Verdunstung an der Hautoberfläche. Zudem bildet der Schweiß den natürlichen Säureschutzmantel der Haut und übernimmt eine gewisse entgiftende Funktion. Apokrine Schweißdrüsen werden auch Duftdrüsen genannt und befinden sich nur an bestimmten Körperregionen wie der Achsel, der Brust- und der Schamregion. Die Bezeichnung „apokrin“ soll darauf hindeuten, dass bei der Sekretion ein Teil der Drüsenzellen verloren geht. Ihr Sekret bestimmt den Körpergeruch und spielt so eine Rolle im Sexualverhalten.

383. Lösung D ist korrekt.

Niveau: mittel

Haare sind Hautanhangsgebilde und bestehen zum größten Teil aus Keratin. Es werden drei verschiedene Haarformen unterschieden. Die erste Körperbehaarung ist pränatal das Lanugohaar, welches kurz, dünn und unpigmentiert ist. Bei einem reifen Neugeborenen ist dies bereits durch Vellushaar ersetzt. Ein weiterbestehen der pränatalen Behaarung ist daher immer pathologisch. Bis zur Pubertät hat der Mensch größtenteils das feine, weiche Vellushaar. Mit der Sexualentwicklung wird es durch das kräftigere und längere Terminalhaar ersetzt (z. B. Barthaar). Die Anzahl der Kopfhaare beim Menschen beträgt ca. 150 000, davon gehen bis zu 100 am Tag verloren. Das Haar wächst ungefähr 1 cm im Monat und hat eine Lebensdauer von 6–8 Jahren. Auf Schleimhäuten wachsen keine Haare, sie können allerdings mit respiratorischem Epithel bzw. Flimmerepithel ausgestattet sein. Dieses zählt jedoch nicht zur Gruppe der Körperhaaren.

384. Lösung C ist korrekt.

Niveau: schwer

Die Haut wird in drei Schichten unterteilt: die Epidermis (Oberhaut), Dermis (Lederhaut) und Subkutis (Unterhaut). Die Epidermis besteht vor allem aus Keratinozyten und hat ein mehrschichtig verhorntes Plattenepithel. Die Verhornung entsteht aus mehreren Lagen toter, kernloser Keratinozyten und dient dem Schutz. Die Epidermis hat keine eigene Blutversorgung, sondern wird aus einem kapillarisierten Gefäßsystem der Dermis ernährt.

Die Dermis besteht vor allem aus Bindegewebe und enthält die meisten Talg- und Schweißdrüsen.

Die Subkutis besteht hingegen zum Großteil aus Fettgewebe und enthält die größeren Blutgefäße und Nerven zur Versorgung der Haut.

Die Haut wird auch beim Gesunden ständig von Bakterien und Pilzen besiedelt, die die sogenannte Hautflora bilden. Solange die Hautbarriere intakt ist, sind sie keine Gefahr für den Körper und tragen zum Schutz vor Krankheitserregern bei.

6. MUSTERLÖSUNGEN – CHEMIE

ATOMBAU

1. **Lösung C ist korrekt.**
   Niveau: mittel
   Palladium (Pd) hat die Elektronenkonfiguration $1s^2 2s^2 2p^6 3s^2 3p^6 4s^2 3d^{10} 4p^6 5s^2 4d^8$, alternativ $[Ne] 3s^2 3p^6 4s^2 3d^{10} 4p^6 5s^2 4d^8$. Gefragt ist aber $_{46}Pd^+$, d. h. das Atom hat die gleiche Protonenanzahl wie $_{46}Pd$, jedoch ein Elektron weniger, also genauso viele Elektronen wie Rhodium (Rh).

2. **Lösung A ist korrekt.**
   Niveau: leicht ▽
   Sowohl p-, als auch s-Orbitale sind bei Chlor besetzt, jedoch keine d-Orbitale. Die Elektronenkonfiguration lautet [Cl]: $1s^2 2s^2 2p^6 3s^2 3p^5$.

   Zur Erinnerung: Im s-Orbital können sich zwei Elektronen aufhalten, in den drei p-Orbitalen insgesamt sechs und in den fünf d-Orbitalen insgesamt zehn.

3. **Lösung D ist korrekt.**
   Niveau: leicht
   Die richtige Antwort lautet D. Der Atomkern besteht aus den positiv geladenen Protonen und den neutralen Neutronen. Im Kern befindet sich über 99,9% der gesamten Atommasse. Die negativen Elektronen gleichen den positiven Kern zur Elektroneutralität des Gesamtatoms aus.

4. **Lösung B ist korrekt.**
   Niveau: mittel
   Es liegt zunächst das Schalenmodell des Atoms zugrunde, wonach energetisch niedrigere Schalen zuerst aufgefüllt werden, dargestellt durch die Hauptquantenzahl n. D. h. das 1s-Niveau wird vor dem 2s-Niveau mit Elektronen besetzt. Die Nebenquantenzahl l beschreibt die Unterschalen der Orbitale innerhalb einer Schale, dargestellt durch die Buchstaben s, p, d, etc. Im Allgemeinen wird auch hier zunächst die niedrigste Unterschale besetzt, also s vor p vor d. Im s-Niveau können sich maximal 2 Elektronen unterschiedlichen Spins, im p-Niveau insgesamt 6 und im d-Niveau bis zu 10 Elektronen befinden. Von diesen Regeln abweichende Elektronenkonfigurationen sind energiereicher und stellen keinen elementaren Grundzustand wie bei B, sondern einen angeregten Zustand dar.

5. **Lösung C ist korrekt.**

Niveau: mittel

Während die Hauptquantenzahl n die Oberschale beschreibt, auf der sich ein Elektron energetisch befindet, beschreibt die Nebenquantenzahl l die Unterschale bzw. das Orbital innerhalb einer bestimmten Oberschale. Die Benennung lautet dabei s, p, d, f entsprechend für die Nebenquantenzahl l = 0, 1, 2, 3. Das f-Orbital entspricht somit der Nebenquantenzahl l = 3. Abschließend gibt die Magnetquantenzahl m_l die Anzahl der Unterschalen eines beliebigen Orbitals an. Sie kann betragsmäßig nicht größer als die Nebenquantenzahl l sein, aber sie kann auch negative Werte annehmen. Für das f-Orbital der Nebenquantenzahl l = 3 kann m_l somit die Werte –3, –2, –1, 0, 1, 2, 3 annehmen. Es existieren somit insgesamt 7 f-Orbitale.

6. **Lösung A ist korrekt.**

Niveau: mittel

Das Schalenmodell gibt Auskunft über die Lagen der erlaubten Energiezustände und damit auch über die Übergänge zwischen den Niveaus. Diese können spektroskopisch mittels Absorptions- und Emissionslinien im Lichtspektrum gemessen werden. Je mehr Energie zur Verfügung steht, umso weiter kann sich das Elektron vom Atomkern entfernen, es sind also Atomdurchmesser erklärbar. Die Periodizität wird mit dem Schalenmodell erklärt. Ist die Schale vollständig gefüllt, so sind die Elemente chemisch relativ inert (wie Edelgase). Ist die Schale fast voll, so besitzen alle Elemente eine hohe Elektronenaffinität und damit auch Elektronegativität (vgl. Chalkogene und Halogene). Bei wenig besetzten Schalen wird durch Abgabe von Elektronen die Edelgaskonfiguration mit einer vollständigen Hauptschale leichter erreicht. Die betroffenen Elemente sind wenig elektronegativ (vgl. Alkalimetalle und Erdalkalimetalle). Das Schalenmodell kann jedoch keine Geometrien erklären, da die Schalen in jede Raumrichtung gleich sind, Molekülstrukturen jedoch feste Winkel aufweisen. Diese werden mit dem Atomorbital/Molekülorbitalmodell erklärt.

PERIODENSYSTEM

7. **Lösung B ist korrekt.**

Niveau: mittel ▽

Die Massenzahl ist die Summe der Protonen und der Neutronen eines Elements. Die Elemente im Periodensystem werden nach der Protonenzahl (Ordnungszahl) geordnet. Die Atomgröße nimmt von links nach rechts ab, da die negativ geladenen Elektronen aufgrund der steigenden Protonen-Zahl stärker vom positiv geladenen Kern angezogen werden. Fluor ist das Element mit der höchsten Elektronegativität. Als allgemeiner Trend nimmt sie sowohl von rechts nach links, als auch von oben nach unten hin ab.

8. **Lösung D ist korrekt.**
Niveau: leicht
Schwefel befindet sich in der sechsten Hauptgruppe und der dritten Periode des Periodensystems, weshalb es sechs Valenzelektronen besitzt. Valenzelektronen sind die Elektronen in der äußersten Hauptschale. Sauerstoff befindet sich in der zweiten Periode und ebenfalls in der sechsten Hauptgruppe, weshalb es dieselbe Anzahl an Valenzelektronen aufweist wie Schwefel.

9. **Lösung D ist korrekt.**
Niveau: mittel
Die Reihenfolge der Ordnungszahlen der oben genannten Elemente lautet:

1 (H) < 3 (Li) < 6 (C) < 9 (F) < 11 (Na) < 13 (Al) < 15 (P) < 26 (Fe)

Die Ordnungszahl gibt an, wie viele Protonen ein Element besitzt und wird daher auch Protonenzahl genannt. Ist das Atom neutral, entspricht die Ordnungszahl ebenfalls der Anzahl an Elektronen.

10. **Lösung B ist korrekt.**
Niveau: leicht
Isotope eines Elements zeichnen sich durch dieselbe Protonen- und Elektronenzahl, aber auch durch eine unterschiedliche Neutronenzahl aus. Wasserstoff kommt in der Natur am häufigsten (99,98%) als $^{1}_{1}H$, also ohne Neutron, vor. Deuterium ($^{2}_{1}H$) macht dagegen nur einen Bruchteil des natürlich vorkommenden Wasserstoffs aus (0,02%). Das dritte Isotop des Wasserstoffs, Tritium ($^{3}_{1}H$), ist in der Natur nahezu nicht vorhanden, da es nicht stabil ist, sondern mit einer Halbwertszeit von 12,3 Jahren zerfällt. Die anderen Antwortmöglichkeiten stellen jeweils das am häufigsten vorkommende und damit stabile Isotop ihres Elementes dar.

Anm.: Element ist die Sammelbezeichnung aller Isotope. Die beiden Begriffe dürfen keinesfalls auf einer Ebene verwendet werden!

11. **Lösung A ist korrekt.**
Niveau: leicht
Isotope eines Elements unterscheiden sich nur durch eine verschiedene Nuklidzahl, während die für das Element spezifische Protonenzahl gleich bleibt. ^{14}C ist somit ein Isotop des Kohlenstoffs mit 2 Neutronen mehr, als das häufigere Isotop ^{12}C.

12. **Lösung C ist korrekt.**
Niveau: leicht
Die Elemente sind nach steigenden Kernladungszahlen (zunehmende Ordnungszahl) angeordnet.

13. Lösung B ist korrekt.

Niveau: leicht

Ordnungszahl Z = Kernladungszahl = Zahl der Protonen im Kern = Zahl der Elektronen (im ungeladenen Atom)

Massenzahl A = Neutronen + Protonen

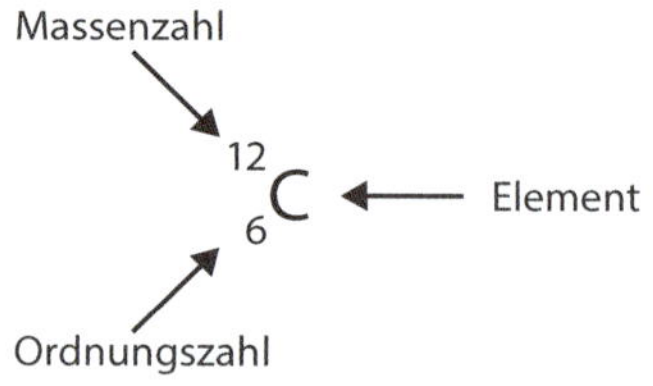

14. Lösung D ist korrekt.

Niveau: leicht

Ein Element ist definiert durch eine spezifische Protonen- bzw. Kernladungszahl Z. Aus Gründen der Elektroneutralität liegen ebenso viele negative Elektronen vor, d.h. auch diese Zahl ist für ein Element im Ruhezustand konstant. Die Massenzahl, also die Summe aus Protonen und Neutronen, kann hingegen variieren, indem verschieden viele Neutronen im Kern vorliegen. Diese, sich durch die Masse unterscheidenden Atomsorten eines Elements, werden Isotope genannt. Die grundlegenden chemischen Eigenschaften des Elements ändern sich hingegen nicht, lediglich kinetische Effekte können auftreten.

15. Lösung D ist korrekt.

Niveau: leicht

Wasserstoff besitzt als erstes Element des Periodensystems die Ordnungszahl 1 und damit genau ein Proton sowie ein Elektron im Elementarzustand. Durch zusätzliche Neutronen im Kern können verschiedene Isotope vorkommen, wie Deuterium (ein Neutron, ein Proton, somit ^{2}H) oder Tritium (zwei Neutronen, ein Proton, somit ^{3}H).

16. Lösung B ist korrekt.

Niveau: leicht

Propanol (C_3H_7OH) ist der Alkohol zum zugehörigen Alkan Propan (C_3H_8).

$$3 * 12 + 8 * 1 + 16 = 60 \frac{g}{mol}$$

17. Lösung D ist korrekt.

Niveau: leicht

Die Massenzahl (oben links) gibt die Anzahl der Neutronen und Protonen an, die Ordnungszahl (Index) die Anzahl der Protonen. Willst Du die Anzahl der Neutronen ermitteln, musst Du also die Ordnungszahl von der Massenzahl abziehen: $198 - 79 = 119$.

18. Lösung A ist korrekt.

Niveau: leicht

Die Massenzahl gibt die Anzahl der Neutronen und Protonen an, und damit die für die Masse des Atoms relevanten Bestandteile. Um die Differenz der Masse der beiden Atome zu bestimmen, musst Du die zwei Massenzahlen voneinander subtrahieren: $127 - 40 = 87$.

19. Lösung C ist korrekt.

Niveau: leicht

Die Elektronegativitätsdifferenz der Elemente Schwefel und Brom beträgt
$\Delta EN = 3{,}24 - 2{,}65 = 0{,}59$.

Erst bei Differenzen in der Größenordnung von etwa 1,4 wird im Allgemeinen von Ionenbindungen ausgegangen. Beim Dischwefeldibromid liegt daher eine kovalente Atombindung vor, wobei das deutlich elektronegativere Brom eine erhöhte Elektronendichte innerhalb der S-Br-Bindung aufweist und die Bindung bezüglich des Schwefels daher positiv polarisiert ist.

20. Lösung C ist korrekt.

Niveau: mittel–schwer

Die Elektronegativität ist ein Maß für die Fähigkeit Elektronen in einer chemischen Bindung an sich zu ziehen. Die Bestimmung eines Wertes für dieses Maß kannst Du aufgrund der recht offenen Definition auf mehrere Arten durchführen. Die von Pauling vorgeschlagene Methode bezieht sich auf die Elektronegativitätsdifferenz zweier Atome und setzt dabei die Kenntnis der Dissoziationsenergien der Verbindungen A_2, B_2 und A-B voraus, welche für diesen Zweck experimentell bestimmt werden müssen. Da Du die Werte aus der Differenz der Elektronegativitäten bestimmen musst, muss ein Element als Referenz dienen. Zu diesem Zweck wurde der Wert für die Elektronegativität von Fluor auf 4, später auf 3,98 festgelegt, da Fluor die höchste Elektronegativität aller Elemente besitzt.

21. Lösung C ist korrekt.

Niveau: mittel

Die Masse nimmt von oben nach unten und von links nach rechts zu. Der Atomradius nimmt von oben nach unten zu, von links nach rechts ab. Der Metallcharakter nimmt von oben nach unten zu, von links nach rechts ab. Edelgase sind inert und befinden sich in der 8. Hauptgruppe.

22. Lösung E ist korrekt.

Niveau: mittel

Sauerstoff und Schwefel stehen in der sechsten Hauptgruppe und haben daher jeweils sechs Valenzelektronen. Beide Elemente sind Nichtmetalle und weisen eine hohe Elektronegativität auf. Sauerstoff befindet sich aber in der zweiten Periode (Reihe) des Periodensystems, während Schwefel darunter in der dritten Periode zu finden ist.

23. Lösung C ist korrekt.

Niveau: schwer

Die Elemente auf der linken Seite des Periodensystems weisen im Allgemeinen eher metallischen, die Elemente im rechten oberen Bereich hingegen eher nicht-metallischen Charakter auf. Natrium gehört zu den Alkalimetallen, Magnesium und Calcium gehören zu den Erdalkalimetallen. Aluminium befindet sich in der dritten Hauptgruppe und ist als Leichtmetall bekannt. Phosphor hingegen befindet sich in der fünften Hauptgruppe und weist nur unter extremem Druck metallischen Charakter auf, hat aber normalerweise nicht-metallische bis halbmetallische Eigenschaften, abhängig von der vorliegenden Modifikation.

24. Lösung D ist korrekt.

Niveau: leicht

Die Elemente der siebten Hauptgruppe werden Halogene genannt, was frei übersetzt Salzbildner bedeutet, da die elektronegativen Halogene mit elektropositiven Metallen oft Salze bilden, wie etwa Kochsalz (NaCl). Die erste Hauptgruppe bilden die Alkalimetalle, die achte Hauptgruppe die Edelgase. Als Bor-Gruppe wird auch die vom Bor begonnene dritte Hauptgruppe bezeichnet, während Chalkogene (Erzbildner) die sechste Hauptgruppe darstellen.

25. Die nicht korrekte Aussage ist D.

Niveau: mittel–schwer

Die (erste) Ionisierungsenergie beschreibt diejenige Energie, welche aufzuwenden ist, um ein Elektron aus dem neutralen Element-Atom zu entfernen und es zum positiv geladenen Kation zu ionisieren. Analog ist zum Entfernen weiterer Elektronen die zweite, dritte, ..., n-te Ionisierungsenergie nötig, deren Energiebetrag fortlaufend wächst, weil ein zunehmend positiv geladenes Kation die verbleibenden Elektronen immer stärker elektrostatisch an sich bindet.

Innerhalb einer Gruppe nimmt die erste Ionisierungsenergie hingegen mit steigender Ordnungszahl ab, da die äußersten Elektronen innerhalb der wachsenden Anzahl an Schalen immer schwächer vom Kern angezogen und daher leichter von jenem entfernt werden können.

26. Lösung D ist korrekt.

Niveau: mittel

Die Gruppe der Alkalimetalle, welche alle Elemente der ersten Hauptgruppe bis auf Wasserstoff einschließt, zeichnet sich durch eine geringe 1. Ionisierungsenergie, aber eine relativ hohe 2. Ionisierungsenergie aus. Diese bezeichnen jeweils den Energiebetrag, der nötig ist, um ein Elektron (das 1. bzw. das 2.) vollständig aus dem Atom zu entfernen. Das lässt sich durch die resultierende Abgeschlossenheit der Schale durch das Entfernen eines Elektrons begründen. Diese Elektronenkonfigurationen mit abgeschlossener äußerer Schale, welche jeweils den Edelgasen zuzuordnen sind, werden stets von allen Elementen angestrebt. Für das Erreichen einer solchen Konfiguration müssen die Erdalkalimetalle, die Elemente der 2. Hauptgruppe, dabei 2 Elektronen abgeben, was sich auch in ihren relativ niedrigen 1. und 2. Ionisierungsenergien niederschlägt.

MIKROKOSMOS

27. Lösung A ist korrekt.

Niveau: mittel

Die Heisenberg'sche Unschärferelation besagt, dass der Ort und der Impuls eines Teilchens nicht gleichzeitig exakt bestimmt werden können. Das Produkt aus Ortsungenauigkeit Δx und Impulsungenauigkeit Δp kann nicht kleiner werden als die Hälfte des Planck'schen Wirkungsquantums.

28. Lösung C ist korrekt.

Niveau: leicht

Die Heisenberg'sche Unschärferelation bezieht sich in der ursprünglichen Form auf die gleichzeitige Bestimmung des Ortes und des Impulses eines Teilchens. Je genauer Du einen Parameter bestimmst, desto ungenauer wird der andere Parameter bestimmt.

29. Lösung E ist korrekt.

Niveau: leicht

Sowohl Wärmestrahlung, Licht und Röntgenstrahlung als auch Gammastrahlung sind elektromagnetische Strahlen, werden also durch Photonen übertragen. Der Unterschied ist die Wellenlänge. Je kürzer die Wellenlänge, umso energiereicher ist die Strahlung. Das menschliche Auge kann nur einen minimalen Wellenlängenbereich wahrnehmen (ca. zwischen 400 nm und 800 nm), dies wird „Licht" genannt. Schallwellen sind durch den Raum wandernde Dichtedifferenzen, keine Photonen.

30. Lösung E ist korrekt.

Niveau: leicht–mittel

Elektromagnetische Strahlen entstehen, wenn ein System seine Energie ändert und überschüssige Energie ohne Materieverlust abgegeben werden muss. So wird beim Abbremsen von Atomen bzw. Ionen Energie in Form von elektromagnetischer Strahlung abgegeben, beim Zerfall von Atomkernen wird Energie in Form von Gammastrahlung abgegeben. In der Rundfunktechnik werden in einem „Hertz'schen Dipol" (Antenne) Elektronen oszillierend bewegt, dabei wird wiederum Energie in Form von elektromagnetischer Strahlung charakteristischer Wellenlänge abgegeben.

31. Lösung B ist korrekt.

Niveau: schwer

Die Lichtbrechung nach Huygens, beispielsweise durch ein optisches Prisma, zeigt deutliche Ähnlichkeit mit elektromagnetischer Strahlung. So wurde unter anderem die Welleneigenschaft des Lichtes gezeigt. Beim Doppelspaltversuch kann ein Interferenzmuster der Wellenausbreitung beobachtet werden. Dabei tritt Licht durch zwei im Abstand a getrennte Spalten. Dahinter befindet sich ein Leuchtschirm, der die Interferenz mit hellen und dunklen Streifen zeigt.

32. Lösung A ist korrekt.

Niveau: schwer

In einer Elektronenbeugungsröhre werden Elektronen durch eine Spannung von der Kathode zur Anode beschleunigt und treffen in einer Vakuumröhre auf Graphit. Die regelmäßige Anordnung der Kohlenstoffatome des Graphits sorgt für ein Interferenzmuster der Elektronen, wie es in anderen Versuchen (Doppelspaltversuch) gezeigt werden kann. Die „Beugungsringe" auf der Innenseite der Röhre zeigen den Wellencharakter von Elektronen. Der Doppelspaltversuch zeigt ein Interferenzmuster der Elektronen durch die Beugung der Teilchen beim Durchtritt durch zwei Spalten von einer Blende, getrennt durch den Abstand a.

GASGESETZE

33. Lösung B ist korrekt.

Niveau: leicht–mittel

Das Gesetz von Gay-Lussac besagt, dass sich das Volumen und die Temperatur bei konstantem Druck und konstanter Stoffmenge proportional zueinander ändern. Bei Temperaturerhöhung dehnen sich Gase aus und benötigen ein größeres Volumen (Prinzip Heißluftballon).

34. Lösung B ist korrekt.

Niveau: leicht–mittel

Das Gesetz von Boyle-Mariotte besagt, dass sich Druck und Volumen antiproportional zueinander ändern. Bei konstanter Stoffmenge und Temperatur sinkt der Druck, wenn das Volumen für das Gas erhöht wird. Bei Druckerhöhung wird das Gas komprimiert (Prinzip Luftpumpe).

35. Lösung D ist korrekt.

Niveau: leicht

Die ideale Gasgleichung bildet eine Zustandsgleichung für ideale Gase, d. h. in der Gleichung kommen alle zur Zustandsbeschreibung notwendigen Variablen vor. Diese sind Druck (p), Temperatur (T), Volumen (V) und Stoffmenge (n). R (Gaskonstante) ist eine Proportionalitätskonstante.

AGGREGATZUSTÄNDE

36. Lösung C ist korrekt.

Niveau: mittel

Bei festen Stoffen bewirkt die Druckerhöhung die geringste Temperaturänderung, da die Teilchen fix in dem Gitter sind. Bei Wasser sind die Teilchen schon beweglicher, aber wie fast alle flüssigen Stoffe ist Wasser inkompressibel. Am stärksten macht sich die Druckerhöhung bei einem Gas bemerkbar. Die Teilchendichte ist viel geringer als bei Feststoffen und Flüssigkeiten, das heißt eine Druckzunahme hat viel größere Auswirkungen auf die Teilchengeschwindigkeit und damit auf die Temperatur. H_2 ist unter den gegebenen Stoffen das einzige Gas und somit die richtige Antwort.

37. Lösung B ist korrekt.

Niveau: mittel ▽

Es handelt sich hier um drei isobare Zustände, d. h. es müssen im Volumen-Temperatur-Diagramm auch drei Kurven eingezeichnet sein.

(A) → isotherm
(C) → isochor
(D) → Anteil der Teilchen in Abhängigkeit von unterschiedlichen Temperaturen
(E) → Volumen-Druck-Diagramm, kein verhältnismäßiger Zusammenhang

38. Lösung E ist korrekt.

Niveau: leicht

Alle anderen Aussagen sind inkorrekt.

(A) → Übergang gasförmig zu flüssig
(B) → Übergang fest zu flüssig
(C) → Übergang flüssig zu gasförmig
(D) → Übergang gasförmig zu fest

39. Lösung D ist korrekt.

Niveau: leicht

Bei Resublimation handelt es sich um den Umkehrprozess der Sublimation, bei der ein Feststoff direkt in die Gasphase übergeht. Der Begriff Desublimation existiert nicht, Stagnation (anhaltend, gleichbleibend) steht in keinem chemischen Zusammenhang und Kondensation beschreibt den Übergang von der gasförmigen in die flüssige Phase.

40. Lösung C ist korrekt.

Niveau: mittel

Durch Verringerung der Temperatur sinkt die kinetische Energie der Teilchen in einer betrachteten Phase. Dadurch sinkt die Beweglichkeit dieser Teilchen, bis sie feste Gitterplätze in einer Kristallstruktur einnehmen bzw. amorph erstarren. Eine Druckerhöhung wirkt sich zwar stärker auf die Kondensation eines Gases zur Flüssigkeit aus, fördert aber bei normalen Systemen auch die Erstarrung zum Festkörper durch Verringerung der Beweglichkeit der Teilchen.

41. Lösung D ist korrekt.

Niveau: mittel

Gemäß der absoluten Temperaturskala nach Kelvin besitzt ein System bei 0 K keinerlei kinetische Energie mehr, wodurch die Bewegung von Teilchen im klassischen Sinne vollständig eingefroren wäre (quantenmechanische Effekte verursachen dennoch eine sogenannte Nullpunktschwingung). Auf der relativen Celsius-Skala entspricht dieser absolute Nullpunkt einem Wert von –273.15°C.

42. Lösung E ist korrekt.

Niveau: mittel

Die Dichteanomalie des Wassers besteht darin, dass oberhalb von etwa 4°C die Dichte zwar abnimmt, da die sich stärker bewegenden Teilchen einen größeren mittleren Abstand zueinander aufweisen. Unterhalb von 4°C nimmt die Dichte jedoch wieder ab und unterschreitet den Maximalwert von $1\frac{g}{cm^3}$, da aufgrund von Wasserstoffbrückenbildung käfigartige Hohlräume gebildet werden, welche zu einer geringeren Dichte führen. Somit ist Antwort E korrekt.

43. Lösung A ist korrekt.

Niveau: schwer

Die Ursache für die Dichteanomalie von Wasser sind die intermolekularen Wasserstoffbrückenbindungen, die bei angegebener Temperatur zu dichten Clustern führen. Sinkt die Temperatur weiter, wird für den Wandel der Clusterstrukturen in die im festen Zustand vorliegenden Kristallgitter mehr Volumen gebraucht. Der Bindungswinkel und die Bindungslänge zwischen den einzelnen Atomen bleiben während dieser Vorgänge konstant.

44. Lösung B ist korrekt.

Niveau: schwer

Zunächst musst Du die Reaktionsgleichung ausgleichen zu

$$1\ C_3H_8\ (g) + 5\ O_2\ (g) \rightarrow 3\ CO_2\ (g) + 4\ H_2O\ (g)\ .$$

Innerhalb der Näherung eines idealen Gases enthalten 22,4 l Gas unter Standardbedingungen genau 1 mol Teilchen. Gemäß obiger Reaktionsgleichung entstehen aus einem Mol Propan 4 Mol Wasserdampf, die als ideales Gas entsprechend das vierfache Volumen einnehmen, also 89,6 l.

45. Lösung C ist korrekt.

Niveau: mittel ▽

Bei konstanter Temperatur kann p * V = const. angenommen werden. Damit stehen Druck und Volumen in einem antiproportionalen Verhältnis. Verringerst Du also den Druck, nimmt das Volumen zu. Ein ideales Gas zeigt per Definition keine Reaktion.

46. Lösung E ist korrekt.

Niveau: schwer

Ein Tensid ist ein Molekül, welches aus einer langen unpolaren Alkyl- oder Alkylbenzolgruppe und einer kurzen polaren Gruppe besteht. Letztere kann dabei entweder kationisch, anionisch, neutral oder als Zwitterion (amphoter) vorliegen. Das Vorhandensein sowohl eines polaren als auch eines unpolaren Teils verleiht dem Molekül einen amphiphilen Charakter, es ist somit hydrophil und lipophil zugleich. Der unpolare Teil des Moleküls lagert sich dabei an Phasengrenzen an, wobei sich der polare Teil immer in Richtung der wässrigen Phase ausrichtet. Bei geringen Konzentrationen eines Tensides in Wasser lagern sich die Moleküle an der Wasseroberfläche an, was eine Verringerung der Oberflächenspannung zur Folge hat, oder liegen einzeln in Lösung vor. Ab einer bestimmten Konzentration des Tensids, der sogenannten kritischen Micellenkonzentration, beginnen sich Micellen auszubilden. Dabei handelt es sich um kugelförmige Zusammenschlüsse von Tensidmolekülen, wobei sich die Alkylketten im Inneren der Micelle zusammenlagern und die polaren Kettenenden nach außen richten. Damit Schmutzpartikel aus einer wässrigen Lösung entfernt werden können, müssen Micellen vorliegen, in welche diese Partikel eingeschlossen werden können.

CHEMISCHE BINDUNGEN

47. Lösung C ist korrekt.

Niveau: mittel ▽

Da Butanol (C_4H_9OH) ein Molekül ist, liegen innerhalb der Verbindung nur kovalente Bindungen vor. Butanol kann Wasserstoffbrücken ausbilden, allerdings nur mit anderen Molekülen, also intermolekular. Die Ionenbindung bildet sich zwischen Nichtmetall und Metall aus. Van-der-Waals-Kräfte spielen vor allem zwischen großen unpolaren Molekülen eine Rolle (ebenfalls intermolekular). Die koordinative Bindung findest Du in der Regel in Metallkomplexen.

48. Lösung D ist korrekt.

Niveau: leicht

Für eine ionische Bindung ist im Allgemeinen eine hohe Elektronegativitätsdifferenz zwischen den beteiligten Elementen notwendig, so dass die Elektronen des elektropositiveren Elements annähernd vollständig an das elektronegativere Element abgegeben werden. Dies ist vor allem bei der Reaktion von elektropositiven Alkalimetallen mit elektronegativen Halogenen der Fall, die im Periodensystem weit voneinander entfernt sind.

49. Lösung E ist korrekt.

Niveau: mittel ▽

Salze sind im Allgemeinen Feststoffe bei Standardbedingungen und bilden Ionenbindungen zwischen Nichtmetall und Metall aus. Den hohen Schmelzpunkt kann man auf die hohe Gitterenergie des Ionengitters aufgrund der starken elektrostatischen Wechselwirkungen zurückführen. Salze sind grundsätzlich gut in Wasser und anderen polaren Lösungsmitteln löslich.

50. Lösung B ist korrekt.

Niveau: mittel

Zwischen den elektropositiven Alkali- (Na, K) bzw. Erdalkalimetallen (Mg) und den elektronegativen Elementen (N, O, I, Cl) bilden sich typische ionische Salze aus. Schwefel und Sauerstoff stehen hingegen in derselben Hauptgruppe und besitzen nur eine geringe Elektronegativitätsdifferenz, sodass es hier zur Molekülbildung mit kovalenten Bindungen kommt und B die richtige Antwort ist.

51. Lösung B ist korrekt.

Niveau: mittel

Für eine ionische Bindung ist eine hohe Elektronegativitätsdifferenz erforderlich. Für die Bindungsstärke sind vor allem elektrostatische Wechselwirkungen zwischen den positiv geladenen Kationen und den negativ geladenen Anionen verantwortlich. Je höher geladen die beteiligten Ionen sind, desto stärker ziehen sich die unterschiedlichen Ladungen an, wodurch der Schmelzpunkt des Salzes steigt.

52. Lösung C ist korrekt.

Niveau: schwer

Die Oktettregel besagt, dass besonders Atome der ersten drei Perioden das Bestreben haben, die äußerste Elektronenhülle zu vervollständigen, sprich die Elektronenkonfiguration des nächst gelegenen Edelgases durch Elektronenabgabe bzw. -aufnahme zu erreichen. Dazu musst Du die Valenzelektronen des elektronegativeren Partners und die aufgenommenen Elektronen addieren, und somit muss die Summe, abgesehen von Wasserstoff, Acht ergeben.

Aluminium kann drei Elektronen abgeben, Sauerstoff zwei aufnehmen, somit würden bei Antwort C neun Elektronen abgegeben, aber nur sechs aufgenommen werden.

53. Lösung C ist korrekt.

Niveau: mittel ▽

Zwischen C und O liegt im Carbonat-Molekülanion aufgrund der Paarung von Nichtmetall mit Nichtmetall eine kovalene Bindung vor. Die Bindung zwischen K^+ und CO_3^{2-} ist ionisch, da Kalium ein Metall ist und das Carbonat als Nichtmetall reagiert. Die isolierte Bindung zwischen Kalium und Schwefel ist in dieser Reaktion sehr unwahrscheinlich. Die Kaliumionen bilden gemeinsam mit den Carbonationen ein Ionengitter, d. h. es entsteht keine Bindung zwischen Kaliumatomen.

54. Lösung A ist korrekt.

Niveau: mittel

Elementarverbindungen wie H_2, N_2, O_2 haben eine Elektronnegativitätsdifferenz von 0 und ihre Bindungen sind somit rein kovalent. NaCl ist die einzige tatsächliche Ionenbindung, da hier Metall und Nichtmetall binden. Die Reihung dazwischen erfolgt nach Elektronegativitätsdifferenz. Da die restlichen drei Verbindungen Wasserstoff enthalten, musst Du nach der Elektronegativität des Partners reihen. C hat eine geringere EN als Cl, jenes wiederum eine geringere als O.

55. Lösung C ist korrekt.

Niveau: schwer

Beim Salz Cäsiumchlorid liegen ionische Bindungen vor, zwischen den polaren Fluorwasserstoff-Molekülen bilden sich starke Wasserstoffbrückenbindungen aus, zwischen den unpolaren Heptan-Ketten hingegen nur schwache Van-der-Waals-Bindungen und innerhalb des Wassermoleküls kovalente Atombindungen zwischen Wasserstoff- und Sauerstoff-Atom.

56. Lösung A ist korrekt.

Niveau: leicht ▽

Metallatome sind über Metallbindungen verbunden. Eine Metallbindung ist durch das Auftreten von frei beweglichen (delokalisierten) Elektronen im Metallgitter gekennzeichnet und wird durch elektrostatische Anziehungskräfte zwischen Metallionen und freien Elektronen verursacht. Erst im Verband haben Metalle die Metall-typischen Eigenschaften, wie gute Leitfähigkeit aufgrund des Elektronengases, gute thermische Leitfähigkeit und Verformbarkeit. Mit steigender Temperatur steigt letztere. Die meisten Metalle sind nicht wasserlöslich, sofern sie nicht mit Wasser reagieren (z. B. Alkalimetalle).

57. Lösung E ist korrekt.

Niveau: leicht

Bei der kovalenten Atombindung teilen sich die beteiligten Elemente gemeinsame Elektronenpaare zwischen den positiven Atomrümpfen. Diese Bindung kann auch in der Gasphase (z. B. Wasserdampf) sowie während des Lösungsvorgangs (z. B. Farbstoffmoleküle in Wasser) erhalten bleiben. Atombindungen können nicht nur von Alkalimetallen, sondern prinzipiell von allen Elementen ausgebildet werden. Nicht-Metalle, wie die Halogene, liegen oft auch elementar als Moleküle vor (z. B. O_2 oder sogar S_8).

58. Lösung C ist korrekt.

Niveau: mittel

Bei der sogenannten Chlorknallgas-Reaktion zwischen Wasserstoff und Chlor entsteht das Gas Chlorwasserstoff (HCl). Zwischen den Wasserstoff- und Chlor-Atomen bildet sich dabei eine kovalente Bindung aus. Jene Atombindung ist zwar bereits stark polarisiert, jedoch ist die Elektronegativitätsdifferenz zwischen den Elementen noch nicht groß genug für eine ionische Bindung. Zwischen den HCl-Molekülen liegen hingegen Wasserstoffbrückenbindungen vor.

59. Lösung D ist korrekt.

Niveau: schwer

Die Van-der-Waals-Wechselwirkungen, die aus temporär asymmetrischen Elektronenverteilungen in der Atomhülle resultieren, tragen meist bei unpolaren Molekülen einen signifikanten Beitrag zu den intermolekularen Wechselwirkungen bei. Bei polaren Molekülen überwiegen in der Regel andere Wechselwirkungen, wie zum Beispiel Wasserstoffbrückenbindungen oder Dipol-Dipol-Wechselwirkungen, die energetisch in eine deutlich höhere Größenordnung einzuordnen sind. Steigt der Atomradius bei gleicher Elektronenzahl, so haben die verbleibenden Elektronen mehr Platz und die Polarisierbarkeit des Atoms wird erhöht. Gleicher Effekt stellt sich bei Verminderung der Elektronenzahl bei gleichbleibendem Atomradius ein. Durch die erhöhte Polarisierbarkeit nimmt die Stärke der Van-der-Waals-Kräfte zu.

60. Lösung B ist nicht korrekt.

Niveau: mittel

Intermolekulare Bindungen sind zwischen Molekülen präsent, intramolekulare Bindungen hingegen innerhalb eines Moleküls. Intramolekulare Bindungen zwischen den Atomen eines Moleküls bestimmen somit dessen Geometrie mit und sind meist deutlich stärker als die Wechselwirkungen zwischen zwei Molekülen. Letztere bestimmen hingegen vor allem wann ein Stoff siedet, also wann die anziehenden Wechselwirkungen zwischen den Molekülen zum Großteil überwunden werden und einzelne Moleküle vorliegen.

61. Lösung A ist korrekt.

Niveau: mittel

Am schwächsten sind im Allgemeinen die intermolekularen Van-der-Waals-Bindungen zwischen unpolaren Molekülen, die durch temporäre und induzierte Dipole aufgrund verschobener Elektronendichten entstehen. Stärkere intermolekulare Wechselwirkungen sind die Wasserstoffbrückenbindungen zwischen hoch polarisierten Molekülen. Metallische Bindungen von Atomrümpfen und die umgebenden Elektronenwolken sind abermals stärker (ebenso wie kovalente und ionische Bindungen).

62. Lösung A ist korrekt.

Niveau: mittel ▽

Wasserstoffbrückenbindungen können nicht nur zwischen Wassermolekülen untereinander auftreten, sondern auch zwischen polaren Verbindungen, die Wasserstoff enthalten. Voraussetzung hierfür ist nur eine ausreichende Polarisierung der Wasserstoffatome, d.h. eine hohe Elektronegativität des Bindungspartners verglichen mit Wasserstoff, wodurch die Moleküle partiell geladen sind und stark anziehend miteinander sowie mit Wassermolekülen wechselwirken können.

63. Lösung E ist korrekt.

Niveau: leicht–mittel

Hydrophile Verbindungen sind in der Regel polar und mischen sich daher meist gut mit Wasser (hydrophil = Wasser liebend). Van-der-Waals-Wechselwirkungen kommen zwischen ihnen zwar auch vor, sind aber nicht die dominierenden Kräfte. Zwar sind auch ionische Verbindungen meist hydrophil, jedoch müssen nicht alle hydrophilen Verbindungen ionisch sein (beachte: ‚stets' in Fragestellung). Richtig hingegen ist, dass hydrophile Verbindungen einen permanenten Dipol aufweisen und daher Dipol-Dipol-Wechselwirkungen ausbilden. Ein besonderer Fall sind Wasserstoffbrücken-Bindungen, die jedoch nicht bei allen hydrophilen Verbindungen vorkommen müssen.

64. Lösung C ist korrekt.

Niveau: leicht–mittel

Alle anderen Aussagen sind falsch.

(A) → Wasserstoffbrücken (Dipol-Dipol)
(B) → EN Differenz > 1,7 ist ionisch
(C) → Die Struktur von Ammoniak ist tetraederisch.
(D) → Beispiel Mesomeriestabilisierung, delokalisierte Elektronen
(E) → 2-Methyl-Butanal hat zehn Wasserstoffatome.

65. Lösung A ist korrekt.

Niveau: mittel

Im Doppelstrang der DNA oder RNA treten zwischen zwei gegenüberliegenden zueinander komplementären Nukleobasen Wasserstoffbrückenbindungen auf, die maßgeblich zu Ausbildung und Erhalt der Struktur beitragen. In metallorganischen Komplexen spielen Wasserstoffbrücken keine nennenswerte Rolle, ebenso wenig wie innerhalb des hydrophoben Kerns der Lipiddoppelschicht. Bei Polyethylen treten keinerlei Wasserstoffbrückenbindungen auf und auch Petrolether, ein Gemisch kurzkettiger Kohlenwasserstoffe, ist vollkommen unpolar.

66. Lösung D ist korrekt.

Niveau: leicht ▽

Wasser ist sehr polar, d. h. der Sauerstoff zieht die Elektronen des Wasserstoffs stark zu sich und sorgt damit für einen negativen Ladungsschwerpunkt, während die beiden Wasserstoff-Atome eine positive Partialladung tragen. Gelöst werden Stoffe in Wasser nur, wenn sie ausreichend mit ihm wechselwirken können. Unpolare Stoffe gehen diese Wechselwirkungen ohne Ladungsschwerpunkte nicht, oder nur begrenzt ein.

ELEMENTE UND MOLEKÜLE

67. Lösung A ist korrekt.

Niveau: mittel

Mit Wasserstoff bildet sich bereitwillig unter Knallgas-Reaktion Wasser. Das elektropositive Erdalkalimetall Calcium reagiert zu CaO, welches in Wasser zu sogenanntem Kalkwasser hydrolysiert, eine Lösung von $Ca(OH)_2$. Eisenoxid ist als Rost bekannt und Bleioxid (PbO_2) findet im Bleiakkumulator vieler Autos Verwendung. Das Edelgas Argon ist hingegen aufgrund seiner vollständig gefüllten Elektronenschalen sehr reaktionsträge und reagiert nur unter extremen Bedingungen.

68. Lösung B ist korrekt.

Niveau: leicht ▽

Aus der Angabe kannst Du ableiten, dass Sauerstoff eine molare Masse von ca. 16 $\frac{g}{mol}$ besitzt. Daher weißt Du, dass Kohlenstoff eine molare Masse von ca. 12 $\frac{g}{mol}$ hat.

ORGANISCHE CHEMIE

69. Lösung A ist korrekt.

Niveau: mittel ▽

Schwefelsäure → H_2SO_4
Nitrat → NO_3^-, das Salz der Salpetersäure HNO_3
Ammoniak → NH_3
Kohlensäure → H_2CO_3

70. Lösung C ist korrekt.

Niveau: leicht ▽

Eine Carbonylgruppe kann endständig sein oder nicht, die entsprechende Stoffgruppe wären Aldehyde (ein Rest wird durch ein H ersetzt) bzw. Ketone (R und R' sind beides Kohlenstoffatome).

(A) → entsteht aus Alkohol- und Säure(Carboxyl)gruppe.
(B) → entsteht aus Säuregruppe und Amin.
(C) → Säuregruppe, ein Rest wäre durch eine OH-Gruppe ersetzt.
(D) → entsteht aus zwei Säuregruppen.

71. Lösung E ist nicht korrekt.

Niveau: mittel

Alkane, also Kohlenwasserstoffe ohne Mehrfachbindungen, besitzen die Summenformel C_nH_{2n+2}, vorstellbar als Kette von n ($-CH_2-$)-Fragmenten, an deren zwei Enden jeweils ein weiteres H-Atom abschließt. Alkene besitzen hingegen Doppelbindungen (–HC=CH–), in denen der ungesättigte Kohlenstoff jeweils an ein Wasserstoff-Atom weniger bindet. Deshalb reduziert sich die Summenformel von einfachen Alkenen zu C_nH_{2n}.

72. Lösung B ist korrekt.

Niveau: mittel ▽

Die oben genannte Verbindung besteht aus einem C_5-Körper, wobei zwischen C_1 und C_2 eine Doppelbindung (Alken) vorliegt. Zusätzlich findest Du am C_3-Atom eine Alkoholgruppe. Säure-, Ester- oder Amino-Gruppen liegen hingegen nicht vor.

73. Lösung B ist korrekt.

Niveau: schwer

In organischen Molekülen wird ein Kohlenstoff-Atom zum Chiralitätszentrum, wenn es vier verschiedene Substituenten besitzt und dabei somit sp^3-Hybridisierung aufweist. π-Bindungen, wie sie in Alkenen vorkommen, führen lediglich zu Diastereoisomeren (cis/trans-Isomere). D- und L-Glucose sind hingegen Enantiomere zueinander und beide chiral. Die Stereodeskriptoren D und L beziehen sich auf die Fischer-Projektion, wobei die Konfiguration des untersten Stereozentrums als D bezeichnet wird, wenn der horizontale Rest mit der höheren Priorität (hier: OH > H) nach rechts zeigt, bzw. als L, wenn er nach links zeigt.

74. Lösung E ist korrekt.

Niveau: schwer

Offenkettige Alkane haben die Summenformel C_nH_{2n+2}, da sie aus n $(-CH_2-)$-Fragmenten bestehen, die an zwei Enden jeweils mit einem H-Atom abschließen. Für Cycloalkane ist diese Kette aus n $(-CH_2-)$-Fragmenten hingegen in sich geschlossen, weshalb die abschließenden H-Atome entfallen und sich die Summenformel auf C_nH_n reduziert. Die gleiche Summenformel liegt auch bei einfachen Alkenen vor, da die zwei sp^2-hybridisierten Kohlenstoff-Atome der Doppelbindung je zu einem H-Atom weniger binden (–HC=CH–). Bei einfachen Alkinen reduziert sich die Summenformel abermals, da die an der Dreifachbindung beteiligten C-Atome zu keinerlei H-Atomen mehr binden (–C≡C–). Ihre Summenformel lautet deshalb C_nH_{2n-2}. Somit ist **Antwort E** korrekt.

75. Lösung A ist korrekt.

Niveau: mittel

Bei der Funktion $-NH_2$ handelt es sich um eine Aminogruppe und die sie enthaltenden Moleküle heißen primäre Amine. Würdest Du die beiden H-Atome am Stickstoff durch weitere organische Reste ersetzen, lägen sekundäre (–NHR') bzw. tertiäre (–NR'R'') Amine vor. Carbonsäuren enthalten hingegen die Funktion $-CO_2H$, Ether die Funktion –O–, Alkohole die Funktion –OH und Thiole die Funktion –SH.

76. Lösung B ist korrekt.

Niveau: mittel

Bei der Funktion –OH handelt es sich um eine Hydroxyl-Gruppe und die sie enthaltenden Moleküle heißen Alkohole. Im Gegensatz zu Aminen spricht man von primären Alkoholen, wenn sie sich endständig an einem Alkylrest befinden $(-CH_2OH)$. Sekundäre Alkohole befinden sich dementsprechend an einem Kohlenstoffzentrum mit zwei weiteren Alkylresten (–CHR'OH) und tertiäre Alkohole an einem Kohlenstoffzentrum mit drei weiteren Alkylresten (–CR'R''OH). Thiole haben die Funktion –SH, Aldehyde die Funktion –CHO, Ketone die Funktion –C=OC– und Nitrile die Funktion –CN.

77. Lösung D ist korrekt.

Niveau: mittel

Ester. Ein Ester zeichnet sich durch die Verknüpfung –COOR aus, wie in diesem Fall als Ethylester (rechtes Ende). Weiterhin kann die Verbindung als Methylether (linkes Ende) und Alken (mittlere Kette) aufgefasst werden; nicht jedoch als Keton (–COR), Aldehyd (–CHO), Alkin (–CCR) oder Alkohol (–OH).

78. Lösung D ist korrekt.

Niveau: schwer

Nach den Regeln für die Benennung von organischen Molekülen nach IUPAC musst Du zunächst die Hauptkette suchen. Dies ist die Kette, welche die meisten Mehrfachbindungen enthält und zudem aus den meisten Kohlenstoffatomen besteht und die größtmögliche Anzahl an Substituenten besitzt. Wenn Du die Kette gefunden hast, musst Du von der Seite an durchzählen, bei der die Mehrfachbindung(en) die niedrigsten Lokanten erhalten. Sollte die Verbindung keine Mehrfachbindungen enthalten oder durch dieses Kriterium nicht zu unterscheiden sein, beginnst Du die Zählung an dem Ende der Kette, an dem Du die erste Abzweigung findest. Solltest Du an beiden Kettenenden an gleicher Stelle eine Abzweigung vorfinden, fällt jene mehr ins Gewicht, die alphabetisch zuerst kommt. Da obige Verbindung jedoch eine Mehrfachbindung enthält, kommen genannte Kriterien nicht zum Einsatz und Du musst die vorhandenen Substituenten alphabetisch sortiert auflisten, wobei Du den Präfix „di" bei der Bestimmung der Reihenfolge vernachlässigen kannst. Es resultiert die Lösung 2-Chlor-4,5-diethyl-3,6-dimethylhept-3-en, wobei die Lokanten der Substituenten durch die Lage der Doppelbindung bestimmt sind.

79. Lösung E ist korrekt.

Niveau: mittel ▽

Das Grundgerüst bildet Propansäure. Zusätzlich befindet sich am C_2-Atom eine Aminogruppe. Bei der Verbindung handelt es sich um Alanin, eine Aminosäure.

80. Lösung C ist korrekt.

Niveau: mittel

Die Ordnung eines Alkohols gibt an, wie viele Hydroxylgruppen dieser besitzt. Die Angabe „primär", „sekundär" und „tertiär" gibt die Zahl der Nichtwasserstoffnachbarn des Kohlenstoffatoms an, an welchem sich die Hydroxylgruppe befindet. Bei primären Alkoholen trägt es zwei, bei sekundären ein und bei tertiären kein Wasserstoffatom. Diese Eigenschaft bezieht sich damit nur auf die funktionelle Gruppe – im Gegensatz zur Ordnung, welche eine Eigenschaft des Moleküls ist.

81. Lösung C ist korrekt.

Niveau: mittel ▽

Die Herstellung von Seife bezieht sich auf die Spaltung der Esterbindungen in Triacylglyceriden mit NaOH bzw. KOH. Dabei entsteht Glycerin, ein dreiwertiger Alkohol, und Alkalisalze, also Salze der jeweiligen Fettsäuren mit Natrium oder Kalium. Sowohl NaOH als auch KOH sind stark basisch.

82. Lösung D ist korrekt.

Niveau: mittel

Solange die Aromatizitäts-Kriterien nach Hückel erfüllt sind (vgl. **Antworten A, B, C, E**) können auch Hetero-Atome, hier der Stickstoff, in aromatischen Systemen wie Pyridin vorkommen.

NATURSTOFFE

83. Lösung B ist korrekt.

Niveau: leicht

Richtig wäre: Mit steigender Kettenlänge und abnehmender Anzahl an Doppelbindungen zwischen den Kohlenstoffatomen der Kette steigt die Schmelztemperatur.

NAME	FORMEL	SCHMELZPUNKT
Ölsäure	$C_{18}H_{34}O_2$	+13°C
Linolsäure	$C_{18}H_{32}O_2$	−5°C
Linolensäure	$C_{18}H_{30}O_2$	−11°C

Anhand der Tabelle erkennst Du, dass der Schmelzpunkt der ungesättigten Fettsäuren mit zunehmender Zahl von C=C-Doppelbindungen abnimmt.

84. Lösung A ist korrekt.

Niveau: schwer ▽

Drei Fettsäuren bilden mit einem Glycerin-Molekül, einem dreiwertigen Alkohol, ein Triglycerid. Die Fettsäuren sind über Esterbindungen mit dem Glycerin verbunden. Fette sind aufgrund der langen Kohlenwasserstoffketten der Fettsäuren unpolar und daher nicht gut wasserlöslich.

85. Lösung B ist korrekt.

Niveau: schwer

Bei der abgebildeten Säure handelt es sich um die (cis,cis)-Octadeca-9,12-diensäure, welche den Trivialnamen Linolsäure trägt. Nummerierst Du die C-Atome vom Alkyl-Schwanzende durch, so befindet sich die erste Doppelbindung an der sechsten Position, weshalb Linolsäure zu den Omega-6-Fettsäuren zählt. Linolensäure besitzt hingegen eine dritte C=C-Doppelbindung, Ölsäure nur eine und Stearinsäure sowie Palmitinsäure keine C=C-Doppelbindung.

86. Lösung E ist korrekt.

Niveau: mittel

Das Kohlenstoffgerüst, aus welchem Monosaccharide aufgebaut sind, trägt an jedem Kohlenstoffatom genau eine Hydroxylgruppe. Der mittlere Teil der Kette besteht somit aus dem Formelelement $(HCOH)_x$ bzw. $C_x(H_2O)_x$. Das Kettenende weist damit als primärer Alkohol ein Wasserstoffatom mehr auf, was jedoch durch den Kettenanfang kompensiert wird. Bei Ketosen kommt an diesem neben einer Carbonyl-Einheit (CO) ebenfalls ein primärer Alkohol (H_2COH) am Kettenende, wodurch Du die beiden Kettenenden auf die Summenformel $C_3H_6O_3$ zusammenfassen kannst. Ähnlich verhält es sich mit Aldosen, bei denen sich eine Aldehyd-Gruppe (HCO) am Kettenanfang befindet, beide Kettenenden zusammen daher auf die Summenformel $C_2H_4O_2$ kommen. Dieser Zusammenhang gilt jedoch lediglich für Monosaccharide. Für Di- und Polysaccharide, bei denen mehrere Saccharide verknüpft werden, weicht die Summenformel ab, da durch jede Verknüpfung ein Wassermolekül abgespalten wird.

87. Lösung A ist korrekt.

Niveau: leicht

Kohlenhydrate oder auch Saccharide können als Mono-, Di- oder Polysaccharide vorliegen. Einige der wichtigsten Kohlenhydrate sind dabei Monosaccharide, wie die in der DNA vorkommende Desoxyribose oder die in der RNA vorkommende Ribose. Ebenfalls bei Fructose und Arabinose handelt es sich um Einfachzucker, während sich Saccharose als Disaccharid aus den Monosacchariden Glucose und Fructose zusammensetzt.

88. Lösung C ist korrekt.

Niveau: leicht

Glycin ist die kleinste und einfachste α-Aminosäure mit dem Rest H der endständigen Carboxygruppe mit der Aminogruppe in direkter Nachbarschaft.

89. Lösung C ist korrekt.

Niveau: leicht

90. Lösung D ist korrekt.

Niveau: mittel–schwer

Während die vollständig protonierte Form A im stark sauren Milieu vorliegt und die deprotonierte Form C im stark basischen, liegt eine Aminosäure an ihrem isoelektrischen Punkt als Zwitterion vor. Der isoelektrische Punkt ist für jede Aminosäure spezifisch und Du darfst ihn daher nicht mit einem neutralen pH-Wert gleichsetzen, er liegt meist im leicht sauren pH-Bereich. Die neutrale Form B ist aufgrund der Säurestärke der Carboxylgruppe und der Basenstärke der Aminogruppe nicht möglich.

91. Lösung E ist korrekt.

Niveau: leicht

Die Lipiddoppelschicht besteht aus zwei Lagen amphiphiler Fett-Moleküle, deren polarer Anteil („Kopf") jeweils ins Zellmedium und außerhalb des Zellmediums ragt, während die unpolaren Anteile („Schwanz") zueinander zeigen und damit einen unpolaren Bereich erzeugen, in dem hydrophobe Wechselwirkungen und Van-der-Waals-Wechselwirkungen dominieren. In, an und auf der Doppelschicht sind verschiedenste Proteine und Zucker-Fragmente zu finden, die jedoch parallel zur Doppelschicht relativ frei beweglich sind. Man spricht daher auch vom Flüssig-Mosaik-Modell. Das Schlüssel-Schloss-Prinzip entstammt hingegen der Enzym-Kinetik und beschreibt dort, dass nur ein für das Enzym spezifische Substrat von diesem umgesetzt wird.

92. Lösung E ist korrekt.

Niveau: mittel

Bei Antwort E handelt es sich um keine korrekte Beschreibung der Sekundärstruktur von Proteinen. Unter der Sekundärstruktur eines Proteins wird die räumliche Ausrichtung der zugrundeliegenden Aminosäurekette (Primärstruktur) verstanden. Übergeordnet ist die Tertiärstruktur, also die Sequenz von sekundären Strukturelementen. Mehrere tertiäre Protein-Untereinheiten können sich schließlich unter Ausbildung einer Quartärstruktur zusammenlagern.

Alpha-Helices sind schraubenartige, Beta-Faltblätter zickzackartige Orientierungen der Aminosäurekette, die durch Turns und Loops (auch: Schleifen) Windungen aufweisen können. Random Coil sind Bereiche, die keine speziell definierte Sekundärstruktur aufweisen. Ein Alpha-Falte ist hingegen kein gängiger Fachbegriff.

93. Lösung D ist korrekt.

Niveau: mittel

Aminosäuren, miteinander verbunden durch Peptidbindungen, sind die einzelnen Bausteine der Proteine. Sie sind zu großen Teilen polar und denaturieren in der Regel bei ca. 42°C und verlieren dadurch ihre Funktion – Stützung und Strukturierung – auf zellulärer Ebene. Proteine haben einen ähnlichen Energiegehalt wie Kohlenhydrate, etwa 4 $\frac{kcal}{g}$, Fette hingegen 9 $\frac{kcal}{g}$.

94. Lösung D ist korrekt.

Niveau: mittel

Folsäure ist Vitamin B11. Vitamin B12 wird auch Cobalamin genannt und ist wichtig für die Zellteilung und Blutbildung sowie die Funktion des Nervensystems.

95. Lösung B ist korrekt.

Niveau: leicht–mittel

Bei ausgeprägtem Vitamin-C-Mangel kommt es zu Skorbut. Dieser tritt bei anhaltendem Fehlen von Vitamin C in der Nahrung nach zwei bis vier Monaten auf. Klassische Zeichen sind Zahnfleischbluten und ein wunder Mund. Zu Zeiten von Christopher Columbus war Skorbut die Haupt-Todesursache bei Seeleuten. Pellagra tritt bei Niacinmangel, einem Vitamin aus dem B-Komplex, auf.

96. Lösung A ist korrekt.

Niveau: mittel

Als Nukleosid wird die Verbindung aus Nukleobase und (Desoxy)ribose bezeichnet. Ein Nukleotid enthält an der 5'-Position ein bis drei Phosphatgruppen. Eine (Desoxyribo)nukleinsäure ist eine Verbindung aus mehreren Nukleotiden.

CHEMISCHE REAKTION

97. Lösung E ist korrekt.

Niveau: leicht

Für die Darstellung eines Moleküls gibt es viele verschiedene Möglichkeiten. Während in der Summenformel die Anzahl der jeweils vorkommenden Atome wiedergegeben wird, handelt es sich bei der Verhältnisformel um eine gekürzte Form der Summenformel. In einigen Fällen stimmen beide Formeln überein, bei vielen Molekülen jedoch ergeben sich signifikante Unterschiede. Für Essigsäure beispielsweise lautet die Summenformel $C_2H_4O_2$, die Verhältnisformel CH_2O. Deutlich mehr Informationen über die Beschaffenheit des Moleküls erhältst Du aus einer Strukturformel. Es existieren verschiedene Strukturformeln, die als Gemeinsamkeit die Information über die Art der Bindung beinhalten. Zwischen den Atomen sind dabei Striche gezeichnet, wobei jeder Strich für ein Elektronenpaar, also 2 Elektronen steht.

98. Lösung B ist korrekt.

Niveau: leicht

Calcium, ein Erdalkalimetall, liegt in Verbindungen meist in der Oxidationsstufe +II vor. Durch die Abgabe von 2 Elektronen erreicht das Calciumatom formal eine Edelgaselektronenkonfiguration. Sulfat (SO_4^{2-}) ist das Salz der Schwefelsäure (H_2SO_4) und kann mit einem Calciumion (Ca^{2+}) eine Ionenbindung eingehen; die Verbindung hat eine neutrale Ladung.

99. Lösung D ist korrekt.

Niveau: leicht

Die Summenformel lautet C_4H_7OH oder C_4H_8O. Zwischen zwei Kohlenstoffatomen C_1 und C_2 (Anm.: könnte auch zwischen C_2 und C_3 sein) befindet sich eine Doppelbindung. Damit hat Buten-2-ol zwei Wasserstoffatome weniger als Butan-2-ol. Für die Summenformel spielt es keine Rolle an welcher Position die Alkoholgruppe oder die Doppelbindung sitzt.

100. Lösung E ist korrekt.

Niveau: leicht

Salpetersäure, HNO_3, wird ebenfalls als Hydrogennitrat bezeichnet. Hydrogen steht dabei für das Proton, Nitrat für das Salz der Salpetersäure, NO_3^-.

101. Lösung C ist korrekt.

Niveau: leicht

Salze sind Verbindungen die aus Ionen bestehen, dementsprechend über eine Ionenbindung gebunden sind. In den meisten Fällen handelt es sich dabei um eine Metall-Nichtmetall-Bindung. Da es außer Calcium in keiner der Antwortmöglichkeiten ein Metall gibt, ist C Calciumcarbonat, die richtige Antwort.

102. Lösung D ist korrekt.

Niveau: leicht

Die Anzahl an Ammoniumionen (NH_4^+) und Phosphationen (PO_4^{3-}) musst Du zur Ladungsneutralität ausgleichen. Dazu werden 3 Ammoniumionen benötigt, um die dreifach negative Ladung des Phosphations zu kompensieren.

103. Lösung D ist korrekt.

Niveau: leicht

$4\,Al + 3\,O_2 \rightarrow 2\,Al_2O_3$

Bei der angegebenen Reaktion handelt es sich um eine Redoxreaktion. Aluminium steht in der 3. Hauptgruppe, Sauerstoff in der 6. Dementsprechend kann Aluminium 3 Elektronen abgeben und Sauerstoff 2 aufnehmen, um die Oktettregel zu erfüllen. Die korrekte Summenformel für Aluminiumoxid muss also Al_2O_3 lauten. Die Gleichung kannst Du nun durch den simplen Übertrag der Indizes auf die Edukte vervollständigen: $2\,Al + 1{,}5\,O_2 \rightarrow Al_2O_3$. Da es sich bei den stöchiometrischen Faktoren jedoch um ganze Zahlen handeln soll, musst Du diese jeweils noch mit 2 multiplizieren, was jedoch keinen Einfluss auf die Indizes von Aluminiumoxid hat.

104. Lösung A ist korrekt.

Niveau: leicht

Calcium steht in der 2. Hauptgruppe und kann 2 Elektronen abgeben, daher benötigst Du sowohl 2 Hydroxid- als auch 2 Nitrationen. Da Du aufgrund dessen 2 Mol Salpetersäure brauchst, entstehen 2 Mol Wasser.

105. Lösung C ist korrekt.

Niveau: leicht

$2\,Mg + O_2 \rightarrow 2\,MgO$

Magnesium steht in der 2. Hauptgruppe, kann also 2 Elektronen abgeben; Sauerstoff kann 2 aufnehmen. Da Sauerstoff aber nur als Elementargas O_2 vorkommt, musst Du die Reaktionsgleichung ausgleichen. Somit entstehen aus 2 Mol Magnesium und 1 Mol Sauerstoff 2 Mol Magnesiumoxid. Wenn das Produkt die gleiche Anzahl an Atomen eines Elements enthält wie das Edukt, so entspricht die Stoffmenge des Produktes immer der des eingesetzten Eduktes.

106. Lösung C ist korrekt.

Niveau: sehr schwer!

Für jeden der drei vorkommenden Atomtypen (C, O, H) kannst Du jeweils eine Gleichung aufstellen:

$6a = d$

$a + 2b = c + 2d$

$6a + 2b = 2c$

Das Gleichungssystem, bestehend aus drei Gleichungen, besitzt vier Variablen und ist damit für Dich nicht eindeutig lösbar. Da es sich jedoch bei den Lösungswerten um ganze Zahlen handeln muss und das kleinstmögliche Werteensemble gesucht wird, ist es sinnvoll zu Beginn $a = 1$ anzunehmen. Damit kannst Du das Gleichungssystem leicht lösen und Du erhältst die in Lösung C angegebenen Werte.

107. Lösung D ist korrekt.

Niveau: leicht

Ca steht in der 2. Hauptgruppe, Br und Cl in der 7. Fe hat die Oxidationszahl 2. Dementsprechend können Ca und Fe 2 Elektronen abgeben, Br und Cl aber nur 1 aufnehmen.

108. Lösung A ist korrekt.

Niveau: mittel

Für die Lösung der Stöchiometrie ist es zunächst hilfreich, wenn Du die Oxidationszahlen der vorkommenden Atome aufstellst. Während Kupfer durch die Abgabe von 2 Elektronen oxidiert wird (0 → +II), nimmt jedes Stickstoffatom 3 Elektronen auf (+V → +II). Da es sich bei der Gleichung um eine ausgeglichene Bruttogleichung handeln soll, musst Du zunächst das kleinste gemeinsame Vielfache der jeweils übertragenen Elektronen finden (KgV von 2 und 3 ist 6). Dies entspricht der Anzahl der übertragenen Elektronen, woraus folgt: $a = 3$ (folglich $d = 6$) und $c = 2$ (folglich $e = 2$). Als nächstes musst Du die Ladung ausgleichen, die auf beiden Seiten des Reaktionspfeils denselben Wert annehmen muss. Du musst demnach auf der Seite der Edukte noch 8 positive Ladungen in Form von Protonen hinzufügen ($b = 8$). Als letztes musst Du die Atombilanz von Wasserstoff und Sauerstoff ausgleichen. Dies erreichst Du durch das Hinzufügen von 4 Wassermolekülen auf der Produktseite ($f = 4$).

CHEMISCHES GLEICHGEWICHT

109. Lösung D ist korrekt.

Niveau: schwer ▽

Die Reaktionsentropie beschreibt die Veränderung der Entropie, des Maßes für die Unordnung im Reaktionsverlauf. Die beschriebene Differenz der Energieniveaus am Anfang und am Ende beschreibt die Reaktionsenthalpie, also die Energie, die bei einer exothermen Reaktion als Wärme abgegeben wird.

110. Lösung A ist korrekt.

Niveau: mittel

Die Enthalpiedifferenz ΔH ist positiv. Um die Reaktion zu starten muss erst eine gewisse Aktivierungsenergie aufgebracht werden, die anschließend zum Teil wieder frei wird.

111. Lösung A ist korrekt.

Niveau: schwer ▽

Wie Du weißt, lautet die Gibbs-Helmholtz-Gleichung $\Delta G = \Delta H - T * \Delta S$. Exergon, also freiwillig, läuft die Reaktion nur ab, wenn ΔG negativ ist. Damit ein negativer Wert bei einer endothermen Reaktion (ΔH positiv) entstehen kann muss ΔS positiv sein. Das bedeutet die Entropie muss zunehmen. Eine endotherme Reaktion kann daher nur exergonisch ablaufen, wenn die Entropie zunimmt.

112. Lösung B ist korrekt.

Niveau: schwer

Die Gleichgewichtskonstante $K = k_{hin} / k_{rück}$ ändert sich, da aufgrund der Wärmezufuhr k_{hin} (Geschwindigkeitskonstante für die Hinreaktion) abnimmt und gleichzeitig $k_{rück}$ (Geschwindigkeitskonstante für die Rückreaktion) zunimmt. Damit wird K kleiner und das Gleichgewicht verschiebt sich zugunsten der Edukte.

113. Lösung A ist korrekt.

Niveau: leicht

Der Wert für die Änderung der freien Enthalpie oder auch Gibbs-Energie ΔG gibt an, ob eine Reaktion unter isobaren und isothermen Bedingungen freiwillig abläuft. Für einen positiven Wert von ΔG ist die Reaktion endergon und würde in die angegebene Richtung Energiezufuhr benötigen, um abzulaufen. Ein negativer Wert bedeutet, dass die Reaktion exergon ist und daher freiwillig spontan abläuft, ohne dass Energie zugeführt werden muss. Ist die Differenz der freien Enthalpie genau 0, so befindet sich das System im Gleichgewicht und es laufen sowohl die Hin- als auch die Rückreaktion genau gleich schnell ab. Über die Reaktionsgeschwindigkeit kannst Du anhand des Wertes für die Differenz der freien Enthalpie keine Aussage treffen.

114. Lösung C ist korrekt.

Niveau: leicht

Befindet sich eine Reaktion im chemischen Gleichgewicht, so ist keine Änderung der Konzentrationen der Edukte und Produkte mehr festzustellen. Dies ist allerdings nicht gleichbedeutend damit, dass die Reaktion in einer der beiden oder in beide Richtungen nicht mehr abläuft. Die Reaktionsgeschwindigkeit der Hin- und der Rückreaktion ist lediglich identisch; beide Reaktionen laufen exakt gleich schnell ab. Die freie Enthalpie befindet sich dabei an ihrem Minimum. Die Gleichgewichtslage verschiebt sich nicht ohne Einfluss von externen Faktoren. Solche jedoch, wie zum Beispiel Änderung der Konzentration, der Temperatur oder des Druckes bewirken die Verschiebung des Gleichgewichts. Die Gleichgewichtskonstante, die ein Maß für die Lage des Gleichgewichts ist, ist demnach temperaturabhängig.

115. Lösung D ist korrekt.

Niveau: schwer

Die Differenz der freien Enthalpie ΔG, welche qualitativ angibt, ob die Reaktion freiwillig spontan abläuft, kannst Du gemäß der Gleichung $\Delta G = \Delta H - T\,\Delta S$ errechnen. Für positive Werte von ΔH und ΔS kannst Du keine eindeutige Aussage über das Vorzeichen von ΔG treffen. Ist der Wert für ΔG negativ, dann läuft die Reaktion spontan ab. Dies geschieht, wenn das Produkt aus T und ΔS größer ist als der Wert für ΔH. Aufgrund der linearen Abhängigkeit kannst Du rückschließen, dass die Reaktion erst ab einer genügend hohen Temperatur spontan abläuft. Eine quantitative Aussage über diesen Temperaturwert kann dabei nicht getroffen werden.

116. Lösung B ist korrekt.

Niveau: leicht

Die Reaktionsenthalpie der Verbrennung von Alkohol an der Luft ist negativ. Es handelt sich also um eine exotherme Reaktion, bei der Wärme an die Umgebung abgegeben wird. Die Produkte befinden sich nach der Reaktion in einem stabilen Zustand.

117. Lösung E ist korrekt.

Niveau: schwer

$$N_2 + 3\,H_2 \leftrightarrow 2\,NH_3$$

Zuerst musst Du die Reaktionsgleichung richtig ausgleichen, damit Du das Massenwirkungsgesetz aufstellen kannst. Die Konzentrationen der Produkte (rechte Seite) musst Du im Zähler multiplizieren, die der Ausgangsstoffe im Nenner. Die Molanzahl muss im Exponenten stehen, da Du die Konzentrationen miteinander multiplizierst, nicht addierst.

118. Lösung A ist korrekt.

Niveau: mittel

Die Antworten B, C und D sind reiner Quatsch. Die Definition „Übt man auf ein chemisches System im Gleichgewicht einen Zwang aus, so reagiert es so, dass die Wirkung des Zwanges minimal wird." entspricht dem Prinzip von Le Chatelier, auch „das Prinzip vom kleinsten Zwang" genannt.

119. Lösung B ist korrekt.

Niveau: leicht

Gemäß dem Massenwirkungsgesetz von reversiblen chemischen Reaktionen hat der Quotient aus dem Produkt der Konzentrationen der Reaktionsprodukte und dem Produkt der Konzentrationen der Ausgangsstoffe unter bestimmten Bedingungen einen konstanten und charakteristischen Wert. Dieser Wert wird dabei „Gleichgewichtskonstante“ oder „Massenwirkungskonstante“ genannt. Aus der Definition der Errechnung dieser Konstanten multiplizierst Du damit im Nenner des Quotienten die Konzentrationen der Ausgangsverbindungen der Reaktion miteinander. Du betrachtest dabei zumeist die Hinreaktion, sofern nicht explizit ein Bezug zur Rückreaktion hergestellt wurde. Für die Rückreaktion hat die Gleichgewichtskonstante den reziproken Wert und im Nenner des Quotienten steht das Produkt der Konzentrationen der Edukte dieser Reaktion.

120. Lösung B ist korrekt.

Niveau: mittel ▽

Der Gleichgewichtszustand ist erreicht, wenn das Verhältnis der Konzentrationen der Produkte und der Edukte konstant ist. D. h. die Konzentrationen ändern sich nicht mehr oder im selben Maß, diese müssen aber nicht gleich groß sein. Konzentrations- und Druckänderungen können auf die Gleichgewichtsreaktion Einfluss nehmen, Katalysatoren dagegen nicht. Diese senken nur die Aktivierungsenergie und sorgen für ein schnelleres Erreichen des Gleichgewichtes.

121. Lösung E ist korrekt.

Niveau: mittel

Eine Reaktion nullter Ordnung ist z. B. eine photochemische Reaktion, die lichtinduziert abläuft. Solche Reaktionen sind unabhängig von der Konzentration der Reaktanten und verlaufen mit konstanter Geschwindigkeit.

122. Lösung C ist korrekt.

Niveau: leicht ▽

Enzyme sind Katalysatoren, welche die Gleichgewichtslage einer Reaktion nicht verändern, sondern nur die Aktivierungsenergie durch Änderung des Reaktionspfades herabsetzen. Dadurch stellt sich das Reaktionsgleichgewicht schneller ein.

123. Lösung C ist korrekt.

Niveau: mittel

Bei einem Katalysator handelt es sich um einen Stoff, der zwar in die Kinetik einer chemischen Reaktion eingreift, dabei selbst jedoch wieder unverändert aus dieser hervorgeht, also dabei nicht verbraucht wird. Ebenfalls die Thermodynamik der Reaktion bleibt unverändert. Der Katalysator bewirkt ein Herabsetzen der Aktivierungsenergie Ea, was wiederum dazu führt, dass die Reaktion schneller abläuft. So wie bei einer reversiblen Reaktion die Hinreaktion schneller abläuft, erfährt ebenfalls die Rückreaktion eine Beschleunigung der Reaktionsgeschwindigkeit. Daraus resultierend wird die Lage des Gleichgewichts durch einen Katalysator nicht verändert, dieser sorgt lediglich dafür, dass der Gleichgewichtszustand schneller erreicht wird.

124. Lösung D ist korrekt.

Niveau: mittel

Bei einem Katalysator handelt es sich um einen Stoff, der zwar in die Kinetik einer chemischen Reaktion eingreift, dabei selbst jedoch wieder unverändert aus dieser hervorgeht, also dabei nicht verbraucht wird.

Der Katalysator bewirkt ein Herabsetzen der Aktivierungsenergie, was wiederum dazu führt, dass die Reaktion schneller abläuft. Da sowohl die Hin- als auch die Rückreaktion in gleichem Maße beschleunigt werden, bleibt auch die Lage des Gleichgewichts einer reversiblen Reaktion unverändert. Während die Kinetik durch den Katalysator beeinflusst wird, bleibt die Thermodynamik und die Entropie einer chemischen Reaktion identisch.

Auch im menschlichen Körper laufen fast alle Reaktionen katalysiert ab. Als Katalysator dienen dabei Enzyme, wobei viele Enzyme genau für eine bestimmte Reaktion und für einen bestimmten Ausgangsstoff spezifisch sind.

SÄURE UND BASE

125. Lösung E ist korrekt.

Niveau: schwer

Da es sich bei der pH-Skala um eine dekadisch-logarithmische Einteilung handelt, bewirkt eine Verdünnung um den Faktor 100, wie er in diesem Beispiel vorliegt (0,25 l * 100 = 25 l), eine Verschiebung des pH-Wertes um 2 Einheiten. Alternativ kannst Du aus den Angaben über Volumen und pH-Wert auf die zu Beginn vorliegende Konzentration und Stoffmenge der OH^--Ionen schließen:

$c(OH^-) = 10^{-pOH}$ mit $pOH = 14 - pH$

$n(OH^-) = c(OH^-) * V$

Durch die Rückrechnung mit dem Volumen nach der Verdünnung erhältst Du dann den neuen pH-Wert:

$$c_{neu}(OH^-) = \frac{n * OH^-}{V_{neu}}$$

$pH = 14 + \log(c_{neu}(OH^-))$

126. Lösung E ist korrekt.

Niveau: mittel

Den pH-Wert kannst Du direkt aus der Konzentration der Protonen bzw. der Hydroxoniumionen (H_3O^+) errechnen. Daraus folgt für eine hohe Protonenkonzentration ein niedriger pH-Wert. Generell wird die pH-Skala im Bereich von 0–7 als sauer, im Bereich 7–14 als basisch oder alkalisch bezeichnet. Ein pH-Wert von genau 7 entspricht einer neutralen Lösung. Vergleichst Du den pH-Wert von wässrigen Lösungen verschiedener Stoffe, bei denen die Konzentration des jeweiligen Stoffes identisch ist, so kannst Du den pH-Wert qualitativ durch die Neigung zur Protonenabgabe einschätzen. Eine starke Säure, wie Salzsäure (HCl) liegt in wässriger Lösung vollständig deprotoniert vor, wodurch Du die Protonenkonzentration der Konzentration an Salzsäure gleichsetzen musst. Es ergibt sich also ein sehr geringer pH-Wert. Die Tendenz der Protonenabgabe nimmt mit Schwäche der Säure ab und Du kannst sie durch den pKs-Wert quantifizieren. Die Zugabe von NaCl in Wasser hat keinen signifikanten Einfluss auf den pH-Wert, weshalb dieser bei 7 liegen wird. Methanol und Ammoniak zeigen sogar leicht basisches Verhalten, weshalb ein pH-Wert von >7 zu erwarten ist. Den höchsten pH-Wert besitzt von den genannten Stoffen jedoch eine Lösung der starken Base KOH, die pro Molekül sogar ein Proton aufnehmen kann und Hydroxidionen in der Lösung erzeugt.

127. Lösung C ist korrekt.

Niveau: leicht

Zwischen Konzentration, Stoffmenge und Volumen besteht folgender Zusammenhang: $n = c * V$. Unter Verwendung dieser Gleichung kannst Du die Stoffmenge an Salzsäure und damit an Protonen per Multiplikation der Konzentration mit dem Volumen ermitteln. Da die Stoffmenge konstant ist, kannst Du die beiden Produkte aus Konzentration und Volumen vor und nach der Verdünnung gleichsetzen:

$$n_{vor} = n_{nach} = c_{vor} * V_{vor} = c_{nach} * V_{nach}$$

Stelle die Gleichung nach c_{nach} um und setze die Werte ein, dann erhältst Du das Ergebnis:

$$C_{nach} = c_{vor} * \frac{V_{vor}}{V_{nach}} = 0{,}1\frac{mol}{l} * \frac{0{,}05\,l}{0{,}5\,l} = 0{,}01\frac{mol}{l}$$

Als Voraussetzung für diese Rechnung ist die vollständige Dissoziation der Säure zu sehen, welche bei Salzsäure als starke Säure angenommen wird.

128. Lösung D ist korrekt.

Niveau: mittel–schwer

Zur Lösung dieser Aufgabe musst Du zunächst die die Stoffmenge an Schwefelsäure (n) errechnen. Bei gegebener Masse (m) und molare Masse (M) entspricht diese:

$$c = \frac{m}{M} = \frac{19{,}6\,g}{98\frac{g}{mol}} = 0{,}2\,mol$$

Als nächstes musst Du die Konzentration (c) der Schwefelsäurelösung ermitteln. Bei bekannter Stoffmenge (n) und bekanntem Volumen (V) beträgt diese:

$$c = \frac{n}{V} = \frac{0{,}2\,mol}{2\,l} = 0{,}1\frac{mol}{l}$$

Da es sich bei Schwefelsäure um eine starke Säure handelt, beträgt die Konzentration an Protonen in der Lösung $c(H+) = c = 0{,}1\frac{mol}{l}$.

Die Abgabe des zweiten Protons, welche genau genommen bis zu einem gewissen Grad stattfindet, kannst Du in dieser Aufgabe der Einfachheit wegen vernachlässigen.

Der pH-Wert beträgt somit $-\log(0{,}1) = 1$.

Als letztes musst Du nun unter Ausnutzung der Formel pH + pOH = 14 den pOH-Wert bestimmen:

$$14 - pH = 14 - 1 = 13$$

129. Lösung A ist korrekt.

Niveau: mittel

Besitzt eine Lösung den pH-Wert 7, so wird sie als neutral bezeichnet und es liegen Protonen bzw. Hydroxoniumionen (H_3O^+) und Hydroxydionen (OH^-) in gleicher Konzentration vor. Obwohl beide Teilchen in einer Reaktion zu 2 Molekülen Wasser reagieren, ist dieser Umstand nicht gleichbedeutend mit der vollständigen Neutralisation und einer Konzentration von 0 beider Ionen, denn selbst in reinem Wasser findet Autoprotolyse statt und es liegen kleine Mengen der Ionentypen vor. Da es sich bei Bariumhydroxid ($Ba(OH)_2$) um eine starke Base handelt, die pro Molekül 2 Hydroxydionen freisetzt, wird zur Neutralisation dieser Lösung auf einen pH-Wert von 7 das gleiche Volumen einer starken Säure in doppelter Konzentration benötigt. Salzsäure ist ein Beispiel für eine starke Säure, die für diese Neutralisation geeignet ist. Alternativ könnte auch das doppelte Volumen bei gleicher Konzentration zur Einstellung des pH-Wertes 7 dienen.

130. Lösung D ist korrekt.

Niveau: leicht

Der zur Berechnung des pH-Wertes benötigte Zahlenwert der Konzentration an Protonen entspricht bei einer starken, einprotonigen Säure dem der Konzentration der Säure (c). Zur Ermittlung dieses Wertes wiederum musst Du zunächst die vorhandene Stoffmenge an Säure (n) aus den bekannten Werten für molare Masse (M) und Masse (m) berechnen:

$$n = \frac{m}{M} = \frac{10\,g}{100\,\frac{g}{mol}} = 0{,}1\,mol$$

Bei bekanntem Volumen (V) kannst Du somit auf die Konzentration an Säure (c) schließen:

$$c = \frac{n}{V} = \frac{0{,}1\,mol}{1\,l} = 0{,}1\,\frac{mol}{l}$$

Den pH-Wert errechnest Du gemäß folgender Formel:

$$pH = -\log(c) = -\log(0{,}1) = 1$$

131. Lösung D ist korrekt.

Niveau: leicht

Der pH-Wert gibt die Konzentration der H^+-Ionen in $\frac{mol}{l}$ an. Um die Stoffmenge der in 200 ml enthaltenen Lösung zu erhalten, musst Du durch 5 dividieren:

$$\frac{10^{-3}}{5} = 2 * 10^{-4}\,mol$$

132. Lösung E ist korrekt.

Niveau: mittel ▽

Bei HPO_4^{2-} handelt es sich um eine schwache Base (→ pK_b). Du musst daher mit der Formel $pOH = ½ * (pK_b - \log(0{,}001))$ rechnen. Es ergibt sich: $pOH = ½ * (6{,}8 + 3) = 4{,}9$

$pH = 14 - pOH$ → $pH = 9{,}1$

133. Lösung D ist korrekt.

Niveau: mittel ▽

Ampholyten sind Stoffe, die sowohl Protonen abgeben (Säure) als auch aufnehmen (Base) können. Ein konjugiertes Säure-Base-Paar unterscheidet sich nur durch ein zusätzliches Proton. Wenn eine Säure mit einer Base reagiert, gibt erstere ihr Proton an die Base ab. Dadurch wird die Säure zu der ihr konjugierten Base. Die Base, welche das Proton aufnimmt, wird hingegen zur konjugierten Säure.

134. Lösung A ist korrekt.

Niveau: leicht

Eine Neutralisationsreaktion zeichnet sich als Spezialfall einer Säure/Base-Reaktion dadurch aus, dass Hydroxid-Ionen (OH^-) mit Hydronium-Ionen (H_3O^+) zu Wasser reagieren. Bei gleichen eingesetzten Stoffmengen wird somit der Neutralpunkt von pH = 7 erreicht. Eliminierungsreaktionen beinhalten hingegen den Verlust kleinerer Moleküle aus größeren Molekülen und Fällungsreaktionen beschreiben den Niederschlag eines Feststoffes aus einer Lösung. Komproportionierungen sind Redoxreaktionen, bei denen mehrere Edukte ein Element in unterschiedlicher Oxidationszahl enthalten, während die Produkte das Element in der gleichen (mittleren) Oxidationszahl enthalten. Isomerisierungen beschreiben hingegen die Änderung der Verknüpfung (Konnektivität) oder räumlichen Ausrichtung von Atomen in Molekülen unter Erhalt der Summenformel.

135. Lösung D ist korrekt.

Niveau: mittel

Zur Neutralisierung werden 0,1 mol KOH benötigt. Es wurde nach der Masse des benötigten Kaliums gefragt. Dafür verwendest Du die molare Masse von Kalium und multiplizierst sie mit der benötigten Molzahl (0,1): $39\,\frac{g}{mol} * 0{,}1\,mol = 3{,}9\,g$.

136. Lösung D ist korrekt.

Niveau: mittel

Richtig wäre die Aussage umgekehrt: Der Protonendonator HCl überträgt ein Proton auf den Protonenakzeptor NaOH.

137. Lösung D ist korrekt.

Niveau: mittel

Laut der Säure und Base Definition nach Brönsted sind Säuren Protonendonatoren und Basen Protonenakzeptoren. Säuren, die ein Proton abgeben können, werden als einbasig (oder einwertig) bezeichnet (z. B. HNO_3, HCl, $HClO_4$). Entsprechend können zweibasige Säuren (z. B. H_2SO_4, H_2CO_3, $H_2PO_4^-$) zwei, und dreibasige Säuren (z. B. H_3PO_4, H_3AsO_4) drei Protonen zur Verfügung stellen. Dissoziiert eine Säure, so entsteht neben dem Proton ein Rest, der seinerseits in der Lage ist, ein Proton aufzunehmen, also eine Base darstellt. Man bezeichnet diesen Rest als korrespondierende Base. Ammonium ist die korrespondierende Säure der Base Ammoniak NH_3. Chlorid ist die korrespondierende Base der Säure HCl und das Perchlorat-Anion ClO_4^- die korrespondierende Base der Säure Perchlorsäure. Bei einer mehrprotonigen Säure besteht eine schrittweise Protolyse und für jede Protolysationsstufe gibt es eine eigene Säurekonstante. Da aus der steigenden Ionenladung des entstehenden Säurerestanions die weiterführende Protolyse weniger energetisch begünstigt ist, wird die Säure weniger stark und der pKs-Wert wird größer.

138. Lösung B ist korrekt.

Niveau: mittel

100 ml der 0,1 molaren Salpetersäure-Lösung entsprechen einer Stoffmenge von 0,01 Mol. 400 ml Wasser werden hinzugegeben, die Stoffmenge bleibt dieselbe, nur das Volumen hat sich geändert. 0,01 Mol in 500 ml entsprechen einer Konzentration von $0{,}02\,\frac{mol}{l}$.

139. Lösung E ist korrekt.

Niveau: mittel

Phosphorsäure H_3PO_4 hat eine molare Masse von $98\frac{g}{mol}$. Da angenommen wird, dass ein Liter Wasser 1kg wiegt, entsprechen 20% 200 Gramm Phosphorsäure in 1000 Gramm Wasser. Dividiert durch die molare Masse von Phosphorsäure, erhältst Du eine Stoffmenge von 2,04 Mol. Da diese in einem Liter Wasser (1000 Gramm) gelöst ist, ist das auch gleichzeitig die Stoffmengenkonzentration.

140. Lösung B ist korrekt.

Niveau: mittel ▽

Salze der Phosphorsäure (H_3PO_4) werden Phosphate genannt. Diese Anionen können mit Kationen, wie in Antwort B Na^+-Ionen, Bindungen eingehen und so Salze bilden. Die Verbindung wird Natriumdihydrogenphosphat genannt.

141. Lösung A ist korrekt.

Niveau: mittel

$$C_6H_{12}O_6 + 6O_2 \leftrightarrow 6CO_2 + H_2O$$

Aus einem Mol Glucose entstehen demnach 6 Mol CO_2. 47 Gramm dividierst Du durch die molare Masse von Glucose (180 g/mol) und erhältst somit 0,26 Mol. Da 6-mal so viel Moleküle CO_2 entstehen, musst Du mit 6 multiplizieren. 0,26 Mol * 6 = 1,56 Mol.

142. Lösung A ist korrekt.

Niveau: leicht ▽

Aufgrund des Übergangs in Flüssigkeit nimmt die Wechselwirkungsenergie stark zu, d.h. die kinetische Energie der Teilchen muss abnehmen. Gleichzeitig wird die Entropie positiv, da die Verbindung von einem gasförmigen in einen flüssigen Aggregatzustand übergeht (höherer Ordnungszustand). Dieser Vorgang ist stark temperaturabhängig und kann sowohl endergon als auch exergon ablaufen. Die gelöste Form der Salzsäure verursacht unter anderem schwere Verätzungen.

143. Lösung D ist korrekt.

Niveau: mittel ▽

Schwefelsäure (H_2SO_4), die komplett deprotoniert vorliegt, wird als Sulfat (SO_4^{2-}) bezeichnet. Hydrogensulfid ist die korrespondierende Base zu Schwefelwasserstoff oder Dihydrogensulfid (H_2S).

(A) → Iodwasserstoff gibt H^+ ab und wird zur Base I^-.

(B) → Im menschlichen Organismus für Phosphat-, Acetat- und Kohlensäurepuffer.

(C) → Beispiel korrespondierendes Säure-Base-Paar; es entsteht immer die konjugierte Base.

(E) → H_2SO_4 weist einen niedrigeren pK_S-Wert als H_2SO_3 auf und somit stärkeres Dissoziationsverhalten von H^+-Ionen.

144. Lösung C ist korrekt.

Niveau: mittel

Für das Verständnis von Säuren und Basen gibt es mehrere Konzepte. Eine bekannte Säure-Base-Definition ist die von Brönsted, nach welcher eine Säure ein Protonendonator und eine Base ein Protonenakzeptor ist. Deutlich allgemeiner und umfassender ist dagegen die Definition von Lewis. Danach handelt es sich bei Säuren um Elektronenpaarakzeptoren und bei Basen um Elektronenpaardonatoren. Neben den Brönsted-Säuren und -Basen, welche keinen Widerspruch zu dieser Definition darstellen, werden damit auch andere Verbindungen, wie zum Beispiel solche mit unvollständigem Elektronenoktett (BF_3, $AlBr_3$), als Säure oder Base charakterisiert.

145. Lösung D ist korrekt.

Niveau: mittel ▽

Kohlensäure (H_2CO_3) zerfällt spontan zu CO_2 und H_2O. Beim stattfindenden Zerfallsprozess handelt es sich um eine Gleichgewichtsreaktion, die zwischen zwei Phasen (flüssig/gasförmig) abläuft. In einem offenen System kann das CO_2-Gas entweichen und das Gleichgewicht wird nach dem Prinzip von Le Chatelier in Richtung der Zerfallsprodukte verschoben. Auf diese Weise kannst Du auch das Entweichen von Kohlensäure aus einem Glas Mineralwasser erklären. Kohlensäure ist eine schwache Säure. Die Oxidationszahl des Kohlenstoffs ist +IV und nur ein Sauerstoffatom ist doppelt an das Kohlenstoffatom gebunden.

146. Lösung A ist korrekt.

Niveau: mittel

Nach dem Säure-Base-Konzept von Brönsted und Lowry sind Säuren dazu in der Lage ein Proton abzugeben und werden damit als Protonendonatoren bezeichnet. Umgekehrt verhält es sich mit Basen, welche dazu in der Lage sind ein Proton aufzunehmen, und daher Protonenakzeptoren genannt werden. Bei einer Säure-Base-Reaktion geht dabei ein Proton von einem als Säure agierendem auf einen als Base agierenden Stoff über, ein Protonendonator überträgt also ein Proton an einen Protonenakzeptor. Die Dissoziation in positiv geladene Wasserstoffionen und negativ geladene Anionen in einer wässrigen Lösung beschreibt das Verhalten eines starken, ungeladenen Säuremoleküls nach Brönsted und Lowry, behandelt damit allerdings einen Spezialfall und kann nicht als allgemeine Definition dienen. Die Definition einer Säure bzw. Base über die Aufnahme oder Abgabe von Elektronenpaaren ist dem Lewis-Säure/Base-Konzept zuzuordnen.

147. Lösung E ist korrekt.

Niveau: leicht

Nach dem Säure-Base-Konzept von Brönsted handelt es sich bei Säuren um Protonendonatoren und bei Basen entsprechend um Protonenakzeptoren. Beim Betrachten einer Säure-Base-Reaktion werden je eine Säure und die deprotonierte Form davon als ein konjugiertes oder korrespondierendes Säure-Base-Paar betrachtet. Ebenso verhält es sich mit einer Base und der entsprechenden protonierten Form. Fungiert Wasser demnach in einer chemischen Reaktion als Säure, so ist die konjugierte Base dabei die deprotonierte Form OH^-. Die Reaktion von Wasser sowohl als Säure als auch als Base ist dabei keine Seltenheit. Selbst reines Wasser reagiert zu einem geringen Teil mit sich selbst und nimmt dabei beide Rollen ein. Man spricht dabei von der Autoprotolyse des Wassers.

148. Lösung E ist korrekt.

Niveau: leicht

Kohlensäure gehört zur chemischen Formel H_2CO_3 und zerfällt leicht zu Wasser und Kohlenstoffdioxid. Als Bestandteil in Mineralwasser wird sie von vielen Menschen täglich aufgenommen. Diese Ungefährlichkeit ist der klaren Einordnung als schwache Säure zu verdanken. Nach Brönsted sind Säuren Protonendonatoren, wobei Kohlensäure mit seinen 2 Hydroxylgruppen auch 2 Protonen abgeben kann und somit eine zweiprotonige Säure ist. Die Salze der Kohlensäure heißen Carbonate und kommen in vielen Mineralien in der Natur vor. Salze der einfach deprotonierten Kohlensäure heißen Hydrogencarbonate.

149. Lösung D ist korrekt.

Niveau: mittel ▽

Das Ionenprodukt des Wasser lautet $K_w = [H^3O^+] * [OH^-] = 10^{-14} \frac{mol^2}{l^2}$

D.h. nur ein kleiner Teil des Wassers liegt als Ionen vor. Die Autoprotolysereaktion ist so wie fast alle Säure-Base-Reaktionen eine Gleichgewichtsreaktion. Mit zunehmender Temperatur steigen sowohl Hin-, als auch Rückreaktion.

150. Lösung C ist korrekt.

Niveau: schwer ▽

Die Säurestärke wird definiert über die Größe des Anteils an dissoziierten Protonen und Säureanionen gegenüber der protonierten Säure. Der pH-Wert ist ein Maß für die Protonen-Konzentration in Lösung, der pKs-Wert ein Maß für die Stärke einer Säure. Je kleiner der pKs-Wert, desto leichter wird das Wasserstoffkation abgegeben und desto stärker ist die Säure.

151. Lösung B ist korrekt.

Niveau: leicht ▽

Der pKs-Wert gibt Auskunft über die Säurestärke einer Verbindung. Chlorwasserstoff (HCl) gehört mit einem pKs-Wert von –6 zu den sehr starken Säuren.

152. Lösung D ist korrekt.

Niveau: mittel

OH^- reagiert sehr stark basisch, H_2O ist als Ampholyt (kann sowohl Säure als auch Base sein) die nächst stärkere Säure. Kohlensäure H_2CO_3 ist eine sehr schwache Säure, Salpetersäure HNO_3 mittelstark und Salzsäure HCl die stärkste unter den gegebenen Verbindungen.

153. Lösung A ist korrekt.

Niveau: leicht ▽

H_3PO_3 ist phosphorige Säure und etwas schwächer als Phosphorsäure (H_3PO_4). Bei mehrprotonigen Säuren gibt es mehrere Dissoziationsgleichgewichte, nämlich für jedes abgegebene H^+, im Falle von phosphoriger Säure also drei. Dissoziationsgleichgewichte stellen das Massewirkungsgesetz der Dissoziation von einem Proton dar. Sie werden genau wie bei jeder anderen Gleichgewichtsreaktion aufgestellt.

154. Lösung B ist korrekt.

Niveau: schwer

Das Dissoziationsgleichgewicht für Hydrogensulfat (HSO_4^-) lautet:

$$K_s = [SO_4^{2-}] * \frac{[H^+]}{[HSO_4^-]}$$

Du musst also pH-Wert und Konzentration des Sulfats (entspricht der Konzentration des Hydrogensulfats) einsetzen und über $pK_s = -\log\left(\frac{0{,}0005}{0{,}05}\right)$ den pKs-Wert errechnen.

155. Lösung E ist korrekt.

Niveau: schwer

Der pKs-Wert gibt an, wie stark die Tendenz eines Moleküls ist, ein Proton abzugeben. Er ist somit ein Maß für die Säurestärke, wobei ein geringerer Wert für eine stärkere Säure steht. Als weiterer Anhaltspunkt dient Dir die Tatsache, dass mit der Stärke einer Säure die Schwäche der korrespondierenden Base zunimmt. Als sehr starke Säuren sind dabei Salzsäure, Schwefelsäure und Perchlorsäure einzuordnen. Schwefelsäure, bei der die Protonen jeweils an ein Sauerstoffatom gebunden sind, ist unter den genannten die schwächste Säure und hat damit den höchsten pKs-Wert (–3). Wegen der geringen Basenstärke des Chlorid-Anions kannst Du auf die Stärke von Salzsäure schließen (pKs-Wert = –6), wobei die Wasserstoff-Sauerstoff-Bindung der Perchlorsäure nochmals schwächer ist als die Wasserstoff-Chlor-Bindung der Salzsäure und der pKs-Wert von Perchlorsäure als eine der stärksten bekannten Säuren noch geringer liegt (–10). Ameisensäure ist verglichen mit diesen drei Säuren eine deutlich schwächere, ihre Säurestärke (pKs-Wert = 3,75) liegt dabei jedoch noch deutlich über der des Wassermoleküls (pKs-Wert = 14). Ammoniak ist eine starke Base, aber nur eine sehr schwache Säure, was einen enorm hohen pKs-Wert zur Folge hat (23).

156. Lösung B ist korrekt.

Niveau: leicht

Wenn 8 Gramm in 4 Litern gelöst werden, entspricht das einer Massenkonzentration von 2 Gramm pro Liter Wasser.

157. Lösung D ist korrekt.

Niveau: mittel

Ursprünglich war der Begriff „Mineralsäuren" eine Sammelbezeichnung für alle anorganischen Säuren, deren Salze in Mineralien vorkommen. Heute gilt dieser Begriff nur noch für die drei starken anorganischen Säuren Salzsäure, Salpetersäure und Schwefelsäure sowie Phosphorsäure. Ausgeschlossen sind in jedem Fall aber organische Säuren, wie Citronensäure oder Ameisensäure.

OXIDATION UND REDUKTION

158. Lösung D ist korrekt.

Niveau: schwer

Das Oxidationsmittel oxidiert den Reaktionspartner und wird dabei selbst reduziert. Bei einer Reduktion, einer Elektronenaufnahme, sinkt die Oxidationszahl des reduzierten Stoffes. Da Elektronen immer von einem Reaktionspartner auf den anderen übertragen werden, finden Oxidation und Reduktion stets gemeinsam statt.

159. Lösung B ist korrekt.

Niveau: mittel

Wenn Fe^{2+} oxidiert werden soll, muss der Reaktionspartner reduziert werden. Dazu gibt es eine Spannungsreihe, die mit Standardbedingungen (25°C, 1,013 bar und pH = 7 (neutral)) die Oxidationsfähigkeit der Metalle mit einer Normwasserstoffelektrode testet. Gemessen wird die Spannung, das Redoxpotential. Nach diesem Spannungswert wird gereiht. Edle Metalle haben positive Potentiale, d.h. sie streben nach Elektronenaufnahme (Reduktion), negative Potentiale zeigen eine Oxidation, also eine Elektronenabgabe an.

160. Lösung D ist korrekt.

Niveau: schwer

$$2\,MnO_4^- + 5\,CH_3(CH_2)2CHO + 0\,H_2O + 6\,H^+ \rightarrow 2\,Mn^{2+} + 5\,CH_3(CH_2)2COOH + 3\,H_2O + 0\,H^+$$

Butanal gibt bei der Oxidation zu Butansäure zwei Elektronen ab. Permanganat mit Oxidationsstufe +VII nimmt fünf Elektronen auf, um auf die Oxidationsstufe +II zu kommen.

Oxidationsgleichung und Reduktionsgleichung müssen zuerst einzeln aufgestellt werden, danach nach Ladung und Atomen (H_2O und H^+) ausgeglichen werden.

161. Lösung B ist korrekt.

Niveau: leicht

Zink gilt als sehr unedel, O_2 als edel, damit werden die Elektronen von Zn auf O_2 übertragen und es entsteht ZnO. Da es sich bei den anderen Reaktionen nicht um Redox-Reaktionen handelt, ist B die richtige Antwort.

162. Lösung D ist korrekt.

Niveau: mittel–schwer

Der Begriff „Redoxreaktion“ setzt sich zusammen aus den Begriffen „Reduktionsreaktion“ und „Oxidationsreaktion“. Letztere stellen die Teilprozesse dar, die bei einer Redoxreaktion gleichzeitig ablaufen. Während bei einer Oxidationsreaktion ein sogenanntes Reduktionsmittel oxidiert wird und damit Elektronen abgibt, wird bei einer Reduktionsreaktion ein Oxidationsmittel reduziert, wobei es Elektronen aufnimmt. Es findet bei einer Redoxreaktion demnach immer ein Elektronenaustausch statt. In wässriger Lösung findet dabei manchmal auch ein Protonenaustausch statt, dies ist jedoch nicht zwingend nötig. Die Anzahl der bei einer Oxidation abgegebenen Elektronen entspricht immer auch der Anzahl der bei der zugehörigen Reduktion aufgenommenen Elektronen. Durch die Zusammenfassung einer Oxidations- und einer Reduktionsgleichung entsteht die Redoxgleichung, in der die Elektronen aufgrund der genannten Ausgeglichenheit nicht mehr aufgeführt werden.

163. Lösung D ist korrekt.

Niveau: mittel

Das Reduktionsmittel in einer Redoxreaktion wird immer oxidiert, d. h. es gibt Elektronen ab. Durch Bestimmung der Oxidationszahlen der jeweiligen Atome vor und nach der Reaktion kannst Du in allen Fällen bestimmen, ob das Atom oxidiert (Zunahme der Oxidationszahl) oder reduziert (Abnahme der Oxidationszahl) wurde. Reine Elemente besitzen dabei immer die Oxidationszahl 0, Sauerstoff in Verbindungen die Oxidationszahl –II.

Im ersten Beispiel wird Eisen als Reduktionsmittel von der Oxidationszahl 0 auf eine Oxidationszahl von +II oxidiert. In der zweiten Gleichung wird das Eisen jedoch von +III auf 0 reduziert, es handelt sich dabei also nicht um das Reduktionsmittel. Das Kohlenstoffatom ändert seine Oxidationszahl von +II auf +IV und wird damit oxidiert.

Im letzten Beispiel ändert sich die Oxidationszahl von Blei und Mangan. Blei wird dabei reduziert (+IV zu +II), Mangan als Reduktionsmittel oxidiert (+II auf +IV).

164. Lösung B ist korrekt.

Niveau: leicht ▽

Bei der funktionellen Gruppe handelt es sich um einen Ester, der aus einer Reaktion einer Säure mit einem Alkohol entsteht. Da die beiden Sauerstoffatome elektronegativer sind, werden ihnen die Elektronen zugeteilt. Somit hat der Kohlenstoff nur ein Elektron, normalerweise aber vier, daher die Oxidationsstufe +III.

165. Lösung A ist korrekt.

Niveau: mittel

In der Molekülbindung werden keine Elektronen übertragen, alle Atome besitzen immer noch ihre Valenzelektronen wie sie im Periodensystem stehen. Um die Oxidationszahlen zu bestimmen, musst Du diese Elektronen dem elektronegativeren Partner formal zuordnen. Beispielsweise ist im CO_2 der Kohlenstoff mit jedem der beiden Sauerstoffatome über Doppelbindungen verbunden; d. h. Du kannst dem Kohlenstoff kein einziges seiner vier Valenzelektronen zurechnen, da der Sauerstoff elektronegativer ist. Somit lautet die Oxidationszahl des Kohlenstoffs +IV.

166. Lösung B ist korrekt.

Niveau: schwer

Ein Polymer ist eine Verbindung, die aus sehr vielen Monomeren, also sich wiederholenden Einzelbausteinen besteht. Polymerisationsreaktionen im Allgemeinen sind keine Redox-Reaktionen, und bei Redox-Reaktionen entstehen keine Polymere. Die beiden Begriffe haben wenig miteinander zu tun.

167. Lösung A ist korrekt.

Niveau: mittel

Sauerstoff besitzt in Verbindungen in der Regel die Oxidationszahl –II, Wasserstoff +I. Benachbarte Kohlenstoffatome nehmen keinen Einfluss auf die Oxidationszahl. Ohne vorhandene Ladung muss die Bilanz der Oxidationszahlen stets ausgeglichen sein. Im Allgemeinen reicht die Varianz der Oxidationszahlen von Kohlenstoffatomen in organischen Verbindungen von –IV (in Methan) bis +IV (in Kohlenstoffdioxid). Beispiele für die verschiedenen Oxidationszahlen in diesem Bereich sind Methylreste (–III), sekundäre Alkane (–II), tertiäre Alkane (–I), sekundäre Alkohole (0), tertiäre Alkohole (+I), Ketone (+II) und Carbonsäuren (+III).

168. Lösung B ist korrekt.

Niveau: leicht

Für die Bestimmung von Oxidationszahlen wurden Regeln aufgestellt, die in der richtigen Reihenfolge angewendet eine eindeutige Zuordnung der Atome zur richtigen Oxidationszahl liefern. Diese Regeln resultieren aus den Elektronegativitätsdifferenzen der verschiedenen Atome, wobei die bindenden Elektronen formal dabei immer dem elektronegativeren Element zugeordnet werden. Die wichtigsten Regeln, welche auch am häufigsten Anwendung finden, lauten:

1. Jedes Atom hat im elementaren Zustand die Oxidationszahl 0.
2. Wasserstoff erhält in Verbindungen stets die Oxidationszahl +I.
3. Sauerstoff erhält in Verbindungen stets die Oxidationszahl –II.
4. Halogene erhalten in Verbindungen stets die Oxidationszahl –I.

Die Summe aller Oxidationszahlen, welche als Partialladungen zu sehen sind, muss in ungeladenen Molekülen jeweils 0 ergeben. Ist das Molekül bzw. Atom geladen, entspricht die Summe bzw. die Oxidationszahl des Moleküls bzw. Atoms der Ladung.

169. Lösung C ist korrekt.

Niveau: leicht

Siehe Musterlösung zu Aufgabe 168.

170. Lösung A ist korrekt.

Niveau: leicht–mittel

In einem galvanischen Element wird die Differenz im Redoxpotential zweier Metalle zur Umwandlung von chemischer in elektrische Energie ausgenutzt. Die verschiedenen Metalle sind dabei in der elektrochemischen Spannungsreihe nach ihrem Potential geordnet. Das Potential ist immer in Relation zur Normalwasserstoffelektrode angegeben. Edle Metalle wie Gold, Platin oder auch Silber haben dabei ein positives Potential, unedle wie Calcium oder Magnesium ein negatives. Das Metall mit dem größeren Potential folgt dem Bestreben seine reduzierte Form als Reinmetall anzunehmen, während das Metall mit dem geringeren Potential oxidiert wird und in Lösung übergeht. Die Elektronen wandern dabei vom geringeren zum höheren chemischen Potential, also von der Anode, an der die Oxidation stattfindet, zur Kathode, an der die Reduktion stattfindet. Der Minuspol befindet sich an der Anode, der Pluspol an der Kathode. In einer Zelle aus Kupfer und Silber besitzen beide Metalle ein positives Potential, allerdings besitzt das von Silber einen deutlich höheren Wert. Damit wandern die Elektronen von der Kupfer- zur Silberelektrode. Es gilt für die Kupferelektrode: Oxidation der Kupferatome, Minuspol, Anode (Eselsbrücke: OMA). Für die Silberelektrode gilt dementsprechend: Reduktion der Silberionen aus der Lösung (Abscheidung des reinen Metalls), Pluspol, Kathode.

171. Lösung C ist korrekt.

Niveau: mittel

Die Ionenbrücke (bzw. semipermeable Membran) in einer galvanischen Zelle dient immer dem Zweck, nur den Austausch der negativ geladenen Gegenionen zuzulassen. Die Metalle dürfen ihre Halbzelle jeweils nicht verlassen, da sonst die Trennung von Reduktion und Oxidation nicht mehr gewährleistet werden kann. Dass der Austausch der Anionen überhaupt stattfinden muss, ist durch die Ausgeglichenheit der Ladung zu begründen. Während an der Zinkelektrode (Anode) die Oxidation stattfindet und ungeladene Zinkatome als geladene Zn^{2+}-Ionen in Lösung übergehen, werden an der Kupferelektrode (Kathode) Cu^{2+}-Ionen aus der Lösung entladen und festes Kupfer scheidet sich unter Reduktion ab. Ein Überschuss von positiven Ladungen bildet sich daher in der Zink-Halbzelle aus, die durch die Wanderung von Sulfat-Anionen in die Zink-Halbzelle kompensiert werden muss, damit die Ladungsausgeglichenheit zu jedem Zeitpunkt gegeben ist.

172. Lösung C ist korrekt.

Niveau: mittel

Die elektrochemische Spannungsreihe beschreibt die zunehmende Tendenz eines Redoxpaares Elektronen aufzunehmen oder abzugeben. Nach der elektrochemischen Spannungsreihe ist Zink unedler, d. h. gibt Elektronen eher ab als Kupfer. Daher werden die Cu^{2+}-Ionen in der Lösung an der Zinkelektrode zu elementarem Kupfer reduziert, während Zinkmetall unter Oxidation zu Zn^{2+}-Ionen in Lösung geht. Das viel edlere Platin nimmt an diesem Redox-Vorgang nicht teil.

173. Lösung D ist korrekt.

Niveau: mittel ▽

Die Funktion eines galvanischen Elements beruht auf den Redoxreaktionen von Metallen mit unterschiedlicher Reduktionskraft. Dabei wird das unedlere Metall oxidiert (Reduktionsmittel) und das edlere Metall reduziert (Oxidationsmittel). Zur Schließung des Stromkreises benötigst Du theoretisch noch eine Salzbrücke (oder eine semipermeable Membran) für den Ionenaustausch und einen Elektronenleiter für den Elektronentransport. Die Metallionen sind für gewöhnlich in den Halbzellen in Säure gelöst. Da Du den Fluss der Elektronen und damit die Spannung messen willst, wäre eine Isolation der Halbzellen im galvanischen Element nicht sinnvoll.

7. MUSTERLÖSUNGEN – PHYSIK

GRÖSSEN UND EINHEITEN

1. **Lösung D ist korrekt.**
   Niveau: mittel ▽
   Es gilt 1 kWh = 1000 * 60 * 60 Ws (Wattsekunden) = $3{,}6 * 10^6$ J = 3,6 MJ

2. **Lösung E ist korrekt.**
   Niveau: leicht ▽
   Temperatur, Gewicht, Zeit und Kraft sind physikalische Größen, Sekunde ist eine physikalische Einheit.

3. **Lösung C ist korrekt.**
   Niveau: leicht
   1 Nm entspricht 1 Joule.

4. **Lösung E ist korrekt.**
   Niveau: schwer
   Die elektrische Feldkonstante hat die Einheit $\frac{As}{Vm}$. Dies kannst Du beispielsweise mithilfe der Formel zur Berechnung der Kapazität eines Plattenkondensators $\left(C = \varepsilon_0 * \varepsilon_r * \frac{A}{d}\right)$ ermitteln.

5. **Lösung D ist korrekt.**
   Niveau: leicht

   Es gilt:
   $1\,N = 1\frac{kg * m}{s^2}$

6. **Lösung C ist korrekt.**
   Niveau: leicht
   In der angegebenen Liste fehlt die SI-Basisgröße „(absolute) Temperatur".

7. **Lösung A ist korrekt.**
   Niveau: mittel
   1 Joule entspricht 0,239 Kalorie bzw. 1 Kalorie entspricht 4,1868 Joule.

8. Lösung B ist korrekt.

Niveau: leicht

Der physikalische Druck ist als Betrag der Kraft definiert, die senkrecht auf eine Fläche wirkt. Des Weiteren sind die Einheiten Pascal und bar gebräuchlich.

Es gilt:

$1\,\text{Pa} = 1\,\frac{\text{N}}{\text{m}^2} = 10^{-5}\,\text{bar}$

9. Lösung E ist korrekt.

Niveau: mittel

1 Mol entspricht immer $6{,}022 * 10^{23}$ Teilchen, egal um welchen Stoff es sich handelt. Die Stoffmenge ist eine von sieben SI-Basisgrößen.

6 g Wasser entsprechen $\frac{6\,\text{g}}{18\,\frac{\text{g}}{\text{mol}}} = \frac{1}{3}\,\text{mol}$.

Molekularer Wasserstoff (H_2) besitzt zwei H-Atome, d. h. er hat eine molare Masse von $2\,\frac{\text{g}}{\text{mol}}$.

Wegen $M = \frac{m}{n}$ entsprechen 1 g molekularer Wasserstoff 0,5 Mol.

10. Lösung A ist korrekt.

Niveau: leicht

Die kinetische Energie berechnest Du durch $E_{kin} = \frac{1}{2} m * v^2$.

11. Lösung D ist korrekt.

Niveau: leicht

Es gilt:

$1\,\text{J} = 1\,\text{Nm} = 1\,\frac{\text{kg} * \text{m}}{\text{s}^2} * \text{m} = 1\,\frac{\text{kg} * \text{m}^2}{\text{s}^2}$

12. Lösung E ist korrekt.

Niveau: leicht

Die Kraft ist keine SI-Basisgröße. Ihre Einheit ist Newton. Du kannst sie durch die anderen SI-Basisgrößen angeben.

Es gilt:

$1\,\text{N} = 1\,\frac{\text{kg} * \text{m}}{\text{s}^2}$

13. Lösung C ist korrekt.

Niveau: leicht

Leistung ist die auf eine Zeitspanne bezogene Arbeit, also $P = \frac{\Delta W}{\Delta t}$.

Für die anderen Beziehungen gilt:

Energie und Arbeit = Kraft * Masse,

Kraft = Masse * Beschleunigung und Druck = $\frac{\text{Kraft}}{\text{Fläche}}$

14. Lösung B ist korrekt.

Niveau: mittel

Eine Minute hat 60 Sekunden, eine Stunde hat demnach 3600 Sekunden. Ein Tag hat also 3600 * 24 = 86 400 Sekunden.

15. Lösung A ist korrekt.

Niveau: mittel

Eine elektrische Arbeit wird bei der Verschiebung einer Ladung Q zwischen zwei Punkten, zwischen denen die Spannung U herrscht, verrichtet.

Es gilt also:

elektrische Arbeit = Spannung * Ladung

Wenn die elektrische Leistung mit $P = \frac{\text{Arbeit}}{\text{Zeit}} = U * I$ ist, dann kannst Du auch daraus schließen, dass die elektrische Arbeit Leistung * Zeit = P * t = U * I * t sein muss. I * t entspricht wiederum der Ladung Q.

16. Lösung D ist korrekt.

Niveau: leicht

Die Stromstärke ist eine SI-Basisgröße. Ihre Einheit ist Ampere.

17. Lösung D ist korrekt.

Niveau: leicht

Für die Arbeit gilt Kraft * Weg, denn ihre Einheit ist Nm (Newtonmeter) bzw. Joule.

18. Lösung B ist korrekt.

Niveau: mittel

Bei einer durchschnittlichen Arbeitszeit von 32 400 Sekunden hat der Arbeitnehmer von Montag bis Donnerstag im Schnitt neun Stunden pro Tag gearbeitet. Also fehlen ihm am Freitag noch vier Stunden. Er kann also unter Einhaltung der Frühstückspause um 11:45 Uhr gehen.

19. Lösung B ist korrekt.

Niveau: mittel

Umstellen nach g liefert $g = \frac{2*s}{T^2}$ mit den Dimensionen [s] = m, [T] = s^2.

Es gilt also:

$[g] = \frac{m}{s^2}$

Der Ortsvektor ist auch als Erdbeschleunigung bekannt und hat daher dieselbe Einheit wie eine Beschleunigung.

20. Lösung C ist korrekt.

Niveau: mittel

Es legt $30 \frac{m}{s}$ zurück. Rechnung: $108 \frac{km}{h} = 108 * \frac{1000\,m}{3600\,s} = 108 * \frac{10\,m}{36\,s} = 30 \frac{m}{s}$

MECHANIK

21. Lösung A ist korrekt.

Niveau: mittel

Nach dem Energiesatz gilt $E = E_{pot} + E_{kin} =$ konstant. Zur Berechnung der Geschwindigkeit ist nur der Höhenunterschied zwischen dem Startpunkt und dem kleinen Stück bergauf wichtig, da nur potentielle Energie, die auf diesem Weg verloren geht, in kinetische Energie umgewandelt werden kann.

Es gilt also:

$E_{kin} = m * g * \Delta h = 100\,kg * 10\frac{m}{s^2} * (100 - 10\,m) = 9 * 10^4\,J$

Daraus kannst Du über den Zusammenhang $E_{kin} = \frac{1}{2} * m * v^2$ die Geschwindigkeit berechnen:

$V = \sqrt{\frac{2 * E_{kin}}{m}} = 42.43 \approx 42\frac{m}{s}$

22. Lösung E ist korrekt.

Niveau: mittel

Es gelten:

$F = m * a$ und $v = a * t$

Wenn du nach a umstellst und von $108\frac{km}{h}$ in $30\frac{m}{s}$ umrechnest, erhältst Du eine Beschleunigung von $3\frac{m}{s^2}$. Es ergibt sich also eine Antriebskraft von 3000 N, da $F = m * a$ gilt.

23. Lösung A ist korrekt.

Niveau: leicht

Die Gravitationskraft ist die Kraft, mit der sich zwei Massen gegenseitig anziehen. Von den eingezeichneten Kräften kommt daher nur F3 als Gravitationskraft in Frage.

24. Lösung A ist korrekt.

Niveau: mittel

Der Druck berechnet sich durch $p = \frac{F}{A}$. In beiden Fällen ist $F = G = m * g$ gleich.

Die Fläche ist bei einem Rohr mit größerem Durchmesser jedoch größer, wodurch sich der Druck verkleinert. $A = \pi r^2 = \pi\left(\frac{d}{2}\right)^2 = \frac{\pi d^2}{4}$

Im zweiten Fall ist $A = \pi\left(\frac{2d}{2}\right)^2 = \frac{\pi 4d^2}{4} = \pi d^2$. Da die Fläche sich vervierfacht, ist der Druck ¼-mal so groß.

25. Lösung B ist korrekt.

Niveau: mittel

Es gilt der Impulserhaltungssatz $p_1 = m_1 * v_1 = m_2 * v_2 = p_2$. Wegen $m_2 = \frac{1}{2}m$ ergibt sich damit $m_1 * v_1 = \frac{1}{2} m_1 * v_2$. Nach dem Kürzen von m_1 erhältst Du $2v_1 = v_2$.

26. Lösung D ist korrekt.

Niveau: leicht

Die Haftreibungskraft ist der Hangabtriebskraft entgegengerichtet und verhindert zunächst, dass der Klotz die schiefe Ebene hinabrutscht. Wird der Neigungswinkel erhöht, so wächst wegen $F_H = m * g * \sin(\alpha)$ und der ansteigenden Sinusfunktion zwischen 0 und 90 Grad auch die Hangabtriebskraft. Da Hangabtriebskraft und Haftreibungskraft die einzigen beiden Kräfte sind, die in diese Richtung wirken, beginnt der Klotz zu rutschen, sobald Hangabtriebskraft > Haftreibungskraft.

27. Lösung A ist korrekt.

Niveau: mittel

Für die Kraft zwischen zwei Massepunkten (Gravitation) gilt die Formel: $F = F = G * \frac{m_1 * m_2}{r^2}$ Für $m_1 = m_2$ wird die Kraft also keinesfalls null. Der Legende nach kam Newton auf die Idee der Gravitation als er einen Apfel vom Baum fallen sah. Die Ausprägung der Gezeiten ist im Wesentlichen tatsächlich den Anziehungskräften des Mondes und der Sonne auf die Erde geschuldet. Interessant ist, dass die Sonne, obwohl sie wesentlich weiter von der Erde entfernt ist als der Mond, dennoch einen maßgeblichen Teil zur Gezeitenbildung beiträgt. Dies liegt an ihrer deutlich größeren Masse.

28. Lösung B ist korrekt.

Niveau: mittel

Es gilt:

$7{,}874 \frac{g}{cm^3} = 7874 \frac{kg}{m^3}$

Daraus ergibt sich $\rho = \frac{m}{V} \leftrightarrow m = \rho * V \; 7874 \frac{kg}{m^3} * 0{,}05 m^3 = 393{,}7\,kg$.

Ein Blick in die Antwortmöglichkeiten ist hier ebenfalls hilfreich. Da die Ergebnisse jeweils relativ stark voneinander abweichen, kannst Du auch mit etwas gerundeten Zahlen (z.B. einer Dichte von $80000 \frac{kg}{m^3}$) rechnen und kommst trotzdem auf das richtige Ergebnis.

29. Lösung A ist korrekt.

Niveau: leicht

Schon Galileo Galilei merkte an, dass eine Einsparung der Kraft eine Zunahme des Weges zur Folge haben muss. Dies kannst Du unmittelbar an der Formel für die Arbeit $W = F * s$ sehen. Beim Flaschenzug wird durch Hinzunahme von zusätzlichen Rollen die Seillänge erhöht, sodass die Zugkraft abnimmt.

30. Lösung C ist korrekt.

Niveau: leicht

Das dritte newtonsche Gesetz besagt „actio gleich reactio“, d.h. eine auf einen Körper wirkende Kraft hat eine gleichgroße, in entgegengesetzter Richtung wirkende Kraft zur Folge.

31. Lösung E ist korrekt.

Niveau: leicht

Die Kräfte können einfach vektoriell addiert werden.

Es ergibt sich:

$F_{res} = (100\,N + 25\,N - 60\,N, -55\,N + -35\,N + 75\,N, 75\,N + 80\,N - 35\,N) =$

$(65\,N, -15\,N, 120\,N)$

32. Lösung D ist korrekt.

Niveau: mittel

Es gilt der Zusammenhang:

$x = \frac{1}{2} * a * t^2$

Setzt Du die Werte für a und t ein, so erhältst Du:

$x = \frac{1}{2} * 5 * 6^2\,m = \frac{1}{2} * 5 * 36\,m = 90\,m$

33. Lösung D ist korrekt.

Niveau: mittel

Für die Hubarbeit gilt:

$W_{Hub} = m * g * h = 100\,kg * 9{,}81\,\frac{m}{s^2} * 400\,m = 392\,400\,J = 392{,}4\,kJ$

Auch wenn Du den ungenaueren Wert von $10\frac{m}{s^2}$ für g annimmst, kommst Du hier ans Ziel!

34. Lösung A ist korrekt.

Niveau: mittel

Es gilt der Zusammenhang $v = a * t$, das heißt das Flugzeug muss zehn Sekunden beschleunigen, bevor es seine Startgeschwindigkeit und damit das Ende der Landebahn erreicht. Weiter gilt der Zusammenhang $s = \frac{1}{2} * a * t^2 = 0{,}5 * 8\frac{m}{s^2} * (10s)^2 = 400$ Meter. Die Landebahn muss also mindestens 400 Meter lang sein.

35. Lösung E ist korrekt.

Niveau: schwer

Die Leistung von zwei Pferden beträgt 1000 W. Es gelten die Zusammenhänge $W = F * s$ für die Arbeit und $P = \frac{W}{t}$ für die Leistung. Letztere Gleichung kannst Du gleich nach W umstellen und die Arbeit W in $F * s$ umschreiben: $F * s = P * t$.

Gesucht ist der Weg: $s = \frac{(P * t)}{F} = \frac{(1000\,W * 1800\,s)}{500\,N} = 3600\,\frac{Ws}{N} = 3600\,\frac{Nm}{N} = 3600\,m$

Die Pferde ziehen die Kutsche also 3600 Meter weit.

36. Lösung A ist korrekt.

Niveau: mittel

Für die Hangabtriebskraft gilt $H = G * \sin(\alpha)$. Dies lässt sich durch Ergänzung der Skizze ergründen.

Aus geometrischen Gründen gilt $\sin\alpha = \frac{H}{G}$, da $\sin\alpha = \frac{\text{Gegenkathete}}{\text{Hypotenuse}}$ ist (das durch die drei Kräfte eingeschlossene Dreieck ist rechtwinklig).

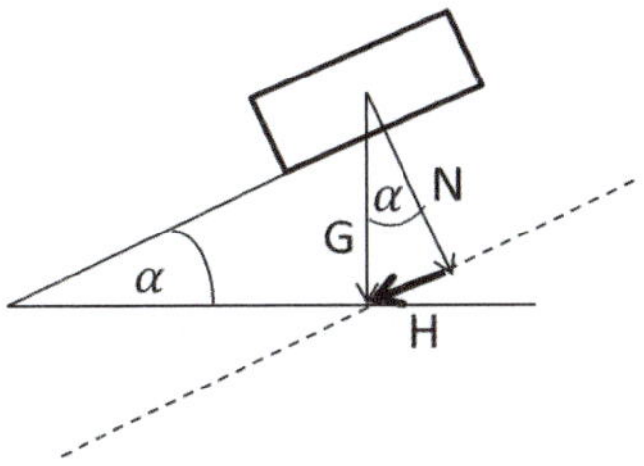

37. Lösung C ist korrekt.

Niveau: mittel

Es gilt der Zusammenhang $s = \frac{1}{2} * a * t^2 = \frac{1}{2} * 10\frac{m}{s^2} * (5s)^2 = 125\,m$. Der Kieselstein wird also aus einer Höhe von 125 Metern fallen gelassen.

38. Lösung A ist korrekt.

Niveau: mittel

Es gilt der Zusammenhang:

$v = a * t$, $72\frac{km}{h}$ entsprechen dabei $20\frac{m}{s}$

Es folgt:

$$t = \frac{v}{a} = \frac{\left(20\frac{m}{s}\right)}{\left(2{,}5\frac{m}{s^2}\right)} = 8\,s$$

Der Krankenwagen benötigt acht Sekunden, um eine Geschwindigkeit von $72\frac{km}{h}$ zu erreichen.

39. Lösung E ist korrekt.

Niveau: mittel

Für die Hubarbeit gilt $W = F * s$, wobei Du als Kraft die Gewichtskraft einsetzen musst, während ein Höhenunterschied von 15 Metern vorliegt. $W = 240\,kg * 10\frac{m}{s^2} * 15\,m = 36\,kJ$.

40. Lösung C ist korrekt.

Niveau: mittel

Es gilt das zweite newtonsche Gesetz: $F = m * a = 150\,kg * 5\frac{m}{s^2} = 750\,N$. Da die Kraft in Bewegungsrichtung wirkt, gibt es eine entgegengesetzte und gleichgroße Kraft, die Trägheitskraft (erstes newtonsche Gesetz: actio = reactio).

SCHWINGUNGEN UND WELLEN

41. Lösung C ist korrekt.

Niveau: mittel

Lösung C ist als Antwort auf die Frage richtig und damit die falsche Aussage. Eine stehende Welle kann durch einen einzelnen Erreger entstehen (Beispiel: eine Wasserwelle wird an der Uferböschung reflektiert). Die Lösungen A und B ergeben sich aus der Definition der stehenden Welle und sind daher korrekt. Lösung D ist korrekt, da stehende Wellen bei Saiten- und Holzblasinstrumenten auftreten.

42. Lösung A ist korrekt.

Niveau: leicht

Alle Wellen erfahren bei ihrer Ausbreitung Schwingungen. Die Polarisation gibt an, in welcher Richtung diese Schwingung verläuft. Verläuft die Schwingung etwa quer zur Ausbreitungsrichtung, so spricht man von Transversalwellen. Ist die Schwingung in Richtung der Ausbreitungsrichtung, handelt es sich um Longitudinalwellen.

43. Lösung A ist korrekt.

Niveau: schwer

Die Eigenkreisfrequenz der Schwingung beträgt $\omega = \sqrt{\frac{g}{l}}$.

Weiter gilt: $\omega = \frac{2\pi}{T}$, woraus sich $T_0 = 2\pi\sqrt{\frac{l}{g}}$ ergibt. Alternativ kannst Du auch die Bewegungsgleichung (lineare, homogene Differentialgleichung 2. Ordnung) $\ddot{\varphi} = -\omega * \varphi$ mit dem Ansatz $\varphi(t) = A * \cos(\omega t) + B * \sin(\omega t)$ und den Anfangsbedingungen $\varphi(t = 0) = \varphi_0$ und $\varphi(t = 0) = 0$ lösen.

44. Lösung D ist korrekt.

Niveau: leicht

Licht besitzt eine Wellenlänge von 380 nm (violett) bis 780 nm (rot).

45. Lösung C ist korrekt.

Niveau: leicht

Licht breitet sich mit der konstanten Lichtgeschwindigkeit von $300\,000 \frac{km}{s} = 3{,}0 * 10^8 \frac{m}{s}$ aus.

46. Lösung D ist korrekt.

Niveau: mittel

UV-Strahlen besitzen die höchste Frequenz. Sie liegen in einem Frequenzbereich zwischen 789 THz und 300 PHz.

47. Lösung A ist korrekt.

Niveau: leicht

Die Ausbreitungsgeschwindigkeit einer Welle wird durch die Formel $V = \lambda * f$ beschrieben, wobei λ der Wellenlänge entspricht und f der Frequenz.

48. Lösung C ist korrekt.

Niveau: mittel

Die Ausbreitungsgeschwindigkeit von Schall nimmt in optisch dichteren Medien zu. Im Wasser beträgt sie etwa $1484 \frac{m}{s}$. Deswegen können wir Menschen unter Wasser auch nicht bestimmen, woher ein Geräusch kommt.

WÄRMELEHRE

49. Lösung D ist korrekt.

Niveau: leicht ▽

Wasser hat seine größte Dichte bei etwa vier Grad Celsius. Diese Besonderheit bezeichnet man auch als die Anomalie des Wassers.

50. Lösung C ist korrekt.

Niveau: leicht ▽

Der Luftdruck nimmt mit zunehmender Höhe ab.

51. Lösung A ist korrekt.

Niveau: mittel

Da sich die innere Energie mit der Größe des Systems ändert, wird sie zu den extensiven Zustandsgrößen gezählt.

52. Lösung A ist korrekt.

Niveau: schwer

Für den Carnotschen Wirkungsgrad gilt: $\eta_{carnot} = 1 - \frac{T_{min}}{T_{max}}$. Er wird jedoch in der Praxis nie erreicht.

53. Lösung E ist korrekt.

Niveau: mittel

Die anderen Maschinen sind Elektro- bzw. elektromechanische Maschinen.

54. Lösung D ist korrekt.

Niveau: leicht

„Reversibel" steht in der Thermodynamik für umkehrbar. Ein reversibler Prozess ist daher ein Prozess, der auch umgekehrt ablaufen könnte. Beispiele findest Du vor allem in der Mechanik (z. B. Stöße), wenn die Reibung vernachlässigt wird.

55. Lösung A ist korrekt.

Niveau: schwer

Es gibt sowohl reversible, als auch irreversible adiabatische Zustandsänderungen. Der Druck ändert sich im Allgemeinen natürlich, weshalb normalerweise keine isobare Zustandsänderung vorliegt. Bei irreversiblen adiabatischen Zustandsänderungen wird Entropie erzeugt. Es findet kein Wärmeaustausch mit der Umgebung statt.

56. Lösung D ist korrekt.

Niveau: mittel

Hierfür musst Du Dir nur den ersten Hauptsatz der Thermodynamik im Detail ansehen.

Es gilt:

$dU = \delta Q + \delta W$

Eine Änderung der inneren Energie ($dU \neq 0$) wird also durch eine Änderung der Wärme $\delta Q \neq 0$ oder eine Änderung der Arbeit $\delta W \neq 0$ (oder durch Änderung beider Größen) verursacht.

57. Lösung A ist korrekt.
Niveau: mittel
Bei einer isochoren Zustandsänderung bleibt das Volumen des Gases konstant, alle anderen Größen können sich ändern.

58. Lösung A ist korrekt.
Niveau: schwer
Der erste Hauptsatz besagt, dass in einem geschlossenen System bei einem Übergang vom Zustand 1 zum Zustand 2 die Änderung der inneren Energie U der Summe aus den Änderungen der Wärme und der Arbeit entspricht.

Es gilt also:
$\Delta U = \Delta Q + \Delta W$

59. Lösung D ist korrekt.
Niveau: mittel
Nach dem zweiten Hauptsatz der Thermodynamik muss die Entropie bei einem irreversiblen Prozess zunehmen.

60. Lösung D ist korrekt.
Niveau: mittel
Es handelt sich offensichtlich um eine isochore Zustandsänderung, da sich das Volumen nicht ändert. Es gilt demnach $\frac{p_1}{T_1} = \frac{p_2}{T_2} \rightarrow p_2 = p_1 \frac{T_2}{T_1} = 45\,\text{bar}$.

61. Lösung C ist korrekt.
Niveau: schwer
Bei einer adiabatischen Zustandsänderung findet kein Wärmeaustausch mit der Umgebung statt. Es kann dem System also von außen keine Entropie zugeführt oder entnommen werden (zweiter Hauptsatz), bei reversiblen Zustandsänderungen bleibt die Entropie demnach konstant (isentrope Zustandsänderung).

62. Lösung E ist korrekt.
Niveau: mittel
In einem Kernreaktor wird die Reaktionsrate konstant gehalten (Kritikalität), mit dem Ziel, dass möglichst ein frei gewordenes Neutron eine weitere Spaltung auslöst. Dadurch entsteht eine kontrollierte Kettenreaktion.

63. Lösung E ist korrekt.
Niveau: mittel
Es handelt sich um einen reversiblen Prozess. Da der Behälter adiabatisch ist und keine Dissipationsarbeit vorliegt, kann keine Wärme über die Systemgrenze entweichen, das heißt, dass sich durch die Erwärmung des Gases die innere Energie erhöht (erster Hauptsatz). Wird das Gas von außen wieder abgekühlt, nimmt die innere Energie und mit ihr der Druck und die Temperatur im Innern wieder ab. Beide Zustände können also ineinander überführt werden.

64. Lösung B ist korrekt.

Niveau: mittel

Es handelt sich um eine isochore Zustandsänderung, da sich das Volumen nicht ändert.

Es gilt demnach:

$$\frac{p_1}{T_1} = \frac{p_2}{T_2} \rightarrow T_2 = T_1 \frac{p_2}{p_1} = 30 \text{ Grad Celsius}$$

65. Lösung B ist korrekt.

Niveau: leicht

Eine Wärmekraftmaschine wandelt Wärme in mechanische Energie um.
Beispiel: Verbrennungsmotor.

66. Lösung B ist korrekt.

Niveau: schwer

Adiabat bedeutet, dass keine Wärme über die Systemgrenze entweichen kann und isentrop bedeutet, dass die Entropie konstant bleibt.

ELEKTRIZITÄTSLEHRE

67. Lösung E ist korrekt.

Niveau: schwer ▽

Schwierige Aufgabe, die Du am einfachsten mithilfe des Ausschlussprinzips lösen kannst.

Für den Ersatzwiderstand gilt:

$$\frac{1}{R} = \frac{1}{R_1} + \frac{1}{R_2} + \ldots + \frac{1}{R_n} \rightarrow R_{ers,n} = \frac{1}{\frac{1}{R_1} + \frac{1}{R_2} + \ldots + \frac{1}{R_n}} > \frac{1}{\frac{1}{R_1} + \frac{1}{R_2} + \ldots + \frac{1}{R_n} + \frac{1}{R_{n+1}}} = R_{ers,n+1}$$

Das liegt daran, dass der Nenner mit einer größeren Anzahl an Widerständen immer größer wird und der Ersatzwiderstand damit immer kleiner.

68. Lösung C ist korrekt.

Niveau: mittel ▽

Der Effektivwert im deutschen Wechselstromnetz ist gleich 230 V, der Scheitelwert 325 V.

Es gilt:

$$U_{eff} = \frac{\hat{U}}{\sqrt{2}}$$

69. Lösung E ist korrekt.
Niveau: mittel

Zunächst gilt:

$$\frac{1}{R_{ers}} = \frac{1}{R_1} + \frac{1}{R_2} + \frac{1}{R_3} = \frac{3}{R_1} \rightarrow R_{ers} = \frac{1}{3} R_1$$

Wird R_4 eingefügt, so gilt:

$$\frac{1}{R_{ers}} = \frac{1}{R_1} + \frac{1}{R_2} + \frac{1}{R_3} + \frac{1}{R_4} = \frac{3}{R_1} + \frac{1}{3R_1} = \frac{10}{3R_1} \leftrightarrow R_{ers} = \frac{3}{10} R_1 \quad \text{wegen} \quad \frac{3}{10} < \frac{1}{3}$$

70. Lösung C ist korrekt.
Niveau: schwer
Michael Faraday entdeckte die elektromagnetische Induktion 1831. Laut Definition der Induktion wird die Entstehung eines elektrischen Feldes von der Änderung der magnetischen Flussdichte verursacht. Wechselspannungen sind in technischen Anwendungen der Induktion häufig anzutreffen, da sich die Spannung im Zeitverlauf ändert. Wird ein Permanentmagnet in eine Spule getaucht, so ändert sich die magnetische Flussdichte der Spule, und das elektrische Feld der Spule ändert sich. Als Folge kann zwischen den Klemmen der Spule eine (induzierte) Spannung abgegriffen werden.

71. Lösung B ist korrekt.
Niveau: mittel
Eine Diode besitzt eine Durchlass- und eine Sperrrichtung. Wird sie bei Gleichstrom in Durchlassrichtung betrieben, wird ein Verbraucher (z. B. eine Lampe) mit Strom versorgt (Lampe leuchtet). In Sperrrichtung wirkt sie als Isolator (Lampe leuchtet nicht). Bei sinusförmigem Wechselstrom wird jeweils die positive Halbwelle des sinusförmigen Stromes durchgelassen, die negative Halbwelle des sinusförmigen Stromes wird hingegen „gesperrt" (oder umgekehrt). Insgesamt führt dies zu einer Gleichrichtung des Stroms.

72. Lösung D ist korrekt.
Niveau: leicht
Beim Elektromotor wird elektrische Energie in mechanische Energie umgewandelt. Er ist damit das Gegenstück des Generators, bei dem mechanische Energie in elektrische Energie umgewandelt wird. Viele Züge werden heutzutage mit Elektromotoren betrieben, da sie sehr energieeffizient und störungsresistent sind und außerdem die Umwelt schonen. Viele Automobilhersteller haben mittlerweile Autos mit einem teilweisen Elektroantrieb (Hybrid) oder vollständigen Elektroantrieb im Portfolio. Der Stirlingmotor ist kein Elektromotor, sondern eine Wärmekraftmaschine.

73. Lösung E ist korrekt.

Niveau: mittel

Für die Teilspannungen gilt $U_1 = R_1 * I$, $U_2 = R_2 * I$ und $U_3 = R_3 * I$. Da alle drei Widerstände in Reihe geschaltet sind, ist der Strom I gleich groß.

Es gilt also:

$U_2 = R_2 * I = \frac{1}{2} R_1 * I = \frac{1}{2} U_1 = \frac{1}{6} U_3$

Da $U_1, U_2, U_3 \neq 0$ folgt $U_3 > U_1 > U_2$

74. Lösung C ist korrekt.

Niveau: mittel

Bei Stoffen mit einer elektrischen Leitfähigkeit von $\delta < 10^{-8} \frac{S}{m}$ spricht man von Isolatoren. Ganz intuitiv muss ein Isolator eine geringe Leitfähigkeit haben. Wenn Du den Wert nicht weißt, kannst Du auch so A, B und D ausschließen.

75. Lösung E ist korrekt.

Niveau: leicht

Beim spezifischen Widerstand handelt es sich um den Kehrwert der elektrischen Leitfähigkeit.

76. Lösung B ist korrekt.

Niveau: leicht

Für die elektrische Leistung P gilt die Formel $P = U * I$.

77. Lösung B ist korrekt.

Niveau: mittel

Halbleiter wirken bei Temperaturen in der Nähe des absoluten Nullpunkts als Isolatoren. Mit Zunahme der Temperatur steigt die elektrische Leitfähigkeit des Halbleiters. Durch gezielte Dotierung (Einbringung von Fremdatomen aus anderen chemischen Hauptgruppen) kann die elektrische Leitfähigkeit beeinflusst werden. Besonders häufig wird bei der Herstellung von Halbleitern Silizium verwendet, es gibt aber auch zahlreiche Halbleiter auf Germanium-Basis.

78. Lösung B ist korrekt.

Niveau: mittel

Es gilt:

$P = U * I$ und $R = \frac{U}{I}$

Da Spannung und Widerstand gegeben sind, muss die Stromstärke eliminiert werden.

Es gilt:

$P = U * I = \frac{U^2}{R} = 20$ Watt

79. Lösung E ist korrekt.

Niveau: schwer

Das zweite kirchhoffsche Gesetz ist auch als Maschenregel bekannt. Bei einem beliebigen Maschenumlauf addieren sich die Teilspannungen gerade zu null.

Beispiel:

$U_1 + U_2 + U_3 + U_4 = 0$

80. Lösung A ist korrekt.

Niveau: mittel

Für den Ersatzwiderstand in einer Parallelschaltung gilt:

$$\frac{1}{R} = \frac{1}{R_1} + \frac{1}{R_2} \rightarrow R = \frac{R_1 * R_2}{R_1 + R_2} = \frac{60\,\Omega}{17\,\Omega} \approx 3{,}5\,\Omega$$

81. Lösung E ist korrekt.

Niveau: schwer

Die Kraft kannst Du mit dem Coulomb-Gesetz berechnen:

$$F = \frac{1}{4\pi * 8{,}85 * 10^{-12}\,\frac{As}{Vm}} * \frac{2 * 10^{-6}As * 3 * 10^{-7}As}{(3m)^2} \approx 5{,}99 * 10^{-4}N$$

(Rechnung kannst Du mit den Ergebnissen ganz gut schätzen.)

82. Lösung D ist korrekt.

Niveau: mittel

Es gilt:

$$\frac{1}{R_e} = \frac{1}{R_1} + \frac{1}{R_2} \rightarrow R_e = \frac{R_1 * R_2}{R_1 + R_2} = \frac{2}{3}R_2 = \frac{1}{3}R_1$$

Offensichtlich gilt:

$R_e < R_1$ und $R_e < R_2$. Da $R_1 > R_2$, ist $R_e < R_2 < R_1$ richtig.

83. Lösung C ist korrekt.

Niveau: mittel

Da die Spannung in beiden Teilen der Parallelschaltung gleich ist ($U = R * I$ = konstant), teilen sich die Ströme umgekehrt proportional zu den Widerständen auf. Es gilt also $I_2 = 2 * I_1$.

84. Lösung A ist korrekt.

Niveau: schwer

Das erste kirchhoffsche Gesetz ist auch als Knotenregel bekannt. An jedem Knoten des Netzwerks entspricht die Summe der zufließenden Ströme gleich der Summe der abfließenden Ströme.

85. Lösung A ist korrekt.

Niveau: mittel

Die Stromstärken verhalten sich umgekehrt proportional zu den Widerständen, die angelegte Quellenspannung ist im Prinzip unerheblich.

Es gilt:

$U = R * I$ = konstant. Daraus folgt: $\frac{I_1}{I_2} = 4$

86. Lösung B ist korrekt.
Niveau: mittel

Für den Ersatzwiderstand gilt:
$\frac{1}{R_{e1}} = \frac{1}{R_1} + \frac{1}{R_2}$ bzw. $\frac{1}{R_{e2}} = \frac{1}{R_1} + \frac{1}{R_2} + \frac{1}{R_3}$

Wegen $\frac{1}{R_1} + \frac{1}{R_2} + \frac{1}{R_3} > \frac{1}{R_1} + \frac{1}{R_2}$ gilt offensichtlich $\frac{1}{R_{e2}} > \frac{1}{R_{e1}}$ und damit $R_{e1} > R_{e2}$.

Der Ersatzwiderstand wird also kleiner.

OPTIK

87. Lösung B ist korrekt.
Niveau: schwer
Das Bild ist virtuell, größer und aufrecht. Dies kannst Du aus der Linsengleichung und der Abbildungsgleichung ableiten ($g < f$ einsetzen und b, bzw. B bestimmen und mit G vergleichen).

88. Lösung D ist korrekt.
Niveau: leicht
Die Bildweite kannst Du mithilfe der Linsengleichung bestimmen:

$$\frac{1}{f} = \frac{1}{g} + \frac{1}{b} \rightarrow \frac{1}{b} = \frac{1}{2f} \rightarrow b = 2f = g$$

89. Lösung D ist korrekt.
Niveau: leicht
Blau ist gemäß der Drei-Farben-Theorie eine Grundfarbe. Die anderen angegebenen Farben lassen sich durch Mischung zweier Grundfarben (Rot, Gelb, Blau) herstellen.

90. Lösung B ist korrekt.
Niveau: mittel
UV-Strahlen haben eine geringere Wellenlänge (ca. 1 nm bis 380 nm) als Infrarotstrahlen (780 nm bis 1 mm).

91. Lösung A ist korrekt.
Niveau: schwer
Über die Brechzahl Kannst Du die Lichtgeschwindigkeit im Wasser bestimmen:

$c_w = 225\,000 \frac{km}{s}$, dies sind $225\,000\,000 \frac{m}{s}$. Für die Wellenlänge gilt: $\lambda = \frac{c_w}{f} = 0{,}1\,m$

92. Lösung D ist korrekt.
Niveau: mittel
Energie ist typischerweise eine Eigenschaft des Lichts (genauso wie die Masse und die Ladung), die seinem Teilchencharakter zugeschrieben wird.

93. Lösung B ist korrekt.

Niveau: mittel ▽

Die Lichtgeschwindigkeit im Vakuum beträgt ca. $300\,000\frac{km}{s}$. Über die Formel $\lambda = \frac{c}{f}$ erhältst Du eine Wellenlänge von ca. $3 * 10^5$ m.

94. Lösung B ist korrekt.

Niveau: leicht

95. Lösung A ist korrekt.

Niveau: schwer

Ist der Spaltabstand nicht deutlich größer als die Wellenlänge, so sind auf dem Schirm deutliche Abweichungen von dem geradlinigen Strahlenverlauf zu erkennen.

96. Lösung A ist korrekt.

Niveau: mittel

In der Optik versteht man unter Dispersion die Eigenschaft, dass die Ausbreitungsgeschwindigkeit des Lichts in verschiedenen Medien von der Frequenz des Lichts abhängig ist. Dadurch wird ein auf die Oberfläche des Prismas schräg auftreffender Lichtstrahl an den Eintritts- und Austrittsflächen unterschiedlich stark gebrochen, weshalb sich auf der anderen Seite des Prismas ein farbiges Spektrum zeigt.

97. Lösung A ist korrekt.

Niveau: leicht

Licht besitzt die Eigenschaften von klassischen Wellen (Interferenz, Polarisation, Reflexion, Brechung...). Die Lichtteilchen (Photonen) weisen aber auch die Eigenschaften klassischer Teilchen (Impuls, Energie) auf. Man spricht in diesem Zusammenhang auch vom Welle-Teilchen-Dualismus.

98. Lösung E ist korrekt.

Niveau: schwer

Photonen besitzen keine Ruhemasse. Dies folgt aus Einsteins spezieller Relativitätstheorie.

Es gilt:

$$m_0 = m * \sqrt{1 - \frac{v^2}{c^2}}$$

Photonen sind die „Bausteine" des Lichts und bewegen sich daher selbst mit Lichtgeschwindigkeit. Setzt Du dies in die obige Gleichung ein, erhältst Du:

$$m_0 = m * \sqrt{1 - \frac{v^2}{c^2}} = m * \sqrt{1 - \frac{c^2}{c^2}} = m * 0 = 0$$

Der Impuls eines Photons ist messbar und beträgt $p = \frac{h}{\lambda}$ (h: Planksches Wirkungsquantum, λ: Wellenlänge des Lichts.) Photonen besitzen eine Energie, das folgt aus der Masse-Energie-Äquivalenz $E = m * c^2$, wobei Du hier die dynamische Masse für m einsetzen musst.

99. Lösung A ist korrekt.

Niveau: mittel

Um diesen Effekt auszugleichen, haben Taucher Brillen auf. Dadurch herrscht um das Auge herum wieder die gewohnte Umgebung (Luft) und die Bilder erscheinen klar und scharf.

100. Lösung C ist korrekt.

Niveau: mittel

Schwarze Löcher gehören zu den massereichsten Himmelskörpern. Im Jahre 2012 wurde ein schwarzes Loch entdeckt, das eine Masse besitzt, die 17 Milliarden Mal größer als die Masse der Sonne ist. Schwarze Löcher befinden sich meist im Zentrum von Galaxien.

101. Lösung E ist korrekt.

Niveau: leicht

Der Kehrwert der Brennweite f entspricht der Summe der Kehrwerte der Bildweite b und der Gegenstandsweite g.

102. Lösung B ist korrekt.

Niveau: mittel

Die drei genannten Größen sind über die Linsengleichung miteinander verbunden.

Es gilt:

$$\frac{1}{f} = \frac{1}{g} + \frac{1}{b} = \frac{1}{20\,\text{cm}} + \frac{1}{5\,\text{cm}} = \frac{5}{20\,\text{cm}} \quad \rightarrow \quad f = 4\,\text{cm}$$

103. Lösung C ist korrekt.

Niveau: schwer

Für die angegebene Spezifikation der Sammellinse ergibt sich ein reelles Bild, das umgekehrt und verkleinert dargestellt ist.

104. Lösung E ist korrekt.

Niveau: schwer

Die Brechzahl ergibt sich aus dem Verhältnis der Lichtgeschwindigkeit im Vakuum zur Lichtgeschwindigkeit im anderen Medium.

Es gilt:

$$n = \frac{C_v}{C_e} = \frac{3 * 10^8 \frac{m}{s}}{2{,}29 * 10^8 \frac{m}{s}} \approx 1{,}31$$

105. Lösung C ist korrekt.

Niveau: mittel

Die drei genannten Größen sind über die Linsengleichung miteinander verbunden.

Es gilt:

$$\frac{1}{f} = \frac{1}{g} + \frac{1}{b} \quad \rightarrow \quad b = \frac{1}{\left(\frac{1}{f} - \frac{1}{g}\right)} = \frac{1}{\frac{1}{4} - \frac{1}{6}} = \frac{1}{\frac{1}{12}} = 12\,\text{cm}$$

106. Lösung A ist korrekt.

Niveau: schwer

Die Farben besitzen unterschiedliche Wellenlängen, weswegen die Farben unterschiedlich stark gestreut werden (blaues Licht wird stärker gestreut als rotes Licht). Da am Morgen und am Abend die Weglänge des Lichts durch die Atmosphäre länger ist, vermindert sich der Blauanteil durch die Lichtstreuung so stark, dass der Himmel rot erscheint.

107. Lösung A ist korrekt.

Niveau: schwer

Die Brechzahl ergibt sich aus dem Verhältnis der Lichtgeschwindigkeit im Vakuum zur Lichtgeschwindigkeit im anderen Medium.

Es gilt:

$$n = \frac{c_v}{c_e} = \frac{3 * 10^8 \frac{m}{s}}{2{,}6 * 10^8 \frac{m}{s}} \approx 1{,}15$$

108. Lösung E ist korrekt.

Niveau: leicht

Blaues Licht hat eine kürzere Wellenlänge als rotes Licht und damit eine höhere Frequenz.

ATOMPHYSIK

109. Lösung B ist korrekt.

Niveau: schwer ▽

Der Zusammenhang folgt aus der Äquivalenz von Masse und Energie ($E = mc^2$).

Es gilt:

$E_B = \Delta m * c^2$. Da c^2 eine Konstante ist, folgt $\Delta m \sim E_B$.

110. Lösung B ist korrekt.

Niveau: leicht ▽

Isotope besitzen gleich viele Protonen, jedoch unterschiedlich viele Neutronen, daher ist ihre Massezahl verschieden.

111. Lösung A ist korrekt.

Niveau: leicht ▽

Bei der Kernfusion werden zwei Atomkerne verschmolzen. Dadurch wird eine große Menge an Energie frei, weshalb die Masse des entstandenen Atomkerns kleiner ist als die Summe der beiden Atomkerne vor der Verschmelzung.

112. Lösung B ist korrekt.

Niveau: mittel ▽

In 32 Jahren passt die Halbwertszeit von 8 Jahren genau viermal. Nach 8 Jahren sind 50% verfallen, nach 16 Jahren wiederum 50% der noch verbliebenen Kerne, also insgesamt 75%. Nach 24 Jahren dann 87,5% und nach 32 Jahren schließlich 93,75%.

113. Lösung A ist korrekt.

Niveau: leicht ▽

Die starke Kraft (auch Kernkraft genannt) hält die Neutronen und Protonen im Atomkern zusammen.

114. Lösung D ist korrekt.

Niveau: leicht ▽

Die starke Wechselwirkung (starke Kraft, Kernkraft) zwischen den Neutronen und Protonen ist dafür verantwortlich, dass der Kern zusammenhält.

115. Lösung D ist korrekt.

Niveau: leicht

Die starke Kraft (Kernkraft) ist am größten.

116. Lösung A ist korrekt.

Niveau: leicht

Radon (Rn, Ordnungszahl 86) zählt zu den Edelgasen.

117. Lösung A ist korrekt.

Niveau: leicht

Etwa 99,9% der Atommasse befindet sich im Atomkern, da Protonen und Neutronen je etwa 2000 mal so schwer sind wie ein Elektron.

118. Lösung A ist korrekt.

Niveau: leicht

Ein Nukleon bezeichnet allgemein die Bausteine des Atomkerns, umfasst also Neutronen und Protonen.

119. Lösung E ist korrekt.

Niveau: mittel

Ein Nuklid besitzt eine bestimmte Anzahl an Protonen und Neutronen im Kern. Es unterscheidet sich von einem Isotop darin, dass es keine Zugehörigkeit zu einem Element fordert.

120. Lösung E ist korrekt.

Niveau: leicht

Ein Heliumkern besitzt zwei Protonen und zwei Neutronen.

121. Lösung E ist korrekt.

Niveau: mittel

Die Coulomb-Kraft und die Kernkraft wirken in entgegengesetzter Richtung. Da die Kernkraft betragsmäßig größer ist, wird der Atomkern zusammengehalten.

122. Lösung C ist korrekt.

Niveau: schwer

Der Zusammenhang lässt sich aus dem Zerfallsgesetz $N(t) = N(0) * e^{-\lambda t}$ ableiten. Nach der Zeit $T_{\frac{1}{2}}$ sind noch 50% der Atomkerne übrig, es gilt also $0{,}5 = e^{-\lambda T_{\frac{1}{2}}}$ oder auch $2 = e^{\lambda T_{\frac{1}{2}}}$. Die Anwendung des natürlichen Logarithmus auf beiden Seiten liefert den gewünschten Zusammenhang $T_{\frac{1}{2}} = \frac{\ln(2)}{\lambda}$.

123. Lösung B ist korrekt.

Niveau: mittel

Es gilt der Zusammenhang $T_{\frac{1}{2}} = \frac{\ln(2)}{\lambda}$. Je größer die Halbwertszeit also ist, desto kleiner ist die zugehörige Zerfallskonstante (umgekehrt proportionales Verhältnis).

124. Lösung C ist korrekt.

Niveau: leicht

Die Massenzahl ist gleich der Summe aus Ordnungszahl (Zahl der Protonen im Atomkern) und Neutronenzahl.

125. Lösung C ist korrekt.

Niveau: leicht

Das Element ist Kohlenstoff, die Massenzahl 12 und die Protonenzahl 6.

126. Lösung B ist korrekt.

Niveau: leicht

Aus der Differenz von Massenzahl und Ordnungszahl ergibt sich die Anzahl der Neutronen im Kern des Atoms.

127. Lösung D ist korrekt.

Niveau: mittel

Die Anzahl der Elektronen ergibt sich aus der Differenz von Ordnungszahl und Elementangabe (hier +3), d. h. die Elektronenanzahl beträgt 17.

128. Lösung B ist korrekt.

Niveau: mittel

Die Anzahl der Elektronen ergibt sich aus der Differenz von Ordnungszahl und Elementangabe (hier –2), d. h. die Elektronenanzahl beträgt 7.

129. Lösung E ist korrekt.

Niveau: mittel

Beim β^--Zerfall erhöht sich die Kernladungszahl um 1, beim β^+-Zerfall sinkt sie um 1.

130. Lösung E ist korrekt.

Niveau: mittel

Aussage I ist korrekt, da sie der Definition der Halbwertszeit entspricht. Der Zerfallsprozess verläuft exponentiell, also ist Aussage VI falsch.

Nach 2 T sind $50\% + \left(\frac{50\%}{2}\right) = 75\%$ der Atomkerne zerfallen.

Nach 3 T sind es $50\% + \left(\frac{50\%}{2}\right) + \frac{50\%}{4} = 87{,}5\%$.

Nach 4 T sind es demzufolge $87{,}5\% + \frac{12{,}5\%}{2} = 93{,}75\%$.

Damit sind die **Aussagen III** und **IV** korrekt, die **Aussagen II** und **VII** falsch. **Aussage V** ist falsch, da nach $\frac{1}{2}$ T bereits mehr als 25% der Atomkerne zerfallen sein müssen (sonst wäre der Verlauf linear).

131. Lösung C ist korrekt.

Niveau: mittel

Ionisierende Strahlung besitzt so viel Energie, dass sie einzelne Elektronen aus Molekülen oder Atomen auslösen kann. War das Molekül zuvor elektrisch neutral, so ist es nach Abspaltung der Elektronen positiv geladen. Natürlich radioaktive Vorkommnisse finden sich in der Erdkruste. Trifft ionisierende Strahlung auf Materie (z. B. Körperzellen), so gibt sie Energie ab, was zu schweren Strahlenschäden führen kann.

132. Lösung B ist korrekt.

Niveau: mittel

Auf dem Planet Erde ist Materie allgegenwärtig. Trifft sie auf Antimaterie, so vernichten sich beide gegenseitig, wodurch gigantische Energiemengen freigesetzt werden können. In riesigen Teilchenbeschleunigern können durch Aufeinanderschießen zweier Teilchen Szenarien simuliert werden, wie sie kurz nach dem Urknall vorgeherrscht haben müssen. Dabei entsteht innerhalb von Sekundenbruchteilen Antimaterie, die aber durch den Kontakt mit der vorherrschenden Materie unmittelbar vernichtet wird.

133. Lösung D ist korrekt.

Niveau: mittel

Heisenberg hat die Unschärferelation 1927, im Alter von 26 Jahren, entdeckt. Im Jahr 1932 wurde er mit dem Nobelpreis für Physik ausgezeichnet. Die Unschärferelation besagt, dass zwei komplementäre Eigenschaften eines Teilchens nicht gleichzeitig beliebig genau bestimmt werden können. Je genauer (schärfer) eine Eigenschaft betrachtet wird, desto ungenauer (unschärfer) wird die andere Eigenschaft. Diese fundamentale Entdeckung der Quantenmechanik lässt sich mit der klassischen Physik nicht erklären.

134. Lösung C ist korrekt.

Niveau: mittel

$E = h * f$ ist die Formel zur Berechnung der Energie eines Photons anhand seiner Frequenz und dem Planckschen Wirkungsquantum.

Folglich gilt:

$$h = \frac{E}{f}$$

135. Lösung A ist korrekt.

Niveau: mittel

Kosmische Strahlung ist eine aus dem Weltall stammende ionisierende Teilchenstrahlung, die zu etwa 85% aus Protonen und 12% aus Heliumkernen besteht. Anfang des 20. Jahrhunderts wurden erste Vermutungen geäußert, dass es eine Art von Höhenstrahlung geben muss. Kosmische Strahlung und kosmische Hintergrundstrahlung bezeichnen zwei völlig verschiedene physikalische Größen.

136. Lösung B ist korrekt.

Niveau: leicht

Mit einem Geigerzähler wird die ionisierende Strahlung (Radioaktivität) gemessen. In den gängigen Modellen können die Alpha-, Beta- und Gammastrahlung gemessen und ausgewertet werden.

137. Lösung D ist korrekt.

Niveau: leicht

Aus der Liste ist lediglich das Element Thorium radioaktiv.

8. MUSTERLÖSUNGEN – MATHEMATIK

ZEHNERPOTENZEN UND PRÄFIXE

1. **Lösung D ist korrekt.**
   Niveau: leicht
   Die Vorsilbe „hekto“ steht für „hundert“, also 10^2. Unter anderem tritt die Vorsilbe in der Physik auf. Dort wird der Atmosphärendruck beispielsweise in Hektopascal angegeben.

2. **Lösung A ist korrekt.**
   Niveau: leicht ▽
   Parts per million steht für „ein Millionstel“ oder $\frac{1}{1000000}$.

3. **Lösung A ist korrekt.**
   Niveau: leicht ▽
   $10^3 = 1000$ und entspricht dem Präfix kilo. So entsprechen z. B. 1000 Gramm einem Kilo(!)gramm.

4. **Lösung C ist korrekt.**
   Niveau: leicht ▽
   $\frac{10^5}{10^{-2}}$ kannst Du nämlich umschreiben in $10^5 * 10^2 = 10^{5+2} = 10^7$.

5. **Lösung A ist korrekt.**
   Niveau: leicht
   Die Vorsilbe „deka“ steht griechisch für Zehn (daher Zehnersystem). Richtig ist daher 10^1.

6. **Lösung E ist korrekt.**
   Niveau: mittel
   Rechnung: $81^2 * 3^8 * 9^4 = (3^4)^2 * 3^8 * (3^2)^4 = 3^8 * 3^8 * 3^8 = 3^{24}$

7. **Lösung D ist korrekt.**
   Niveau: leicht
   Die Vorsilbe „nano“ steht für Milliardstel, also 10^{-9}

8. **Lösung A ist korrekt.**
Niveau: mittel
Hier musst Du die Potenzgesetze anwenden.

Rechnung: $4^2 * (\sqrt{16})^4 * 2^8 = 2^4 * 2^8 * 2^8 = 2^{20}$

9. **Lösung A ist korrekt.**
Niveau: leicht

Es gilt:
$\frac{10^2 * 10^{-5}}{10000} + 10^{-7} = \frac{10^2 * 10^{-5}}{10^4} + 10^{-7} = 10^{-7} + 10^{-7} = 2 * 10^{-7}$

ALGEBRA

10. **Lösung D ist korrekt.**
Niveau: mittel
Der erste Teil der Aufgabe dient Deiner Verwirrung.

Wenn 500 ml in 30 min infundiert werden sollen, musst Du $\frac{500\,\text{ml}}{30\,\text{min}}$ teilen und das Ergebnis lautet dann $16{,}6\frac{\text{ml}}{\text{min}}$ bzw. kaufmännisch aufgerundet $17\frac{\text{ml}}{\text{min}}$.

11. **Lösung C ist korrekt.**
Niveau: mittel
25 000 IE werden auf eine 50 ml Perfusorspritze aufgezogen.

Also $\frac{25\,000\,\text{IE}}{50\,\text{ml}} = \frac{500\,\text{IE}}{\text{ml}}$; es werden $2{,}5\frac{\text{ml}}{\text{h}}$ infundiert. $\frac{2{,}5\,\text{ml}}{\text{h}} * \frac{500\,\text{IE}}{\text{ml}} = \frac{1250\,\text{IE}}{\text{h}}$

12. **Lösung C ist korrekt.**
Niveau: mittel
Zur Lösung der Aufgabe musst Du zwei Prozentrechnungen durchführen. Wichtig ist, dass Du die Preisreduktion immer auf den neuen Grundwert beziehst.

Schritt 1: 80% = 60 € → $60 * \frac{100}{80}$ € = 75 €

Schritt 2: 75% = 75 € → $75 * \frac{100}{75}$ € = 100 €

Die Hose kostete regulär 100 €.

13. Lösung C ist korrekt.
Niveau: leicht
Es handelt sich um einen zusammengesetzten Dreisatz:

Sieben Hühner legen an fünf Tagen im Durchschnitt 35 Eier, also legen fünf Hühner an fünf Tagen 25 Eier ($35 * \frac{5}{7}$) und fünf Hühner demnach an zehn Tagen 50 Eier. Du kannst das Problem auch zunächst auf ein Huhn herunterbrechen: Wenn sieben Hühner an fünf Tagen 35 Eier legen, dann legt ein Huhn an einem Tag nur ein Ei. Dementsprechend legen fünf Hühner in zehn Tagen 50 Eier.

14. Lösung E ist korrekt.
Niveau: leicht
In einer Lerngruppe lernen alle Schüler gleichzeitig. Für den Fall, dass die Schüler alleine jeweils 12h lernen müssten, und die Gruppe weder einen positiven noch einen negativen Effekt darauf ausübt, würde die Lerngruppe ebenfalls 12h zur Vorbereitung benötigen. Durch die Zeitersparnis von 6h benötigt die gesamte Gruppe also 6h, sprich jeder Schüler in der Lerngruppe hat in diesen 6h die Vorbereitung abgeschlossen, und entsprechend 6h eingespart.

15. Lösung A ist korrekt.
Niveau: mittel
Hier kannst Du die Arbeitsleistung pro Woche bestimmen.

Die fünf Arbeiter leisten $5 * 8 * 5 = 200$ Arbeitsstunden pro Woche. Am Wochenende werden weitere $2 * 5 * 2 = 20$ Arbeitsstunden geleistet, in der Woche insgesamt also 220 Arbeitsstunden. Das Haus ist demnach in 12 Wochen fertiggestellt.

16. Lösung D ist korrekt.
Niveau: leicht
Ein Fass reicht 30 Minuten, demnach reichen 750 Fässer $0{,}5\,h * 750 = 375$ Stunden.

Das sind $\frac{375}{24} = 15{,}625$ Tage.

17. Lösung D ist korrekt.
Niveau: leicht
Die Vorsilbe „dezi“ steht für ein Zehntel, also 10^{-1}.

18. Lösung C ist korrekt.
Niveau: mittel

Es ist $\frac{x * 10^2 * 1{,}5 * 10^{-3} * 4 * 10^4}{10^5 * x^2} = 0{,}1 \leftrightarrow \frac{6 * 10^3}{10^5 * x} = 10^{-1} \leftrightarrow \frac{6 * 10^{-2}}{10^{-1}} = x \leftrightarrow x = \frac{3}{5}$

19. Lösung E ist korrekt.
Niveau: mittel
Durch Anwendung der Potenzgesetze kannst Du den Term vereinfachen:

$$\frac{(10^2)^3 * \frac{1}{10^{-2}}}{(10^4)^{½}} = \frac{\frac{10^6}{10^{-2}}}{10^2} = \frac{10^8}{10^2} = 10^6$$

20. Lösung D ist korrekt.

Niveau: mittel

Alle anderen Gleichungen sind falsch.

21. Lösung B ist korrekt.

Niveau: mittel

Das Volumen eines Würfels berechnest Du durch $V = a^3$. Gesucht ist a, gegeben ist das Volumen mit $V = 512\,cm^3$.

Rechnung: $512\,cm^3 = a^3 \rightarrow a = \sqrt[3]{512\,cm^3} = 8\,cm$

22. Lösung A ist korrekt.

Niveau: leicht

Der Ausgangswert (215 Fische) entspricht dem Grundwert, also den 100 Prozent. 60 Prozent dieses Ausgangswerts entsprechen 215 * 0,6 = 129 Fischen.

23. Lösung D ist korrekt.

Niveau: mittel

Die gesuchte Zahl sei x.

Rechnung: $x * (0{,}2x) = 125 \rightarrow 0{,}2x^2 = 125 \rightarrow x^2 = 625 \rightarrow x = 25$

24. Lösung D ist korrekt.

Niveau: schwer

Zunächst musst Du das Volumen in Abhängigkeit der Raumdiagonale darstellen:

$$V = a^3 = \left(\frac{d}{\sqrt{3}}\right)^3 = \frac{1}{\sqrt{3}^3}d^3$$

An diesem Zusammenhang siehst Du, dass das Volumen 27-mal so groß wird, wenn sich die Raumdiagonale verdreifacht.

25. Lösung A ist korrekt.

Niveau: mittel

Hier hilft Dir folgende Überlegung weiter: Wenn zwei gleiche Pumpen neun Stunden brauchen, dann benötigt eine Pumpe 18 Stunden bis das Becken gefüllt ist, also doppelt so lange. Drei Pumpen sollen nun sechs Stunden brauchen, also genau ein Drittel der Zeit von nur einer Pumpe. Als Konsequenz muss die dritte Pumpe genau gleich stark sein wie die ersten zwei Pumpen.

26. Lösung E ist korrekt.

Niveau: mittel

Das Produkt a * b * c ist Hauptnenner der drei Brüche.

Es gilt:

$$\frac{\frac{1}{a} * \frac{1}{b}}{\frac{1}{c}} = \frac{1}{a} * \frac{1}{b} * c = \frac{c}{ab}$$

Sobald Du Aussage I und III ausschließen kannst und Aussage II richtig sein muss, hast Du bereits das Ergebnis. Zur Addition der drei Brüche musst Du den Hauptnenner bestimmen:

$$\frac{1}{a} + \frac{1}{b} + \frac{1}{c} = \frac{bc}{abc} + \frac{ac}{abc} + \frac{ab}{abc} = \frac{bc + ab + ac}{abc}$$

Zur Überprüfung von Aussage V schätzt Du einfach geschickt ab:

$$\frac{1}{a} * \frac{1}{b} = \frac{1}{ab} > \frac{1}{cb} = \frac{1}{c} * \frac{1}{b}$$

Für $0 < a < b < c$ ist $\frac{1}{a} > \frac{1}{b} > \frac{1}{c}$

27. Lösung C ist korrekt.

Niveau: mittel–schwer

Der Umfang eines Rechteckes ist $U = 2a + 2b$, also zweimal die Länge und zweimal die Breite. **Antwort D** und **E** scheiden aus, weil sie zu groß sind. **Antwort A** scheidet auch aus, da die Zaunrolle zwar lang genug wäre, die Fläche aber kleiner ist als das Quadrat von **C** und die Lösung damit nicht „flächenmaximal" sein kann. Hier kannst Du entweder wissen, dass ein Quadrat bei gleichem Umfang wie ein Rechteck immer die größere Fläche hat, oder Du rechnest es für beide Lösungsmöglichkeiten aus und erhältst für **C** eine Fläche von 625 m^2, während **A** bzw. **B** nur 400 m^2 haben.

28. Lösung A ist korrekt.

Niveau: mittel

Der Bruch $\frac{c}{d}$ hat sowohl den größeren Zähler ($a < c$), als auch den kleineren Nenner ($b > d$) und muss damit größer sein als $\frac{a}{b}$.

29. Lösung D ist korrekt.

Niveau: leicht

Wenn drei Hennen an 6 Tagen 18 Eier legen, dann legt eine Henne an 6 Tagen 6 Eier, d. h. jede Henne legt an jedem Tag ein Ei. Fünf Hennen benötigen für 75 Eier demzufolge 15 Tage.

30. Lösung B ist korrekt.

Niveau: mittel

15 Raten zu je 6.000 € ergeben einen Betrag von 90.000 €. Da ein Viertel der ursprünglichen Summe bereits zu Beginn getilgt wurde, sind die 90.000 € nur $\frac{3}{4}$ des Betrags, welcher ursprünglich bei 120.000 € (90.000 * $\frac{4}{3}$) lag.

EINHEITENKENNTNISSE

31. Lösung E ist korrekt.
Niveau: leicht

Es gilt der Zusammenhang:
$1\,l = 1\,dm^3 = 0{,}001\,m^3$

Bei 5000 Litern sind dies also $5000 * 0{,}001\,m^3 = 5\,m^3$.

32. Lösung B ist korrekt.
Niveau: leicht ▽
$1000\,ml = 1\,l = 1000\,cm^3$

33. Lösung A ist korrekt.
Niveau: leicht ▽
Das Präfix Mikro steht (µ) für 10^{-6}.

34. Lösung B ist korrekt.
Niveau: leicht ▽
Ein Kubikzentimeter entspricht genau einem Milliliter. Dementsprechend sind in tausend Millilitern (also einem Liter) auch tausend Gramm (also ein Kilogramm) Salz gelöst.

35. Lösung C ist korrekt.
Niveau: mittel
49 Tage entsprechen 1176 Stunden und 70 560 Minuten.

36. Lösung B ist korrekt.
Niveau: leicht
Ein kleiner Würfel mit der Kantenlänge a hat ein Volumen von a^3. In einen Riesenwürfel mit dem Volumen $1000a^3$ passen also 1000 kleine Würfel.

37. Lösung E ist korrekt.
Niveau: mittel
Für die Bestimmung der maximalen Anzahl an Kühen musst Du untersuchen, an welcher Stelle der Engpass liegt. 0,25 Hektar entsprechen $2500\,m^2$. Er könnte also 50 Kühe auf dem Weideland halten. Im Stall hat er 2,5 Ar Platz, was $250\,m^2$ entspricht.

Im Stall kann er demzufolge nur $\frac{250\,m^2}{7{,}5\,m^2} = 33\frac{1}{3}$, abgerundet 33 Kühe, halten.

38. Lösung B ist korrekt.
Niveau: leicht
Der Januar hat 31 Tage, also $31 * 24 = 744$ Stunden.

39. Lösung C ist korrekt.
Niveau: leicht

Der Schwertransporter kann 150 t = 150 000 kg laden. Er hat also eine Ladekapazität für Autos von maximal $\frac{150\,000\,\text{kg}}{1200\,\text{kg}} = 125$ (Stück).

GEOMETRIE

40. Lösung C ist korrekt.
Niveau: mittel
Nach der Formel $A = 4\pi r^2$ vervierfacht sich die Oberfläche, wenn sich der Radius verdoppelt, da $(2r)^2 = 4r^2$. Ähnlich verhält es sich mit dem Volumen nach $V = \frac{4}{3} * \pi r^3$, nur dieses mal um den Faktor 8 wegen $(2r)^3 = 8r^3$.

41. Lösung D ist korrekt.
Niveau: mittel
Setzt Du in die obige Formel ein, so erhältst Du:

$A_1 = ½\, A_0$

$r_1^{\,2}\pi = ½\; r_0^{\,2}\,\pi$

$r_1^{\,2} = \frac{r_0^{\,2}}{2}$

$r_1 = \frac{r_0}{\sqrt{2}}$

42. Lösung C ist korrekt.
Niveau: mittel

Es gilt:
$2A = 2\pi r^2 = \pi(\sqrt{2}r)^2$

Also ist der Radius des doppelt so großen Kreises $\sqrt{2}r$ lang.

43. Lösung A ist korrekt.
Niveau: mittel
Am besten löst Du das zeichnerisch. Du malst ein gleichschenkliges und rechtwinkliges Dreieck mit der Kantenlänge a auf. Von der Spitze am rechten Winkel auf die Hypotenuse fällst Du das Lot, dann erhältst Du zwei flächengleiche Dreiecke, die wiederum rechtwinklig und gleichschenklig sind. Bei beiden Dreiecken machst Du dasselbe nochmal und wiederholst den Vorgang danach bei den vier entstehenden Dreiecken ein letztes Mal. Die Länge der Hypotenuse kannst Du mit $\frac{a}{2}$ ablesen.

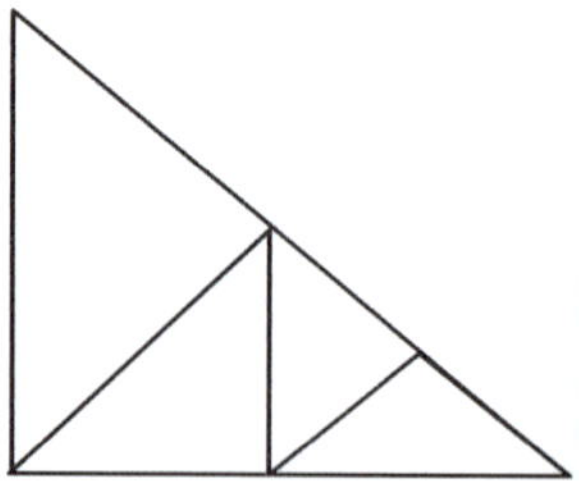
a/2

44. Lösung A ist korrekt.

Niveau: mittel

Die Mantelfläche eines Zylinders berechnest Du durch $M = 2\pi r * h$. Die neue Mantelfläche ist $\overline{M} = 2\pi(2r) * h = 2 * 2\pi r * h = 2 * M$. Sie verdoppelt sich also.

45. Lösung E ist korrekt.

Niveau: mittel

Das Volumen einer Kugel berechnest Du durch die Formel $V = \frac{4}{3}\pi r^3$. Das Volumen der Messingkugel beträgt also $V = \frac{4}{3}\pi r^3 = V = \frac{4}{3}\pi(3\,cm)^3 = 36\pi\,cm^3 = 113{,}1\,cm^3$.

46. Lösung B ist korrekt.

Niveau: leicht

Ein Quadrat besitzt vier Symmetrieachsen, die beiden Mittelsenkrechten der Seiten und die beiden Diagonalen.

47. Lösung E ist korrekt.

Niveau: mittel

Eine Skizze hilft Dir bei der Beantwortung der Frage. Jeder Außenwinkel ist der Nebenwinkel eines Innenwinkels und ergänzt diesen zu 180°. Die Summe der Außenwinkel eines Polygons ist unabhängig von der Anzahl seiner Ecken und ergibt stets 360°. Nach dem Außenwinkelsatz ist in einem Dreieck jeder Außenwinkel gleich der Summe der beiden nicht-anliegenden Innenwinkel.

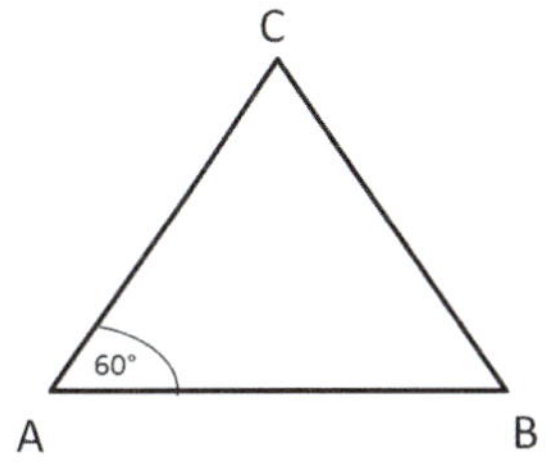

48. Lösung D ist korrekt.

Niveau: mittel

Die Raumdiagonale kannst Du durch zweimalige Anwendung des Satzes von Pythagoras bestimmen.

Diagonale Grundfläche: $d^2 = a^2 + a^2 = 2a^2 \rightarrow d = a\sqrt{2}$

Raumdiagonale: $e^2 = a^2 + d^2 = a^2 + 2a^2 = 3a^2 \rightarrow e = a\sqrt{3}$

49. Lösung C ist korrekt.

Niveau: mittel

Den Flächeninhalt einer Pyramide berechnest Du durch $V = \frac{1}{3}G * h = \frac{1}{3}a^2 * h$.

Nun gilt:

$a' = 2a$

Rechnung: $V' = \frac{1}{3}G' * h = \frac{1}{3}a'^2 * h = \frac{1}{3}(2a)^2 * h = 4 * \frac{1}{3}a^2 * h = 4 * V$

Das Volumen vervierfacht sich also.

50. Lösung C ist korrekt.

Niveau: schwer

Eine Skizze hilft Dir hier weiter: Es sind r_1 und r_2 die Radien der beiden Globusse, das Teilstück x ist gesucht. Die Kreise repräsentieren die Seile/Globusse. Folgende Beziehungen kannst Du ableiten:

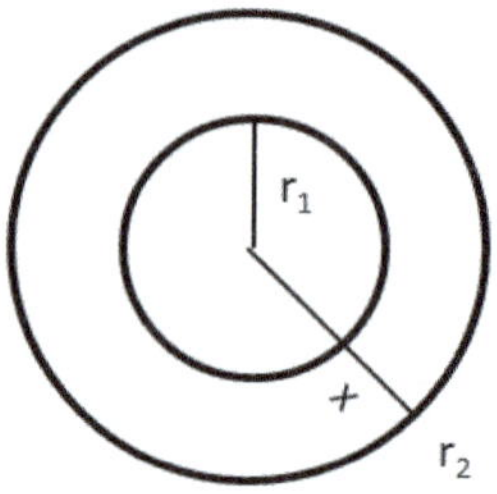

$U_1 = 2\pi r_1$ und $U_2 = 2\pi r_2$, außerdem $r_2 = r_1 + x$ und $U_2 = U_1 + 1$

Idee:

Alle Variablen, die in Zusammenhang mit dem zweiten Globus stehen, kannst Du durch Variablen des ersten Globus ersetzen.

Rechnung: $U_2 = 2\pi r_2 \rightarrow U_1 + 1 = 2\pi(r_1 + x) \rightarrow U_1 = 2\pi r_1 + 2\pi x - 1 = 2\pi r_1 \rightarrow 2\pi x = 1$

Also ist $x = \frac{1}{2\pi} \approx 0{,}16$ (Meter).

FUNKTIONEN

51. Lösung A ist korrekt.

Niveau: mittel

90° entsprechen $\frac{1}{2}\pi$. Der Grafik kannst Du entnehmen, dass der Sinus an diesem Punkt die Steigung 0 hat. Bei 180° hat er den Wert 0.

52. Lösung D ist korrekt.

Niveau: schwer

$\tan x = 1$ gilt für alle x, für die $\sin x = \cos x$ ist. Wenn Du Dir die Graphen aufzeichnest, siehst Du, dass dies für alle $k\pi + \frac{\pi}{4}$ mit $k \in Z$ der Fall ist, also auch für $x = \frac{5\pi}{4}$.

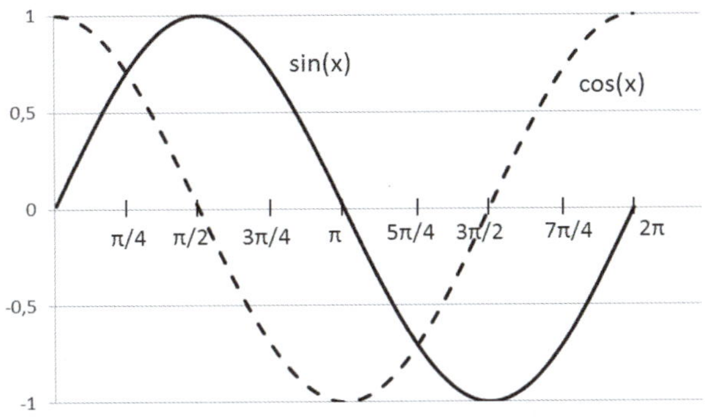

53. Lösung A ist korrekt.

Niveau: schwer

Wegen $\tan x = \frac{\sin x}{\cos x}$ tritt an allen Stellen ein Problem auf, für die $\cos x = 0$ gilt. Wie Du an der Grafik sehen kannst, ist das für alle $k\pi + \frac{\pi}{2}$ mit $k \in Z$ der Fall. Für die Definitionsmenge gilt also $D = R \setminus \{k\pi + \frac{\pi}{2}, k \in Z\}$.

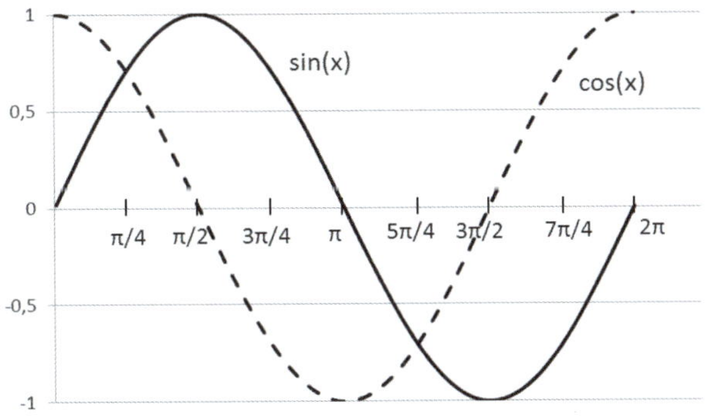

54. Lösung B ist korrekt.

Niveau: mittel

Die Funktion $\sin 2x$ hat die Periode π. Dies wird Dir klar, wenn Du die Ausgangsfunktion $\sin x$ analysierst. Diese hat die Periode 2π. x liegt also im Intervall $[0; 2\pi]$. Bei $\sin 2x$ wird der Randwert des Intervalls $\sin 2\pi$ bereits für $x = \pi$ erreicht.

55. Lösung A ist korrekt.

Niveau: mittel

Es gilt:

$\cos\frac{\pi}{3} = \frac{1}{2}$

Hier kommst Du wiederum am einfachsten zur Lösung, wenn Du Dir den Graphen aufzeichnest.

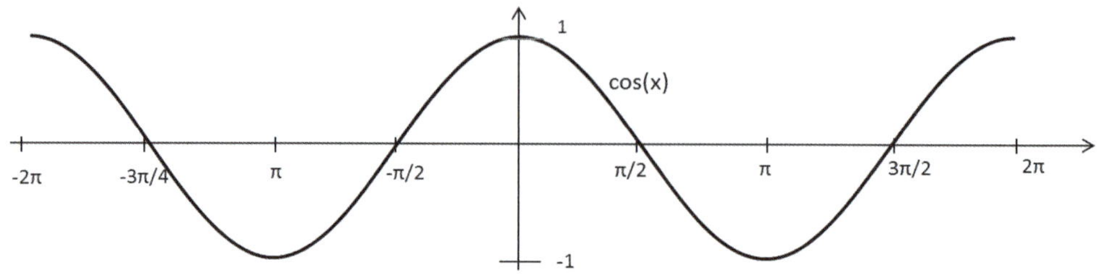

56. Lösung B ist korrekt.

Niveau: mittel

Ohne großes Vorwissen kommst Du zur Lösung, indem Du Dir beide Graphen aufzeichnest. Hier siehst Du deutlich, dass der Cosinus entweder bei 1 oder –1 liegen kann, wenn der Sinus 0 ist.

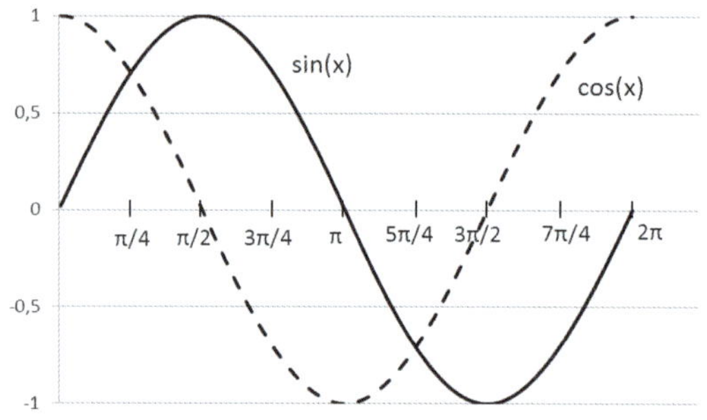

57. Lösung D ist korrekt.

Niveau: schwer

Am leichtesten tust Du Dir hier, wenn Du eine beliebige Logarithmusfunktion aufzeichnest.

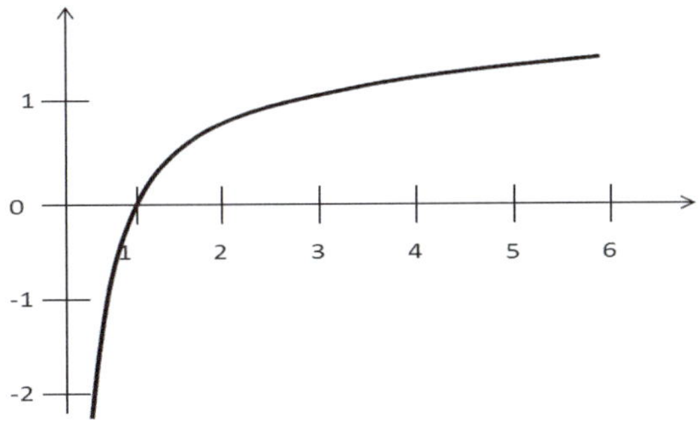

Durch bloßes Hinsehen lassen sich die Antwortmöglichkeiten I–IV ausschließen und Du musst Dich nur noch zwischen **Antwortmöglichkeit B** und **D** entscheiden, da der natürliche Logarithmus die Umkehrfunktion der e-Funktion ist. Jetzt musst Du Dich nur noch damit beschäftigen, ob die Logarithmusfunktion nun wirklich langsamer wächst als alle Wurzelfunktionen. Hier genügt es, Dir das Ergebnis des Beweises zu merken!

Zunächst einmal musst Du wissen, dass die e-Funktion e^x schneller wächst als alle Funktionen vom Typ x^n für ein beliebiges reelles n.

Nun nimmst Du eine beliebige Wurzel und zeigst, dass der $\lim\limits_{x \to \infty} \frac{\ln(x)}{\sqrt[n]{x}} = 0$ ist.

Dazu benötigst Du die Substitution $x = e^y$. Da mit x gegen unendlich auch e^y gegen unendlich strebt, ist diese Substitution ohne Probleme durchführbar.

Es folgt $\frac{\ln(x)}{\sqrt[n]{x}} = \frac{\ln(e^y)}{\sqrt[n]{e^y}} = \sqrt[n]{\frac{y^n}{e^y}}$.

Da Du weißt, dass e^y schneller wächst als y^n, folgt $\lim\limits_{y \to \infty} \sqrt[n]{\frac{y^n}{e^y}} = 0$ und Du bist am Ziel.

58. Lösung A ist korrekt.

Niveau: leicht

Mit dem Logarithmusgesetz kannst Du die Umformung durchführen:

$$\log_u\left(\frac{u}{v}\right) = \log_u(u) - \log_u(v) = 1 - \log_u(v)$$

59. Lösung C ist korrekt.

Niveau: leicht

Mit den Logarithmusgesetzen kannst Du einige Umformungsschritte durchführen:

$$\lg\left(\sqrt{10^8}\right) = \lg\left(10^{\frac{8}{2}}\right) = \lg(10^4) = 4 * \lg(10) = 4$$

60. Lösung D ist korrekt.

Niveau: mittel

$f(e) = \ln(2e^2) = \ln(2 * e * e) = \ln(2) + \ln(e) + \ln(e) = \ln(2) + 2$

61. Lösung A ist korrekt.
Niveau: schwer

Es gilt:
$\log_a (b) * \log_b (a) = \frac{\log (a)}{\log (b)} * \frac{\log (b)}{\log (a)} = 1$

62. Lösung B ist korrekt.
Niveau: mittel
Hier musst Du die Logarithmusgesetze anwenden. Außerdem gilt $\log_a a = 1$.

Rechnung: $\log_8 64^2 = 2 * \log_8 64 = 2 * \log_8 8^2 = 2 * 2 * \log_8 8 = 2 * 2 * 1 = 4$

Du kannst 64^2 auch direkt in eine Potenz mit der Basis 8 umformen und so den Logarithmus berechnen:

$\log_8 64^2 = \log_8 (8^2)^2 = \log_8 8^4 = 4$

63. Lösung B ist korrekt.
Niveau: mittel
Die Logarithmusfunktion hat dort eine Nullstelle, wo das Argument des Logarithmus gerade 1 ergibt, also gerade bei $x = 4$.

Rechnung:
$\left(\frac{x-1}{3}\right) = 1 \rightarrow x = 4$

64. Lösung C ist korrekt.
Niveau: mittel
Hier musst Du die Logarithmusgesetze anwenden.

Rechnung: $\log_4 16^2 + \log_4 64^2 = \log_4 4^4 + \log_4 4^6 = 4 * \log_4 4 + 6 * \log_4 4 = 10$

65. Lösung D ist korrekt.
Niveau: mittel
Zur Analyse der Monotonie musst Du die erste Ableitung der Funktion analysieren.

Es gilt:
$f'(x) = -1\frac{1}{x+1} < 0 \quad \text{für} \quad x > -1$

Also ist die Funktion streng monoton fallend auf ihrem Definitionsbereich, hat also auch keine Extrempunkte. Du kannst Dir genauso gut eine einfache Logarithmus-Funktion vorstellen oder kurz aufzeichnen. Obige Funktion ist durch das Minus an der x-Achse gespiegelt und durch das +1 im Argument um 1 nach links verschoben. Für $x = 0$ geht sie durch den Mittelpunkt.

66. Lösung D ist korrekt.

Niveau: schwer

Die Logarithmusfunktion hat dort eine senkrechte Asymptote, wo sich das Vorzeichen des Arguments ändern würde. Da der Logarithmus nur für positive Argumente definiert ist, sind natürlich nur solche Werte für x im Definitionsbereich, für die das Argument positiv ist.

Rechnung:

$\left(\frac{x-2}{5}\right) = 0 \rightarrow x = 2$

Die Funktion hat an der Stelle x = 2 eine senkrechte Asymptote.

67. Lösung D ist korrekt.

Niveau: mittel

Zwei windschiefe Geraden sind weder parallel noch schneiden sie sich. Schneiden sich zwei Geraden, dann liegen sie in einer Ebene, die von den beiden Richtungsvektoren der Geraden aufgespannt wird. Der Abstand zweier parallel verlaufender Geraden ist an allen Punkten der Geraden gleich. Den dreidimensionalen Fall kannst Du auf den zweidimensionalen Fall zurückführen, indem Du das Koordinatensystem gedanklich drehst. Zwei windschiefe Geraden besitzen eine unterschiedliche Steigung und schneiden sich nicht.

68. Lösung D ist korrekt.

Niveau: mittel

Die Zweipunkteform $\frac{y - y_1}{x - x_1} = \frac{y_2 - y_1}{x_2 - x_1}$ liefert den Ansatz.

Nun setzt Du nur noch die Punkte $P(x_1 | y_1) = P(2 | -1)$ und $Q(x_2 | y_2) = Q(1 | 4)$ ein und löst die Gleichung nach y auf. Alternativ kannst Du auch durch schlichtes Einsetzen der Punkte in die verschiedenen Gleichungen zur richtigen Lösung kommen.

69. Lösung C ist korrekt.

Niveau: mittel

Setzt Du die beiden Geradengleichungen gleich, erhältst Du:

$$3x + 2 = -\frac{1}{2}x + 4 \quad \rightarrow \quad \frac{7}{2}x = 2 \quad \rightarrow \quad x = \frac{4}{7}$$

Setzt Du den x-Wert nun in die Geradengleichung von g oder h ein, erhältst Du den zugehörigen y-Wert des Punktes:

$$g\left(\frac{4}{7}\right) = 3 * \frac{4}{7} + 2 = \frac{26}{7}$$

70. Lösung C ist korrekt.

Niveau: mittel

Wenn beide Geraden sich schneiden, kann der Punkt auch auf der anderen Gerade liegen, wenn es sich um den Schnittpunkt der Geraden handelt. Windschiefe und parallele Geraden schneiden sich nicht und besitzen daher auch keinen gemeinsamen Punkt. Der Punkt besitzt im Allgemeinen nicht den kürzesten Abstand zur anderen Gerade. Ein einfaches Gegenbeispiel findest Du sehr schnell: Angenommen die beiden Geraden schneiden sich und der betrachtete Punkt ist nicht der Schnittpunkt der Geraden, dann hat der Schnittpunkt den Abstand $d = 0$ zur anderen Gerade und der gegebene Punkt den Abstand $d > 0$.

71. Lösung E ist korrekt.

Niveau: leicht ▽

$F(x) = \frac{1}{x}$ entspricht einer Hyperbel. Im Zweifel kannst Du das Ergebnis ganz einfach durch Einsetzen überprüfen. Für große negative/positive x-Werte muss sich der Graph der x-Achse annähern und bei $x = 0$ hat die Funktion eine Definitionslücke.

72. Lösung B ist korrekt.

Niveau: leicht

Lösung B ist korrekt, wie Du Dir anhand des Graphen klarmachen kannst:

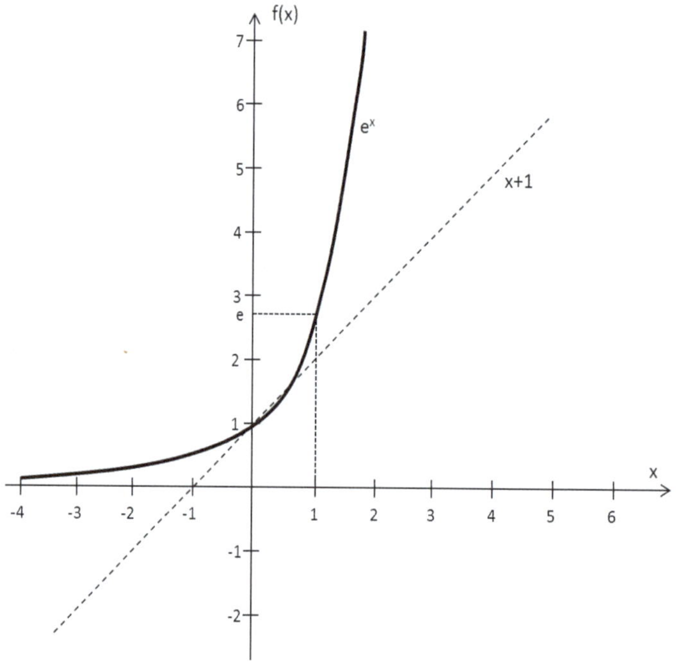

73. Lösung D ist korrekt.

Niveau: mittel

Die Aufgabe scheint komplexer als sie ist, denn Du kannst einfach den Wert der x-Koordinate des gesuchten Punktes (–1|2) in die Potenzfunktion einsetzen und ausrechnen, für welches a der Funktionswert $f(x) = 1$ ist. Dies ist der Fall für den Wert 4.

74. Lösung B ist korrekt.

Niveau: schwer

Bei der Ableitung musst Du die Kettenregel $[u(v(x))]' = v'(x) * u'(v(x))$ beachten.

Es gilt:

$f'(x) = 2xe^{x^2-2}$

75. Lösung (E) ist korrekt.

Niveau: mittel

Zur Bestimmung des Schnittpunkts setzt Du $x = 0$.

Es ergibt sich:

$f(0) = 4{,}5\,(0-1) + e^{0^3} = -4{,}5 + 1 = -3{,}5$

76. Lösung A ist korrekt.

Niveau: schwer

Aus $f(x) > 0$ für alle $x \in R$, dem Verhalten der Funktion für x gegen $\pm\infty$ und aus $f'(x) = -e^{-x} < 0$ für alle $x \in R$ (streng monoton fallend) folgt, dass die Funktion die waagrechte Asymptote mit der Gleichung $y = 0$ besitzt. Außerdem folgt, dass die Funktion keinen Schnittpunkt mit der x-Achse hat.

Es gilt:

$f(-x) = e^{-(-x)} = e^x$

D.h. die Funktion wird durch Spiegelung an der y-Achse zur gewöhnlichen e-Funktion. Der Schnittpunkt mit der y-Achse ist wegen $e^{-0} = 1$ der Punkt P(0|1).

Aus $f'(x) = -e^{-x} < 0$ für alle $x \in R$ folgt, dass die Funktion streng monoton fallend verläuft. Noch leichter fällt Dir die Lösung, wenn Du Dir die Funktion skizzierst:

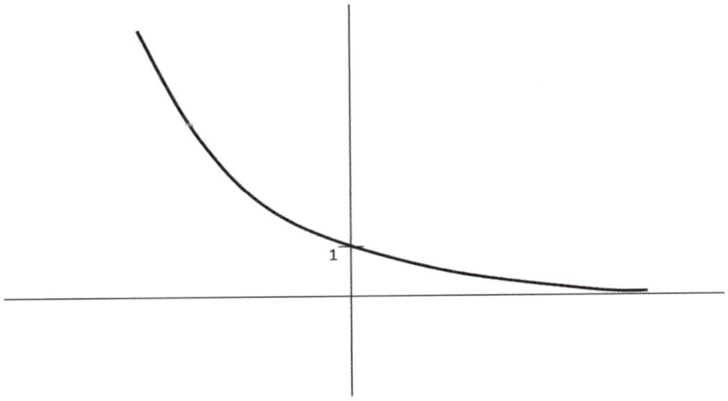

77. Lösung C ist korrekt.

Niveau: schwer

Die Sinusfunktion besitzt die Periode 2π. Der Sinus ist auf dem Intervall $[0; 2\pi]$ punktsymmetrisch zur genau in der Mitte liegenden Nullstelle $N(\pi|0)$, weshalb das gegebene Integral mit den Grenzen $a = 0$ und $b = 2\pi$ gerade null wird.

78. Lösung E ist korrekt.

Niveau: schwer

Jede differenzierbare Funktion ist (Riemann-)integrierbar, aber nicht jede integrierbare Funktion ist differenzierbar. Die Umkehrung gilt nicht! Die Betragsfunktion $f(x) = |x|$ ist stetig, aber an der Stelle $x = 0$ (Knick) nicht differenzierbar. Ist die Funktion an allen Punkten auf dem Intervall [a; b] differenzierbar, dann ist sie auch stetig auf dem Intervall. Treppenfunktionen sind weder stetig noch differenzierbar an ihren Sprungstellen. Sie sind jedoch integrierbar.

79. Lösung A ist korrekt.

Niveau: schwer

Die Stammfunktion der Funktion $f(x) = \frac{1}{x}$ ist $F(x) = \ln(x)$

Außerdem gilt:

$\ln(e) = 1$ und $\ln(1) = 0$

80. Lösung D ist korrekt.

Niveau: mittel

Du kannst entweder die Funktion f(x) integrieren oder die Antwortmöglichkeiten ableiten/differenzieren, um auf die Lösung zu kommen.

81. Lösung D ist korrekt.

Niveau: mittel

Nur D ist in expliziter Form angegeben, alle anderen Differentialgleichungen sind in impliziter Form gegeben.

82. Lösung C ist korrekt.

Niveau: schwer

Es ist $y = \int 1\,dy = \int 3x\,dx = \frac{3}{2}x^2 + C$

Setzt Du den Anfangswert $y(0) = 4$ ein, folgt $4 = \frac{3}{2}0^2 + C \rightarrow C = 4$

Die spezielle Lösung lautet daher $y = \frac{3}{2}x^2 + 4$.

BUCHEMPFEHLUNGEN, E-LEARNING UND SEMINARE

BUCHEMPFEHLUNGEN, E-LEARNING UND SEMINARE

Für eine intensive Vorbereitung ist ausreichend **hochwertiges Übungsmaterial** unverzichtbar. Wir haben Dir deshalb unsere Übungsbücher nach Untertest sortiert aufgeführt. Über den QR-Link neben der Buchbeschreibung erhältst Du weitere Informationen und Leseproben zum jeweiligen Buch.

Darüber hinaus empfiehlt es sich Bücher in Gruppen zu besorgen und diese gemeinsam zu nutzen. Eine weitere günstige Alternative ist unsere **EMS, TMS, MedAT Tauschbörse**. Du findest diese Gruppe auf **Facebook** und kannst hier mit ehemaligen TeilnehmerInnen Bücher tauschen oder vergünstigt kaufen.

Zudem findest Du in diesem Kapitel alle wichtigen Informationen zu unseren **MedAT Seminaren** und zu unserer **E-Learning-Plattform**. Via QR-Link gelangst Du direkt zu den Informationsvideos.

1. ÜBUNGSMATERIAL ZU DEN EINZELNEN UNTERTESTS

Ausführliche Informationen zu unseren Büchern, Seminaren und zu unserer E-Learning-Plattform erhältst Du auf unserer Homepage www.medgurus.de. Wenn Du mehr Informationen, Bilder oder Leseproben zu den unten aufgeführten Büchern unserer TMS, EMS, MedAT und Ham-Nat Buchreihen erhalten willst, folge einfach dem QR-Link neben den Büchern.

DIE KOMPLETTE MEDAT BUCHREIHE

LEITFADEN
Medizinaufnahmetest in Österreich

- Lösungsstrategien zu allen Untertests werden anhand anschaulicher Beispiele erklärt
- Übungsaufgaben zu allen Untertests des MedAT
- Musterlösungen zu allen Übungsaufgaben
- Allgemeine Tipps, Tricks und Ratschläge für den MedAT
- Detaillierter Lernplan zur Vorbereitung auf den MedAT
- Alle Infos rund um den MedAT inkl. Erfahrungsberichten von Teilnehmern

SIMULATION
Übungsbuch

- Eine komplette Simulation des MedAT
- Alle Aufgaben wurden an die aktuellen Ansprüche des MedAT angepasst
- Alle Aufgaben wurden von über 1000 Teilnehmern getestet
- Musterlösungen zu allen Übungsaufgaben

TEXTVERSTÄNDNIS
Übungsbuch

- 55 medizinische Übungstexte zu aktuellen, MedAT-relevanten Themen
- 133 originalgetreue Übungsaufgaben
- Lösungsstrategien, Tipps und Tricks zur effizienten Bearbeitung
- Acht komplette MedAT Simulationen
- Lösungen zu allen Übungsaufgaben
- Die Themen sind an die Ansprüche des MedAT angepasst

KOGNITIVE FÄHIGKEITEN
Übungsbuch

* 1460 Übungsaufgaben zu allen Untertests der Kognitiven Fähigkeiten im MedAT
* 112 komplette Untertest-Simulationen
* Lösungen zu allen Übungsaufgaben
* Alle Aufgaben sind top-aktuell und an den MedAT angepasst

DER BASISKENNTNISTEST MEDIZINISCHE STUDIEN BMS
Übungsbuch

* Die komplette Vorbereitung auf den BMS mit mehr als 750 Aufgaben
* Musterlösungen zu allen Aufgaben
* Alle Aufgaben wurden an die Ansprüche des MedAT angepasst
* Ausführliche Erklärungen zu Lern- und Mnemotechniken
* Themenschwerpunkte der letzten Jahre sind besonders hervorgehoben
* Detaillierte Buchempfehlungen

MANUELLE FÄHIGKEITEN IM MEDAT-Z
Übungsbuch

* 150 originalgetreue Übungsaufgaben
* Zehn komplette Simulationen Draht biegen
* Acht komplette Simulationen Formen spiegeln
* Tipps für eine effizientere und schnellere Bearbeitung
* Ein Set mit 30 Drähten, die den Drähten im MedAT-Z entsprechen

MANUELLE FÄHIGKEITEN IM MEDAT-Z
Übungsdrähte

* Ein Set mit 30 Drähten, die den Drähten im MedAT-Z entsprechen
* Die Drähte wurden von Zahnmedizinern geprüft
* Runder Querschnitt, 0,7 mm Durchmesser, 30 cm Länge

2. E-LEARNING

In den letzten Jahren haben wir eine E-Learning-Plattform entwickelt auf der Du mittels **Video-Tutorials** alle Lösungsstrategien gezeigt bekommst und diese direkt mithilfe verschiedener **Übungs- und Simulationsmodi** trainieren kannst. Mithilfe der ausgeklügelten Lernstatistik erhältst Du Deinen individuellen Lernplan und kannst Dich dank unserer innovativen **Ranking-Funktion** mit allen anderen Teilnehmern vergleichen.

TIPPS

* **FÜR UMME**
  Auf unserer E-Learning-Plattform hat jeder die Möglichkeit kostenlos einen Einstufungstest zu machen. Dank der Ranking-Funktion kannst Du Dich direkt mit allen anderen Teilnehmern vergleichen und erhältst eine detaillierte Auswertung Deiner Stärken und Schwächen. Mehr Infos gibt es im Video. Einfach dem QR-Link folgen.

* **GEHE DIREKT AUF LOS!**
  Scannen und loslegen! Hier geht's direkt zu unserer Lernplattform. Einfach dem QR-Link folgen.

AKTUELL

* **BULLSEYE**
  Eine Umfrage unter allen Teilnehmern unserer E-Learning Plattform im vergangenen Jahr hat gezeigt, dass unser errechnetes Ranking beim Großteil auch dem tatsächlichen MedAT Ergebnis entsprach. Mehr als 80 Prozent der Teilnehmer gaben an das exakt gleiche oder nur ein minimal abweichendes Ergebnis erreicht zu haben.

3. VORBEREITUNGSSEMINARE

Seit 2007 bieten wir Vorbereitungskurse zu studentisch fairen Preisen für den EMS, TMS, MedAT und Ham-Nat an. In unseren Seminaren stellen wir effiziente Bearbeitungsstrategien zu den einzelnen Untertests vor und trainieren diese mit den Teilnehmern anhand von Beispielaufgaben ein. Video Tutorials, Allgemeine Informationen zum EMS, TMS, MedAT und Ham-Nat, sowie Informationen zu unserem Kursangebot findest Du auf unserer Homepage www.medgurus.de.

TIPP

* **CHECK-IN**
  Hier findest Du alle Informationen zu unseren Seminarorten, Terminen und unseren Tutoren. Da ist für jeden Geschmack etwas dabei. Einfach dem QR-Link folgen.

LITERATUR VERZEICHNIS

LITERATUR VERZEICHNIS

H Hofmann, E., Löhle, M. (2012): Erfolgreich Lernen. Göttingen: Hogrefe Verlag.